U0303265

老中医药专家学术经验继承与创新丛书

编者 (按姓氏笔画排序)

马　珍	马文倩	王　璐	王亚东
王利霞	文　霖	尹　璐	田　曼
向　曦	刘诗琴	孙家清	李　艳
杨　苹	杨雅琴	吴云霞	何丹娟
何若晗	张　硕	张晓燕	陈亚娟
陈燕华	武　芸	范红菲	明章书
祝媛玥	徐小芳	高　静	郭　双
黄晓桃	龚章盈	梁少荣	葛　曼

妇科

经方临证应用

主编

黄晓桃　王　璐　杨雅琴　何丹娟

副主编

梁少荣　葛　曼　明章书　陈燕华

田　曼　向　曦　高　静　尹　璐

刘诗琴　李　艳

华中科技大学出版社
http://www.hustp.com
中国·武汉

内 容 简 介

本书以病证名为纲,以方剂为目,参考中医妇科学对妇科疾病的分类方法,结合妇科经、带、胎、产、杂的特点,将妇科疾病分为月经病、带下病、妊娠病、产后病、妇科杂病进行叙述,共列方剂230余首。

本书对每首方剂按照方名、来源、组成、用法、功效、主治、方解、辨证要点、加减化裁、使用禁忌、异病同治等顺序进行介绍,且附有临床验案和按语。本书的主旨是将妇科常用经方整理归纳并与实际诊治案例相结合,便于广大中医和中西医结合妇产科医务工作者在学习的基础上能尽快正确地选择应用。

本书可供中医、中西医结合妇产科医务工作者学习使用。

图书在版编目(CIP)数据

妇科经方临证应用/黄晓桃等主编.—武汉:华中科技大学出版社,2022.5
ISBN 978-7-5680-8171-9

Ⅰ.①妇… Ⅱ.①黄… Ⅲ.①妇科病-验方-汇编 Ⅳ.①R289.53

中国版本图书馆 CIP 数据核字(2022)第 081494 号

妇科经方临证应用
Fuke Jingfang Linzheng Yingyong

黄晓桃 王 璐 杨雅琴 何丹娟 主编

策划编辑:居 颖
责任编辑:居 颖 方寒玉
封面设计:廖亚萍
责任校对:刘 竣
责任监印:周治超
出版发行:华中科技大学出版社(中国·武汉)   电话:(027)81321913
         武汉市东湖新技术开发区华工科技园   邮编:430223
录   排:华中科技大学惠友文印中心
印   刷:湖北恒泰印务有限公司
开   本:787mm×1092mm 1/16
印   张:19 插页:3
字   数:470 千字
版   次:2022 年 5 月第 1 版第 1 次印刷
定   价:79.80 元

专家简介

黄晓桃，第七批全国老中医药专家学术经验继承工作指导老师，湖北省妇幼保健院中西医结合科主任、医学博士、主任医师、教授、硕士生导师、访美学者，全国射频消融专家，现任世界中医药学会联合会优生优育专业委员会常务理事、湖北省病理生理学会妇科内分泌专业委员会副主任委员、湖北省中医师协会常务委员。

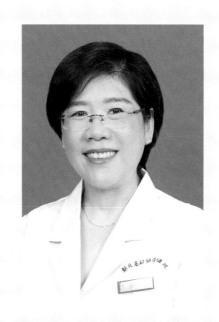

黄晓桃教授师从全国名老中医黄光英教授，擅长运用中西医结合方法治疗因内分泌失调导致的各种类型月经病及妇科杂病，如多囊卵巢综合征、不孕症、功能失调性子宫出血、闭经、子宫内膜异位症、原发性痛经、卵巢早衰、高泌乳素血症、异位妊娠、复发性流产（反复胎停）、先兆流产、稽留流产、妊娠剧吐、急慢性盆腔炎引起的痛经，以及女性体质辨识和调理等。

黄晓桃教授从事中西医结合妇科临床工作 30 余年，共计接诊患者近 62 万人次，治愈率近 85%，好转率近 95%，在湖北省乃至全国范围内都有良好口碑，总结积累了大批特效方及经验方，其中有显著疗效的代表方 6 个，分别为"调冲颗粒""助孕颗粒""痛经散""防粘汤""抗宫外孕方""脐疗散"，"脐疗散"还获国家发明专利奖。黄晓桃教授主持及参与科研项目 10 余项，获得湖北省科技进步奖三等奖 2 项，参与国家自然科学基金重大项目课题研究 1 项，获独创及联合发明专利 5 项，发表专业论文 50 余篇，主编参编学术专著 6 部。

前言

中医历史源远流长，历经千年仍传承不息，在防治疾病中发挥着举足轻重的作用。浩瀚的中医药文化宝库，义理精深，丰富多彩，而经方则是宝库中一颗璀璨的明珠。

经方是"经验方""经典方"的简称，《汉书·艺文志》曰："经方者，本草石之寒温，量疾病之浅深，假药味之滋，因气感之宜，辨五苦六辛，致水火之齐，以通闭解结，反之于平。"经方的特点是药简味少，配伍精当，疗效卓著，为历代医家所推崇。因此，整理编纂中医经方有着重要的实用价值。

中医妇科历来有"经、带、胎、产、杂"之分，内容丰富。历代医家师法前人，参以己意，每有独到见解，执简而驭繁，故诸多传世之经方值得研读、总结和参悟。在临证时辨证立法固然重要，但解决问题的最终落脚点仍是对证的方剂，正所谓"药对证，喝口汤，不对证，用船装"。本书收集的经方，出自历代著名医家和经典医集，以古方为主。本书对每首方剂按照方名、来源、组成、用法、功效、主治、方解、辨证要点、加减化裁、使用禁忌、异病同治等顺序进行介绍，且附有临床验案和按语。本书的主旨是将妇科常用经方整理归纳并与实际诊治案例相结合，便于广大中医和中西医结合妇产科医务工作者在学习的基础上能尽快正确地选择应用。

本书的编辑和出版，得到了华中科技大学出版社的大力支持和鼎力协助，在此深表谢意！本书的撰写凝聚了湖北省妇幼保健院中西医结合科全体同仁的智慧、辛劳和汗水。由于编者水平有限，加之时间仓促，疏漏或错误之处，敬请指正！

作者说明

░░　░　░　░

　　经方在长期的流传过程中可能出现一名多方或部分药味散佚，本书中部分方剂无法查阅原文，为经后世文献记录整理而得，在原方基础上可能出现增减，如有错漏，恭请同道斧正。

　　因同一种中药药物名称不止一种，部分药名的古今使用习惯以及现代常用名与处方名均有可能不同，所以本书方剂的组成药物与正文药物名字可能不完全统一。

　　因历朝历代度量衡不统一，且部分换算成今制尚存在争议，古人煎煮药物习惯也与现代不同，比如汉代仲景经方只煎煮一次分 2～3 次服用，药物也多用新鲜药材而不同于现代的炮制干药材。本书古方年代跨度大，为尊重和还原经方原貌，大多数均引用原方原量，在临证过程中建议结合当地情况和平时用药经验，因时、因地、因人制宜或按原方比例酌情调整。

目录

第一章 月 经 病

正常月经的产生,是女子逐渐发育成熟后,脏腑、经络、天癸、气血协调作用于胞宫的生理现象。在肾气充盛、肾精充足、天癸泌至、冲任通盛的情况下,气血作用于胞宫,使血海满溢,月经方可来潮。月经的正常与否,反映了女子生理、病理的具体变化。

月经病是指月经的周期、经期、经量、经色、经质异常,或伴随月经周期,或于绝经前后出现明显不适症状的疾病。主要包括月经先期、月经后期、月经先后无定期、月经过多、月经过少、经期延长、经间期出血、闭经、崩漏、痛经、经行乳房胀痛、经行泄泻、经行水肿、经行头痛、经行感冒、经行口糜、经行风疹块、经行吐衄、绝经前后诸证等。月经病是妇科临床的常见病、多发病,被列为妇科病之首。月经病的治疗不仅意味着症状的缓解、疾病的预判,也意味着女性生活质量的提高。

月经病的病因病机主要是七情所伤,或外感六淫,或先天肾气不足,饮食失宜,房劳多产,劳倦过度,使脏气受损,肝脾肾功能失常,气血不和,直接或间接地损伤冲、任、督、带和胞宫,导致肾-天癸-冲任-胞宫轴失调。同时,体质因素对月经病的发生和发展也具有重要的影响。

调经二字蕴含着"疏解、调养"之意,女性以血为本,经、孕、产、乳以血为用,其病性以虚证为主,虚实夹杂较为多见。因此,在临证时,既应遵循《黄帝内经》"谨守病机"及"谨察阴阳所在而调之,以平为期"的宗旨,又时时不忘顾护女性在生理上有"有余于气,不足于血"的特点。肝藏血而主疏泄,肾藏精而为水火之脏,肝肾二脏精血相生,为冲任二脉所系;脾主运化,主统血,为气血生化之源,因此,调经要注重肝、脾、肾及冲任二脉的调节。疏肝要结合肝体阴而用阳,肝阴易亏,肝阳易亢的特点,疏中有养,养中蕴疏,以条达肝气、柔肝养血为要,不宜过用辛香燥烈之品,以免劫阴伤血;补肾以填补精血为主,并佐以助阳之品,取"滋水更当养火"之意,肾藏精而为阴阳之根,水火之脏,精血相生,用药时应注意补阴配阳,补阳配阴,体现阴阳的互根互用;扶脾重在益血之源,以健脾升阳为主,脾居中州而主运化,上输心肺,下达肝肾,外灌四旁,为气血生化之源,脾主统血,以升为健,治疗上不宜过用辛燥或甘润之品,以免耗伤脾阴或困阻脾阳。此外,临证中还应注意分清先病和后病,正如《女科经纶·月经门》云:"妇人有先病而后致经不调者,有因经不调而生诸病者。如先因病而后经不调,当先治病,病去则经自调。若因经不调而后生病,当先调经,经调则病自除"。同时,月经病的治疗要顺应自然规律,顺应月经周期中阴阳转化和气血盈亏的变化,顺应不同年龄阶段的特点,掌握虚实补泻方法。由于疾病是多种因素综合影响所致,临床必须四诊合参,详细搜集资料,分清寒、热、虚、实,审慎选方用药。

中医对治疗月经病的认识由来已久,许多医著对月经病有专门的论述,涌现出许多调经的经典方剂,临床疗效卓著,使中医在月经病的治疗中发挥了重要的作用。但在临证选方时仍应恪守中医辨证施治原则,辨病与辨证相结合,切不可生搬硬套,贻误病情。

第一节　月经先期

月经周期提前七日以上,甚至十余日一行,连续两个周期以上者,称为月经先期,也称经行先期、月经先行、经早、趱前、经期超前、经水不及期、月经频发等。若仅提前三五日,且无其他明显症状者,属正常范围,或偶有提前,亦不作月经先期病论。本病的病因病机主要为气虚和血热,气虚者,如《景岳全书》云"若脉证无火而经早不及期者,乃其心脾气虚,不能固摄而然",气虚不摄血,血失气之统摄而妄行,患者身疲肢倦,腰膝酸软,小腹空坠,经量多而色淡,舌淡,脉沉弱。血热者,如《景岳全书》云"凡血热者,多有先期而至,然必察其阴气之虚实。若形色多赤,或紫而浓,或去多,其脉洪滑,其脏气、饮食喜冷畏热,皆火之类也";"然先期而至,虽曰有火,若虚而挟火,则所重在虚,当以养营安血为主,矧亦有无火而先期者,则或补中气,或固命门,皆不宜过用寒凉也";而女子情绪多变,易致肝气郁结,气机失调,又因其"有余于气而不足于血"的生理特点,阴血不足而多郁,郁久化火,《万氏女科》云"如性急躁,多怒多妒者,责其气血俱热,且有郁也"。可见血热又分阳盛血热、阴虚血热和肝郁血热。

本病的辨证,着重于周期的提前及经量、经色、经质的情况,结合形、气、色、脉,辨其属虚、属热,治疗原则建立在辨证准确的情况下,或补或泻,或清或养,以清热凉血、益气固摄为主,本节所列经方未涵盖所有证型,部分散在于其他章节,病机一致时即可应用。因月经先期常伴随经量过多,可发展为崩漏,应当及时治疗。

清 经 散

【来源】《傅青主女科》。

【组成】牡丹皮三钱,地骨皮五钱,白芍(酒炒)三钱,大熟地(九蒸)三钱,青蒿二钱,白茯苓一钱,黄柏(盐水浸炒)五分。

【用法】水煎分 2 次服,日 1 剂,经前经期服。

【功效】清热凉血,滋肾养阴。

【主治】用于血热型月经先期量多。症见月经先期,量多,色深红或紫,质黏稠,间有小血块,伴心胸烦躁,腰腹胀痛,面红唇干,大便燥结,小便短赤,舌红,苔黄,脉细数。原文指出:"妇人有先期经来者,其经甚多,人以为血热之极也,谁知是肾中水火太旺乎!夫火太旺则血热,水太旺则血多,此有余之病,非不足之症也……然而火不可任其有余,而水断不可使之不足。治之法但少清其热,不必泄其水也,方用清经散。"

【方解】方中牡丹皮清热凉血而泻血中伏火,黄柏主入肾经而善泻相火,两者共为君药;青蒿清透阴分伏热,地骨皮清热凉血生津,共为臣药;大熟地滋肾养阴,白芍柔肝养血,白茯苓行水泻热,又可宁心,共为佐使。全方清热降火,凉血养阴,清养并用,使热去而不伤阴血,血安则经水自调。清经散法在清火不伤水,对虚火实火均有效,可称之为"清火之良方,调经之妙法"。正如原文云:"此方虽是清火之品,然仍是滋水之味,火泄而水不与俱泄,损而益也。"

【辨证要点】本方是《傅青主女科》调经门的著名方剂。临床以月经先期,量多,色深红或紫红,质黏稠,舌质偏红,脉细数为辨证要点。

【加减化裁】经期出血量多时,需要去掉黄柏之苦寒留瘀及白茯苓之淡渗伤阴之品,酌加槐花、地榆、茜草等凉血止血;若经行腹痛,经行夹瘀块,酌加炒蒲黄、三七、五灵脂等活血化瘀止血;若肝肾阴虚明显,有手足心热、腰膝酸软等症状,加旱莲草、女贞子以滋肾阴、益冲任;若心悸失眠、多梦者,加酸枣仁、远志以养肝血、安心神;使用本方时,为增强清热之力,熟地也可改用生地,并加知母。

【使用禁忌】脾胃虚寒者忌用。

【异病同治】本方也可用于血热型崩漏、经期延长、经间期出血、月经过多、产后恶露不绝、产后盗汗、经行发热等病证。

【临床验案】

赵某,女,35岁。初诊:2016年9月10日。既往月经规律,经量中等,经期5～7日,无痛经,5年前开始出现月经周期缩短,20～23日一行,经期逐渐延长至8～10日,经量中等,色红,伴经行疲乏无力及腰酸,带下正常。G3P1A2。LMP:2016年9月1日。PMP:2016年8月10日,来诊时月经刚净,疲乏、短气,情绪烦躁,眠差易醒,纳可,大便干,小便调,舌质偏红,舌苔偏厚,脉细弦数。妇科检查:外阴,已婚式;阴道,畅;宫颈,光滑;子宫,后位,常大,质中,活动,无压痛;双侧附件未扪及明显异常。西医诊断:异常子宫出血。中医诊断:月经先期伴经期延长,辨证属阴虚血热。此为素体肝阳偏盛,血热致月经先期而经期延长。治宜滋阴凉血,拟方《傅青主女科》清经散加减:生地20 g,熟地15 g,牡丹皮10 g,地骨皮10 g,炒白芍15 g,茯苓10 g,女贞子15 g,旱莲草15 g,夜交藤15 g,合欢皮15 g。10剂,水煎服,日1剂。二诊:2016年10月5日。LMP:2016年9月27日,7日净,经量中等,色红,无痛经。仍有疲倦乏力,气短,纳眠可,二便调,此次月经周期为26日,效不更方,再予清经散加减方14剂。2017年2月电话随访,患者二诊后月经周期、经期均正常。

按:患者为"阳旺之躯",肝阳亢盛,热扰冲任,冲气偏旺,热灼经血,经血妄行故而出现月经先期且经期延长。本病的关键在于辨证准确,患者两次就诊,均予清经散加减,滋养肝肾以固冲任,本案重用生地意在增强凉血养阴,合二至丸补益肝肾,滋阴止血,用于月经方净亦有防其点滴不净之意,以从月经周期的第5日开始服用为宜,原方有青蒿、黄柏,因本案无自觉发热、小便黄少等内热见症,故去之,加用夜交藤、合欢皮益肾养血,解郁安神。患者共服清经散20余剂,月经周期、经期均恢复正常。

女子以血为本,以肝为先天,女性经、带、胎、产的生理过程易耗伤阴精,中医又有肝肾同源、精血同源之说。清经散滋养肝肾以填精血,清热凉血以降肝火,加茯苓一味,引热邪从小便而解,使阴平阳秘,血海宁谧,月事循常,是一张药味精简、疗效显著的良方。

两 地 汤

【来源】《傅青主女科》。

【组成】大生地(酒炒)一两,玄参一两,白芍(酒炒)五钱,麦冬肉五钱,地骨皮三钱,阿胶三钱。

【用法】水煎分2次服,日1剂。

【功效】滋水养阴,清热调经。

【主治】因肾中阴阳不和而火旺水亏所致经水先期量少,有"壮水之主以制阳光"之意。正如原文中指出:"又有先期经来只一、二点者,人以为血热之极也,谁知肾中火旺而阴水亏乎! 夫同是先期之来,何以分虚实之异? ……先期者火气之冲,多寡者水气之验,故先期而来多者,火热而水有余也;先期而来少者,火热而水不足也。倘一见先期之来,俱以为有余之热,但泄火而不补水,或水火两泄之,有不更增其病者乎! 治之法不必泄火,只专补水,水既足而火自消矣,亦既济之道也。方用两地汤。"

【方解】方中生地滋阴清热凉血,地骨皮泻肾火,清骨髓,两药合用除肾经之热,肾气自清,而又不损伤胃气,玄参、麦冬肉滋阴壮水,阿胶补血育阴,白芍敛阴和营。全方重在滋水,为纯补水之味,水盛而火自平,阴生而阳自秘,则经行如期。

【辨证要点】本方主要治疗阴虚内热,热扰血海,迫血妄行所致的月经先期,因水亏火旺而同时伴有月经量少,色红而质稠。故临床以月经先期量少而见阴虚火旺之象为辨证要点。治则以补肾中之水为主。

【加减化裁】阴虚阳亢,兼见头晕耳鸣者,可酌加白蒺藜、钩藤、石决明、夏枯草、牡蛎等;伴见经期延长者可加女贞子、旱莲草、黄芪、山茱萸等;手足心热、眠差多梦者,可加白薇、知母、酸枣仁、龟板等;伴有大便干结者可加重生地、玄参、麦冬肉剂量。

【使用禁忌】实热炽盛或脾胃虚寒者禁用。

【异病同治】本方还可用于治疗月经量多、经间期出血、经期延长、产后发热、围绝经期综合征等证属阴虚火旺者。

【临床验案】

张某,女,17岁。初诊:2018年6月15日。主诉:月经频发伴经期延长5个月余。11岁初潮,月经周期28～30日,5日净,量中等,无痛经。因高三学习压力大出现月经紊乱,15～20日一行,7～10日方净,量较既往减少近一半,色鲜红偶夹小血块,无腰腹痛,无头晕,口干喜饮凉水,纳眠可,二便调。形体娇小,面白唇红,舌质偏红,舌边尖赤,苔薄白少津,脉细数。曾服胶艾汤、归脾汤、固冲汤等不效,因父母忧其学业,且恐频繁失血引起贫血,常进乳鸽、乌鸡、元鱼等肥甘厚味,就诊时症状有进一步加重趋势。LMP:2018年5月28日,经行15日始净。患者尚处青春期,肾气未充,长期熬夜高强度学习,容易耗气伤阴,营阴亏虚,郁热内生,迫血妄行,出现月经先期量少且淋漓难净。此时若用温补收涩,反助长内火,再损真阴。治宜选用滋肾养阴的两地汤加减:生地20g,地骨皮10g,炒白芍20g,阿胶珠10g,玄参10g,麦冬10g,山茱萸10g,熟地20g,淮山药15g,牡丹皮10g,茯苓15g,女贞子12g,旱莲草15g,生藕节15g,连服7剂。同时嘱清淡营养饮食,调整作息,忌辛辣温燥之品。二诊诉口干减轻,偶有便溏,刻诊舌红稍减,苔薄白,脉细数,因值经前,在上方基础上去熟地、山药、生藕节、山茱萸,加菟丝子10g,柴胡10g,炒白术15g,当归10g,薄荷6g,川牛膝10g,再服7日,经期不停。服药后2018年7月13日再次行经,较上次提前2日,经量增多,7日净。以上方思路继续调理善后3个周期,行经渐佳。

按:青春期女孩禀赋真阴未充,癸水不足,且学业繁重,常致营阴暗耗,气血失调。此时治疗不能仅以止血为目的,应使脏腑阴阳、气血冲任协调,逐渐建立正常的月经周期。女子本为阴血不足之体,常使木失涵养,郁火内蕴,加之大量进食滋补厚味,助长热邪,逼血离经,冲任失守。施治时,当标本兼顾,塞流之际,同澄其源,方用两地汤加减,诸药合用使热得清、肾得补、冲任得固、气血调和。经后期酌加滋阴补肾之味以助阴长,经前期合用逍遥散疏肝健脾,调助冲任,稍加少量川牛膝引血下行。两地汤药仅6味,配伍得当,紧扣病机,养阴不泥隔,清热不伤正,执简驭繁,辨证准确可收立竿见影之效。

先　期　汤

【来源】《证治准绳·女科》。

【组成】生地、当归、白芍各二钱,黄柏、知母各一钱,条芩、黄连、川芎、阿胶(炒)各八分,艾叶、香附、炙甘草各七分。

【用法】水煎分2次服,日1剂,于经净后5日开始服药,若经血量多,经期亦可服。

【功效】清热凉血固经。

【主治】月经先期,色鲜量多,或经行血多如崩者。《证治准绳·女科》指出:"治经水先期而来,宜凉血固经。"

【方解】本方以芩连四物汤为基础,加入知母、黄柏以清热凉血泻火,合胶艾汤以固经,佐入香附以调经。条芩、黄连、黄柏、生地、知母清热凉营,当归、白芍、阿胶、炙甘草养血止血,香附调气,川芎调血。艾叶性温,有暖宫之能,此处乃为反佐而用,以防寒凉过度,合当归、香附,更有调经排瘀之意,防止留患。炙甘草调和诸药,且有调理中州脾胃的作用。全方配伍精当,既凉血清热固经,又不影响正常经血的排泄,防止寒凉凝血致瘀的弊端。

【辨证要点】本方为清热凉血常用方剂。临床以月经先期,月经量多,经色鲜红,质稠有小血块为辨证要点。

【加减化裁】出血过多者,加入藕节炭、生地炭、地榆炭、仙鹤草、侧柏叶;服后胃脘不适或大便溏者,宜减少寒凉药物剂量,酌加陈皮、木香、炮姜、砂仁等调理脾胃气机;气虚血亏者,加女贞子、旱莲草、桑葚子。

【使用禁忌】阳虚寒盛、舌淡苔白者忌用,脾胃虚弱者慎用。

【异病同治】本方还用于月经过多、先兆流产、产后恶露不绝、经间期出血等症。

【临床验案】

江某,22岁,未婚,学生。初潮11岁,既往月经周期28~30日,经量中等,轻微痛经。近一年月经常提前7~10日而至,经量如前,经色紫红有块,无明显腰腹痛。患者自青春期起面部遍发痤疮,常自服清热排毒类胶囊,喜辛辣刺激食物,喜冷饮,眠差易醒,自觉口鼻燥热,大便秘结,小便偏黄,舌质光红少苔,根部可见少许白苔,舌尖点刺明显,脉象滑数。此辨证属典型阴虚血热所致月经先期。张景岳谓:"血热者经期常早,此营血流利及未甚亏者多有之……治宜清火滋阴。"方用先期汤加减:当归10 g、白芍15 g、黄柏10 g、知母10 g、黄芩10 g、黄连10 g、川芎6 g、阿胶10 g、艾叶6 g、香附6 g、甘草5 g、生地20 g、皂角刺20 g、白蒺藜15 g、夜交藤15 g、百合15 g。从经净后开始服,连服14剂,同时嘱其忌食温燥油腻及寒凉食物,宜食清淡且富含纤维素食物,并调节情绪,适当运动。服药后当月月经仅提前3日,经色转暗红,面部痤疮减少,大便通畅,睡眠亦有所改善。守原方继续调理2个周期,痊愈收功。

按:该患者禀赋阴虚内热,青春期起即痤疮不断,且其饮食不慎,嗜食辛辣,不避寒凉,肝失濡养,郁热迫血而致月经先期而至,见一派咽干鼻燥,溲黄便干等郁热内生之象。予以先期汤加减,黄芩、黄连、知母、黄柏、生地、白芍乃凉血清热固经之主药部分,当归、白芍、生地、川芎取四物汤之意,滋阴养血,顾其本源,阿胶养血止血,艾叶反佐防寒凉太过,香附为调经要药,佐以皂角刺、白蒺藜化痰排脓消痘,百合、夜交藤清心安神助眠。如此调治,标本兼顾,月经渐调。

第二节　月经后期

月经周期延后7日以上,甚至数月一行者,称为月经后期,亦称"经行后期""经期错后""经迟"等,一般至少需出现连续两个周期的延迟。如偶见一次月经延期,下月月经仍按时来潮,或仅延迟三五日,或青春期初潮后两年内或于围绝经期而时有延后,且无伴其他证候者,均不作此病论。

本病首见于《金匮要略》,谓"至期不来"。本病发病机制复杂,证候繁多,有虚实两端,虚者多由于营血亏损,源断其流,无血可下,或因阳气虚衰,以致血源不足,血海不能按时满溢。实者或因气郁血滞,冲任受阻,或因寒凝血瘀,冲任不畅,或因痰湿阻滞,冲任阻遏,致使经期延后。虚实两类在一定条件下可发生转化,或兼杂而见,治疗时需先审其病因,继而审其病位,再审其虚实。虚证者治以补肾滋肾,或补脾益气,或补血益阴,以滋经血之源;实证者治以行气活血,或温经通脉,或祛邪行滞,以疏冲任之脉;虚实相兼者,则分清其主次而兼治之。本病切忌妄行攻破之法,犯虚虚实实之戒。

月经后期如伴经量过少,不论虚实,常可发展为闭经,宜尽早进行治疗。育龄期妇女月经过期未至,首先应排除妊娠。

大补元煎

【来源】《景岳全书》。

【组成】人参,少则用一至二钱,多则用一至二两;山药(炒)二钱;熟地,少则用二至三钱,多则用二至三两;杜仲二钱;当归二至三钱;山茱萸一钱;枸杞子二至三钱;炙甘草一至二钱。

【用法】水煎分2次服,日1剂。

【功效】补血益气调经。

【主治】营血虚少,冲任血虚,血海不能按时满溢而致的月经后期。症见经量少,色淡红,无血块,质清稀,或小腹绵绵作痛,或头晕眼花,心悸少寐,面色苍白或萎黄,舌淡红,脉细弱。

【方解】方中人参大补元气为君,气生则血长,炙甘草、山药补益脾气,助人参以济生化之源;熟地、杜仲、枸杞子、当归、山茱萸滋肝肾、生精血,补天一之真水,乃补血贵在滋水之意。人参与熟地相配,即是景岳之两仪膏,善治精气大耗之证。全方补气生精,养血调经,气血双补,肝肾共养,经血生化有源,则月经如期来潮。

【辨证要点】本方大补真元,益气养血,故景岳称此方"治男妇气血大坏,精神失守危剧等证。此回天赞化,救本培元第一要方"。临床以月经后期,量少色淡无块,舌质淡红,脉细弱等一派血虚症状为辨证要点。

【加减化裁】若兼见气虚,加白术、黄芪;元阳不足,多寒者,加附子、肉桂、炮姜;血滞者,加川芎,去山茱萸;食少便溏者,去当归,加砂仁、炒麦芽、扁豆;如血虚阴亏,伴见潮热、盗汗、五心烦热者,加女贞子、旱莲草、何首乌、地骨皮。

【使用禁忌】肝火亢盛,湿热内蕴者忌用。

【异病同治】本方亦可用于气血亏虚之不孕症、月经量少、崩漏、子宫脱垂、产后恶露不绝等。

【临床验案】

李某,28岁,已婚。初诊:2019年8月15日。主诉:停经2个月余。患者自初潮起月经不规则,短则40～50日一行,长则数月,常需服用西药黄体酮或人工周期行经,近一年月经量渐少,经色淡而稀薄,经期小腹隐痛不适,乳房胀痛,常伴头晕,平素畏寒怕冷,纳寐可,二便调。LMP:2019年6月4日。G_0,婚后2年未避孕,曾行输卵管造影提示双侧输卵管通畅,男方精液检查未见异常。刻诊:形体瘦弱,面色萎黄,带下较少,舌淡红边有齿印,苔薄白,脉细无力。辅检:血β-HCG<0.10 mIU/mL,性激素:促卵泡生成素(FSH)3.15 mIU/mL,促黄体生成素(LH)1.05 mIU/mL,雌二醇(E_2)28 pg/mL,孕酮(P)0.51 ng/mL,催乳素(PRL)12.05 mIU/mL,睾酮(T)0.239 mIU/mL。B超:子宫内膜厚度为0.5 cm,子宫附件未见明显异常。辨证属肝肾亏虚,气血不足兼气滞,治拟补肾理气,养血调经。方拟大补元煎加减,处方:熟地20 g,山茱萸10 g,山药15 g,枸杞子15 g,杜仲15 g,党参15 g,白术10 g,黄芪30 g,炙甘草6 g,当归15 g,白芍15 g,柴胡10 g,茯苓10 g,鹿角霜10 g,巴戟天10 g。14剂,日1剂,水煎服,早晚温服,另嘱患者药渣外敷小腹15 min。二诊:2019年9月2日,服上方后头晕乏力缓解,纳食增加,精神好转,舌脉同前,二便调,月经未至,但逐渐出现拉丝绵长白带,守前方10剂,并嘱患者加强营养,适当运动,调节情绪,规律作息。三诊:2019年9月20日。服上方8剂时月经来潮。LMP:2019年9月10日,6日净,月经量较前增加,色转暗红,无血块,无痛经,精神可,偶有头晕乏力。在上方基础上根据经前经后月经周期变化酌加菟丝子、紫石英等温肾助阳,鸡血藤、赤芍、香附等理气活血之品,调理半年后月经基本正常,于次年5月怀孕,足月顺产一子。

按:本案患者先天禀赋不足,身体瘦弱,自初潮起即常常月经后期,冲任血海亏虚,精血不足,无力上达头目,四末失养,无以温煦,则见畏寒怕冷,面色萎黄,头晕乏力,月经量少色淡;气滞经脉不通,不通则痛,见经行腹痛,乳胀。此案可辨证为肝肾亏虚,气血不足兼气滞,治当补肾养血调经、柔肝行气活血,方用大补元煎加减,此方乃张景岳"补阵"第一方,大补元气、益精养血,肝肾同调,切中病机,同时采取中药内服、外治结合的方法发挥中医优势,中药外敷可通过热蒸效应和药物效应,改善小腹局部的血液循环,起到温散通络、祛湿驱瘀、理气止痛、调和气血的效果。经调血旺则利于种子,调理后得以顺利妊娠。

温经摄血汤

【来源】《傅青主女科》。

【组成】大熟地(九蒸)一两,白芍(酒炒)一两,川芎(酒洗)五钱,白术(土炒)五钱,柴胡五分,五味子三分,续断一钱,肉桂(去粗,研)五分。

【用法】水煎分2次服,日1剂。

【功效】大补精血,温寒调经。

【主治】月经不依时而至,常自延后,经量或多或少,经色或深或浅,可伴恶寒,小腹冷痛,腰酸膝软,舌淡苔白,脉沉迟细弱。

【方解】傅青主认为"盖后期而来少,血寒而不足;后期而来多,血寒而有余"。故寒为经期延迟的主要病因。而月经量的多少,取决于阴血的盈虚,阴血充盈,经量较多,否则经量较少。此处所言阴血充盈，并非绝对充盈，只是相对而言，况"血既出矣，则成不足"。故方用大剂熟地、酒白芍滋补肝肾精血，为君药；炒白术温脾摄血、健脾生血，三药合用，补益肾肝脾之精血气。续断、五味子益肾固精；川芎、肉桂辛香温热，温散寒邪，活血通经；川芎活血、行气之功兼具，加于大剂白芍、熟地之中，可防气壅留瘀。柴胡解郁，肉桂散寒，用量仅为熟地、白芍的1/20，此于大剂阴药之中加少许理气助阳之药，既可温寒理气，又可防白芍、熟地养阴之凝滞。原文言"此方大补肝、肾、脾之精与血，加肉桂以祛其寒，柴胡以解其郁，是补中有散，而散不耗气；补中有泄，而泄不损阴，所以补之有益，而温之收功，此调经之妙药也，而摄血之仙丹也。"全方大补精血，温寒解郁而达到调经的功效。

【辨证要点】本方所主为经水后期，病证当属虚、寒两端，而非气郁、血瘀、痰阻的实证，临床以月经后期伴虚寒症状为辨证要点。

【加减化裁】肾虚血虚甚者酌加阿胶、黄精、枸杞子、大枣、山茱萸等；元气不足者加人参、黄芪；寒邪较甚者加鹿角霜、熟附片、吴茱萸等；气滞者加香附、佛手等。若出血似崩似漏，则酌加止血药。

【使用禁忌】阳盛血热者忌用。

【异病同治】本方还可用于辨证属肝肾精血亏虚夹寒的月经量少，不孕症，崩漏，产后恶露不绝等。

【临床验案】

程某，29岁，已婚。初诊：2017年9月12日。婚后3年未避孕未孕，自12岁初潮后月经即不规律，45～120日来潮1次，偶尔使用黄体酮转经。LMP：2017年8月30日，为黄体酮撒退行经，经来5日干净，经量偏少，色黯淡，有血块，伴痛经。经来时畏寒怕冷、乏力，经前乳房胀痛。妇科检查：外阴，已婚式；阴道，畅；宫颈，光滑，无举痛；子宫，平位，正常大小，活动度好；双侧附件未扪及明显异常。性激素六项及甲状腺五项检查正常，外院输卵管造影示双侧通畅。男方精液检查无异常。患者就诊时恰值月经周期第14日，做阴道B超示子宫附件未见明显异常，子宫内膜厚度为0.7 cm，双侧卵巢均未见优势卵泡。刻诊：面色无华，纳食一般，浅寐，二便调，舌质淡，苔薄白，脉沉细。诊断：原发性不孕，月经后期，宫寒不孕，血虚肝郁夹瘀，治以温经暖宫，扶阳育阴，疏肝理气，调补冲任，活血调经。方用温经摄血汤加减，处方：熟地30 g，炒白芍30 g，五味子6 g，续断15 g，川芎10 g，白术15 g，肉桂6 g，当归15 g，菟丝子30 g，鹿角霜15 g，柴胡5 g，炒麦芽30 g。连服20日，并嘱患者思想放松，解除顾虑，保持良好的心态，每周2次性生活配合治疗。二诊：2017年10月25日。LMP：2017年10月24日。服上方后经量较前明显增多，夹小血块，无乳胀，痛经及畏寒减轻，自觉小腹有温热感，嘱经净后继服原方20日，服药期间保持规律性生活。三诊：2017年12月15日。月经过期未至，晨起恶心，食欲减退，双侧乳房发胀，尿妊娠试验阳性，B超提示已孕7周，可见胚芽及原始心管搏动。随访孕期顺利，翌年分娩一健康女婴。

按：张景岳《景岳全书·宜麟策》云："妇人所重在血，血而构精，胎孕乃成。"生殖的根本是以肾气、天癸、男精女血作为物质基础。阳精溢泻而不竭，阴血时下而不愆，精血合凝，胚胎结而生育滋。本案临床表现明显属气血不足，寒凝胞宫而不孕，不孕时间久，难免七情郁滞，肝气不舒，脾失健运，气血亏虚愈甚，方见经水不利，面色无华，纳眠不佳等症。予以温经摄血汤大补精血、温散理气，滋助冲任之海，充填肾精肾气，将养之后，再议生息。二诊时，患者气血渐旺，肝脾冲任功能渐复，守原方补益之中温宫通脉，解郁疏络，终结珠胎。正如《医灯续焰》所述"故女子以血为本。血旺，是谓本足。本足而施之以阳，则生化自全，而成胎亦易易矣"。

温 经 汤

【来源】《妇人大全良方》。

【组成】当归、赤芍、川牛膝、人参、牡丹皮各三钱，川芎、桂心、莪术、甘草（炒）各二钱。

【用法】水煎分 2 次服，日 1 剂。

【功效】温经散寒，化瘀止痛。

【主治】月经后期辨证属于寒凝血瘀者。症见经期延后，月经量少，色暗有血块，行经小腹冷痛，得热痛减，畏寒肢冷，舌淡苔白，脉细弦或沉涩。《妇人大全良方》云："若经道不通，绕脐寒疝痛彻，其脉沉紧，此由寒气客于血室，血凝不行，结积血为气所冲，新血与故血相搏，所以发痛。譬如天寒地冻，水凝成冰。宜温经汤。"

【方解】桂心（今之肉桂）辛热助阳，能温经通脉、散寒止痛，人参甘温补气，助桂心温阳散寒；川芎为血中气药，能"下调经水，中开郁结"，与当归配伍活血止痛、养血调经；莪术破血行气，川牛膝活血通经，牡丹皮活血散瘀，三者能助川芎、当归通行血脉；赤芍养血调经，配伍甘草又可缓急止痛。全方共奏温经散寒、活血祛瘀、益气通阳调经之效。

【辨证要点】本方以月经后期，小腹冷痛，畏寒肢冷，经色紫暗，脉细弦或沉涩等血海虚寒、血凝气滞之症为辨证要点。

【加减化裁】若经量多，则去莪术、川牛膝活血祛瘀之品，酌加炮姜、艾叶炭以温经止血；若经量少，可加鸡血藤、红花；腹痛甚者选加五灵脂、蒲黄；腰痛加桑寄生、杜仲、续断、狗脊；便溏者加砂仁、炒白术、山药；气滞腹胀者加香附、乌药、枳壳。

【使用禁忌】阴虚有热，或血虚无瘀者忌用。

【异病同治】本方还可用于冲任虚寒、瘀血阻滞之痛经、不孕症、月经量少、盆腔炎等。

【临床验案】

赵某，25 岁，未婚，无性生活史。初诊：2018 年 1 月 20 日。主诉：渐进性痛经 5 年。患者诉自 5 年前经期淋雨后开始出现月经期小腹部冷痛，疼痛程度逐渐加重，时间逐渐延长，热敷后痛可稍减，月经周期规律，量偏少，色红，血块多。近半年以来，经期疼痛更甚，经行第一日剧痛，需服止痛药，经色红，经血以血块为主，经前乳胀，周身怕冷，二便如常，舌质暗红，苔白，脉沉弦。行 B 超检查，结果示子宫及双侧附件未见明显异常。LMP：2017 年 12 月 10 日。中医诊断：痛经（寒凝胞宫），治法：温经补虚，化瘀止痛。方拟温经汤（《妇人大全良方》）加减，处方：当归 15 g，川芎 15 g，肉桂 5 g，艾叶 10 g，莪术（醋制）15 g，党参 15 g，川牛膝 15 g，香附 15 g，炙甘草 5 g，乌药 15 g，醋延胡索 15 g，共 10 剂，日 1 剂，水煎，分 2 次温服。下次月经期复诊，患者告知痛感大减，血块明显减少，余症皆有改善。

按：本案患者以冷痛剧烈、经血成块、舌质暗红、脉沉弦为证治要点，病机特点是冲任虚寒，血气凝滞较重，故投以《妇人大全良方》温经汤。因小腹冷痛较甚，故去牡丹皮，加艾叶，以增强散寒止痛的作用；兼有气滞，经期乳房胀痛，故酌加香附、乌药、醋延胡索以理气止痛。《妇人大全良方》温经汤方中仅以一味桂心温通血脉、散寒祛瘀，配用大队活血养血祛瘀之品如当归、芍药、川芎、牛膝、莪术、牡丹皮，人参、甘草益气健脾。从组方结构看，《妇人大全良方》温经汤与仲景温经汤大同小异，仅是方中活血化瘀之功较著，而温补滋养之力不足，主治亦以实证为主,适用于瘀重虚少而兼有寒象者。《妇人大全良方》温经汤主治症候群中虚证并不显著,为何配用健脾益气之品,此正是陈自明得之于仲景温经的用药经验。

乌 药 汤

【来源】《济阴纲目》。

【组成】当归五钱,甘草五钱,木香五钱,乌药一两,香附(炒)二两。

【用法】水煎分 2 次服,日 1 剂。

【功效】疏肝理气,活血调经。

【主治】月经后期证属肝郁气滞者。症见经期延后,量少,经行不畅,色暗红或有小血块,乳房、胸胁胀闷不舒,小腹胀痛,情绪烦躁或抑郁,舌淡红,苔薄白,脉弦。

【方解】方中乌药辛散温通,下通少阴肾经,上理太阴脾气,功擅理气行滞止痛,《本草备要》谓之"一切病之属气者,皆可治"。乌药最善于温行气滞寒郁,对下焦寒性气痛用之效果尤佳,为君药。重用香附为臣,香附为"气病之总司,女科之主帅",长于疏肝理气调经。君臣配伍,使气行郁解而月经正常。木香理气行滞止痛;当归活血调经,其养血之效又可防理气之品伤阴血,共为佐。甘草调和诸药为使。全方主以疏肝行气,佐以活血调经,且理气活血又无伤正之忧,切中病机,疗效显著。

【辨证要点】本方主治肝郁气滞之月经后期,以经期延后,量少不畅,胸闷乳胀腹痛,情绪烦躁或抑郁,舌淡红,脉弦为辨证要点。

【加减化裁】兼血瘀者,加五灵脂、炒蒲黄;兼寒凝者,可加吴茱萸、小茴香、桂枝;兼血虚者,可合四物汤;兼肾虚者,可加川续断、炒杜仲、怀牛膝等;若小腹胀痛甚者,酌加莪术、醋延胡索;乳房胀痛明显者,酌加柴胡、郁金、荔枝核、川楝子;月经过少有块者,酌加鸡血藤、川芎、丹参;月经量多,色红心烦者,为肝郁化火,行经期酌加茜草炭、地榆、焦栀子以清热凉血。

【使用禁忌】阴虚火旺、湿热蕴蒸者忌用。

【异病同治】本方还可用于肝郁气滞所导致的痛经、经前乳房胀痛、经前期综合征等。

【临床验案】

袁某,18 岁,未婚,学生。初诊:2019 年 4 月 8 日。主诉:经期延后一年余,患者高三起开始出现月经后期,40~60 日一行,伴有经前期小腹胀痛,且逐渐加重。一年来曾服中西药治疗,腹痛稍减,月经仍时常错后,经量少,色暗。患者情志抑郁,每多忧思,失眠多梦,纳谷不馨,二便调。就诊时月经已逾期半月余,症见小腹胀甚而痛,胸胁乳房作胀,整日郁郁寡欢,舌淡红,苔薄白,脉弦。辨证属肝郁气滞。忧思郁怒,以致气机郁结,血为气滞,血海不能按时满溢,故月经后期。法当开郁行气,佐以活血调经。方用乌药汤加减,处方:乌药 15 g,香附 15 g,木香 10 g,当归 15 g,甘草 6 g,柴胡 12 g,茯苓 15 g,炒白术 15 g,白芍 10 g,薄荷 6 g,琥珀 8 g。7 剂,水煎,分 2 次温服,日 1 剂。药尽经至,但量少而色暗,精神好转,睡眠改善,胸腹胀闷明显减轻。嘱经净半月后再进前方 10 剂,次月月经如期来潮,经量增加,色转红,小腹胀痛大减。如此调理三个周期,诸症皆愈,月经正常。

按:肝藏血,主疏泄,性喜条达,体阴而用阳。如素性抑郁,恼怒过度,或肝血不足,均可导致肝的功能失常,影响冲任、胞宫的功能。肝气郁结,气滞则血行不畅,甚至血瘀,血瘀可令气滞,冲任气机,血海蓄溢失常。女子以血为本,血充气顺则月经通调,若气滞血瘀,则月经不调。因此,临床上治疗月经不调均首先以调理气血为先。本案中患者因高三压力过大出现月经失调,调畅情志能力差,常忧郁愤懑,肝郁气滞,脾胃运化能力也受累,出现经前小腹胀痛,乳房胸胁作胀,纳食不佳等症,病因气滞,内无寒热,故舌质舌苔正常,弦为肝脉,肝气郁滞,故脉弦。故以乌药汤合逍遥散疏肝理气,健脾和胃,活血调经,加用琥珀一味,一取疏肝解郁,以宣畅气机,则腹胀可调,二得琥珀之活血散瘀,瘀去而痛自止。正如《医宗金鉴·妇科心法要诀》云"经前腹胀痛,乃血气凝滞。若胀过于痛,是气滞其血也,宜用加味乌药汤开之"。

温 胆 汤

【来源】《三因极一病证方论》。

【组成】半夏(汤洗七次)、竹茹、枳实(麸炒)各二两,陈皮三两,茯苓一两半,炙甘草一两,生姜五片,大枣一枚。

【用法】水煎分2次服,日1剂。

【功效】理气化痰,和胃利胆。

【主治】原方主治"心胆虚怯,触事易惊,或梦寐不祥,或异象惑,遂致心惊胆慑,气郁生涎,涎与气搏,变生诸证,或短气悸乏,或复自汗,四肢浮肿,饮食无味,心虚烦闷,坐卧不安",用于妇科病为本方的拓展应用,病机相合即可选用。《女科切要》记载:"肥白妇人,经闭而不通者,必是湿痰与脂膜壅塞之故也。"温胆汤可用于月经后期证属痰湿内阻。症见月经后期,形体肥胖,胸胁满闷,呕恶痰多,失眠多梦,神疲倦怠,或面浮足肿,或带下量多色白。苔腻,脉滑。

【方解】本方用半夏、竹茹配伍调和,一温一凉,化痰和胃,可有效止呕除烦,陈皮辛苦温,可理气行滞,枳实辛苦微寒,可降气导滞,佐以茯苓、炙甘草、生姜、大枣,理气化痰,和胃利胆。综观全方药性平和,不寒不燥,理气化痰以和胃,使胃气和降则胆郁得舒,痰浊得去则胆无邪扰,诸症自除。其方名温胆汤之"温"为"温和"之意,并非"温热"之意。

【辨证要点】临床以月经后期伴见痰湿内停症状为辨证要点,如经期延后,经量减少,色淡质黏腻,胸闷呕恶,带下量多而黏稠,惊悸多梦,苔腻脉滑等。

【加减化裁】若热象较重,心烦口苦明显,加黄连、栀子;若兼食滞、脘腹胀闷、嗳气反酸,加神曲、山楂、莱菔子;若兼胸闷胁胀,加制香附、柴胡;入睡困难,面红目赤者,加夏枯草、龙胆草、决明子;大便干者加柏子仁,全瓜蒌;若兼阴虚,加麦冬、浮小麦等;若脾虚有湿,症见体倦食少、便溏者,加白术、砂仁、生薏苡仁。

【使用禁忌】血热者忌用。

【异病同治】本方也可用于治疗痰湿内阻所致的闭经、月经量少、妊娠剧吐、经前期综合征,不孕症等。

【临床验案】

蒋某,29岁,已婚。初诊:2018年7月19日。主诉:月经稀发十余年,未避孕未孕1年。患者月经初潮12岁,初始月经尚规律,量中等,无痛经,自高中开始出现月经稀发,常数月不行,经量渐减,体重渐增,面部满布痤疮,多方调治仍月经后期或闭经,婚后不孕一年有余。目前体重75 kg,身高164 cm,BMI达27.9,已属肥胖。LMP:2018年7月18日,为黄体酮撤退行经,量偏少,色暗红,无血块,无痛经。患者平素性格内向,爱生闷气,易悲善恐,工作压力较大,睡眠不实多梦,心烦心悸,口干咽燥,经前常有呕恶不适,舌质稍红,苔黄腻,脉滑数。诊断:月经后期,不孕。辨证:肝胆郁滞,痰热内阻型。方用温胆汤加减。考虑目前正值经期,初诊用药如下:茯苓 20 g,姜半夏 10 g,生甘草 6 g,枳实 12 g,陈皮 10 g,茯神 10 g,柏子仁 20 g,炒麦芽 10 g,牡丹皮 10 g,赤芍 10 g,皂角刺 10 g,土鳖虫 10 g,川牛膝 15 g。4 剂,日 1 剂,水煎分 2 次温服。二诊:2018 年 7 月 26 日,患者诉用上药后无不适,用药后月经色转正常,且口干咽燥消失,月经 7 日净。但仍有多梦,时有心烦。用药:茯苓 20 g,姜半夏 10 g,生甘草 6 g,枳实 12 g,竹茹 15 g,陈皮 10 g,黄连 10 g,山栀子 12 g,茯神 15 g,柏子仁 20 g,青皮 12 g,灯心草 5 g,淡竹叶 15 g,浙贝母 15 g,皂角刺 15 g,生姜 5 片,大枣 3 枚,水煎服,连服 21 剂,同时嘱患者加强运动,控制饮食,减轻体重,调畅情志。三诊:2018 年 8 月 29 日,月经未来潮,查尿妊娠试验阴性,B 超提示子宫内膜厚度为 1.1 cm,自诉各症状均有改善,体重减轻 3 kg,痤疮减少,睡眠好转。处方:温胆汤合逍遥散加川牛膝 15 g、赤芍 15 g、香附 15 g、鸡内金 10 g、泽兰 15 g。10 剂,水煎,分 2 次服,日 1 剂。四诊:2018 年 9 月 20 日,LMP:2018 年 9 月 5 日,经前已无明显呕恶,经量增多,色红无块,无痛经,7 日净。仍处以二诊方 21 剂继续调理,嘱患者放松心情,加强信心。此后 3 个月患者月经周期渐调,体重逐渐下降约 8 kg。患者于 2019 年 1 月妊娠,孕期顺利,足月产一健康男婴。

　　按:傅青主曾言"妇人有身体肥胖,痰涎甚多,不能受孕者",且《女科切要》记载"肥白妇人,经闭而不通者,必是湿痰与脂膜壅塞之故也",本案患者体型肥胖,经前呕恶不适皆是痰湿内阻之象,且病程日久,郁而化热,出现痰热扰心之心烦心悸,睡眠不实;痰热中阻脾胃,热盛伤津,津液不能上承而口干咽燥;痰热阻滞冲任胞脉,引起胞脉胞络失养,以致难以摄精成孕;舌质红,舌苔色黄厚腻,脉滑数是痰热内滞的典型舌象和脉象。法随证出,治以清热化痰,理气通脉,方用温胆汤加味,温胆汤健脾燥湿,清热化痰,活血调经,理气宽胸,不失为一张治疗痰湿症的良方,病机相合,临床用之颇验。同时加强生活调摄,减轻体重,增强患者战胜疾病的信心,患者的主观能动性在疾病的治疗中亦有举足轻重的作用,配合药物方能事半功倍。

第三节　月经先后无定期

　　月经周期时或提前时或延后七日以上,连续 3 个周期以上者,称为"月经先后无定期",又称"经水先后无定期""经乱"等。如仅提前或延后三五日,或偶见一两次提前或错后七日以上者,不做本病论。

　　其发病机制主要为气血不和,情志不调,冲任功能紊乱,血海蓄溢失常。其病位在冲任胞宫,变化在气血,而导致气血不调的原因与肝、肾关系密切,临床以肝郁、肾虚为多。肝为肾之子,肝气郁滞,疏泄失调,子病及母,使肾气的闭藏失司,故常发展为肝肾同病。《傅青主女科》云:"夫经水出诸肾,而肝为肾之子,肝郁则肾亦郁矣。肾郁而气必不宣,前后之或断或续。正肾之或通或闭耳。或曰肝气郁而肾气不应,未必致于如此。殊不知子母关切,子病而母必有顾复之情,肝郁而肾不无缱绻之谊……治法宜舒肝之郁,即开肾之郁也,肝肾之郁既开,而经水自有一定之期矣。"本病一般经量不多,经期不长,如出现经量过多,或经期延长者,常发展为崩漏,应予以重视。

本病辨证时应结合月经的量、色、质及脉证综合分析。一般量或多或少，有块、色暗红，小腹胀甚，连及胸胁者多属肝郁；量中等或少，色淡质清，腰部酸痛者多属肾虚。治法贵在疏肝补肾，调理气血、冲任，肝气郁滞者宜疏肝理气，肾气亏损者宜补肾调经。总宜使气血调顺，冲任安和，则经期自如。

逍 遥 散

【来源】《太平惠民和剂局方》。

【组成】甘草（微炙赤）半两，当归（去苗，微炒）、茯苓（去皮，白者）、白芍、白术、柴胡（去苗）各一两。

【用法】上为粗末，每服二钱，水一大盏，煨生姜一块，切破，薄荷少许，同煎至七分，去滓热服，不拘时候。现代用法：参照原方比例，酌定用量，作汤剂煎服，每日 2 次。

【功效】疏肝解郁，健脾养血。

【主治】主治肝郁血虚脾弱之月经先后不定期。症见月经周期不定，量或多或少，色紫红，有块，经行不畅，或心烦易怒，或时欲叹息，或两胁胀痛，或乳胀，或胸闷纳少，或口苦咽干，苔薄白或薄黄，脉多弦。原书云："治血虚劳倦，五心烦热，肢体疼痛，头目昏重，心松颊赤，口燥咽干，发热盗汗，减食嗜卧，及血热相搏，月水不调，脐腹胀痛，寒热如疟，又疗室女血弱阴虚，荣卫不和，痰嗽潮热，肌体羸瘦，渐成骨蒸。"

【方解】方中柴胡味苦平、微寒，味薄气升，能疏肝解郁；当归甘辛、微温，味甘能缓，性温能散，散之缓之，肝性所喜，即所为补；白芍酸苦微寒，有补肝脾真阴、收脾气散乱、制肝气恣横之功。柴胡、当归、白芍配伍，一能养肝益土，使土得木和而气机流畅，二能疏肝郁、润肝枯、补肝虚，使肝体得补，肝阳得用。白术苦甘温，能益气补中、健脾燥湿；茯苓甘平，健脾补中、利水渗湿；炙甘草甘温，健脾补中，以上三味药物合用可健脾扶土，配伍柴胡达培土疏木之功效。煨生姜辛、微温，温中和胃；薄荷辛、微凉，用之少许，一能升木达郁，二能清解肝郁所化之火。全方用药味少量小，配伍精当，既补肝体，又疏肝用，气血同治，肝脾兼调，散其气郁，动其血瘀，无伤正气，前人列此方于和剂之中，是调和肝脾、气血之首选方，凡属肝郁血虚，脾胃不和者，皆可化裁应用。

【辨证要点】本方为疏肝健脾之代表方剂，也是妇科调经的常用方。临床应用以月经先后无定期，两胁作痛，神疲食少，脉弦为辨证要点。

【加减化裁】肝血不足，肝阳偏亢而见头晕目眩，舌红口干者，宜去煨生姜、薄荷之辛散；因肝郁致瘀，经期小腹胀痛，经血有块者，酌加丹参、益母草、延胡索、蒲黄之类；肝郁化热而经量多、色红质稠者，加牡丹皮、栀子，亦可暂去当归、煨生姜；肝郁木不疏土，纳呆，脘闷显著者，加厚朴、陈皮、炒麦芽、苍术等。

【使用禁忌】阳虚血寒者忌用。

【异病同治】凡属于肝郁气滞，血虚脾弱之经、带、胎、产疾病均可运用本方，如闭经、慢性盆腔炎、不孕症、经期头痛、产后抑郁等。

【临床验案】

张某，25 岁，未婚。初诊：2017 年 8 月 1 日。患者因半年前生活变故出现月经紊乱，提前推后均有，长则 45 日一至，短则 20 日一行，经量偏少，3～5 日即净，经色暗有块。既往月经规则，经前乳房稍胀，无痛经。患者诉因工作压力大，现月经 2 个月未至，口干口苦，易烦躁,睡眠欠佳,舌质淡红,苔薄白,脉弦细。查尿 HCG 阴性,妇科彩超示:子宫内膜厚度为0.7 cm,附件未见明显异常。辨病为月经先后无定期,辨证为肝郁脾虚,治法:疏肝健脾,养血调经,方选逍遥散加减。处方:柴胡 10 g,当归 10 g,炒白芍 15 g,茯苓 15 g,白术 10 g,薄荷 6 g,生姜 2 片,合欢皮 15 g,夜交藤 15 g,益母草 15 g,泽兰 15 g,炙甘草 6 g,水煎服,日 1 剂。

二诊:患者诉服用 7 剂后睡眠较前好转,有乳房胀痛,继服 7 剂后月经来潮。继在此方基础上结合月经周期阴阳消长变化继续调理 3 个月,同时嘱患者忌食生冷辛辣等刺激类食物,同时保持心情舒畅,月经逐渐恢复正常,诸症减轻。

按:本案患者因情志不畅导致肝气郁结,脏腑功能失常,冲任失和,气血失调,引起月经病的发生。《临证指南医案》中提出"女子以肝为先天",女子的经带胎产均与肝密切相关。《圣济总录》曰:"夫妇人纯阴,以血为本,以气为用。"因气血的化生均与肝密切相关,所以调肝为调经的不二大法。根据《黄帝内经》中"木郁达之"的治疗原则,以肝郁为主的疾病,应顺应"肝喜条达而恶抑郁"的生理特点,疏其郁遏之气,和营养血,以奏养肝体而助肝用之功。治疗时采取疏肝养血之法,方选逍遥散化裁,恰合病机,随症加减药物,效果明显。历代医家的医疗实践更使本方适用范围不断扩大,从而在本方基础上又衍化出许多类方,如丹栀逍遥散、黑逍遥散、逍遥饮、清肝达郁汤、滋水清肝饮、滋肾生肝饮等名方。

固 阴 煎

【来源】《景岳全书》。

【组成】人参适量,熟地三至五钱,山药(炒)二钱,山茱萸一钱半,远志(炒)七分,炙甘草一至二钱,五味子十四粒,菟丝子(炒香)二至三钱。

【用法】水煎分 2 次服,日 1 剂。

【功效】补肾调经。

【主治】月经先后不定期证属肾气不足型。症见经来先后无定,量少,色黯淡,质清,或腰骶酸痛,或头晕耳鸣,舌淡苔白,脉细尺弱。

【方解】方中熟地补血滋阴、益精填髓,菟丝子滋肝补肾、温肾助阳,两药有"阴得阳升而泉源不竭,阳得阴助而生化无穷"之意,山茱萸补益肝肾、收涩固精,五味子补肾宁心、益气生津,人参、山药、炙甘草健脾补益中气,全方滋补肝肾,补血填精,精血足则冲任调。全方配伍精当,为肝肾阴虚之证经方,旨"谨察阴阳所在而调之,以平为期",以补、固其"阴"为重。

【辨证要点】固阴煎是《景岳全书》新方八阵中固阵之方,原方为治由肝肾阴虚导致的遗精滑泄,带下崩漏,及经水因虚不固等证而设。临床以经行或先或后,量少,色黯淡,质清,舌淡苔白,脉细弱等为辨证要点。

【加减化裁】阴虚微热,而经血不固者,加川续断二钱;下焦阳气不足,而兼腹痛溏泄者,加补骨脂、吴茱萸适量;肝肾血虚,小腹疼痛而血不归经者,加当归二至三钱;脾虚多湿,或兼呕恶者,加白术一至二钱;气陷不固者,加炒升麻一钱;心虚不眠,或多汗者,加炒枣仁二钱。

【使用禁忌】血热以及湿热者忌用。

【异病同治】凡由肾阴、肾精亏损导致的月经后期、绝经前后诸证、卵巢早衰及滑胎、妇人阴挺、带下病等均可应用此方辨证加减治疗。

【临床验案】

张某,43岁,近 2 年月经周期不规则,20~50 日一行,经量中等,色鲜红,无血块,4 日即净,经行伴有腰部酸痛。平素胸闷心烦、急躁易怒,时有汗出,时感胃部不适,纳差,眠可,大便常不成形。舌红无苔边有齿痕,脉弦数。脉症合参,证乃热伏冲任,肝火犯胃所致,法当清热平肝,固涩冲任,方用固阴煎加减:柴胡9g,党参15g,炒白芍12g,山药15g,生地12g,熟地12g,盐续断15g,炙甘草6g,炙黄芪30g,淫羊藿12g,菟丝子15g,制远志9g,制五味子9g,牡蛎30g,炒白术30g。14剂,药后汗止,胃痛缓解,但感大便偏稀。二诊时值经前,本次月经未先期而至,考虑诸症皆有好转,予上方去牡蛎、生地,继服7剂,静候月经。三诊月经如期而至,经期不适等症均有减轻,后又予固阴煎加减服用2个月余,月经周期逐渐稳定,25~28日一行。

按:察本案患者之阴气虚实,当属微火阴虚,水不涵木,治当以补肾疏肝,滋阴清火为主。其心肝二经受冲任之火影响,故见胸闷心烦、急躁易怒。而肝火郁结,无不克脾伐胃,故时有胃痛,纳食不香,且舌边齿痕明显,大便常不成形。《金匮要略》云:"见肝之病,知肝传脾,当先实脾。"故方中白芍、柴胡之类用以疏肝并可使全方补而不滞,山药、白术之流用以健脾;二诊时患者月经将至,去牡蛎是恐其酸敛,防固涩太过;菟丝子、淫羊藿、盐续断补肾填精,再合益气养血,滋阴平肝宁心之品,药证相对。

定 经 汤

【来源】《傅青主女科》。

【组成】菟丝子(酒炒)一两,白芍(酒炒)一两,当归(酒洗)一两,大熟地(九蒸)五钱,山药(炒)五钱,白茯苓三钱,荆芥穗(炒黑)二钱,柴胡五分。

【用法】水煎分2次服,日1剂。

【功效】补肾养血,疏肝调经。

【主治】肾虚肝郁之月经前后不定期。症见月经或前或后,经行而不畅,夹有血块,少腹胀痛,或乳房胀痛连及两胁。原书云:"妇人有经来续断,或前或后无定期,人以为气血之虚也,谁知是肝气之郁结乎?"

【方解】方中菟丝子、大熟地补肾益肝,填精养血,又兼固冲任;当归、白芍养血柔肝以调经;柴胡、荆芥穗解郁疏肝,理气调血;山药、白茯苓补肾健脾宁心。在用量方面,重用当归、白芍、菟丝子等质重阴药,轻用白茯苓、荆芥穗、柴胡等质轻阳药,补泻兼顾,升降并举,全方立法周全,配伍精妙,共奏滋肾疏肝、健脾养血之功。本方立足肝肾,非利水而补肝肾之精,非通经而疏肝肾之气,使肝肾之精旺而水利,肝肾之气疏而经通。

【辨证要点】本方是治疗肾虚肝郁之月经先后不定期的重要方剂,临床以经来续断,或前或后,行而不畅,有血块,少腹胀痛,或乳房胀痛连及两胁为辨证要点。

【加减化裁】肾精亏虚重者,加黄精、女贞子、何首乌、枸杞子等补肾益精;肝郁重者,加香附、郁金、玫瑰花等疏肝解郁。

【使用禁忌】阴虚寒盛者忌用。

【异病同治】凡辨为肾虚肝郁、脾虚失运、精亏血虚之证,无论妇科之经、带、胎、产、杂何病,皆可用此方加减化裁以治之。治疗围绝经期综合征可酌加桂枝汤类方;治疗月经病可酌加调经理血之方;治疗不孕症可酌加活血调经促排卵之方等。

【临床验案】

黄某,32岁,已婚。初诊:2019年3月15日。主诉:月经后期2个月余未来潮。现病史:患者 14 岁初潮,月经周期 22～37 日,经期 6～7 日。LMP:2019 年 1 月 10 日。量少,色暗有血块。经前乳房胀痛,腰酸乏力,自觉口干,潮热,纳差,夜寐欠佳,多梦易醒,烦躁易怒。症见:形体消瘦,面色晦暗,眼睑色暗,舌暗,苔少,脉沉细略弦。既往体健。辅助检查:2019 年 1 月 10 日彩超检查示:子宫附件未见明显异常,子宫内膜厚度为 0.6 mm,血 β-HCG＜12 mIU/mL。性激素六项:P 0.084 ng/mL,T 0.182 ng/mL,E₂ 25.0 pg/mL,PRL 17.20 ng/mL,LH 31.78 mIU/mL,FSH 35.40 mIU/mL。西医诊断:早发性卵巢功能不全。中医诊断:闭经,肝郁肾虚证。治则:疏肝补肾,固冲调经。处方:菟丝子 30 g,白芍 15 g,熟地 30 g,当归 15 g,柴胡 9 g,山药 20 g,茯苓 20 g,荆芥 10 g,百合 30 g,浮小麦 30 g,郁金 20 g,淫羊藿 10 g,红景天 15 g,柏子仁 20 g。12 剂,日 1 剂,水煎 100 mL,分早晚 2 次饭后温服。二诊:2019 年 3 月 30 日,月经未潮,自觉乳房胀,腰酸,小腹下坠,舌暗,苔薄,脉沉细略滑。给予黄体酮胶囊 50 mg/粒,100 mg/次,2 次/日,口服,连服 10 日;并给予逍遥散合桃红四物汤加味,柴胡 10 g,茯苓 15 g,白术 15 g,当归 15 g,炒白芍 15 g,桃仁 10 g,红花 10 g,川芎 10 g,熟地 15 g,香附 15 g,鸡血藤 15 g,炒麦芽 15 g,川牛膝 15 g,杜仲 15 g,10 剂,并嘱患者避风寒,畅情志。三诊:2019 年 4 月 28 日。LMP:2019 年 4 月 12 日。月经量少、色鲜红、无血块,轻微小腹疼痛,面色晦暗,眼睑色暗,舌暗,苔少,脉沉弦。继续按初诊方治疗,并以黄芪 3 g、党参 5 g、龙眼肉 6 g、百合 3 g、三七 3 g、酸枣仁 6 g 煲汤食疗。嘱患者月经周期第 15 日开始口服黄体酮胶囊,持续 10 日。上述方案连续治疗 3 个月经周期,服药后月经分别于 2019 年 5 月 9 日、6 月 6 日、7 月 5 日来潮,并于 7 月 7 日查性激素六项提示:P 0.126 ng/mL,T 0.245 ng/mL,E₂ 40.00 pg/mL,PRL 12.75 ng/mL,LH 3.15 mIU/mL,FSH 8.80 mIU/mL。停药随访半年月经基本正常,经量较前增多,诸症改善。

按:患者 32 岁,虽未到天癸衰竭之年,但月经 2 个月未来潮,FSH＞25 IU/L,可知患者冲任子宫功能确为减退,故应以恢复子宫冲任功能为主。肾阴亏虚,不能涵养心肝,心肾水火失于交济,心火偏亢,故夜寐欠安,心烦易怒,腰酸乏力,故初诊予以滋肾养肝之定经汤加减,定经汤疏肝肾之气、补肝肾之精,立法周全、配伍精妙,为"不治之治,正妙于治"的效方。二诊有经来之兆,冲任充足,此时方可用下血之剂,故予活血调经之方。三诊经来,仍以固本培元滋肾养阴为要,故在初诊方的基础上予以中药煲汤,除药物本身益气滋阴之功外,亦有借后天之力滋先天之阴阳之意。

八 珍 汤

【来源】《正体类要》。

【组成】人参、白术、白茯苓、当归、川芎、白芍、熟地各一钱,甘草(炙)五分。

【用法】清水二盅,加生姜三片,大枣二枚,煎至八分,食前服。现代服法:作汤剂,加生姜 3 片,大枣 5 枚,水煎服。

【功效】益气补血。

【主治】气血两虚型月经先后无定期。症见月经或前或后,经色淡,面色苍白或萎黄,头晕目眩,四肢倦怠,气短懒言,心悸怔忡,舌淡苔薄白,脉细弱或虚大无力。原书云:"治伤损等症,失血过多,或因克伐,血气耗损、恶寒发热、烦躁作渴等症。"

【方解】本方以补肾填精之熟地、大补元气之人参为君药。白术、白茯苓健脾利湿,助人参益气补脾;当归、白芍养血和营,助熟地补益阴血,共为臣药。川芎活血行气,炙甘草和中益气,调和药性,俱为佐使药。煎煮加生姜、大枣,亦可调脾胃而和诸药。数药合用,共收补益气血之功。本方乃四君子汤与四物汤的合方,四君子汤为补气诸方之首,四物汤乃补血诸方之冠,二方合一,兼具二者之长,故以"八珍"名之。正如《王旭高医书六种》提出:"四物地芍与归芎,血家百病此方通。八珍合入四君子,气血双疗功独崇。"本方配伍特点在于补气药与补血药并用,既能补养肾精,又可健运脾胃,以补益先天之精、充养后天之精而气血同补,为治疗气血两虚证之良方。

【辨证要点】本方所治为气血虚弱证。临床以经行先后不定期,经色淡,面色苍白或萎黄,头晕目眩,四肢倦怠,气短懒言,心悸怔忡,舌淡苔薄白,脉细弱或虚大无力为辨证要点。

【加减化裁】以血虚为主,眩晕心悸明显者,可加大熟地、白芍用量;以气虚为主,气短乏力明显者,可加大人参、白术用量;兼见不寐者,可加酸枣仁、五味子、夜交藤;若兼气滞者,酌加陈皮、枳壳、紫苏叶理气行滞;伴肠燥便秘者,加玄参、柏子仁润肠通便。

【使用禁忌】实证者忌用。

【异病同治】产后虚弱、贫血、神经衰弱等各种慢性疾病,以及不孕症、习惯性流产等属气血两虚证者,皆可加减运用本方。

【临床验案】

夏某,29岁,已婚。初诊:2017年5月10日。自诉月经2个月余未来潮,患者平素月经不规律,周期20~50日,以推后居多,经期5~7日,量少,色暗,有少量小血块,无痛经史,自觉乏力。患者面色萎黄,精神欠佳,体态微胖,舌淡,苔白,脉沉细滑。测妊娠试验阴性;血红蛋白含量为113 g/L;盆腔彩超提示:右侧卵巢多囊样改变,子宫内膜厚度为1 cm;性激素检查示:LH/FSH = 2.6,T、E_2未见异常。辨证属脾虚湿盛,气血不足之月经先后无定期,治以健脾利湿,补益气血,予八珍汤合二陈汤加味治疗。处方:党参15 g,白术15 g,苍术15 g,黄芪30 g,茯苓20 g,生薏苡仁30 g,当归15 g,川芎10 g,赤芍15 g,熟地15 g,法半夏10 g,陈皮10 g,炙甘草6 g,水煎适量,分早晚空腹温服,日1剂。其服用近5个月,定期复查,随症加减,调治半年后月经周期稳定在35日左右,顺利妊娠。

按:患者妊娠试验阴性,排除与妊娠相关的疾病;血红蛋白含量113 g/L,排除贫血;彩超和内分泌结果提示为多囊卵巢综合征;自觉乏力,体态微胖,面色萎黄,精神欠佳,舌淡苔白,脉沉细,提示脾虚湿盛,气血不足。治则应补气、养血并重,健运脾气,以资生化。《医方考》言曰:"血气俱虚者,此方主之。人之身,气血而已。气者百骸之父,血者百骸之母,不可使其失养者也。是方也,人参、白术、茯苓、甘草,甘温之品也,所以补气;当归、川芎、白芍、地黄,质润之品也,所以补血。气旺则百骸资之以生,血旺则百骸资之以养。形体既充,则百邪不入,故人乐有药饵焉。""气血,人身之阴阳也,两相得则治,一有失则病。故阴血虚损,则阳气独治,阳气亲上,故令头痛、眩晕。是方也,当归、川芎、白芍、地黄,味厚养血之品也。复用人参、白术、茯苓、甘草甘温之品以养气者,何哉? 太极之妙,阴生于阳,故兼用此辈以益气耳。或问头痛而用人参,阳邪不益亢乎? 余曰:虚火可补,人参、黄芪之类,此之谓也。"

第四节 月 经 过 多

月经量较以往正常时明显增多,周期基本正常者,称为"月经过多",亦称"经水过多"。一般认为月经量以 30～80 mL 为宜,超过 80 mL 为月经过多。经量明显增多,在一定时间内能自然停止,是本病的诊断要点,但本病也可与周期、经期异常并发,与周期提前同时出现,即月经先期量多证,或与后期同时出现,即月经后期量多证。若经量特多,暴下如注,或下血日久不止,或伴有周期紊乱,则已发展为"崩中"之证。

月经过多之名最早见于汉代《金匮要略》,称"月水来过多",并未将月经过多作为一个单独的病名加以详细论述。后至晋代,王叔和《脉经》将月经过多称为"经下反多"。隋代巢元方《诸病源候论》称为"月经乍多"。金元之前的医家多将月经量乍多乍少、周期时先时后统称为"月经不调"或"经候不调"。金代刘完素于《黄帝素问宣明论方》首次将"月水过多"作为病名单独列出。元代朱震亨《丹溪心法》将月经过多的病机分为血热、痰多、血虚,奠定了月经过多辨证论治的基础。

本病的发病机制与月经先期基本相同,多由气虚统摄无权,瘀阻冲任,血不归经,或血热经水妄行所致。本病在发展过程中,由于病程日久,常致气随血耗,阴随血伤,或热随血泄而出现由实转虚或虚实兼夹之象,如气虚血热、气阴两虚而夹血瘀等证。本病以月经量多而周期、经期正常为辨证要点,结合经色和经质的变化以及全身的证候分辨虚实、寒热。通常量多、色淡、质薄的属气虚;量多、色鲜红或紫而黏稠的属血热;色紫黑有块,伴小腹疼痛的属血瘀。治疗大法,经期以摄血止血为主,目的在于减少血量,防止失血伤阴,平时宜安冲固冲以治本,根据辨证采用益气、化瘀、清热、养阴等法。总宜慎用温燥走而不守之品,以免动血耗血。

西医学排卵性功能失调性子宫出血引起的月经过多,或子宫肌瘤、盆腔炎性疾病、子宫内膜异位症、宫内节育器等引起的月经过多,可参照本病辨证论治。

举 元 煎

【来源】《景岳全书》。

【组成】人参三至五钱,黄芪(炙)三至五钱,炙甘草一至二钱,升麻五至七分,白术一至二钱。

【用法】水煎分 2 次服,日 1 剂。

【功效】补气摄血固冲。

【主治】气虚冲任不固,血失统摄之月经过多。症见经行量多,色淡红,质清稀,或兼见面色㿠白,神疲肢倦,气短懒言,小腹空坠,心悸怔忡,舌淡,苔薄,脉细弱。原方治疗气虚下陷,血崩血脱,亡阳垂危等证。

【方解】方中以人参为君,大补元气,补脾摄血。经云"有形之血不能速生,无形之气所当急固"。黄芪、白术为臣,补中益气,升阳举陷,气升则血升。升麻为佐药,与黄芪为伍,补气与升阳二者兼得。炙甘草为使,一则加强补气健脾之功,二则调和药性。本方实为补中益气汤去当归、柴胡、陈皮,补气力专,又无当归辛温动血之弊。即"治血必先理气,血脱必先益气"。根据"急则治其标,缓则治其本"的原则,举元煎从补气入手达到"治本",通过补脾气以保气血生化之源,而且脾的摄血功能还可以防止血溢脉外、生成新的瘀血。临证时再结合全身证候及月经的色、质差异灵活加减,集补气、止血诸法于一体,以达到固冲任、补肾精、摄血、调经的目的。

【辨证要点】临床运用以经行量多,色淡红,质清稀,舌淡,苔薄,脉细弱等为辨证要点。

【加减化裁】若正值经期,酌加阿胶、艾叶炭、炮姜、乌贼骨;若经量多,酌加生牡蛎、五味子、棕榈炭;伴有经行腹痛,经血有块者,酌加三七、茜草根、血余炭;兼血虚者,症见头晕心悸、失眠多梦,酌加制何首乌、龙眼肉、熟地;伴经期延长者,加益母草、炒蒲黄;兼见腰骶冷痛,大便溏薄者,酌加补骨脂、炒续断、杜仲、艾叶;若气血两虚,或病久不愈,失血较多,贫血重者,可合用当归补血汤,重用黄芪。

【使用禁忌】阴虚火旺、肝阳上亢、上盛下虚者忌用。

【异病同治】凡属气虚下陷导致的崩漏、恶露不绝、产前或产后小便不通、缺乳、滑胎、小产、子宫脱垂、带下病等,都可用之。

【临床验案】

喻某,女,40岁,因月经量多,经期延长半年,眩晕、气短、胸闷怕冷、体倦乏力、腰膝酸困、无力、颜面及双下肢水肿于2015年4月10日就诊。患者既往月经规则,量适中,7日净,无痛经,半年前无明显诱因出现月经量明显增多,较以往增多约一倍,第2~3日每日用卫生巾十余个,经期持续10余日方净,并伴经期下腹隐痛。望诊患者贫血貌,颜面浮肿、双下肢浮肿,按之凹陷,脉沉细,舌黯淡,苔薄白。就诊时是月经第2日,量大,有血块,伴腹痛。妇科检查正常,B超示子宫、附件未发现异常。诊断:月经过多,崩漏。辨证:气虚不摄,阳虚水泛。给予举元煎加减方:升麻5 g,枳壳15 g,益母草30 g,生黄芪30 g,党参15 g,侧柏炭15 g,茯苓30 g,川续断20 g,乌贼骨30 g,阿胶珠15 g,艾叶炭15 g,三七粉3 g(另包),4剂,水煎服,每剂煎2次,每日2次口服。服药4剂后月经基本干净,又给予补肾养血中药5剂,临床症状有所缓解。患者又于2015年5月25日下午就诊,诉于5月7日晚来月经,8日上午开始量大,有血块,但较上个月均有所减少。仍用举元煎加减方,4剂,水煎服,每日2次,月经第6日干净,经后服补肾养气养血中药。2015年6月10日再次来诊,已来月经3日,量基本正常,仍守举元煎加减方治疗,月经6日结束。第3个疗程结束后,患者面色红润,头晕、体倦乏力、气短、胸闷、浮肿症状消失,随访3个月,未见复发。

按:脾主统摄,冲脉隶属阳明,中州之气不足必然固摄无力,经血暴下不止或淋漓不净,且经血过多必然耗气伤血,气愈伤而血愈不止。本案患者月经量多,经期延长迁延半年余,气血大亏,兼见脾肾阳虚、水泛肌肤的表现,出现全身浮肿,气虚推动无力,血行瘀滞,经血中夹血块乃血瘀见症,治当急固其气,以塞流止血为先,佐以健脾养血,温经化瘀。方中补气固本药与活血行气调冲任药合用,使补气中有行气调经,活血行气而不伤正,从而使血随气行,气统血有力。而血循于经脉之内不外溢,达到收敛止血的目的。经后服用补肾养血活血之品以固本,改善症状的同时防止复发。整个治疗过程体现了出血期止血不留瘀和化瘀不动血,血止期健脾补肾,益气养血的原则。

加减四物汤

【来源】《傅青主女科》。

【组成】大熟地(九蒸)一两,白芍(酒炒)三钱,当归(酒洗)五钱,川芎(酒洗)二钱,白术(土炒)五钱,荆芥穗三钱,山茱萸(蒸)三钱,续断一钱,甘草一钱。

【用法】水煎服。四剂而血归经矣。十剂之后,加人参三钱,再服十剂,下月行经,适可而止矣。现代服法:水煎分2次服,日1剂。

【功效】大补气血,引血归经。

【主治】妇人血虚,经水过多。症见行经量多,甚则血下如注,或见止后复行,神疲倦怠,面色无华,头晕嗜睡,食纳不佳,舌淡,苔白,脉细弱。

【方解】傅青主立加减四物汤,重用大熟地,乃补血之神品,加白术、荆芥穗健脾疏肝;加山茱萸、续断益肝补肾;加甘草以调和诸品,使之各得其宜,所以"血足而归经,归经而血自静矣"。

【辨证要点】临床运用以月经量多伴见血虚症状,"一行后再行而困乏无力"为辨证要点。

【加减化裁】如经崩血多,为气虚下陷,不能摄血,加黄芪、升麻、白术;如见腹痛,加小茴香;血多紫块者,为气虚血瘀,加三七、炒蒲黄、炮姜;兼带下多,经色淡者,为气虚湿盛,加白芷、茯苓、苍术。

【使用禁忌】阴虚血热有余之证不宜使用。

【异病同治】本方还可用于治疗血虚不归经之崩漏、产后恶露不绝、不孕症、先兆流产等。

【临床验案】

李某,35岁,已婚。初诊:2019年11月1日。诉月经量多一年,加重6个月。患者一年前因放置节育环致月经量多且淋漓,被迫取环后,虽经漏消失,然经量仍不减。近半年病情加重,经期量多如涌,且血块大而多,经色黯淡,每次经期用卫生巾3～4包。经期小腹疼痛,块下痛减,经后头晕心悸,周期尚准,行经7日净。LMP:2019年10月31日。刻诊见面色萎黄,手指及指甲淡白,唇色白,头晕乏力。舌黯淡,苔薄白,脉细弱。2019年6月曾行诊断性刮宫,病理报告:子宫内膜呈不规则增生。予西药治疗,效果不显。实验室检查,血红蛋白85 g/L,凝血时间正常。妇科检查、B超检查未见明显异常。证属血虚血瘀,血不归经。正处经期,拟先补血行瘀,引血归经。处方:熟地30 g,白芍15 g,当归15 g,川芎6 g,炒白术15 g,黑芥穗6 g,山茱萸15 g,续断10 g,甘草6 g,炒蒲黄10 g,五灵脂12 g。7剂,日1剂,水煎服。一周后复诊,月经已净,仍感疲乏无力,气短懒言,纳食一般,二便调,仍守初诊方加黄芪30 g,党参15 g,阿胶珠10 g益气养血,15剂。三诊时诉经来量较前减少,血块减少,无明显腹痛,乏力症状减轻,纳寐佳。继续调理3个周期,经量正常,周期规律,血常规提示血红蛋白正常。

按:本案患者病起于上环后,节育器损伤冲任和胞脉,月经量增多未及时调治,气血亏虚,血损精散,故以血虚血瘀,血虚气亏,血不归经,以致经多为主要机制。治宜大补血而引之归经,补肝血,促肝用。方用加减四物汤,因气虚无力鼓动气血,故而往往夹瘀,出现经期小腹疼痛,血块大而多,块下痛减等症,所以在补血养血基础上合用失笑散化瘀血而无留瘀之弊。方中黑芥穗一味,即荆芥炭,在补益方中加之可发挥疏利作用,使补中有利,减其滋腻之性,炭用收涩止血,一收一利,收利结合,其调经止血之功甚和,引血归经,血循常道,诸症得治而经水自调。傅青主在原文中指出"荆芥炭能引血归经。方妙极,不可轻易加减"。

失 笑 散

【来源】《太平惠民和剂局方》。

【组成】蒲黄(炒香)、五灵脂(酒研,淘去沙土)各二钱。

【用法】先用酽醋调二钱,熬成膏,入水一盏,煎七分,食前热服。现代用法:共为细末,每服 6 g,用黄酒或醋冲服,亦可每日取 8～12 g,用纱布包煎,作汤剂服。

【功效】活血化瘀,散结止痛。

【主治】瘀阻冲任,血不归经之月经量多。症见经行量多,色紫暗,有血块,或兼见经行腹痛,平时小腹胀痛,舌紫暗或有瘀点,脉涩。原方治产后心腹痛欲死,百药不效。

【方解】方中五灵脂甘温,善入肝经血分,能通利血脉而散瘀血,用治瘀血疼痛;蒲黄甘平,亦入肝经血分,有活血止血的作用,与五灵脂相须为用,活血祛瘀止痛作用增强,共起推陈出新的作用,可治一切心腹诸痛,尤其善治妇科疾病。古谓病此"心腹痛欲死"之人,服药后,"不觉诸症悉除,直可以一笑而置之矣",故以失笑为名。李时珍评价此方:"失笑散,不独治妇人心痛腹痛,凡男女老幼,一切心腹、胁肋、少腹痛,疝气并治。胎前产后,血气作痛,及血崩经溢,百药不效者,具能奏功,屡用屡验,真近世神方也。"组方特点:一是五灵脂配蒲黄,药简效宏,既活血又兼止血,相反相成,可作为治疗血瘀作痛的基础方;二是原方制以酽醋和药熬膏,既有助于化瘀通络、活血止痛,又可矫正五灵脂腥臊之味。

【辨证要点】临床运用以经行量多,色紫暗,有血块,舌紫暗或有瘀点,脉涩为辨证要点。

【加减化裁】经行腹痛较甚者,加延胡索、香附、血竭;经量甚多者,加血余炭、茜草、益母草;见口干咽燥,五心烦热者,加沙参、麦冬、五味子、女贞子、旱莲草等。

【使用禁忌】脾胃虚弱者及妊娠期忌用。

【异病同治】失笑散是许多活血化瘀方剂的基础方,在妇科临床应用广泛,痛经、崩漏、盆腔炎、产后病、妊娠病、宫内置环出血、宫外孕、盆底功能障碍、子宫内膜息肉等属瘀血停滞者均可配伍使用。

【临床验案】

成某,42 岁,已婚。初诊:2018 年 9 月 30 日。2 年前因劳累后出现月经量增多,伴大血块,经行下腹痛。LMP:2018 年 9 月 11 日,量多,7 日止。9 月 25 日患者阴道再次少量出血,9 月 28 日出血量增多,色暗红,伴血块。舌质紫暗,舌下络脉迂曲,脉弦细。实验室检查示:血 β-HCG 阴性,血红蛋白 110 g/L。B 超提示:子宫内膜厚度为 1.0 cm。诊断为月经过多,崩漏,证属血瘀型,治宜活血化瘀,固冲止血。处方:黄芪 30 g,炒白术 15 g,炒蒲黄炭、五灵脂、赤芍各 15 g,炮姜 6 g,当归 10 g,龟板(先煎)15 g,牡丹皮 10 g。共 7 剂,水煎服,每日 2 次。二诊:2018 年 10 月 10 日,患者诉阴道出血 10 月 5 日止。观其舌脉,患者仍有瘀血留滞胞宫,此时阴道出血已止,活血化瘀力大恐动血伤血,酌加收敛固涩药物,故予原方加乌贼骨 15 g,山茱萸 15 g,补骨脂 12 g,生甘草 3 g。共 7 剂,水煎分 2 次服,日 1 剂。三诊:2018 年 10 月 17 日,患者诉无阴道流血,感乏力,自汗,气虚症状明显,二诊方去赤芍、炮姜,黄芪加量至 50 g,再加防风 6 g,炒白芍 15 g,生甘草 3 g。共 7 剂,水煎分 2 次服,日 1 剂。四诊时患者当月月经量中等,7日净,血块、腹痛大减。

按:本案患者初诊时以阴道流血量多为主症,观其舌脉,血瘀为主。本着"急则治其标,缓则治其本"的原则,当以塞流止血为首要任务。因瘀血阻于冲任,新血难安,血不循经,故经血淋漓不尽,发为崩漏。治宜荡涤胞络,散瘀畅流。选用失笑散以活血化瘀止血,加龟板养阴血,去瘀血。正如傅青主所说:"止崩之药不可独用,必须于补阴之中行止崩之法。"龟板配当归、赤芍养血祛瘀,以达养阴生新、化瘀止血之目的。患者月经量多近2年,长期耗血伤血,气血虚弱,气虚不能摄血,血不循经而致崩漏,崩漏日久瘀血阻滞,更致新血不守,实则为本虚标实之气虚血瘀证。故出血时治疗应塞流、澄源相结合,予黄芪、白术健脾益气摄血。复诊时患者出血已止,虽仍有瘀血阻滞,但以气虚之证更为突出,此时治疗应澄源、复旧相结合,加强健脾益气之功,使气能摄血生血,合失笑散活血化瘀,药后诸症改善。

保 阴 煎

【来源】《景岳全书》。

【组成】生地、熟地、白芍各二钱,山药、川续断、黄芩、黄柏各一钱半,生甘草一钱。

【用法】水煎分2次服,日1剂。

【功效】滋阴补肾,清热止血。

【主治】阴虚内热之月经过多。症见月经量多,头晕腰酸,五心烦热,心烦寐差,舌质偏红,脉象细数。原方主治"男妇带浊遗淋,色赤带血,脉滑多热,便血不止,及血崩血淋,或经期太早,凡一切阴虚内热动血等证"。

【方解】方中以熟地滋肾阴,益精填髓,"壮水之主以制阳光";以生地滋阴清热,养阴生津。黄柏清热燥湿,退虚热,制相火,黄芩清热泻火,凉血止血,二黄配伍,既能清虚火又能泻实火;白芍养血柔肝,合以甘草,酸甘化阴,进一步加强滋阴养血之效;张景岳曾言"阳常不足,阴本无余",滋阴当不忘扶阳,方中川续断补肝肾、调血脉,其性微温,取其"阳中求阴,阴阳互根"之意,与滋阴补血之药配伍温补而不滞;山药补脾养胃生津,既能补脾摄血,又能以后天滋养先天,佐以生甘草齐护脾土,以免方药过寒伤中,同时调和诸药。本方清热凉血而泻其有余之火,固护冲任而补其不足之阴,祛邪不伤正,扶正不恋邪。

【辨证要点】临床运用以月经量多,五心烦热,舌质偏红,脉细数为辨证要点。

【加减化裁】兼烦躁等心肝火旺之证者,加炒栀子、莲子清心泻火;兼有血块者,加紫草凉血化瘀;兼有神疲乏力、倦怠懒言、自汗等气虚之证者,加太子参、炙黄芪益气摄血。兼有食少、便溏等脾虚之证者,加炒白术、砂仁健脾化湿。

【使用禁忌】脾虚虚寒者忌用。

【异病同治】本方是治疗妇科出血性疾病阴虚血热证的经典方剂,凡属阴虚血热型的月经先期、崩漏、带下色赤带血、绝经前后诸证、妊娠发热、胎漏、胎动不安、妊娠宫腔积液、不孕症等均可运用。

【临床验案】

刘某,38岁,已婚,G1P1。初诊:2016年12月8日。主诉:月经先期量多1年。患者平素月经规律,近1年月经提前7~10日,周期为20~23日,行经4~5日,经量多,色深红,质稠,有小血块,经前及经期偶有小腹疼痛,LMP:2016年11月22日,PMP:2016年10月30日。自诉倦怠乏力,头晕失眠,心烦口渴,大便质干,小便正常,舌红苔黄,脉细数。妇科检查未见明显异常。阴超检查示:子宫内膜厚度为 0.7 cm,双侧附件未见明显异常。中医诊断:月经先期量多。辨证为:阳盛血热兼气虚证。治法:清热凉血,益气固冲。方拟保阴煎加减:旱莲草 15 g,盐杜仲 30 g,山药 20 g,续断 30 g,炙黄芪 30 g,党参 20 g,生地 20 g,黄柏 6 g,黄芩 10 g,酒萸肉 15 g,酒女贞子 30 g。7 剂,水煎服,日 1 剂。服 7 剂后,心烦口渴减轻,头晕减轻,睡眠质量较前改善,大便偏软,无其他不适,舌红苔白,脉细数。上方去旱莲草、女贞子,加淡豆豉 10 g,5 剂,水煎服,日 1 剂。2016 年 12 月 19 日月经来潮,较上月仅提前 3 日,经期服用逍遥散加味以促进经血排出,处方:川牛膝 12 g,柴胡 12 g,茯苓 15 g,赤芍 20 g,当归 15 g,白术 15 g,生地 15 g,泽兰 15 g。3 剂,水煎服,日 1 剂。本次月经来潮量较前减少,经前及经期症状减轻。经净后继续服用保阴煎加减调理,月经较前提前 2~3 日,经量较前明显减少,已接近以往正常量。后随访 3 个月,月经未再提前超过 2 日,经量中等。

按:张景岳是"温补派"的代表人物,其医著中还处处体现了四诊合参、辨证施治的学术思想。如《景岳全书·论治》:"凡看病施治,贵乎精一。盖天下之病,变态虽多,其本则一,天下之方,活法虽多,对证则一。故凡治病之道,必确知为寒,则竟散其寒,确知为热,则竟清其热,一救其本,诸证尽除矣。"本案患者素体阳热盛,郁热蕴伏血分,热迫血行,下扰血海,血海不宁而迫血妄行,则经血早泄;又因气能生血、行血及摄血,若其亏虚则其运行及统摄失司,致经血先行且量多,故属阳盛血热而兼气虚,为虚实夹杂之证,治以保阴煎清热凉血、益气养阴。妇科血证在疾病发展过程中,还常会有瘀血的兼夹。热入血分,煎熬津液,可致血液黏滞不畅,从而形成瘀血。瘀血阻滞冲任,使新血不能归经而妄行,也是导致妇科血证及其反复发作、病情严重的一个原因。且月经期为重阳转阴,气血活动,除旧生新时期,此时应以排为顺,因此在治疗妇科血证时常在月经期给予行气活血化瘀药物以畅经血。

固 冲 汤

【来源】《医学衷中参西录》。

【组成】白术(炒)一两,生黄芪六钱,龙骨(煅,捣细)八钱,牡蛎(煅,捣细)八钱,山茱萸(去净核)八钱,生杭芍四钱,海螵蛸(捣细)四钱,茜草三钱,棕榈炭二钱,五倍子(轧细,药汁送服)五分。

【用法】水煎分 2 次服,日 1 剂。

【功效】固冲摄血,益气健脾。

【主治】用于治疗脾肾亏虚,冲任不固所导致的猝然血崩或月经过多,或漏下不止。症见下血色淡质稀,心悸不安,气短气浅,腰膝酸软,舌质淡、苔薄白,脉象微弱等。张锡纯论血崩治法,女子血崩,因肾脏气化不固,而冲任滑脱也,曾拟固冲汤,"脉象热者加大生地一两"《医学衷中参西录》。

【方解】方中山茱萸既补益肝肾,又收敛固涩,为君药;龙骨味甘涩,牡蛎咸涩收敛,合用可收敛元气,固涩滑脱,治女子崩带,龙骨、牡蛎煅用,收涩之力更强,共助君药补气健脾,收涩止血,为臣药;白术补气健脾,黄芪既补气,又可升举,二药合用可使脾气旺而统摄有权,亦为臣药;生杭芍可补益肝肾,养血敛阴;棕榈炭、五倍子收敛止血;海螵蛸、茜草固摄下焦、止血化瘀,共为佐药。诸药合用,共奏补气健脾、固冲止血之功。

【辨证要点】本方主治之崩漏,当为猝然血崩或崩漏延绵,兼见头晕,肢冷,气短,神疲等虚象,脉则以细弱无力而实邪不显著为主。

【加减化裁】对于舌淡边有齿痕,面色无华,疲乏无力之气虚明显者,黄芪可用 30～60 g 以加大补气摄血之力;如伴有气短,气不接续,可加用柴胡、升麻升举阳气,柴胡又可疏肝、升阳,取补中益气之意,配合补气药可增强补气之力,升麻治疗漏下时用量不宜过大,一般 3～6 g 即可;如见月经量多鲜红,舌红脉数,为伴有血热,可加生地、牡丹皮、仙鹤草,凉血养阴止血;如月经淋漓不断,有血块,色暗或黑,量少,舌暗或有瘀斑,伴有瘀血,可加益母草、当归、桃仁、红花,活血化瘀,使瘀去则血止;如见崩漏不止伴小腹冷痛,四肢凉,经来腹痛,舌淡边有齿痕,苔白脉细,伴下焦虚寒,可加小茴香、延胡索、炮姜、桂枝以温经散寒。

【使用禁忌】本方药性偏于温补收涩,故凡崩漏及经血过多,证属血热妄行或实证明显者,不宜使用。

【异病同治】本方还可用于治疗经期延长、先兆流产、产后恶露不绝、尿血等辨证属脾气虚弱、冲任不固者。

【临床验案】

黄某,女,22 岁。初诊:2014 年 9 月 3 日。主诉:经行量多不止近 1 个月。未婚,否认性生活史。既往月经正常,周期 28～30 日,经量中等,5 日净。LMP:2014 年 8 月 10 日,持续至今 20 余日未止,量多,色偏淡。刻诊:面色萎黄,头晕目眩,神疲困倦,气短懒言,纳谷不馨,眠差难寐,舌淡,苔薄白,脉细数无力。查 B 超未见明显异常,子宫内膜厚度为 1.0 cm,血红蛋白 85 g/L。辨病:崩漏。辨证:脾肾不足,冲任不固。拟补肾固冲,收涩健脾之固冲汤加味。处方:山茱萸 30 g,熟地 20 g,炒杜仲 12 g,黄芪 15 g,党参 12 g,白术 15 g,陈皮 12 g,海螵蛸 15 g,棕榈炭 15 g,茜草 10 g,煅龙骨、煅牡蛎各 30 g,砂仁 6 g,7 剂。二诊:2014 年 9 月 10 日,患者服用上方 3 剂,血量渐减,复又增多,色转红,腹微痛,舌淡红,苔薄白,脉细,诸症同前。考虑:腹痛后下血,且周期已至,为正常行经可能。处方:一诊方加仙鹤草 30 g,柴胡 6 g,升麻 6 g,黄芪加量至 30 g,7 剂。三诊:2014 年 9 月 20 日,患者服二诊方 5 剂后,流血减少,药尽血止,各症均减,面色渐红润,纳食增加,睡眠改善。舌淡红,苔薄白,脉细。复查血红蛋白 95 g/L。血已止,需调周澄源,拟六君子汤合当归补血汤加味补益脾胃,助气生血,兼调冲任,服至下次月经来潮后仍以予固冲汤加味以防复发。连续调理 3 个周期,月经期、量、色、质正常,经期 5 日,诸羔皆失。

按:本案患者崩漏近一个月,主要病机是冲任损伤,不能制约经血。肾气虚损,封藏失职,脾气不足,冲任不固,经血非时而下,遂成崩漏。张锡纯说:"然当其血大下之后,血脱而气亦随之下脱……此证诚至危急之病也。"以补气健脾益肾治其本,固冲摄血治其标。急则治标,诊其苔薄脉弱,无邪实之扰,故漏下时多用固涩之品,以收涩止血,血止后施以六君子汤合当归补血汤补益后天,滋助气血生化之源,缓则治本,使顺其自然,恢复生机。本案治之始终以固肾为主,辅以建中滋后天,如此反复调养数月,患者崩止经调,精神气色渐佳,纳寐改善,逐渐康复。

第五节　月经过少

月经过少是指月经周期基本正常,而经量少于平时经量的二分之一,或行经时间不足 2

日,或一次行经不足 20 mL,甚或点滴即净,并且连续出现两个月经周期或以上,也称为"经水涩少""经量过少"。本病一般周期尚正常,但有时也与周期异常并见,如先期伴量少,后期伴量少,后者往往为闭经的前驱症状。

月经过少与肝、脾、肾三脏密切相关,尤以肾为枢机,其病因病机主要与肾虚、血虚、血瘀、痰湿相关。肾为先天之本,肾虚则胞脉空虚,血海不足,月经量减少;气血是化生月经的基本物质,气血亏虚则月经化生不足,月经量减少;内伤七情和外感六淫均可导致血瘀,瘀血、痰湿阻滞胞脉,冲任气血运行不畅,经血不能按时满溢而致经血量少。虚证以补益肝肾、补气补血为主,实证以活血化瘀、化痰燥湿调经、疏肝理气为主。

本病虚多实少,重在濡养精血,如《济阴纲目》云:"经水涩少,为虚为涩,虚则补之,涩者濡之。"即使是瘀滞亦多属气血有伤,慎不可恣投攻破之品,以免重伤气血,使经水难复。

临证时应注意已婚育龄妇女有因服避孕药而致的月经过少。早孕而有激经者,常易与月经过少混淆,应注意鉴别。西医学中子宫发育不良、性腺功能低下等疾病及计划生育手术导致的月经过少可参照本病治疗。

归 肾 丸

【来源】《景岳全书》。

【组成】熟地八两,山药四两,山茱萸四两,茯苓四两,当归三两,枸杞子四两,杜仲(盐水炒)四两,菟丝子(制)四两。

【用法】炼蜜同熟地膏为丸,桐子大。每服百余丸,饥时,或滚水或淡盐汤送下。现代用法:水煎分 2 次服,日 1 剂。

【功效】补肾益精、养血调经。

【主治】肝肾亏虚之月经量少。症见经量素少或减少,色黯淡,质稀,腰膝酸软,头晕耳鸣,足跟痛,或小腹冷,或夜尿多,舌淡,脉沉弱或沉迟。《景岳全书》记载:"归肾丸治肾水真阴不足,精衰血少,腰酸脚软,形容憔悴,遗泄阳衰等证。"

【方解】方中山茱萸、菟丝子、杜仲、枸杞子温补肝肾、益精,使肝肾之精充盈。肝所藏之血充足,肾气盛且化血功能正常,是天癸至、冲任血海充盈并按时满溢的前提条件。当归、熟地均有补血之效;当归补血活血,引血入血海,熟地滋阴养精血;当归补血,其性主动,能引血归经;熟地补血,性主静,守而养血,两药一静一动,互补所短。山药健脾补气、益肾养阴;茯苓健脾利水、养心宁神,两药均有健脾补气之效,使气血生化有源,同时还能防止熟地、山茱萸类补益精血药物滋腻损伤脾胃。诸药合用,共奏补肾益气、健脾宁神、固冲养血之效。全方配伍严谨,以补促通,如张景岳所说:"欲以通之,无如充之。但使雪消则春水自来,血盈则经脉自至,源泉混混,又孰有能阻之者?"符合肾虚精亏型月经过少的病机。

【辨证要点】本方肾阴肾阳双补,重在益精养血。临床运用以经量过少,色黯淡,质稀,舌淡,脉沉弱或沉迟等为辨证要点。

【加减化裁】形寒肢冷、夜尿多者,加淫羊藿、巴戟天、仙茅、补骨脂、益智仁等温肾助阳;经色红,手足心热,咽干口燥,舌红少苔者,加生地、玄参、女贞子之类以滋养肾阴;阴虚火盛者去杜仲、菟丝子,加牡丹皮、知母滋阴降火。

【使用禁忌】本方多用滋阴养血之品,故较为滋腻,有碍胃滞脾之嫌,脾气虚弱者慎用;血瘀、血热之月经先期不宜使用。

【异病同治】本方也可用于治疗肾虚精亏血少之闭经、月经先期、经期延长、月经量多、不孕症等。

【临床验案】

施某,30岁,已婚,于2015年8月9日因"人工流产术后月经稀发量少1年"就诊。患者平素月经正常,周期25~28日,7日净,经量中等,无痛经,于一年前因计划外妊娠行人工流产术,术后月经常推迟至40余日甚至2个月一行,月经量明显减少,曾行性激素6项、妇科彩超检查,结果均正常,6月经净后行宫腔镜检示正常宫腔,术后予以人工周期治疗,LMP:2015年7月22日,量较前无明显变化。平素畏寒,手脚冰冷,腰膝酸软,余无明显不适,纳可,寐安,二便调,舌淡、苔薄白,脉沉细。辨证为肾虚型,治疗以养血调经、补肾益精以滋经血之源,给予归肾丸合五子衍宗丸加减,组方:菟丝子15 g,熟地15 g,枸杞子15 g,山茱萸10 g,茯苓10 g,当归10 g,山药5 g,杜仲15 g,车前子10 g,覆盆子15 g,五味子10 g,鹿角霜10 g,淫羊藿15 g。10剂,日1剂。于2015年9月2日二诊,自述服药后月经于8月20日来潮,量较前有所增多,夹小血块,经期无明显不适,脉证同前,继守原方15剂,日1剂。再次就诊时诉经量较前增多,颜色仍偏黑,继用原方10剂。调理半年后月经周期规律,量较前明显增多,色暗红,腰酸症状明显缓解。后随访半年,期、量、色、质均可。

按:《傅青主女科》认为"经本于肾""肾水足则经水多""肾水少则经水少"。《医学正传·妇人科》也认为"月经全借肾水施化,肾水既乏,则经血日以干涸,渐而至于闭塞不通"。《景岳全书·妇人规》更是指出:"五脏之伤,穷必及肾,此源流之必然 ······脾肾大伤,泉源日涸,由色淡而短少,由短少而断绝。"肾气盛在月经机制中起主导作用,肾虚则气血生化乏源,胞脉空虚,血海不能满溢,故致经量减少。本案患者人工流产术后精伤气耗,冲任受损,肾精亏虚,肾气不足,精血不充,血海不盈,不能按时满溢,遂致月经量少,且平素腰酸软明显,畏寒肢冷,舌淡、苔薄白,脉沉细等,故用归肾丸合五子衍宗丸加减来使肾之阴精充实,肾气旺盛,血海盈满,月经方能正常来潮。女子月经与肾气充足密切相关,故治疗月经过少要注重养血调经,补肾益精。

滋 血 汤

【来源】《证治准绳·女科》。

【组成】人参、山药、黄芪各一钱,白茯苓(去皮)、川芎、当归、白芍、熟地各一钱半。

【用法】上作一服,水二盅,煎至一盅,食前服。现代用法:水煎分2次服,日1剂。

【功效】养血调经。

【主治】血虚型月经过少。症见月经量少,或点滴即净,色淡无块,或伴头晕眼花、心悸怔忡,面色萎黄,小腹空坠。舌淡红,苔薄白,脉细。

【方解】方中人参、山药、黄芪、白茯苓益气健脾以资生化之源,使气生血长,其中人参偏于阴而补中,黄芪偏于阳而实表,二药相合,一表一里,一阴一阳,相互为用;熟地、当归、白芍、川芎四物汤补营养血,佐人参、黄芪以生血。诸药合用以补气活血为主,滋阴养血为辅,兼健脾利水,适用于气血亏虚、脾湿胃弱者。

【辨证要点】本方主治为营血衰少,血海满溢不足所致的经行量少色淡。以月经量少、色淡无块,头晕心悸,面色萎黄,小腹空坠、舌淡脉细等血虚之象为辨证要点。

【加减化裁】血虚甚者,加阿胶、鸡血藤;腹痛绵绵而胀者,乃虚中有滞之象,加香附、台乌、小茴香；经来过少，点滴即净者，为精血亏虚将成闭经之象，加枸杞子、山茱萸；脾虚食少者，加砂仁、陈皮；伴见腰膝酸软者，酌加川续断、杜仲、菟丝子等。

【使用禁忌】血热实证或气滞者不宜使用。

【异病同治】本方还可用于治疗妊娠合并贫血、闭经、痛经、不孕症、月经过多等辨证属气血亏虚者。

【临床验案】

李某，32岁，已婚。初诊：2017年7月30日。LMP：2017年7月7日。患者既往月经正常，经量中等，无痛经，5年前产后大出血，转经后出现月经量渐减，3～4日即净，色淡红，周期基本规律，偶有推迟，经期小腹隐痛喜按，腰膝酸软，头晕眼花，面色萎黄，心悸少眠，纳食欠佳，二便尚调，舌淡苔白，脉细弱。证属气血不足，脾肾两虚，治宜益气养血，补肾健脾。滋血汤合毓麟珠加味，处方：党参30 g，黄芪20 g，山药15 g，茯苓15 g，白术15 g，熟地15 g，当归15 g，白芍10 g，川芎10 g，菟丝子15 g，杜仲15 g，鹿角霜15 g，巴戟天10 g，桑寄生15 g。7剂后月经来潮，经量稍增，腹痛减轻，精神好转，纳食增加，经后期守上方去鹿角霜、巴戟天，加山楂、炒麦芽、女贞子。再进十余剂，再次行经经量明显增多，色转红，无腹痛，诸症减轻。后继予上方及十全大补汤、归脾汤出入调理3个月，月经渐调，纳增眠佳，面色红润。

按：本案系产后气血不足，冲任血海空虚而出现月经过少，临床表现一派虚象。故选用滋血汤以滋气血之源，配以毓麟珠温养肝肾，后又以十全大补汤、归脾汤健脾养心、益气补血，而获佳效。"血者，水谷之精气也，和调五脏，洒陈六腑，在男子则化为精，在妇人上为乳汁，下为血海。故虽心主血，肝藏血，亦皆统摄于脾，补脾和胃，血自生矣。"《校注妇人良方》本案在治疗中始终不忘顾护脾胃，促进脾胃的运化功能，强壮"后天之本"。

大 营 煎

【来源】《景岳全书》。

【组成】当归二三钱或五钱，熟地三五七钱，枸杞子二钱，炙甘草一二钱，杜仲二钱，牛膝一钱半，肉桂一二钱。

【用法】水二盅，煎七分，食远温服。现代用法：水煎分2次服，日1剂。

【功效】补肾益精，调理冲任。

【主治】月经过少属肾阴亏虚，精血不足者。原书指出："治真阴精血亏损，及妇人经迟血少，腰膝筋骨疼痛，或气血虚寒，心腹疼痛等证。""如寒滞在经，气血不能流通，筋骨疼痛之甚者，必加制附子一二钱方效。如带浊腹痛者，加故纸一钱炒用。如气虚者，加人参、白术。中气虚寒呕恶者，加炒焦干姜一二钱。"

【方解】冲任阴血不足，则月事无源，故迟或量少。而精血同源，阴血亦为同源，本方特点在于补精益阴同行而补血。方中重用甘温之熟地为君，以滋补肾阴，养气血，益精髓。以当归为臣，以益肾养血活血，且又能防熟地过于滋腻。佐以枸杞子、杜仲、肉桂以温经补血，加强温润，滋养先天。牛膝入肾经，引药下行；炙甘草调和诸药，共为使药。全方配伍，精血得充，阴血得养。如此则经迟血少，腰膝筋骨疼痛等症可愈。

【辨证要点】本方以月经量少或伴见月经后期，腰酸无力、小腹绵绵作痛、脉沉迟为辨证要点。

【加减化裁】如气虚甚，加黄芪、党参健脾益气；寒甚者，加巴戟天、补骨脂以温肾助阳；

带下清稀量大,加金樱子、覆盆子以收涩止带;真阴营血亏甚者可重用熟地、当归,加用淫羊藿、制何首乌、鸡血藤之属以加强滋阴补血的作用。

【使用禁忌】血热者不宜,脾虚便溏者当归、熟地应酌情减量。

【异病同治】本方还可用于治疗月经后期、闭经、不孕症、带下病、男子不育等属肾虚精血亏而兼有寒者。

【临床验案】

徐某,20岁,未婚。初诊:2018年5月10日。患者12岁时月经初潮,周期规律,经期5日,量中,轻微痛经。半年前因节食运动体重渐减约10 kg后出现月经量减少,3日即净,日用卫生巾一片尚不能浸满,近2个月经未来潮,LMP:2018年3月2日。患者初诊时身高166 cm,体重仅41 kg,诉自减重以来常有头晕乏力,眠差多梦,食欲欠佳,小腹时有凉感,舌淡红,苔薄白,脉沉细。辅检:超声提示子宫稍小,子宫内膜厚度为0.5 cm;性激素6项FSH、LH、E_2水平均明显下降,P低下,T、PRL正常;甲状腺功能全套正常。中医诊断:月经过少,证属肾气虚衰,冲任失养,血海空虚。西医诊断:低促性腺激素性月经不调。治疗:采用中西医结合治疗。中医治宜补肾养血,温阳冲任,处方:杜仲15 g,枸杞子15 g,当归15 g,熟地20 g,牛膝15 g,肉桂6 g,川芎6 g,党参15 g,黄芪30 g,淫羊藿12 g,鹿角胶12 g(烊化),菟丝子15 g,酸枣仁15 g,炒麦芽15 g,焦神曲15 g。西医应用雌孕激素序贯疗法,戊酸雌二醇片联合黄体酮胶囊,人工重整周期,同时嘱患者调整饮食作息习惯,均衡营养,不过量运动,不熬夜。中西药治疗一周期后月经来潮,头晕乏力消失,体重回升,舌淡红、苔薄白,脉细略滑。经后仍按上方继服,且在上方基础上酌加白术、陈皮、山楂或合用逍遥散等以健脾行气疏肝,连服2个周期后停药。随访3个月,月经基本正常,量中等,精力充沛。

按:精气虚者营血少,营血亏者精气衰,精、气、血为行经之要素,而气血又为经血之基本物质,气行血充,精微输布,天癸始得化生。本案患者因过度减肥而致精血冲任受损,血海不充,经血乏源出现月经量渐减直至闭经。在治疗中除采用激素支持方案外,还注重补肾养血,调助冲任,使精气盛,阴血足,天癸生,同时视气机转变,加用疏通之品以防过补壅塞,或重补轻疏,或重疏轻补,或疏补同举,达到补气血、益精血、填冲任、疏气机之目的。气血和调,冲任得养,天癸渐足,血海渐盈则月经复至。

(王璐)

桃红四物汤

【来源】《医宗金鉴》。

【组成】川芎一钱,当归二钱,白芍(炒)二钱,熟地二钱,桃仁一钱,红花一钱。

【功效】养血活血。

【主治】用于治疗血虚有瘀的月经过少。症见经行涩少,色紫暗有块,小腹疼痛拒按,面色无华,舌质暗,脉沉涩。

【方解】方中熟地甘温厚味,而质地柔润,长于滋阴养血,当归补血养肝,和血调经,白芍养血柔肝和营,川芎活血行气,调畅气血,桃仁、红花活血化瘀,全方共奏养血活血之功。

【辨证要点】本方是《医宗金鉴》调经门重要方剂,临床上以经行涩少,色紫暗有块,舌质暗,脉沉涩为辨证要点。

【加减化裁】胸胁胀痛者加香附、川楝子、乌药;或兼少腹冷痛,脉沉迟者,加肉桂、吴茱黄;心悸失眠者,加酸枣仁、龙眼肉。

【使用禁忌】阴虚火旺者不宜使用。

【异病同治】本方为《医宗金鉴》调经门重要方剂,亦可用于血瘀型月经后期、月经量多、闭经、痛经等。

【临床验案】

赵某,女,25岁,未婚,无性生活史。初诊:2019年7月10日。既往月经规律,经量中等,经期5～7天,无痛经,于半年前经期淋雨后开始出现月经量少。症见经行涩少,色紫暗有块,小腹疼痛拒按,块下则痛减,食少纳差,面色无华,舌质暗,脉沉涩。LMP:2019年6月24日,行妇科超声检查未见明显异常。西医诊断:月经量少。中医诊断:月经量少证属血虚血瘀。治宜养血活血。拟方《医宗金鉴》桃红四物汤加减:川芎9 g,当归12 g,白芍12 g,熟地12 g,桃仁9 g,红花9 g,山药15 g,茯苓15 g,鸡内金15 g,砂仁6 g,炒蒲黄12 g,五灵脂10 g。14剂,日1剂。嘱经期不停药。二诊:2019年8月10日。LMP:2019年7月24日,诉此次月经量较前明显增多,仍有少量紫暗血块,伴小腹微痛。食欲一般,遂守上方继服14剂,两个月后随访,月经量恢复正常。

按:患者平素脏腑气血不足,经期淋雨后寒凝血瘀,故出现月经量少。本病的关键在于辨证准确,患者两次就诊,均予桃红四物汤加减,方中熟地甘温厚味,而质地柔润,长于滋阴养血,当归补血养肝,和血调经,白芍养血柔肝和营,川芎活血行气,调畅气血,桃仁、红花活血化瘀,炒蒲黄、五灵脂化瘀止痛,辅以山药、茯苓、砂仁、鸡内金健脾开胃,意在培补气血,使瘀血去,新血生,则血海充盈,月事正常。

苍附导痰丸

【来源】《叶氏女科证治》。

【组成】苍术二钱,香附二钱,陈皮一两五钱,云苓一两五钱,枳壳(姜炙)一两,南星(姜炙)一两,炙甘草(姜炙)一两。

【用法】共为细末,汁浸蒸饼为丸,淡姜汤下。

【功效】开痰散结,行气通经。

【主治】用于治疗痰湿阻滞的月经量少。症见经水逐渐减少,以致经闭,形体日渐肥胖,腰酸浮肿,胸闷恶心,心悸气短,纳谷少馨,乏力倦怠,舌苔白腻,脉滑。原文指出:"形盛多痰,气虚,至数月而经始行;形肥痰盛经闭;肥人气虚生痰多下白带,苍附导痰丸主之。"

【方解】方中香附素有"气病之总司,女科之主帅"之美誉,行气解郁和血,苍术燥湿健脾,治生痰之源,共为君药;陈皮、云苓、炙甘草燥湿化痰,理气和中;再配枳壳下气散结,南星燥湿化痰,辅佐苍术、香附,气顺痰消,痰滞均除,气血调和,而经脉通利。正如《万氏妇人科》言:"盖妇女之身,内而肠胃开通,无所阻塞,外而经隧流利,无所碍滞,则血气和畅,经水应期。"

【辨证要点】临床以经水逐渐减少,以致经闭,形体日渐肥胖,胸闷恶心,乏力倦怠,舌苔白腻,脉滑为辨证要点。

【加减化裁】脾阳不足、腹胀便溏、肢冷明显者,加党参、干姜、附子以温中健脾化湿;脾虚气陷,小腹空坠,或有子宫脱垂者,加黄芪、升麻、柴胡,以补气升阳;兼有肾虚,以致腰膝酸软,形寒神疲者,加续断、杜仲、补骨脂、菟丝子,以温阳助肾;兼痰湿化热者,加黄柏、姜竹茹以清热祛湿化痰。

【使用禁忌】阴虚火旺,津液不足者禁用。

【异病同治】本方为《叶氏女科证治》中著名方剂,亦可用于痰湿阻滞引起的闭经、月经不调、不孕、带下等妇科疾病。

【临床验案】

陈某,女,31岁,已婚,G0,未避孕未孕2年。初诊:2019年5月10日,既往月经规律,经量中等,经期5～7日,无痛经,于8年前出现月经稀发,1～3个月1行。近2年来,症见经行涩少,带下量多,色白质稠,形体肥胖,多毛,胸脘满闷,舌淡胖,苔白腻,脉滑。LMP:2019年3月24日,量少,点滴即净。妊娠试验阴性,性激素六项:FSH 5.16 IU/mL,LH 21.32 IU/mL。行妇科超声检查,提示双侧卵巢多囊样改变,西医诊断:多囊卵巢综合征(PCOS)。中医诊断:月经后期伴月经量少。证属痰湿阻滞。治宜开痰散结,行气通经。拟方《叶氏女科证治》苍附导痰丸加减:苍术9g,香附12g,陈皮6g,茯苓15g,枳壳6g,南星6g,炙甘草6g,当归12g,川芎9g。14剂,日1剂,同时给予黄体酮胶囊口服10日。二诊:2019年5月29日,LMP:2019年7月24日,量中等,色暗红,有小血块,仍诉胸脘满闷,舌淡胖,苔白腻,脉滑。遂守上方继服三个月,经期停服,嘱其运动加节食减重。月经周期及月经量恢复正常。三个月后随访,已孕。

按:患者素体脾虚湿盛,痰湿阻于冲任,血海不能满溢,故月经量少延期;痰湿下注,损伤带脉,则带下量多,痰湿内盛,则形体肥胖;痰湿阻于中焦,则胸脘满闷。本病的关键在于辨证准确,香附行气解郁和血,苍术燥湿健脾,治生痰之源;陈皮、茯苓、炙甘草燥湿化痰,理气和中;再配枳壳下气散结,南星燥湿化痰,当归、川芎活血化瘀,痰湿去则冲任血海无阻隔,而获调经之效。

第六节 经期延长

经期延长,是指月经周期基本正常,行经时间超过7日,甚或淋漓半月方净者,称为月经延长。早在隋代《诸病源候论·妇人杂病诸候》即有"月水不断"记载,指出起病是由劳伤经脉,冲任之气虚损,不能制约经水所致。近代《女科证治约旨·经候门》认为本病乃因"气虚血热妄行不摄"所致。清代《沈氏女科辑要笺正·淋漓不断》在治疗和预后上提出"须知淋漓之延久,即是崩陷之先机"。本病相当于西医学排卵型功能失调性子宫出血病的黄体萎缩不全者、盆腔炎症、子宫内膜炎等引起的经期延长。本病的病机多由气虚冲任失约,或热扰冲任,血海不宁所致。临床常见气虚、血虚等。气虚者,素体虚弱,或饮食不洁、劳倦、思虑过度伤脾,中气不足,冲任不固,不能制约经血,以致经期延长。《校注妇人良方·调经门》指出"或因劳伤气血而伤冲任,或因经行而合阴阳,以致外邪而客于胞内,滞于血海固也。"血热者,素体阴虚,或久病伤阴,或多产房劳致阴血亏耗,阴虚内热,热扰冲任,血海不宁,经血妄行致经期延长。《叶天士女科证治·调经》谓"经来十日半月不止乃血热妄行也,当审其妇曾吃椒姜过度",提出治宜清热补肾,养血调经。

本病的治疗以固冲调经为大法,气虚者重在补气升提,阴虚血热者重在养阴清热,瘀血阻滞者以通为止,不可概投固涩之剂,犯虚虚实实之戒。

二 至 丸

【来源】《医方集解》。

【组成】冬青子(即女贞子,冬至日采,不拘多少,阴干,蜜酒拌蒸,过一夜,粗袋擦去皮,晒干为末,瓦瓶收贮,或先熬,旱莲草膏旋配用),旱莲草(夏至日采,不拘多少,捣汁熬膏,和前药为丸)。方名"二至"者,以女贞子冬至日采收为佳,旱莲草夏至日采收为上,故以"二至"名。

【功效】补益肝肾,滋阴止血。

【主治】阴虚内热,热扰冲任,冲任不固,经血失约所致经期延长。症见经期延长,色鲜红,口燥咽干,手足心热,舌红,苔少,脉细数。

【方解】女贞子,甘苦而凉,善能滋补肝肾之阴;旱莲草甘酸而寒,补养肝肾之阴,又凉血止血。二药性皆平和,补养肝肾,而不滋腻,故成平补肝肾之剂。如《医方集解》云:"此足少阴药也,女贞甘平,少阴之精,隆冬不凋,其色青黑,益肝补肾;旱莲甘寒,汁黑入肾补精,故能益下而荣上,强阴而黑发也。"另有一方加桑椹干,则增益滋阴补血之力、合而用之,共成滋补肝肾,益阴止血之功。

【辨证要点】临床以经期延长,色鲜红,口燥咽干,手足心热,舌红,苔少,脉细数为辨证要点。

【加减化裁】热相明显者,加黄柏、牡丹皮清热凉血;颧红潮热者,加地骨皮。

【使用禁忌】脾胃虚寒,大便溏薄者忌用。

【异病同治】本方为《医方集解》补益肝肾、滋阴止血的名方,亦可用于阴虚血热型的月经量多、经间期出血,阴虚型围绝经期综合征、经前期综合征等。

【临床验案】

李某,女,14岁,未婚,无性生活史。初诊:2019年8月1日。13岁初潮,月经周期规律,30日一行,行经时间长,10～15日才净。LMP:2019年7月19日,现月经第14日,未净。前三日量中等,余日量少,色鲜红,口燥咽干,手足心热。舌绛,脉细数。患者平素喜食辛辣冷饮。妇科超声、血常规未见明显异常。西医诊断:异常子宫出血。中医诊断:经期延长,证属虚热型。治法:养阴清热,凉血调经。拟方《医方集解》二至丸合两地汤加减:生地12 g,地骨皮12 g,麦冬10 g,白芍12 g,女贞子15 g,旱莲草15 g。14剂,日1剂,并嘱其清淡饮食。二诊:2019年8月29日,LMP:2019年8月18日,量中等,色红,有小血块,7日净。诉仍口燥咽干,手足心热,但较前好转。遂守上方继服14剂,两个月后电话随访,月经经期正常。

按:患者素喜辛辣饮食,以致阴虚内热,热扰冲任,冲任不固,经血失约所致经期延长。本病的关键在于辨证准确,患者两次就诊,均予二至丸合两地汤加减,方中两地汤滋阴壮水以平抑虚火,女贞子、旱莲草滋养肝肾而止血。全方共奏滋阴清热,止血调经之效,且滋阴不滞血,止血不留瘀。血海得安,则经血自调。

归 脾 汤

【来源】《济生方》。

【组成】白术、茯神（去木）、黄芪（去芦）、龙眼肉、酸枣仁（炒、去壳）各一两，人参、木香（不见火）各半两，甘草（炙）二钱半，当归、远志各一钱（此两味从《内科摘要》补入）。生姜五片，枣一枚（后下）。

【功效】益气补血，健脾养心。

【主治】脾不统血所致经期延长。症见经行时间延长，量多，经色淡红，质稀，肢倦神疲，气短懒言，舌淡，苔薄，脉缓弱。

【方解】方中以人参、黄芪、白术、甘草甘温之品补脾益气以生血，使气旺而血生；当归、龙眼肉甘温补血养心；茯神、酸枣仁、远志宁心安神；木香辛香而散，理气醒脾，与大量益气健脾药配伍，复中焦运化之功，又能防大量益气补血药滋腻碍胃，使补而不滞，滋而不腻；生姜、枣调和脾胃，以资化源。

【辨证要点】临床以经期延长，量多，经色淡红，质稀，神疲，气短，舌淡，苔薄，脉缓弱为辨证要点。

【加减化裁】偏寒者，可加艾叶炭、炮姜炭，以温经止血；偏热者，加生地炭、阿胶珠、棕榈炭，以清热止血。

【使用禁忌】痰湿、瘀血、外感六淫、阴虚脉数者不宜服用。

【异病同治】本方亦可用于脾不统血所致月经量多、月经先期、崩漏等妇科疾病。

【临床验案】

王某，女，18岁，未婚，无性生活史。初诊：2019年7月1日。13岁初潮，月经周期规律，30日一行，近半年因高三学习压力大，出现行经时间长，10～15日方净。LMP：2019年6月19日，现月经第13日，未净。前三日量多，经色淡红，质稀，肢倦神疲，气短懒言，失眠多梦，食欲不振。面色萎黄，舌淡，苔薄，脉缓弱。妇科超声未见明显异常，血红蛋白80 g/L。西医诊断：1.异常子宫出血；2.中度贫血。中医诊断：经期延长，证属气虚型。治法：益气补血，健脾养心，调经固冲。拟方《济生方》归脾汤加减：白术12 g，党参12 g，黄芪12 g，当归12 g，甘草6 g，茯苓15 g，远志12 g，酸枣仁15 g，木香6 g，焦三仙各6 g，龙眼肉10 g，苎麻根12 g，仙鹤草15 g。7剂，日1剂，并嘱其清淡饮食，口服铁剂治疗贫血。一周后复诊，诉月经已干净5日，食欲睡眠较前好转。守前方去苎麻根、仙鹤草，继服28剂，经期前三日停服，两个月后随访，月经量、月经周期均恢复正常。

按：患者素体脾虚，高三学习压力大，思虑过度，劳伤心脾，气血亏虚，治疗以益气补血、健脾养心、调经固冲为主。心藏神而主血，脾主思而统血，思虑过度，心脾气血暗耗，脾气亏虚则体倦、食少；心血不足则见不寐；面色萎黄，舌质淡，苔薄白，脉缓弱均属气血不足之象。本证一是心脾同治，重点在脾，使脾旺则气血生化有源，方名归脾，意在于此；二是气血并补，但重在补气，意即气为血之帅，气旺血自生，血足则心有所养；三是补气养血药中佐以木香理气醒脾，补而不滞。汪昂《医方集解·补养之剂》云："此手少阴、足太阴药也。血不归脾则妄行，人参、白术、黄芪、甘草之甘温，所以补脾；茯神、远志、枣仁、龙眼之甘温酸苦，所以补心，心者，脾之母也。当归滋阴而养血，木香行气而舒脾，既以行血中之滞，又以助参、芪而补气。气壮则能摄血，血自归经，而诸症悉除矣。"

第七节　经间期出血

经间期出血,是指以氤氲期(即排卵期)子宫周期性少量出血为主要表现的疾病。若出血期长,血量增多,不及时治疗,进一步发展可致崩漏。多发于育龄妇女,多见于产后或流产后。本病相当于西医学排卵期出血。古代医籍中对本病无专篇记载,明代王肯堂在《证治准绳·女科·胎前门》引袁了凡云"天地生物,必有氤氲之时……"可见古人在明代之前就已经认识到月经周期中有一日是受孕"的候",即现今所称之"排卵期"。此时是冲任阴精充实,阴气渐长,由阴盛向阳盛转化的生理阶段。若肾阴不足,脾气虚弱,湿热扰动或瘀血阻遏,使阴阳转化不协调,遂发生本病。常见的病因有肾阴虚、湿热和血瘀。肾阴虚者,素体禀赋不足,天癸未充,或房劳多产伤肾,或思虑过度,欲火偏旺,以致肾阴偏虚,虚火耗阴,精亏血损,于氤氲之时,阳气内动,虚火与阳气相搏,损伤阴络,冲任不固,因而阴道出血。若阴虚日久损耗阳气,阳气不足,统摄无权,血海不固,则致出血反复发作。湿热者,常因情志不畅,肝气郁结,克伐脾胃,不能化水谷之精微以生精血,反聚而生湿,下趋任带二脉,蕴而生热。复加经间阳气内动,引动内蕴之湿热,热扰冲任子宫,以致出血。血瘀者,体质素弱,复因经产留瘀,瘀阻胞络,或因七情内伤,气滞冲任,久而成瘀,值氤氲之时,阳气内动,血瘀与之相搏,瘀伤血络,血不循经,以致出血。

本病治疗以调摄冲任阴阳平衡为大法,选用滋肾阴、补脾气、利湿热或消瘀血之方药随证治之。

清肝止淋汤

【来源】《傅青主女科》。

【组成】白芍(醋炒)一两,当归(酒洗)一两,生地(酒炒)五钱,阿胶(白面炒)三钱,粉丹皮三钱,黄柏二钱,牛膝二钱,香附(酒炒)一钱,红枣十枚,小黑豆一两。

【功效】清热除湿,凉血止血。

【主治】湿热型经间期出血。症见经间期出血,血色深红,质稠,平时带下量多色黄,小腹时痛,心烦口渴,口苦咽干,舌红,苔黄腻,脉滑数。如《傅青主女科》云:"妇人有带下而色红者,似血非血,淋沥不断,所谓赤带也。夫赤带亦湿病,湿是土之气,宜见黄白之色,今不见黄白而见赤者,火热故也。火色赤,故带下亦赤耳。惟是带脉系于腰脐之间,近乎至阴之地,不宜有火。而今见火症,岂其路通于命门,而命门之火出而烧之耶?不知带脉通于肾,而肾气通于肝。妇人忧思伤脾,又加郁怒伤肝,于是肝经之郁火内炽,下克脾土,脾土不能运化,致湿热之气蕴于带脉之间;而肝不藏血,亦渗于带脉之内,皆由脾气受伤,运化无力,湿热之气随气下陷,同血俱下,所以似血非血之形象,现于其色也。其实血与湿不能两分,世人以赤带属之心火误矣。治法须清肝火而扶脾气,则庶几可愈。方用清肝止淋汤。"

【方解】方中醋炒白芍与酒洗当归,一开一合,有收有散,能柔肝养阴以平抑肝阳,旨在平衡肝之阴阳;佐以性味甘平之红枣,以安中资血;再佐以小黑豆补肾益精,阿胶滋阴补血而润肝肾,粉丹皮退血分之虚热,合黄柏苦寒泻火而止淋,佐以香附疏解肝之郁气,复其疏泄之性,不致化火,牛膝补肝肾,强腰膝固带脉。纵观全方,妙在纯于治血,少加清火之味。此方之妙,在于不泻肝火而养肝血,不利脾湿而养血化湿。

【辨证要点】临床以经间期出血,血深红质稠,平时带下量多色黄,心烦口渴,口苦咽干,舌红,苔黄腻,脉滑数为辨证要点。

【加减化裁】出血期间,去香附、当归、牛膝,加乌贼骨、茜草、仙鹤草;带下量多者,加金刚藤、败酱草、薏苡仁;食欲不振或食后腹胀者,去生地、白芍,酌加厚朴、麦芽;大便不爽者,去当归、生地,酌加薏苡仁、白扁豆。

【使用禁忌】阳虚体质者不宜使用。

【异病同治】本方为《傅青主女科》的名方,亦可用于妇人湿热下注所致的赤白带下、经期延长、漏证等妇科疾病。

【临床验案】

何某,女,31 岁,已婚,G2P1A1。初诊:2019 年 9 月 1 日。13 岁初潮,月经周期规律,30 日一行,5 日净,量中等,色暗红,小血块,无痛经,半年前人工流产术后出现经间期出血,伴小腹隐痛,3~5 日净。LMP:2019 年 8 月 14 日。近 5 日阴道少量出血,血深红质稠,平时带下量多色黄,心烦口渴,口苦咽干,舌红,苔黄腻,脉滑数。妇科超声及妊娠试验阴性,血常规无异常,妇科检查:外阴,已婚式;阴道,畅;宫颈,光滑;子宫,后位,常大,质中,活动,无压痛;附件,未扪及明显异常。西医诊断:异常子宫出血(排卵期出血)。中医诊断:经间期出血,证属湿热型。拟方《傅青主女科》清肝止淋汤加减:炒白芍 12 g,生地 15 g,阿胶 9 g,牡丹皮 9 g,黄柏 6 g,红枣 5 枚,小黑豆 15 g,仙鹤草 15 g,茜草 12 g,乌贼骨 12 g。7 剂,日 1 剂,一周后复诊,诉出血已经干净 3 日。守上方去仙鹤草、乌贼骨、茜草,加当归 12 g、香附 9 g、怀牛膝 12 g,28 剂,经期停服。两个月后随访,症状消失。

按:患者素体偏热,人工流产术后感染湿邪,湿热互结,如油入面,难解难分。方中炒白芍与当归,一开一合,有收有散,能柔肝养阴以平抑肝阳,旨在平衡肝之阴阳;佐以性味甘平之红枣,以安中资血;再佐以小黑豆补肾益精,阿胶滋阴补血而润肝肾,牡丹皮退血分之虚热,合黄柏苦寒泻火而止淋,佐以香附疏解肝之郁气,复其疏泄之性,不致化火,怀牛膝补肝肾,强腰膝固带脉,仙鹤草、乌贼骨收敛止血,茜草活血止血。纵观全方,妙在纯于治血,少加清火之味。此方之妙,在于不泻肝火而养肝血,不利脾湿而养血化湿。如原文指出:"此方但主补肝之血,全不利脾之湿者,以赤带之为病,火重而湿轻也。夫火之所以旺者,由于血之衰,补血即足以制火。且水与血合而成赤带之症,竟不能辨其是湿非湿,则湿亦尽化而为血矣,所以治血则湿亦除,又何必利湿之多事哉!此方之妙,妙在纯于治血,少加清火之味,故奏功独奇。倘一利其湿,反引火下行,转难遽效矣。或问曰:先生前言助其脾土之气,今但补其肝木之血何也?不知用白芍以平肝,则肝气行得舒,肝气舒自不克土,脾不受克,则脾土自旺,是平肝正所以扶脾耳,又何必加人参、白术之品,以致累事哉!"

逐瘀止血汤

【来源】《傅青主女科》。

【组成】生地(酒炒)一两,大黄三钱,赤芍三钱,牡丹皮一钱,当归尾五钱,枳壳(炒)五钱,龟板(醋炙)三钱,桃仁(泡、炒、研)十粒。

【功效】活血化瘀,理血归经。

【主治】血瘀型经间期出血。症见经间期出血,血色紫暗,夹有血块,小腹疼痛拒按,情志抑郁,舌紫暗或有瘀点,脉涩有力。

【方解】方中生地、归尾、赤芍养血活血;桃仁、大黄、牡丹皮活血逐瘀;枳壳行气,使气行则血行;龟板为血肉有情之品,滋阴潜阳止血。全方共奏活血逐瘀、凉血止血之功效。

【辨证要点】临床以经间期出血,血色紫暗,夹有血块,小腹疼痛拒按,舌紫暗或有瘀点,脉涩有力为辨证要点。

【加减化裁】出血期间,去赤芍、当归尾,酌加三七、炒蒲黄;腹痛较剧者,酌加延胡索、香附;挟热者,酌加黄柏、知母。

【使用禁忌】气虚血虚患者、妊娠期女性禁用。

【异病同治】本方也可用于血瘀型月经不调,妇人腹痛等妇科疾病。

【临床验案】

钱某,女,32岁,已婚,G2P1A1。初诊:2019年10月1日。13岁初潮,月经周期规律,30日一行,5日干净,量中等,色暗红,小血块,伴小腹疼痛拒按,平素情绪抑郁。半年前因家庭纠纷后出现经间期出血,一般持续5～7日干净。LMP:2019年9月12日。近5日阴道少量出血,血色紫暗,夹有血块,小腹疼痛拒按,舌紫暗或有瘀点,脉涩有力。妇科超声及妊娠试验阴性,血常规无异常,妇科检查:外阴,已婚式;阴道,畅;宫颈,光滑;子宫,后位,常大,质中,活动,无压痛;附件,未扪及明显异常。西医诊断:异常子宫出血(排卵期出血)。中医诊断:经间期出血,证属血瘀型。拟方《傅青主女科》逐瘀止血汤加减:大黄、生地、当归尾、赤芍、牡丹皮、枳壳、龟板、桃仁、仙鹤草各12 g,乌贼骨15 g,茜草12 g。7剂,日1剂,一周后复诊,诉出血已干净5日。守上方去仙鹤草、乌贼骨、茜草,加当归12 g、香附9 g、怀牛膝12 g,12剂,下个月经经期第四日停服。两个月后随访,症状消失。

按:患者素体气滞血瘀,半年前因家庭纠纷,气滞血瘀之象进一步加重,瘀血阻滞冲任,氤氲期阳气内动,引动瘀血,血不循经,因而出血,血色紫暗,夹有血块;瘀阻胞脉,故小腹疼痛拒按;瘀血内阻,气机不畅,故情志抑郁。舌紫暗或有瘀点,脉涩有力,也为血瘀之征,方中生地、当归尾、赤芍养血活血;桃仁、大黄、牡丹皮活血逐瘀;枳壳行气,使气行则血行;龟板为血肉有情之品,滋阴潜阳止血,仙鹤草、乌贼骨收敛止血,茜草活血止血。全方共奏活血逐瘀、凉血止血之功效。诚如原文所云:"此方之妙,妙于活血之中,佐以下滞之品,故逐瘀如扫,而止血如神。或疑跌闪升坠,是由外而伤内,虽不比内伤之重,而既已血崩,则内之所伤,亦不为轻,何以只治其瘀而不顾气也?殊不知跌闪升坠,非由内伤以及外伤者可比。盖本实,不拨去其标病可耳。故曰:急则治其标。"

六味地黄丸

【来源】《小儿药证直诀》。

【组成】熟地八钱,山茱萸、干山药各四钱,泽泻、牡丹皮、茯苓(去皮)各三钱。

【功效】滋阴补肾。

【主治】肾阴虚型经间期出血。症见经间期出血,量少,色鲜红,质稠,头晕耳鸣,腰腿酸软,手足心热,舌红,苔少,脉细数。

【方解】方中重用熟地,滋阴补肾,填精益髓,为君药;山茱萸补养肝肾,并能涩精;干山药补益脾阴,亦能固精,共为臣药;三药相配,滋养肝脾肾,称为"三补"。但熟地的用量是山茱萸与干山药两味之和,故以补肾阴为主,补其不足以治本。配伍泽泻利湿泄浊,并防熟地之滋腻恋邪;牡丹皮清泄相火,并制山茱萸之温涩;茯苓淡渗脾湿,并助干山药之健运。泽泻、牡丹皮、茯苓三药为"三泻",渗湿浊,清虚热,平其偏胜以治标,均为佐药。六味合用,三补三泻,其中补药用量重于"泻药",是以补为主;肝脾肾三阴并补,以补肾阴为主,这是本方的配伍特点。

【辨证要点】临床以经间期出血,量少,色鲜红,质稠,头晕耳鸣,腰腿酸软,手足心热,舌红,苔少,脉细数为辨证要点。

【加减化裁】头晕耳鸣者,酌加珍珠母、生牡蛎;夜寐不宁者,酌加远志、夜交藤;出血期,酌加旱莲草、炒地榆、三七。

【使用禁忌】外感发热、腹泻患者不宜使用。

【异病同治】《小儿药证直诀笺正》指出:"仲阳意中,谓小儿阳气甚盛,因去桂附而创立此丸,以为幼科补肾专药。"随着医学的发展,此方广泛用于成年人,为治疗阴虚证的基础方。可用于肾阴虚型月经量多、经期延长、崩漏及围绝经期综合征等妇科疾病。

【临床验案】

白某,女,33岁,已婚,G1P1A0。初诊:2019年6月17日。13岁初潮,月经周期规律,30日一行,5日干净,量中等,色暗红,有小血块,无痛经,半年前因经常加班熬夜,出现经间期出血,3~5日净,LMP:2019年6月1日,近2日阴道少量出血,量少,色鲜红,质稠,头晕耳鸣,腰腿酸软,手足心热,夜寐不宁。舌红,苔少,脉细数。妇科超声及妊娠试验阴性,血常规无异常,妇科检查:外阴,已婚式;阴道,畅;宫颈,光滑;子宫,后位,常大,质中,活动,无压痛;附件,未扪及明显异常。西医诊断:异常子宫出血(排卵期出血)。中医诊断:经间期出血,证属肾阴虚型。拟方《小儿药证直诀》六味地黄丸加减:熟地12 g,山茱萸12 g,山药15 g,牡丹皮9 g,茯苓15 g,泽泻10 g,旱莲草12 g,炒地榆12 g,乌贼骨12 g。7剂,日1剂,一周后复诊,诉出血已干净3日。守上方去乌贼骨,28剂,经期停服。两个月后随访,症状消失。

按:患者素体肾阴不足,长时间熬夜致进一步阴伤,肾阴不足,热伏冲任,于氤氲期阳气内动,阳气乘阴,迫血妄行,故发生出血;阴虚内热,故出血量少,色鲜红,质稠;肾主骨生髓,肾阴虚,脑髓失养,故头晕耳鸣;肾虚则外府失养,故腰腿酸软;阴虚内热,故手足心热;肾水亏损,不能上济于心,故夜寐不宁。舌红,少苔,脉细数,也为肾阴虚之征。方中重用熟地,滋阴补肾,填精益髓,为君药。山茱萸补养肝肾,并能涩精;山药补益脾阴,亦能固精,共为臣药。三药相配,滋养肝脾肾,称为"三补"。配伍泽泻利湿泄浊,并防熟地之滋腻恋邪;牡丹皮清泄相火,并制山茱萸之温涩;茯苓淡渗脾湿,并助山药之健运。渗湿浊,清虚热,平其偏胜以治标,出血期使用旱莲草、炒地榆凉血止血,乌贼骨收涩止血。诸药合用,使阴平阳秘,血海宁谧,月事循常。

第八节 闭 经

女子年逾18周岁,月经尚未来潮,或月经来潮后又中断6个月以上者,称为"闭经",前者称原发性闭经,后者称继发性闭经,古称"女子不月""月事不来""经水不通""经闭"等。妊娠期、哺乳期或围绝经期的月经停闭属生理现象,不作闭经论,有的少女初潮2年内偶尔出现月经停闭现象,可不予治疗。本病属难治之证,病程较长,疗效较差,因此,必要时应采用多种方法综合治疗以提高疗效。因先天性生殖器官缺如,或后天器质性损伤致无月经者,因药物治疗难以奏效,不属本节讨论范围。本病的发病机理主要是冲任气血失调,有虚、实两个方面,虚者由于冲任亏败,源断其流;实者因邪气阻隔冲任,经血不通。导致闭经的病因复杂,有先天因素,也有后天因素,可由月经不调发展而来,也有因他病致闭经者。常见的分型有血虚、血瘀和肾虚。血虚者,素体血虚,或数伤于血,或大病久病,营血耗损,冲任血少,血海不能满溢,遂致月经停闭。血瘀者,七情内伤,素性抑郁,或忿怒过度,气滞血瘀,瘀阻冲任,气血运行受阻,血海不能满溢,遂致月经停闭;或因经产之时,血室正开,过食生冷,或涉水感寒,寒邪乘虚客于冲任,血为寒凝成瘀,滞于冲任,气血运行阻隔,血海不能满溢,终致月经停闭。肾虚者,先天不足,少女肾气未充,精气未盛;或房劳多产,久病伤肾,以致肾精亏损,冲任气血不足,血海不能满溢,遂致月经停闭。

本病的治疗时间在确诊闭经之后,尚须明确是经病还是他病所致,因他病致闭经者先治他病然后调经。辨证重在辨明虚实或虚实夹杂的不同情况。虚证者治以补肾滋肾,或补脾益气,或补血益阴,以滋养经血之源;实证者治以行气活血,或温经通脉,或祛邪行滞,以疏通冲任经脉。本病虚证多实证少,切忌妄行攻破之法,犯虚虚实实之戒。

人参养荣汤

【来源】《太平惠民和剂局方》。

【组成】白芍三两,当归、陈皮、黄芪、桂心(去粗皮)、人参、白术(煨)、甘草(炙)各一两,上锉散。每服四钱,水一盏半,生姜三片,大枣二枚,煎至七分,去滓温服。

【功效】益气补血。

【主治】气血虚弱之闭经。症见月经停闭数月,头晕目花,神疲懒言,心悸怔忡,少寐多梦,皮肤不润,面色萎黄,舌淡,苔少,脉细。

【方解】方中人参、白术、黄芪、炙甘草健脾补气;桂心温补阳气,鼓舞气血生长;当归、白芍滋补心肝;陈皮理气健脾;生姜、大枣助人参、白术入气分以调和脾胃,全方共奏益气补血调经之功。

【辨证要点】临床以月经停闭数月,头晕目花,神疲懒言,心悸怔忡,少寐多梦,皮肤不润,面色萎黄,舌淡,苔少,脉细为辨证要点。

【加减化裁】若食欲不振,加神曲、炒麦芽、山药;若肢寒畏冷,小便清长加阿胶、补骨脂。

【使用禁忌】外感发热者不宜使用。

【异病同治】本方为《太平惠民和剂局方》气血双补的经典方,亦可加减用于气虚血弱型的月经量少、月经后期及妇人腹痛等妇科疾病。

【临床验案】

焦某,女,18 岁,未婚,无性生活史。初诊:2019 年 7 月 1 日,13 岁初潮,月经周期规律,30 日一行,进入高三后,出现月经稀发,2～3 个月一行。LMP:2019 年 3 月 1 日。量中等偏少,色淡,质稀,伴小腹隐痛,喜按。头晕目花,神疲懒言,心悸怔忡,少寐多梦,皮肤不润,面色萎黄,舌淡,苔少,脉细。性激素六项:FSH 5.16 IU/mL,LH 4.32 IU/mL,E_2 49 pg/mL。妇科超声检查示子宫内膜厚度为 0.8 cm。给予黄体酮胶囊口服 5 日,拟方《太平惠民和剂局方》人参养荣汤加减:白芍 12 g,当归 12 g,陈皮 10 g,黄芪 12 g,肉桂 6 g,人参 12 g,白术 12 g,炙甘草 10 g,益母草 15 g,川芎 10 g,生姜 3 片,大枣 3 枚(生姜、大枣后下)。10 剂,日 1 剂。两周后复诊。LMP:2019 年 7 月 10 日。量中等,色淡红,无腹痛。守上方去益母草,于月经干净后第 1 日开始服用,21 剂,日 1 剂。嘱其加强营养,合理作息与运动。2 个月后随访,月经恢复正常。

按:患者素体气虚虚弱,营血亏虚,冲任气血衰少,血海不能满溢,故月经停闭;气虚则神疲懒言,血虚上不能濡养脑髓清窍,故头晕目花;血虚内不养心神,故心悸怔忡,少寐多梦;血虚外不荣肌肤,故皮肤不润,面色萎黄。舌淡,苔少,脉细,也为气血虚之征。方中人参、白术、黄芪、炙甘草健脾补气;肉桂温补阳气,鼓舞气血生长;当归、白芍滋补心肝;陈皮理气健脾;生姜、大枣助人参、白术入气分以调和脾胃,益母草、川芎活血调经,全方有益气补血调经之效。

血府逐瘀汤

【来源】《医林改错》。

【组成】桃仁四钱,红花三钱,当归三钱,生地三钱,川芎一钱半,赤芍二钱,牛膝三钱,桔梗一钱半,柴胡一钱,枳壳二钱,甘草一钱。

【功效】活血祛瘀,行气止痛。

【主治】气滞血瘀型闭经。症见月经停闭数月,小腹胀痛拒按,精神抑郁,烦躁易怒,胸胁胀满,嗳气叹息,舌紫暗或有瘀点,脉沉弦或涩而有力。

【方解】方中桃仁破血行滞而润燥,红花活血化瘀以止痛,共为君药。赤芍、川芎助君药活血化瘀;牛膝长于祛瘀通脉,引瘀血下行,共为臣药。当归养血活血,祛瘀生新;生地凉血清热除瘀热,与当归养血润燥,使祛瘀不伤正;枳壳疏畅胸中气滞;桔梗宣肺利气,与枳壳配伍,一升一降,开胸行气,使气行血行;柴胡疏肝理气,为佐药。甘草调和诸药,为使药。本方活血祛瘀药、行气药、养血药合用,活血而又行气,祛瘀而又生新,可作为一切血瘀气滞的基础方。

【辨证要点】临床以月经停闭数月,小腹胀痛拒按,精神抑郁,烦躁易怒,胸胁胀满,嗳气叹息,舌紫暗或有瘀点,脉沉弦或涩而有力为辨证要点。

【加减化裁】胁痛者,酌加郁金、栀子;挟热而口干,便结,脉数者,酌加黄柏、知母、大黄。

【使用禁忌】孕妇及非血瘀型出血患者不宜使用。

【异病同治】本方为《医林改错》祛瘀经典方剂,为一切血瘀气滞的基础方,可加减用于血瘀型月经量少、痛经、月经不调等妇科疾病。

【临床验案】

王某,女,20岁,未婚,无性生活史。初诊:2019年7月11日。13岁初潮,月经周期规律,30日一行。平素烦躁易怒,两胁时有胀痛,三个月前肆食冷饮之后,出现月经停闭。LMP:2019年4月1日。经期小腹胀痛拒按,精神抑郁,烦躁易怒,胸胁胀满,嗳气叹息,舌紫暗或有瘀点,脉沉弦或涩而有力。性激素六项:FSH 5.77 IU/mL,LH 4.56 IU/mL,E_2 78 pg/mL。妇科超声检查示子宫内膜厚度为0.8 cm。给予黄体酮胶囊口服5日,拟方《医林改错》血府逐瘀汤加减:桃仁12 g,红花9 g,当归9 g,熟地9 g,川芎5 g,赤芍6 g,牛膝9 g,桔梗5 g,柴胡12 g,枳壳6 g,甘草6 g。7剂,日1剂。两周后复诊。LMP:2019年7月20日。量中等,色暗红,无腹痛。守上方,14剂,日1剂。嘱其调畅情志,饮食有节。2个月后随访,月经恢复正常。

按:患者素体气滞血瘀,气机郁滞,瘀阻冲任,血海不能满溢,故月经停闭;瘀阻胞脉,故小腹胀痛拒按;气机不畅,故精神抑郁,烦躁易怒,胸胁胀满,嗳气叹息。舌紫暗或有瘀点,脉沉弦或涩而有力,也为气滞血瘀之征。本方活血祛瘀药、行气药、养血药合用,活血而又行气,祛瘀而又生新,则经水自调。

加减一阴煎

【来源】《景岳全书》。

【组成】生地、芍药、麦冬各二钱,熟地三五钱,炙甘草五七分,知母、地骨皮各一钱。

【功效】滋肾益阴,养血调经。

【主治】肾阴虚型闭经。症见月经初潮来迟,或月经后期量少,渐至闭经,头晕耳鸣,腰膝酸软,或足跟痛,手足心热,甚则潮热盗汗,心烦少寐,颧红唇赤,舌红,苔少或无苔,脉细数。

【方解】方中生地、熟地、麦冬、芍药滋阴养血;知母、地骨皮清热滋阴;炙甘草调和诸药。

【辨证要点】闭经,头晕耳鸣,腰膝酸软,或足跟痛,手足心热,甚则潮热盗汗,心烦少寐,颧红唇赤,舌红,苔少或无苔,脉细数。

【加减化裁】躁烦热甚便结者,加石膏二三钱;小水热涩者,加栀子一二钱;火浮于上者,加泽泻一二钱,或黄芩一钱;血燥血少者,加当归一二钱。

【使用禁忌】虚寒者、脾虚便溏者不宜使用。

【异病同治】本方为《景岳全书》滋肾阴的经典方,亦可用于妇女阴虚血热型月经后期,色紫红,时作潮热,口中干燥,五心烦热者。

【临床验案】

何某,女,22岁,未婚,无性生活史。初诊:2019年8月5日。13岁初潮,月经周期不规律,30~60日一行,平素心烦少寐,颧红唇赤,口渴咽干。半年前因工作原因,长期熬夜,现出现月经停闭,头晕耳鸣,腰膝酸软,或足跟痛,手足心热,甚则潮热盗汗,心烦少寐,颧红唇赤,舌红,苔少或无苔,脉细数。LMP:2019年3月1日。性激素六项:FSH 5.77 IU/mL,LH 4.56 IU/mL,E_2 78 pg/mL。妇科超声检查示子宫内膜厚度为0.8 cm。给予黄体酮胶囊口服10日,拟方《景岳全书》加减一阴煎:生地、芍药、麦冬各12 g,熟地15 g,炙甘草、知母、地骨皮各6 g。14剂,日1剂。两周后复诊。LMP:2019年8月20日。量中等,色暗红,无腹痛,仍诉头晕耳鸣,腰膝酸软,或足跟痛,手足心热。守上方,月经干净后开始服用,20

剂,日1剂,连续服用三个月经周期。嘱其调畅情志,作息规律,饮食有节。停药2个月后随访,月经恢复正常。

按:患者素体肾阴不足,长期熬夜后进一步阴伤,肾阴不足,精血亏虚,冲任气血虚少,血海不能满溢,故月经初潮来迟,或后期量少,渐至停闭;精亏血少,上不能濡养空窍,故头晕耳鸣,下不能濡养外府,故腰膝酸软,或足跟痛;阴虚内热,故手足心热;热劫阴液外泄,故潮热盗汗;虚热内扰心神,则心烦少寐;虚热上浮,则颧红唇赤。舌红,少苔或无苔,脉细数,也为肾阴虚之征。方中生地、熟地、麦冬、芍药滋阴养血;知母、地骨皮清热滋阴;炙甘草调和诸药。全方共奏滋肾益阴、养血调经之功。

第九节 崩 漏

妇女不在行经期间阴道突然大量出血,或淋漓下血不断者,称为"崩漏",前者称为"崩中",后者称为"漏下"。经期延长达2周以上者,应属崩漏范畴,称为"经崩"或"经漏"。一般突然出血,来势急,血量多的叫崩;淋漓下血,来势缓,血量少的叫漏。崩与漏的出血情况虽不相同,但其发病机理是一致的,而且在疾病发展过程中常相互转化,如血崩日久,气血耗伤,可变成漏;久漏不止,病势日进,也能成崩,所以临床上常常崩漏并称。正如《济生方》说:"崩漏之病,本乎一证,轻者谓之漏下,甚者谓之崩中。"本病属常见病,常崩与漏交替,因果相干,致使病变缠绵难愈,成为妇科的疑难重症。本病相当于西医学无排卵型功能失调性子宫出血病。生殖器炎症和某些生殖器肿瘤引起的不规则阴道出血亦可参照本病辨证治疗。本病的主要病机是冲任损伤,不能制约经血。常见原因有肾虚、脾虚、血热和血瘀。肾虚者,先天肾气不足,少女肾气稚弱,围绝经期肾气渐衰,或早婚多产,房事不节,损伤肾气。若耗伤精血,则肾阴虚损,阴虚内热,热伏冲任,迫血妄行,以致经血非时而下;或命门火衰,肾阳虚损,封藏失职,冲任不固,不能制约经血,亦致经血非时而下,遂成崩漏。脾虚者,忧思过度,饮食劳倦,损伤脾气,中气下陷,冲任不固,血失统摄,非时而下,遂致崩漏。血热者,素体阳盛,或情志不遂,肝郁化火,或感受热邪,或过食辛辣助阳之品,火热内盛,热伤冲任,迫血妄行,非时而下,遂致崩漏。血瘀者,七情内伤,气滞血瘀,或感受寒、热之邪,寒凝或热灼致瘀,瘀阻冲任,血不循经,非时而下,发为崩漏。

本病以无周期性的阴道出血为辨证要点,临证时结合出血的量、色、质变化和全身证候辨明寒、热、虚、实。治疗应根据病情的缓急轻重、出血的久暂,采用"急则治其标,缓则治其本"的原则,灵活运用塞流、澄源、复旧三法。塞流即是止血。崩漏以失血为主,止血乃治疗本病的当务之急。具体运用止血方法时,还要注意崩与漏的不同点。治崩宜固摄升提,不宜辛温行血,以免失血过多导致阴竭阳脱;治漏宜养血行气,不可偏于固涩,以免血止成瘀。澄源即是求因治本。崩漏是由多种原因引起的,针对引起崩漏的具体原因,采用补肾、健脾、清热、理气、化瘀等法,使崩漏得到根本上的治疗。塞流、澄源两法常常是同步进行的。复旧即是调理善后。崩漏在血止之后,应理脾益肾以善其后。历代诸家都认为崩漏之后应调理脾胃,化生气血,使之康复。近代研究指出,补益肾气,重建月经周期,才能使崩漏得到彻底的治愈。"经水出诸肾",肾气盛,月事才能以时下,对青春期、育龄期的虚证患者,补肾调经则更为重要。当然复旧也需兼顾澄源。总之,塞流、澄源、复旧有分别,又有内在联系,必须结合具体病情灵活运用。

清热固经汤

【来源】《简明中医妇科学》。

【组成】炙龟板(研粗末,先煎)八钱,牡蛎粉(包煎)五钱,清阿胶(陈酒炖冲)五钱,生地五钱,地骨皮五钱,焦栀子三钱,生黄芩三钱,地榆片五钱,陈棕炭三钱,生藕节五钱,生甘草八分。

【功效】清热凉血,固冲止血。

【主治】血热型崩漏。症见经血非时而下,量多如崩,或淋漓不断,血色深红,质稠,心烦少寐,渴喜冷饮,头晕面赤,舌红,苔黄,脉滑数。

【方解】方中生黄芩、地骨皮、生地、清阿胶清热凉血益阴;炙龟板、牡蛎粉育阴潜阳,固摄冲任;焦栀子、地榆片清热凉血止血;生藕节、陈棕炭涩血止血;生甘草调和诸药。全方共奏清热凉血、固冲止血之效。

【辨证要点】临床以经血非时而下,量多如崩,或淋漓不断,血色深红,质稠,心烦少寐,渴喜冷饮,头晕面赤,舌红,苔黄,脉滑数为辨证要点。

【加减化裁】如见经血夹瘀块,加益母草、茜草;肝火盛,加柴胡、夏枯草;少腹痛、苔黄腻,加黄柏、蚕沙;见神倦懒言等气虚症者,加沙参、黄芪;口渴者,加天花粉、麦冬。

【使用禁忌】阳虚患者不宜使用。

【异病同治】本方为《简明中医妇科学》中经典方,亦可用于血热型月经量多,经期延长,经间期出血等妇科疾病。

【临床验案】

曲某,女,46 岁,已婚。初诊:2019 年 9 月 10 日。既往月经规律,经量中等,经期 5～7 日,无痛经,1 年前开始出现月经紊乱,1～2 个月一行。LMP:2019 年 7 月 1 日。G1P1A0,患者于 2019 年 8 月 20 日出现阴道出血,初出血少,色红,近一周出血增多如泉涌,血色深红,质稠,心烦少寐,渴喜冷饮,头晕面赤,舌红,苔黄,脉滑数。患者自述平素嗜食辛辣之品,且喜饮酒。血 β-HCG 阴性,血常规未见明显异常。性激素六项:FSH 12.56 mIU/mL,P 0.56 pg/mL。妇科超声检查示子宫内膜厚度为 1.0 cm;子宫声像图未见明显异常。妇科检查:外阴,已婚式;阴道,畅;宫颈,光滑;子宫,后位,常大,质中,活动,无压痛;附件,未扪及明显异常。遂行诊断性刮宫并进行病理检查,病理诊断:送检子宫内膜呈增生性改变。西医诊断:异常子宫出血。中医诊断:崩漏,辨证属血热证。治宜清热凉血,固冲止血。拟方《简明中医妇科学》清热固经汤加减:生地 12 g,地骨皮 12 g,炙龟板 10 g,煅牡蛎 30 g,阿胶 6 g,黄芩 9 g,藕节 12 g,陈棕炭 12 g,甘草 6 g,焦栀子 9 g,生地榆 12 g。水煎服,7 剂,日 1 剂。一周后复诊,诉出血已止 3 日,守上方去藕节、陈棕炭、焦栀子、生地榆,加川续断 12 g、桑寄生 15 g、当归 12 g、白芍 12 g。水煎服,14 剂,日 1 剂。2 个月后随访,月经恢复正常。

按:患者平素嗜食辛辣之品,且喜饮酒,致体质为"阳旺之躯",肝阳亢盛,加之年逾六七,肾气衰退,经血妄行故而出现崩漏之证。热伤冲任,迫血妄行,故经血非时而下,量多如崩,或淋漓不断;血为热灼,故血色深红,质稠;邪热内炽,津液耗损,故口渴喜饮;热扰心神,故心烦少寐;邪热上扰,故头晕面赤。舌红,苔黄,脉滑数,为血热之象。方中黄芩、地骨皮、生地、阿胶清热凉血益阴；炙龟板、煅牡蛎育阴潜阳，固摄冲任；焦栀子、生地榆清热凉血止血；藕节、陈棕炭涩血止血；甘草调和诸药。全方共奏清热凉血、固冲止血之效。

固本止崩汤

【来源】《傅青主女科》。

【组成】熟地（九蒸）一两，白术（土炒）一两，人参、黄芪各三钱，当归（酒洗）五钱，炮姜二钱。

【功效】健脾生血，固冲止血。

【主治】脾虚型崩漏。症见经血非时而下，量多如崩，或淋漓不断，色淡质稀，神疲体倦，气短懒言，不思饮食，四肢不温，或面浮肢肿，面色淡黄，舌淡胖，苔薄白，脉缓弱。

【方解】方中重用人参、黄芪益气摄血，白术健脾而统血，重用熟地配当归以养血滋阴，生化有形之血，俾气有所附，虚热自消。佐以炮姜入血分而温经止血。

【辨证要点】临床以经血非时而下，量多如崩，或淋漓不断，色淡质稀，神疲体倦，气短懒言，不思饮食，四肢不温，或面浮肢肿，面色淡黄，舌淡胖，苔薄白，脉缓弱为辨证要点。

【加减化裁】若出血量多，酌加阿胶、升麻；久漏不止者，酌加藕节、炒蒲黄。

【使用禁忌】血热阳亢及外感患者不宜使用。

【异病同治】本方为《傅青主女科》经典名方，亦可用于脾虚型月经量多，月经频发等妇科疾病。

【临床验案】

何某，女，45岁，已婚。初诊：2018年9月6日。13岁月经初潮，周期30日，量中等。近2年月经紊乱，20～60日一行。LMP：2018年4月26日。停经4个月后于8月26日阴道流血，开始时量多如崩，继则时多时少，以后血量渐次减少，色淡红，无瘀块，但淋漓不断。症见面色苍白，头晕目眩，心悸气短，腰膝酸软，形寒肢冷，纳呆便溏，舌淡胖边有齿痕，苔薄白，脉沉细。血常规：血红蛋白85 g/L，血β-HCG（－）。性激素六项：FSH 22.76 mIU/mL，P 0.87 pg/mL。妇科超声：子宫内膜厚度为1.2 cm；子宫声像图未见明显异常。妇科检查：外阴，已婚式；阴道，畅；宫颈，光滑；子宫，后位，常大，质中，活动，无压痛；附件，未扪及明显异常。遂行诊断性刮宫并进行病理检查，病理诊断：送检子宫内膜呈增生性改变。西医诊断：异常子宫出血。中医诊断：崩漏，辨证属脾肾两虚兼气血不足。治则：健脾益气、补肾固冲止血。拟方《傅青主女科》固本止崩汤加减。人参15 g，黄芪30 g，白术15 g，熟地15 g，当归15 g，炮姜15 g，阿胶（烊化）10 g，艾叶炭15 g，桑寄生30 g，女贞子15 g，血余炭12 g。7剂，日1剂，同时给予铁剂口服。一周后复诊，诉出血已止4日，守上方去艾叶炭、血余炭。28剂，日1剂。3个月后随访，月经恢复正常。

按：患者素体脾虚，又逢六七之年，后天无力以养先天，脾气虚陷，冲任不固，血失统摄，故经血非时而下，量多如崩，或淋漓不断；脾虚气血化源不足，故经色淡而质稀；脾虚中气不足，故神疲体倦，气短懒言；脾主四肢，脾虚则四肢失于温养，故四肢不温；脾虚中阳不振，运化失职，则不思饮食；脾失运化，水湿内停，水湿泛溢肌肤，故面浮肢肿。面色淡黄，舌淡胖，苔薄白，脉缓弱，也为脾虚之象。方中重用人参、黄芪益气摄血，白术健脾而统血，重用熟地、当归、阿胶以养血滋阴，生化有形之血，俾气有所附，虚热自消，桑寄生、女贞子固本培元，艾叶炭、血余炭、炮姜温经止血。如原文所云："此方妙在全不去止血，而唯补血，又不只补血，而更补气，非唯补气，而更补火。盖血崩而至于黑暗昏晕，则血已尽去，仅存一线之气，以为护持，若不急补其气以生血，而先补其血而遗气，则有形之气恐不能遽生，而无形之气，必且至尽散。此所以不先补血而先补气也。然单补气则血又不易生，单补血而不补火，则血又必凝滞，而不能随气而速生。况黑姜引血归经，是补中又有收敛之妙，所以同补气补血之药并用之耳。"

上下相资汤

【来源】《石室秘录》。

【组成】熟地一两，山茱萸五钱，葳蕤五钱，人参三钱，玄参三钱，沙参五钱，当归五钱，麦冬一两，北五味二钱，牛膝五钱，车前子一钱。

【功效】滋阴养血，益气摄血。

【主治】肺肾阴虚型崩漏。

【方解】熟地、山茱萸、当归、北五味滋肾阴而填精血；人参益气摄血，葳蕤补五脏之阴，得人参之功给，乃阴阳既济之妙，玄参、沙参、麦冬养肺阴，子母相资，上下兼润，牛膝、车前子引热下行，全方共奏滋阴养血、益气摄血之效。

【辨证要点】临床以经血非时而下，出血量少或多，淋漓不断，血色鲜红，质稀，头晕耳鸣，腰酸膝软，口干，不能饮食，舌红，苔少，脉细数为辨证要点。

【加减化裁】经色紫红，质稠，脉滑数者，去牛膝、车前子，加乌贼骨、茜草根，易熟地为生地；失眠者，加夜交藤；心烦者，加牡丹皮、栀子。

【使用禁忌】阳虚及寒证不宜使用。

【异病同治】亦可用于肺肾阴虚型月经先期、月经量多及绝经前后诸证。

【临床验案】

王某，女，47岁，已婚。初诊：2019年8月6日。13岁月经初潮，周期30日，量中等。近1年月经紊乱，20～90日一行，LMP：2019年5月16日，停经3个月后于8月16日阴道流血，开始时量中等，继则时多时少，以后血量渐次减少，3日前出血猛然增多如泉涌，色鲜红，质稀，头晕耳鸣，腰酸膝软，口干，不能饮食，舌红，苔少，脉细数。血常规：血红蛋白75 g/L。血β-HCG（－）。性激素六项：FSH 47.82 mIU/mL，P 0.16 pg/mL。妇科超声：子宫内膜厚度为1.5 cm；子宫声像图未见明显异常。妇科检查：外阴，已婚式；阴道，畅；宫颈，血染；子宫，后位，常大，质中，活动，无压痛；附件，未扪及明显异常。遂行诊断性刮宫并进行病理检查，病理诊断：送检子宫内膜呈增生性改变。西医诊断：异常子宫出血。中医诊断：崩漏，辨证属肾阴虚型。治则：滋阴养血，益气摄血。拟方《石室秘录》上下相资汤加减。生地12 g，山茱萸15 g，葳蕤10 g，人参9 g，玄参9 g，沙参12 g，当归12 g，麦冬10 g，北五味10 g，牛膝12 g，车前子9 g，苎麻根12 g，血余炭12 g。7剂，水煎服，日1剂，同时给予铁剂口服。一周后复诊，诉出血已止4日，守上方去苎麻根、血余炭，28剂，日1剂。3个月后随访，月经恢复正常。

按：患者素体阴虚，现七七将至，肾精肾气进一步亏损，冲任不固，经血非时而下。本案重在辨证准确，如原文云"血崩之后，口舌燥裂，不能饮食者死。盖亡血自然无血以生精，精涸则津亦涸，必然之势也。欲使口舌之干者重润，必须使精血之竭者重生……此方补肾为君，而佐之补肺之药，子母相资，上下兼润，精生而液亦生，血生而津亦生。"子母相资，则月事得安。

当归补血汤

【来源】《内外伤辨惑论》。

【组成】黄芪 30 g,当归 6 g。

【用法】以水二盏,煎至一盏,去滓,空腹时温服。

【功效】补气生血。

【主治】气虚型崩漏。

【方解】方中重用黄芪,其用量五倍于当归,用意有二:一是滋阴补血固里不及,阳气外亡,故重用黄芪补气而专固肌表;二是有形之血生于无形之气,故用黄芪大补脾肺之气,以资化源,使气旺血生。配以少量当归养血和营,则浮阳秘敛,阳生阴长,气旺血生。

【辨证要点】临床以经血非时而下,量多如崩,或淋漓不断,色淡质稀,神疲体倦,气短懒言,不思饮食,头晕发热,面色淡黄,舌淡,苔薄白,脉缓弱为辨证要点。

【加减化裁】若出血量多者,酌加人参、升麻、煅牡蛎、海螵蛸、血余炭;久漏不止者,酌加藕节、棕榈炭。

【使用禁忌】阴虚内热者禁用。

【异病同治】亦可用于妇女气虚型月经量多、经期发热等症。

【临床验案】

萧某,女,37 岁,已婚。初诊:2019 年 4 月 16 日。13 岁月经初潮,周期 30 日,量中等。LMP:2019 年 3 月 16 日。开始时量中等,继则时多时少,以后血量渐次减少,就诊前三日出血猛然增多如泉涌,色淡红,质稀,神疲体倦,气短懒言。不思饮食,头晕,自觉发热,面色淡黄,舌淡,苔薄白,脉缓弱。血常规:血红蛋白 65 g/L。血 β-HCG（一）。性激素六项:FSH 12.82 mIU/mL,P 0.82 pg/mL。妇科超声:子宫内膜厚度为 1.2 cm;子宫声像图未见明显异常。妇科检查:外阴,已婚式;阴道,畅;宫颈,血染;子宫,后位,常大,质中,活动,无压痛;附件,未扪及明显异常。体温:37.1 ℃。遂行诊断性刮宫并进行病理检查,病理诊断:送检子宫内膜呈增生性改变。西医诊断:异常子宫出血。中医诊断:崩漏,辨证为气虚型。治则:补气生血。拟方《内外伤辨惑论》当归补血汤加减。黄芪 30 g,当归 6 g,苎麻根 12 g,血余炭 12 g,海螵蛸 12 g,煅牡蛎 30 g。7 剂,水煎服,日 1 剂,同时给予铁剂口服。一周后复诊,诉出血已止 4 日,守上方去苎麻根、血余炭,28 剂,日 1 剂。3 个月后随访,月经恢复正常。

按:患者素体脾气虚,脾气虚陷,冲任不固,血失统摄,故经血非时而下,量多如崩,或淋漓不断;脾虚气血化源不足,故经色淡而质稀;中气不足,故神疲体倦,气短懒言;中阳不振,运化失职,则不思饮食。面色淡黄,舌淡胖,苔薄白,脉缓弱,也为脾虚之象。本案重在辨证准确,在大量失血之后,有形之血不能速生,无形之气应当急固,有形之血生于无形之气,补气生血,故黄芪用量倍于当归(黄芪与当归用量 5:1)。黄芪大补肺脾之气,以滋生化之源,当归养血合营,共奏补气生血之功。

左 归 丸

【来源】《景岳全书》。

【组成】熟地八两,山药(炒)四两,枸杞子四两,山茱萸四两,川牛膝(酒洗,蒸熟)三两,菟丝子(制)四两,鹿角胶(敲碎,炒珠)四两,龟板胶(切碎,炒珠)四两。

【功效】滋肾益阴,固冲止血。

【主治】肾阴虚型崩漏。

【方解】方中重用熟地滋肾益精;枸杞子补肾益精、养肝明目;鹿龟二胶为血肉有情之品,峻补精髓,其中龟板胶偏于补阴,鹿角胶偏于补阳,在补阴之中配伍补阳药,意在"阳中求阴";菟丝子性平补肾。以上为补肾药组。佐山茱萸养肝滋肾、涩精敛汗,山药补脾益阴、滋肾固精、川牛膝益肝肾、强腰膝、健筋骨、活血,既补肾又兼补肝脾。

【辨证要点】临床以经血非时而下,出血量少或多,淋漓不断,血色鲜红,质稠,头晕耳鸣,腰酸膝软,手足心热,颧赤唇红,舌红,苔少,脉细数为辨证要点。

【加减化裁】真阴失守,虚火上炎者,宜用纯阴至静之剂,于本方去枸杞子、鹿角胶,加女贞子三两,麦冬三两;火烁肺金,干枯多嗽者,加百合三两;如夜热骨蒸,加地骨皮三两;如小水不利、不清,加茯苓三两;如大便燥结,去菟丝子,加肉苁蓉三两;气虚者加人参三四两;如血虚微滞,加当归四两;如腰膝酸痛,加杜仲三两(盐水炒用);如脏平无火而肾气不充者,去龟板胶,加补骨脂(去心)三两,莲肉、胡桃肉各四两。

【使用禁忌】本方多阴柔滋腻之品,易滞脾碍胃,故脾虚便溏者慎用。

【异病同治】亦可用于肾阴虚型月经先期、月经量多及绝经前后诸证。

【临床验案】

方某,女,48岁,已婚。初诊:2020年7月16月。13岁月经初潮,周期30日,量中等。近1年月经紊乱,15~90日一行。LMP:2020年4月16日。停经2个月后于6月16日出现阴道流血,开始时量中等,继则时多时少,以后血量渐次减少,就诊前三日出血猛然增多如泉涌,色鲜红,质稠,头晕耳鸣,腰酸膝软,颧红,舌绛红,苔少,脉细数。血常规:血红蛋白95 g/L。血β-HCG(-)。性激素六项:FSH 51.82 mIU/mL,P 0.10 pg/mL。妇科超声:子宫内膜厚度为1.4 cm;子宫声像图未见明显异常。妇科检查:外阴,已婚式;阴道,畅;宫颈,血染;子宫,后位,常大,质中,活动,无压痛;附件,未扪及明显异常。遂行诊断性刮宫并进行病理检查,病理诊断:送检子宫内膜呈增生性改变。西医诊断:异常子宫出血;中医诊断:崩漏,辨证属肾阴虚型。治则:滋阴养血,益气摄血。拟方《景岳全书》左归丸加减,熟地15 g,山药12 g,枸杞子12 g,山茱萸12 g,龟板胶12 g,鹿角胶6 g,苎麻根12 g,血余炭12 g,煅牡蛎30 g。7剂,日1剂,同时给予铁剂口服。一周后复诊,诉出血已止2日,守上方去苎麻根、血余炭,水煎服,28剂,日1剂。3个月后随访,月经恢复正常。

按:患者素体肾阴不足,又近七七之年,肾阴不足之象愈发加重,肾阴不足,虚火内炽,热伏冲任,迫血妄行,故经血非时而下,出血量少或多,淋漓不断;阴虚内热,故血色鲜红,质稠;肾阴不足,精血衰少,不能上荣空窍,故头晕耳鸣;精亏血少,不能濡养外府,故腰腿酸软;阴虚内热,则手足心热;虚热上浮,则颧赤唇红。舌红,苔少,脉细数,也为肾阴虚之征。本案重在滋肾益阴,固冲止血。正如《何氏虚劳心传》云:"从纯补犹嫌不足,若加苓、泽渗利,未免减去补力,奏功为难,故群队补阴药中更加龟、鹿二胶,取其为血气之属,补之效捷尔。"

右 归 丸

【来源】《景岳全书》。

【组成】熟地八两,山药(炒)四两,山茱萸(微炒)三两,枸杞子(微炒)四两,鹿角胶(炒珠)四两,菟丝子(制)四两,杜仲(姜汤炒)四两,当归三两(便溏勿用),肉桂二两(渐可加至四两),制附子二两(渐可加至五六两)。

【功效】温肾助阳,固冲止血。

【主治】肾阳虚型崩漏。

【方解】方中以制附子、肉桂、鹿角胶为君药,温补肾阳,填精补髓。臣以熟地、枸杞子、山茱萸、山药滋阴益肾,养肝补脾。佐以菟丝子补阳益阴,固精缩尿;杜仲补益肝肾,强筋壮骨;当归养血和血,助鹿角胶以补养精血。诸药配合,共奏温补肾阳、填精止遗之功。

【辨证要点】临床以经血非时而下,出血量多,淋漓不尽,色淡质稀,腰痛如折,畏寒肢冷,小便清长,大便溏薄,面色晦暗,舌黯淡,苔薄白,脉沉弱为辨证要点。

【加减化裁】出血多者加艾叶炭、血余炭、仙鹤草;畏寒重者加补骨脂。

【使用禁忌】阴虚及热证患者不宜使用。

【异病同治】肾阳虚型痛经、闭经及绝经前后诸证亦可使用。

【临床验案】

陆某,女,48岁,已婚。初诊:2020年4月16日。13岁月经初潮,周期30日,量中等。LMP:2020年2月16日。月经量少,近两个月一直滴滴答答持续不尽,近三日出血猛然增多如泉涌,色淡质稀,腰痛如折,畏寒肢冷,小便清长,大便溏薄,面色晦暗,舌黯淡,苔薄白,脉沉弱。血常规:血红蛋白71 g/L。血 β-HCG(−)。性激素六项:FSH 31.67 mIU/mL,P 0.13 pg/mL。妇科超声:子宫内膜厚度为1.0 cm;子宫声像图未见明显异常。妇科检查:外阴,已婚式;阴道,畅;宫颈,血染;子宫,后位,常大,质中,活动,无压痛;附件,未扪及明显异常。遂行诊断性刮宫并进行病理检查,病理诊断:送检子宫内膜呈增生性改变。西医诊断:异常子宫出血。中医诊断:崩漏,辨证属肾阳虚型。治则:温肾助阳,固冲止血。拟方《景岳全书》右归丸加减:熟地15 g,山药12 g,枸杞子12 g,山茱萸12 g,杜仲12 g,鹿角胶6 g,肉桂3 g,附子3 g,艾叶炭10 g,苎麻根12 g,血余炭12 g,煅牡蛎30 g。水煎服,7剂,日1剂,同时给予铁剂口服。一周后复诊,诉出血已止2日,守上方去艾叶炭、血余炭、煅牡蛎,28剂,日1剂。3个月后随访,月经恢复正常。

按:患者素体肾阳不足,肾阳虚衰,冲任不固,血失封藏,故经乱无期,经血量多,淋漓不断;肾阳不足,经血失于温煦,故色淡质稀;肾阳虚衰,外府失荣,故腰痛如折,畏寒肢冷;膀胱失于温化,故小便清长;肾阳虚不能上温脾土,则大便溏薄。面色晦暗,舌黯淡,苔薄白,脉沉弱,也为肾阳不足之征。本案重在辨证准确,以右归丸治之,方中附子、肉桂、鹿角胶三药并用,培补肾中元阳,温里祛寒;熟地、山茱萸、枸杞子、山药滋阴益肾,养肝补脾,填精补髓;杜仲补肝肾。诸药合用,以温肾阳为主,而阴阳兼顾,肝脾肾并补。

第十节 痛 经

凡在经期或经行前后,出现周期性小腹疼痛,或痛引腰骶,甚至剧痛晕厥者,称为"痛经",亦称"经行腹痛"。本节讨论的痛经,包括西医学的原发性痛经和继发性痛经。本病的发生与冲任、胞宫的周期性生理变化密切相关。主要病机在于邪气内伏或精血素亏,更值经期前后冲任二脉气血的生理变化急骤,导致胞宫的气血运行不畅,"不通则痛";或胞宫失于濡养,"不荣则痛",故使痛经发作。常见的分型有肾气亏损、气血虚弱、气滞血瘀和寒凝血瘀。肾气亏损者,先天肾气不足,或房劳多产,或久病虚损,伤及肾气,肾虚则精亏血少,冲任不足,经行血泄,胞脉愈虚,失于濡养,"不荣则痛",故使痛经。气血虚弱者,素体虚弱,气血不足,或大病久病,耗伤气血,或脾胃虚弱,化源不足,气虚血少,经行血泄,冲任气血更虚,胞脉失于濡养,"不荣则痛",故使痛经。气滞血瘀者,素性抑郁,或忿怒伤肝,肝郁气滞,气滞血瘀,或经期产后,余血内留,蓄而成瘀,瘀阻冲任,血行不畅,经前经时气血下注冲任,胞脉气血更加壅滞,"不通则痛",故使痛经。寒凝血瘀者,经期产后,感受寒邪,或过食寒凉生冷,寒客冲任,与血搏结,以致气血凝滞不畅,经前经时气血下注冲任,胞脉气血更加壅滞,"不通则痛",故使痛经。

本病以伴随月经来潮而出现周期性小腹疼痛作为辨证要点,根据其疼痛发生的时间、部位、性质、喜按或拒按等不同情况,明辨其虚实寒热,在气在血。其治疗大法以通调气血为主。

艾附暖宫丸

【来源】《仁斋直指方论》。

【组成】香附六两,艾叶、当归、川椒各三两,黄芪、吴茱萸、川芎、白芍各二两,续断一两五钱,熟地一两,肉桂五钱。

【用法】上药共研细末,醋糊为丸,梧桐子大小。每服五七十丸,淡醋汤送下。

【功效】理气补血,暖宫调经。

【主治】子宫虚寒型痛经。

【方解】方中艾叶、香附暖宫、温经散寒为君药;吴茱萸、肉桂温经散寒通脉为臣药;当归、川芎、白芍皆入肝经,能活血祛瘀,养血调经,黄芪、熟地益气滋阴养血,续断活血通经,共为佐药。全方合用,共奏理气补血、暖宫调经之功。

【辨证要点】临床以经期少腹疼痛,四肢不温;或宫冷不孕,月经量少,白带清稀,腹痛喜暖,腰膝冷痛,面色晦暗,舌紫暗,苔薄白,脉沉细或沉迟为辨证要点。

【加减化裁】若疼痛剧烈,酌加延胡索、小茴香、乌药。

【使用禁忌】外感及热证患者不宜使用。

【异病同治】妇女宫寒不孕、月经量少者可加减化裁使用。

【临床验案】

白某,女,17岁,未婚,无性生活史。初诊:2019年7月9日。13岁月经初潮,周期30日,量中等。平素喜食冷饮。近一年出现经期腹痛难忍,四肢不温,白带清稀,腹痛喜暖,腰膝冷痛,面色暗滞,舌紫暗,苔薄白,脉沉迟。LMP:2019年7月1日。妇科超声未见明显异常。西医诊断:原发性痛经。中医诊断:痛经,证属子宫虚寒。拟方《仁斋直指方论》艾附暖宫丸加减:香附15 g,艾叶9 g,当归12 g,川椒9 g,黄芪10 g,吴茱萸10 g,川芎9 g,白芍9 g,续断12 g,熟地12 g,肉桂6 g,延胡索15 g。20剂,日1剂。次月复诊,诉痛经已明显缓解,守上方14剂,于经前半月服用,3个月后电话随访,痛经已完全消失。

按:患者素体阳虚,又过食冷饮,致脏腑虚寒,本案重在辨证准确,使用经方艾附暖宫丸加减治疗,方中重用香附理气疏肝,调经止痛;当归、熟地、白芍、川芎补血活血,调理冲任;黄芪益气扶阳;艾叶、肉桂、吴茱萸暖宫温经,散寒止痛;续断补肝肾,强腰膝。诸药合用,共奏暖宫调经、理气补血之功效,不失为治疗虚寒性痛经的经典良方。

温 经 汤

【来源】《金匮要略》。

【组成】吴茱萸、麦冬(去心)各三钱,当归、白芍、川芎、人参、桂枝、阿胶、牡丹皮(去心)、生姜、甘草、半夏各二钱。

【功效】温经散寒,养血祛瘀。

【主治】冲任虚寒、瘀血阻滞证。

【方解】方中吴茱萸、桂枝温经散寒,通利血脉,其中吴茱萸功擅散寒止痛,桂枝长于温通血脉,共为君药。当归、川芎活血祛瘀,养血调经;牡丹皮既助诸药活血散瘀,又能清血分虚热,共为臣药。阿胶甘平,养血止血,滋阴润燥;白芍酸苦微寒,养血敛阴,柔肝止痛;麦冬甘苦微寒,养阴清热。三药合用,养血调肝,滋阴润燥,且清虚热,并能制吴茱萸、桂枝之温燥。人参、甘草益气健脾,以资生化之源,阳生阴长,气旺血充;半夏、生姜辛开散结,通降胃气,以助祛瘀调经;其中生姜又温胃气以助生化,且助吴茱萸、桂枝以温经散寒,以上均为佐药。甘草尚能调和诸药,兼为使药。诸药合用,共奏温经散寒、养血祛瘀之功。

【辨证要点】临床以小腹冷痛,经血夹有瘀块,时有烦热,舌质暗红,脉沉紧为辨证要点。

【加减化裁】小腹冷痛甚者,去牡丹皮、麦冬,加艾叶、小茴香,或易桂枝为肉桂,以增强散寒止痛之力;寒凝而气滞者,加香附、乌药以理气止痛;漏下不止而血色黯淡者,去牡丹皮,加炮姜、艾叶以温经止血;气虚甚者,加黄芪、白术以益气健脾;傍晚发热甚者,加银柴胡、地骨皮以清虚热。

【使用禁忌】属实热或无瘀血内阻者忌用。

【异病同治】亦可用于冲任虚寒而有瘀滞的月经不调、崩漏、不孕等。

【临床验案】

薛某,女,16岁,未婚,无性生活史。初诊:2019年8月1日。13岁月经初潮,周期30日,量中等。半年前淋雨后出现经期腹痛难忍,得热则痛减,经血量少,色暗有块,畏寒肢冷,面色青白,时有烦热,舌质暗,脉沉紧。LMP:2019年8月1日。妇科超声未见明显异常。西医诊断:原发性痛经。中医诊断:痛经,证属冲任虚寒、瘀血阻滞。拟方《金匮要略》温经汤加减:吴茱萸、麦冬各9g,当归、白芍、川芎、人参、桂枝、阿胶、牡丹皮、生姜、甘草、半夏各6g,延胡索12g。嘱其每逢经前十日、服之十剂,当月服后即效,后自持此方,按嘱服药,痛经解除。

按:患者素体冲任虚寒,涉寒淋雨后,寒凝血瘀,瘀滞冲任,气血运行不畅,经行之际,气血下注冲任,胞脉气血壅滞,"不通则痛",故痛经发作;寒客冲任,血为寒凝,故经血量少,色暗有块;得热则寒凝暂通,故腹痛减轻;寒伤阳气,阳气不能敷布,故畏寒肢冷,面色青白。舌暗,苔白,脉沉紧,为寒凝血瘀之征。温经汤(《金匮要略》)为妇科调经的经典常用方,其配伍特点有二:一是方中温清补消并用,但以温经补养为主;二是大队温补药与少量寒凉药配伍,能使全方温而不燥、刚柔相济,以成温养化瘀之剂。

乌鸡白凤丸

【来源】《普济方》。

【组成】乌鸡(去毛爪肠)640 g,鹿角胶 128 g,鳖甲(制)64 g,牡蛎(煅)48 g,桑螵蛸 48 g,人参 128 g,黄芪 32 g,当归 144 g,白芍 128 g,香附(醋制)128 g,天冬 64 g,甘草 32 g,生地 256 g,熟地 256 g,川芎 64 g,银柴胡 26 g,丹参 128 g,山药 128 g,芡实(炒)64 g,鹿角霜 48 g。

【用法】上二十味,熟地、生地、川芎、鹿角霜、银柴胡、芡实、山药、丹参八味粉碎成粗粉,其余乌鸡等十二味,分别酌予碎断,置罐中,另加黄酒 1500 g,加盖封闭,隔水炖至酒尽,取出,与上述粗粉掺匀,低温干燥,再粉碎成细粉,过筛,混匀。每 100 g 粉末加炼蜜 30～40 g 与适量的水,泛丸,干燥,制成水蜜丸;或加炼蜜 90～120 g 制成小蜜丸或大蜜丸,即得。

【功效】补气养血,调经止痛。

【主治】气血虚弱型痛经。

【方解】方中主药乌鸡性味甘平,主阴虚发热,虚劳羸弱;鹿角胶性味甘咸,善助阴中之阳;人参、黄芪、山药性味甘温而平,重在益气健脾;当归、白芍、熟地、川芎(即四物汤)补血养血活血;天冬、生地、制鳖甲、银柴胡、丹参性味甘咸寒,有滋阴退热、清凉散瘀、清心除烦之效;鹿角霜、桑螵蛸、煅牡蛎、芡实性味咸甘平,既能宁神定志,又能收敛;在大补气血、填精益髓诸药中,又配以香附疏泄肝气,理血中之气,以防补之过急致气滞阴凝之痹。诸药融温补、滋阴、敛涩、调和等法为一方,具有阴中求阳、阳中求阴的功效。

【辨证要点】临床以经期或经后小腹隐痛喜按,月经量少,色淡质稀,神疲乏力,头晕心悸,失眠多梦,面色苍白,舌淡,苔薄,脉细弱为辨证要点。

【加减化裁】腹痛剧烈者,加延胡索、乌药;虚热不甚者,去天冬、生地、银柴胡。

【使用禁忌】外感、热证及胸胁胀痛患者不宜使用。

【异病同治】亦可用于妇女气血虚弱型闭经、月经量少等病症。

【临床验案】

岳某,女,18 岁,未婚,无性生活史。初诊:2019 年 7 月 1 日。13 岁月经初潮,周期 30 日,量中等。近一年学习压力大,饮食不规律,出现经期小腹隐痛喜按,月经量少,色淡质稀,神疲乏力,头晕心悸,失眠多梦,面色苍白,舌淡,苔薄,脉细弱。LMP:2019 年 7 月 1 日。妇科超声未见明显异常。西医诊断:原发性痛经。中医诊断:痛经,证属气血虚弱型。拟方中成药乌鸡白凤丸口服。嘱其每逢经净后口服,一次 6 g,每日 2 次,经期停服。当月服后即效,后自持此方,按嘱服药,痛经解除。

按:患者素体气血虚弱,加之忙于学业,饮食不规律,进一步耗伤气血,气血本虚,经血外泄,气血更虚,胞宫、胞脉失于濡养,故经期或经后小腹隐痛喜按;气血虚冲任不足,血海满溢不多,故月经量少,色淡质稀;气虚中阳不振,故神疲乏力;血虚不养心神,故心悸,失眠多梦;气血虚不荣头面,故头晕,面色苍白。舌淡,苔薄,脉细弱,也为气血虚弱之征。本案重在辨证准确,乌鸡白凤丸成药剂型性质稳定、服用、携带方便,不失为妇科调经之经典良方。

调 肝 汤

【来源】《傅青主女科》。

【组成】山药(炒)五钱,阿胶(白面炒)三钱,当归(酒洗)三钱,白芍(酒炒)三钱,山茱萸(蒸熟)三钱,巴戟天(盐水浸)一钱,甘草一钱。

【功效】补肾填精,养血止痛。

【主治】肾气亏损型痛经。

【方解】此方中用山药、山茱萸、巴戟天以补肾中之精,阿胶以生肾水,当归以活血止痛,白芍以舒肝止痛,甘草以缓急止痛,此方补肾水即泻肝中之火,水足则肝气得安,肝气得安,则脾气和,故肝肾得滋,精血充沛,冲任得养,经行适度,经痛自安。

【辨证要点】临床以经期或经后小腹隐隐作痛,喜按,月经量少,色淡质稀,头晕耳鸣,腰酸腿软,小便清长,面色晦暗,舌淡,苔薄,脉沉细为辨证要点。

【加减化裁】经量少者,酌加鹿角胶、熟地、枸杞子;腰骶酸痛剧者,酌加桑寄生、杜仲、狗脊。

【使用禁忌】外感患者不宜使用。

【异病同治】肾气亏损型绝经前后诸证亦可加减用之。

【临床验案】

岳某,女,19岁,未婚,无性生活史。初诊:2020年7月1日。12岁月经初潮,周期30日,量中等。平素劳累后易出现腰膝酸软、足跟痛等不适,近半年出现经后小腹隐隐作痛,喜按,月经量少,色淡质稀,头晕耳鸣,小便清长,面色晦暗,舌淡,苔薄,脉沉细。LMP:2020年6月21日。妇科超声未见明显异常。西医诊断:原发性痛经。中医诊断:痛经,证属肾气亏损型。拟方《傅青主女科》调肝汤加减:山药15 g,阿胶(烊化)9 g,当归9 g,白芍9 g,山茱萸9 g,巴戟天6 g,甘草6 g。14剂,日1剂,当月即效,随后守上方继服14剂,痛经消除。

按:患者素体肾气不足,精血不足,经期或经后,精血更虚,胞宫、胞脉失于濡养,故小便隐隐作痛,喜按;肾虚冲任不足,血海满溢不多,故月经量少,色淡质稀;肾精不足,不能上养清窍,故头晕耳鸣;肾亏则腰腿失养,故腰酸腿软;肾气虚膀胱气化失常,故小便清长。面色晦暗,舌淡苔薄,脉沉细,也为肾气亏损之征。调肝汤为治疗肾气不足之经后腹痛经典名方,如原文所云"妇人有少腹疼于行经之后者,人以为气血之虚也,谁知是肾气之涸乎!夫经水者,乃天一之真水也,满则溢而虚则闭,亦其常耳,何以虚能作疼哉?盖肾水一虚则水不能生木,而肝木必克脾土,木土相争,则气必逆,故尔作疼。治法必须以舒肝气为主,而益之以补肾之味,则水足而肝气益安,肝气安而逆气自顺,又何疼痛之有哉!"

(杨雅琴)

少腹逐瘀汤

【来源】《医林改错》。

【组成】小茴香(炒)七粒,干姜(炒)二分,延胡索一钱,没药一钱,当归三钱,川芎一钱,官桂一钱,赤芍二钱,蒲黄三钱,五灵脂(炒)二钱。

【用法】水煎分服,日1剂,经前经期服。

【功效】活血祛瘀,温经止痛。

【主治】用于寒凝血瘀型痛经,血瘀证明显者。症见经前或经期,小腹疼痛伴经血血块多,或痛而无明显血凝块,或少腹胀满,或经期腰酸少腹胀,经血或黑或紫,伴畏寒肢冷,面色青白,舌暗,苔白,脉沉紧。原文指出:"此方治少腹积块疼痛,或有积块不疼痛,或疼痛而无积块,或少腹胀满,或经血见时,先腰酸兼少腹胀,或粉红兼白带,皆能治之,效不可尽述。"

【方解】少腹逐瘀汤取《金匮要略》温经汤之意,合失笑散化裁而成。方中小茴香、干姜、官桂温经散寒、通达下焦;延胡索、没药利气散瘀,消肿止痛;当归、川芎乃阴中之阳药,血中之气药,配合赤芍用于活血行气,散滞调经;失笑散(蒲黄、五灵脂)活血通瘀,散结止痛,其中蒲黄生用,重在活血祛瘀,五灵脂用炒,重在止痛而不损胃气。全方气血兼顾,温通兼行。历经数代医家验用,具有活血祛瘀、温经止痛的作用,为温逐少腹瘀血之剂,被誉为"调经种子第一方"。

【辨证要点】王清任《医林改错》创制了一系列活血化瘀名方,本方是五逐瘀汤之一。临床以经行腹痛、腹胀、腰酸胀,或有瘀块,经血或黑或紫,或久不受孕,舌暗,苔白,脉沉紧等为辨证要点。

【加减化裁】痛经剧烈伴恶心呕吐者,酌加吴茱萸、半夏、莪术等和胃祛瘀,散寒止痛;小腹冷凉,四肢不温者,酌加熟附子、巴戟天等温阳散寒;月经量少者,酌加鸡血藤等养血活血;月经量多者,酌加黄芪、升麻益气摄血。

【使用禁忌】湿热者忌用。

【异病同治】本方也可用于寒凝血瘀型不孕,先兆流产,复发性流产,崩漏,经期延长,经间期出血等病。

【临床验案】

贺某,女,25岁。初诊:2018年11月10日。主诉:痛经2年。平素月经规律,经期5~7日,经量中等。近2年痛经明显,经期小腹痛,腰酸胀,经血血块多,块出痛减,伴手脚发凉。LMP:2018年11月2日。PMP:2018年10月2日。刻下:月经刚净,自觉腰腹部发凉,心烦,睡眠浅,纳可,二便调,面色青白,舌暗,苔白,脉沉紧。未婚,有性生活史,G1P0A1。既往体健。妇科检查:外阴,正常;阴道,畅;宫颈,光滑;子宫,后位,常大,质中,活动,无压痛;附件,未扪及明显异常。

西医诊断:原发性痛经。中医诊断:痛经,辨证属寒凝血瘀。此为寒凝气滞,瘀血结于下焦致少腹"不通则痛"而痛经。治宜活血祛瘀,温经止痛,拟《医林改错》少腹逐瘀汤加减:小茴香10 g,干姜10 g,延胡索15 g,没药10 g,当归15 g,川芎15 g,官桂10 g,赤芍15 g,蒲黄15 g,五灵脂10 g,川续断12 g,菟丝子12 g,巴戟天10 g。10剂,水煎服,日1剂。二诊:2018年11月24日。诉服上方后胃胀,腹胀,大便偏稀。原方加砂仁6 g,焦山楂12 g,鸡内金15 g。共14剂。三诊:2018年12月8日。LMP:2018年12月1日。7日净,经量中等,色红,血块明显减少,无痛经。效不更方,后每两周复诊,予少腹逐瘀汤加减方,持续共3个月。随访患者,中药调理后痛经明显缓解。

按:患者肝肾等脏器功能失调,寒凝气滞,疏泄不畅,血瘀不适,结于下焦,致少腹"不通则痛",故而出现痛经。本病的关键在于辨证准确,患者多次就诊,均予少腹逐瘀汤加减,活血祛瘀,温经散寒,行气止痛。本案以少腹逐瘀汤为主方,经后期血海空虚,酌加温补肝肾之品固本培元,经前期及经期,重用化瘀散结止痛药物以通调血海温通经脉。用药过程中出现胃肠道反应,及时健脾和胃。患者共服少腹逐瘀汤加减近3个月,痛经明显缓解,经期冷感消失。少腹逐瘀汤活血祛瘀,温经散寒,行气止痛,使下焦少腹瘀血"通而不痛",可谓"去疾、种子、安胎,尽善尽美,真良善方也"。

宣郁通经汤

【来源】《傅青主女科》。

【组成】白芍(酒炒)五钱,当归(酒洗)五钱,牡丹皮五钱,山栀子(炒)三钱,白芥子(炒,研)二钱,柴胡一钱,香附(酒炒)一钱,川郁金(醋炒)一钱,黄芩(酒炒)一钱,生甘草一钱。

【用法】水煎分服,日1剂,经前经期服。

【功效】清肝泻热,补血解郁,散结止痛。

【主治】用于肝郁火旺型痛经。症见经前腹痛,经血量多,有紫黑血块,伴急躁易怒,乳房胀痛,腰腹胀痛,舌暗,苔厚,脉弦。原文指出:"妇人有经前腹痛数日,而后经水行者,其经来多是紫黑块,人以为寒极而然也,谁知是热极而火不化乎。夫肝属木,其中有火,舒则通畅,郁则不扬。经欲行而肝不应,则抑怫其气而疼生……治法似宜大泄肝中之火。然泄肝之火,而不解肝之郁,则热之标可去,而热之本未除也,其何能益?方用宣郁通经汤。"

【方解】方中白芍、当归补肝血,牡丹皮、炒山栀子泻肝火;炒白芥子利气散结,通络止痛;柴胡、香附、川郁金、黄芩疏肝清热,行气解郁;生甘草既可缓急止痛,又能调和诸药。全方清肝泻热,补血解郁,行气散结,通络止痛。宣郁通经汤清肝火泻热,补肝血解郁,可治肝郁火旺型痛经之本。正如原文云:"此方补肝之血而解肝之郁,利肝之气而降肝之火,所以奏功之速。"

【辨证要点】本方是《傅青主女科》调经门的著名方剂,临床以经前腹痛,经血量多,有紫黑血块为辨证要点。

【加减化裁】经前腹痛严重者,酌加炒蒲黄、三七、五灵脂等活血化瘀止痛;痛经剧烈伴恶心呕吐者,酌加吴茱萸、半夏、莪术等散寒和胃,祛瘀止痛;伴小腹坠胀或痛连肛门者,酌加姜黄、川楝子等破血行气,通经止痛;热相明显,口渴,舌红,脉数者,酌加连翘、黄柏等清热泻火,散结止痛。

【使用禁忌】脾胃虚寒者忌用。

【异病同治】本方也可用于肝郁火旺型月经过多,崩漏,经期延长,经间期出血,月经过多,经行发热,经行头痛,经行身痛,经行乳房胀痛,经行情志异常等病。

【临床验案】

罗某,女,28岁。初诊:2017年10月22日。主诉:痛经伴经量增多5个月。平素月经规律,经期5～7日,经量偏多。5个月前行人工流产术后开始痛经明显,经前3日至经期第2日小腹坠胀痛,经血量较前明显增多,白天需用夜用卫生巾,经血暗红,紫黑血块多,经前急躁易怒,乳房胀痛。LMP:2017年9月30日。PMP:2017年8月31日。刻下为经前1周左右,心烦易怒,乳房胀痛,纳眠可,二便调,口干多饮,舌红,苔厚,脉弦。已婚,G2P1A1。既往体健。妇科检查:外阴,正常;阴道,畅,分泌物色黄质稠;宫颈,Ⅰ°糜烂;子宫,前位,常大,质中,活动,无压痛;附件,双附件区增厚,压痛弱阳性。辅检:CA125,白带常规,人乳头瘤病毒(HPV)全分型,生殖道支原体、衣原体、淋球菌,妇科B超均未见明显异常。液基薄层细胞学检查(TCT)提示重度炎症,未见上皮内瘤变。

西医诊断:继发性痛经,女性盆腔炎性疾病,宫颈炎性疾病。中医诊断:痛经,经行乳房胀痛,辨证属肝郁火旺。此为堕胎中血室大开,热入血室,调养不周而致肝经郁火,热迫血行而经量偏多、经色暗,肝气郁结不通而经前、经期腹痛。治宜清肝泻热,补血解郁,散结止痛,拟方《傅青主女科》宣郁通经汤加减：白芍15 g，当归15 g，牡丹皮15 g，山栀子10 g，白芥子6 g，柴胡6 g，香附10 g，川郁金10 g，黄芩10 g，生甘草6 g，川楝子6 g，延胡索30 g，蒲公英30 g，10剂，水煎服，日1剂。

二诊：2017年11月5日。LMP：2017年10月30日。经前小腹痛及乳房胀痛明显缓解，痛经稍减轻，经量稍减少，色红，血块明显。仍有心烦易怒、口干多饮。考虑肝经郁火，热灼津液，阴虚血热，原方加连翘10 g、黄柏10 g、女贞子15 g、旱莲草15 g，以清热泻火、养阴生津，14剂。

三诊：2017年11月20日。LMP：2017年10月30日，7日净。近2周心烦易怒、口干多饮均有明显好转，舌红，苔薄白，脉细。复查妇检：外阴，正常；阴道，畅，分泌物无异常；宫颈，Ⅰ°糜烂；子宫，前位，常大，质中，活动，无压痛；附件，未扪及明显异常。血热及郁结症状已明显好转。后每两周复诊，予宣郁通经汤加减方，持续共3个月。随访患者，中药调理后无痛经，经量适中，经色红，血块少许。

按：患者在行人工流产术过程中热入胞宫，而后调养不周，致肝经郁火，热迫血行，而经量偏多、经色暗，肝气郁结，不通则痛，而经前、经期腹痛。本病的关键在于把握病因中的"火、热"和病机中的"郁、结"，女子"气常有余，血常不足"，泻热解郁同时需顾护阴血。患者第一次就诊予其宣郁通经汤，清肝泻热，补血解郁，散结止痛，症状明显缓解。后多次就诊，均予宣郁通经汤随症加减。本案以宣郁通经汤为主方，经后期阴血更虚，酌加滋阴养血之品补肝养肝，经前期及经期，重用散结止痛药物以行气通经、通络止痛。患者共服宣郁通经汤加减约3个月，痛经消失，经、量、色、质恢复正常。宣郁通经汤泻肝热，解肝郁，补肝血，使肝经郁火除而胞宫宁。

第十一节　经行乳房胀痛

　　每值经前或经期，乳房作胀，甚至胀满疼痛，或乳头痒痛者，称"经行乳房胀痛"。本病属西医学经前期紧张综合征范畴，多见于青壮年妇女，是常见病。乳痛症（乳腺结构不良症中的常见轻型病变）也可按本病论治。

　　本病的病因病机主要为肝郁和痰阻。乳房属胃，乳头属肝，冲脉所司在肝而又隶于足阳明胃经，故冲脉与乳房、乳头相关，若肝气郁结或痰湿阻滞，遇经前、经期冲脉气血充盛，郁滞更甚，令乳络不畅，可致本病发生。常见分型有肝郁气滞和胃虚痰滞。现代女性多因工作压力大及受精神情志等影响，出现情志抑郁，日久导致肝失条达致气机阻滞不畅而发病，故现代多见肝郁气滞型。《灵枢·五音五味》云："妇人之生，有余于气，不足于血。"本病多发生在经前或经期，正值气血下注冲任血海，易使肝血暂时欠充，肝气偏亢有余。从经络循行分布可知，足厥阴肝经布胸胁绕乳头而行。清代阎纯玺《胎产心法》云，肝经上冲，乳胀而溢，肝经失常，不通则痛，可致乳房胀痛不适。肝气有余而血已亏是女性经行前期生理特点，若情志过激，郁则不达，怒则气上，郁怒伤肝，则致肝疏泄失常，气血运行不畅，壅滞脉络，乳络瘀滞不畅，遂可见经行乳房胀痛。

　　本病以乳房胀痛随月经周期性发作为辨证要点，从脏腑、虚实来辨证。治疗以行气豁痰,疏通乳络为大法。在辨证准确的情况下,或疏肝理气,或健脾化痰。本节所列经方未涵盖所有证型,部分散在于其他章节,病机一致时即可应用。本病早期治疗,正气较强者,一般预后良好。若病情较重,正气较虚弱,部分患者治愈后容易随月经反复发作。

一　贯　煎

【来源】《续名医类案》。

【组成】北沙参、麦冬、当归身各三钱,生地六钱至一两五钱,枸杞子三钱至六钱,川楝子一钱半。

【用法】水煎分服,日1剂,经前经期服。

【功效】滋阴疏肝。

【主治】阴虚气滞型经行乳房胀痛。症见经期或经前数日乳房胀痛或刺痛或乳头痛,伴或不伴乳房结块,伴胸脘胁痛,吞酸吐苦,咽干口燥,舌红少津,脉细弱或虚弦。原文指出:"可统治胁痛、吞酸、吐酸、疝瘕一切肝病。"

【方解】方中重用生地滋阴养血,补益肝肾为君,内寓滋水涵木之意。当归身、枸杞子养血滋阴柔肝;北沙参、麦冬滋养肺胃,养阴生津,意在佐金平木,扶土抑木,四药共为臣药。佐以少量川楝子,疏肝泻热,理气止痛,复其条达之性。在大队滋阴养血药中,少佐一味川楝子疏肝理气,补肝与疏肝相结合,以补为主,使肝体得养,而无滋腻碍胃遏制气机之虞,且无伤及阴血之弊。诸药合用,使肝体得养,肝气得舒,全方组方严谨,配伍得当,照顾到"肝体阴而用阳"的生理特点,诚为滋阴疏肝之名方。

【辨证要点】本方是《续名医类案》滋阴疏肝的著名方剂。临床以经期或经前数日乳房胀痛或刺痛或乳头痛,胸脘胁痛,吞酸吐苦,咽干口燥,舌红少津,脉细弱或虚弦,或伴疝气瘕聚为辨证要点。

【加减化裁】若口苦口燥,酌加酒黄连,清热燥湿、泻火解毒;若虚热或汗多,酌加地骨皮,滋阴凉血、退蒸除热;若痰多,加贝母,化痰散结;若舌红而干,阴亏过甚,加石斛,滋阴养血;若胁胀痛,按之硬,加鳖甲,软坚散结;若烦热而渴,加知母、石膏,清热泻火除烦;若腹痛,加白芍、甘草,柔肝缓急止痛。

【使用禁忌】方中滋腻之药较多,故有停痰积饮而舌苔白腻,脉沉弦者,不宜使用。

【异病同治】本方也可用于阴虚气滞型绝经前后诸证、癥瘕、脏躁、妇人腹痛等病。慢性肝炎、慢性胃炎、胃及十二指肠溃疡、肋间神经痛、神经官能症等属阴虚气滞者,亦可加减治之。

【临床验案】

曹某,女,38岁。初诊:2016年10月13日。主诉:经前乳房胀痛2个月。平素月经规律,无明显痛经。近2个月焦虑失眠后出现经前1周乳房胀痛,乳头痛,行经后渐缓解。经前急躁易怒,咽干口燥,失眠加重。LMP:2016年9月20日。刻下为经前1周左右,乳房胀痛,乳头痛不可触,心烦易怒,焦虑失眠,口干口苦多饮,食欲欠佳,便秘,舌红少津,脉细弦。已婚,G3P2A1。既往体健。辅检:乳腺B超示乳腺增生,双乳囊性小结节。

西医诊断:乳腺增生,乳腺囊性结节。中医诊断:经行乳房胀痛,辨证属阴虚气滞。此为长期焦虑失眠导致肝肾阴血亏虚,肝体失养,肝气郁滞,遇经前冲脉气血充盛,则郁滞更甚,令乳络不通,可致经行乳房胀痛。气郁痰结,可致乳房的癥瘕积聚。治宜滋阴养血,柔肝舒郁,散结止痛。拟方《续名医类案》一贯煎加味:北沙参 12 g,麦冬 12 g,当归身 12 g,生地 20 g,枸杞子 15 g,川楝子 6 g,酒黄连 6 g,贝母 10 g,瓜蒌仁 10 g,石斛 12 g,白芍 15 g,生甘草 6 g,10 剂,水煎服,日 1 剂。

二诊:2016 年 10 月 23 日。LMP:2016 年 10 月 20 日。经前乳房胀痛、乳头痛明显缓解,仍有焦虑失眠、心烦易怒、口干口苦。考虑情志抑郁,作息失常,致肝肾阴血匮乏,阴血亏甚,无以养肝,守原方加酸枣仁 10 g、夜交藤 15 g、龙骨 30 g、牡蛎 30 g,以养血安神定志,予方 14 剂。

三诊:2016 年 11 月 23 日。LMP 2016 年 11 月 20 日。本次经前无乳房胀痛,无乳头痛,失眠好转,无口干口苦,二便调。阴虚肝郁症状已明显好转。后每两周复诊,予一贯煎加减方,持续共 2 个月。随访患者,中药调理后无经前乳房胀痛,复查乳腺 B 超:轻度乳腺增生,双乳囊性小结节较前次明显减小。

按:乳房属胃,乳头属肝,冲脉所司在肝而又隶于足阳明胃经,故冲脉与乳房、乳头相关。若肝肾阴血亏虚,肝体失养,则疏泄失常,肝气郁滞,遇经前、经期冲脉气血充盛,则郁滞更甚,令乳络不通,可致经行乳房胀痛。患者因情志因素,长期焦虑失眠,阴血暗耗,致肝肾阴血亏虚而肝气不舒,令经前乳房胀痛,进一步气郁痰结于乳房,产生积聚。本病的关键在于把握病机中的"阴虚、肝郁",滋阴养血、疏肝解郁,同时化痰散结止痛。患者第一次就诊予其一贯煎加味,滋阴养血、疏肝解郁、散结止痛,症状明显缓解。后多次就诊,均予一贯煎随症加减。本案以一贯煎为主方,因乳腺囊性结节,加化痰散结之贝母;因焦虑失眠明显,酌加养血安神定志之品。患者共服一贯煎加味 2 个月,经前乳房胀痛消失,乳腺囊性结节变小。一贯煎滋阴疏肝,治肝肾阴虚、肝气不舒证"投之应如桴鼓",滋阴养血而不遏滞气机,疏肝理气又不耗伤阴血,是一张配伍精巧、疗效显著的良方。

清肝解郁汤

【来源】《外科枢要》。

【组成】当归一钱五分,白术一钱五分,甘草五分,牡丹皮八分,陈皮八分,柴胡八分,川芎八分,山栀(炒)、芍药(炒)、熟地各一钱,人参一钱,茯苓一钱,贝母一钱。

【用法】水煎分服,日 1 剂,经前服。

【功效】清肝解郁,凉血散结。

【主治】肝经血虚风热,或肝经郁火伤血,乳内结核,或为肿溃不愈。症见经期或经前数日乳房疼痛,常伴乳房结块,伴心烦易怒,眩晕头痛,胸膈痞闷,舌红苔薄黄,脉细弦。原文指出:"凡肝胆经血气不和之症,皆宜用此药。"

【方解】方中柴胡疏肝解郁,条达肝气为君药。芍药养血柔肝,当归养血和血,熟地滋阴补血,三药共为臣药,使血和则肝和,血充则肝柔。陈皮、人参、茯苓、白术、甘草为五味异功散,益气补中、理气健脾,实土抑木之风热郁火,共为佐药。牡丹皮清热凉血、和血消瘀,炒山栀泻火除烦、清热凉血,二药清肝经风热、泄肝胆郁火,亦为佐药。贝母化痰散结,消肝经瘀滞,祛乳内结核,亦为佐药。柴胡为肝经引经药,又兼使药之用。诸药合用,清肝解郁,凉血散结。全方组方严谨,配伍得当,功效完备。

【辨证要点】本方是《外科枢要》清肝解郁、凉血散结的著名方剂。临床以经期或经前数日乳房疼痛,常伴乳房结块,伴心烦易怒,眩晕头痛,胸膈痞闷,舌红苔薄黄,脉细弦为辨证要点。

【加减化裁】若乳房结块按之硬，加鳖甲，软坚散结；多发乳房结块者，加青皮、半夏，加强贝母化痰散结之力；肝火头痛者，加钩藤，清热平肝、息风止痛；若烦热而渴，加知母、石膏，清热泻火除烦。

【使用禁忌】脾胃虚寒者不宜使用。

【异病同治】本方也可用于肝经血虚风热，或肝经郁火伤血型绝经前后诸证、癥瘕、脏躁、妇人腹痛等病。经前期紧张症、乳腺增生、围绝经期综合征、盆腔炎、子宫肌瘤、慢性肝炎、肝硬化、胆石症、胃及慢性胃炎、胃及十二指肠溃疡、神经官能症等属肝经血虚风热，或肝经郁火伤血者，均可加减治之。

【临床验案】

陈某，女，40岁。初诊：2016年3月16日。主诉：经前乳房胀痛数年，加重1个月。平素月经规律，常有经前乳房轻微胀痛。近期工作压力大，出现经前2周乳房明显胀痛，自觉乳房有结块，按之刺痛。LMP：2016年2月28日。刻下乳房胀痛明显，自觉乳房有多个结块，按之刺痛，心烦易怒，眩晕头痛，胃胀，食欲差，睡眠浅，舌红苔薄黄，脉细弦。已婚，G2P1A1。既往体健。辅检：乳腺B超示乳腺增生，双乳多发囊性结节。

西医诊断：乳腺增生，乳腺囊性结节。中医诊断：经行乳房胀痛，辨证属肝胆气滞血瘀。此为情志不畅，肝木不能条达则肝体失于柔和，以致肝郁血虚气滞，肝郁化火，郁火伤血，结于乳络，日久形成乳房结块，乳络不通则痛甚。治宜清肝解郁，凉血散结。拟方《外科枢要》清肝解郁汤加味：当归15g，白术15g，甘草6g，牡丹皮10g，陈皮10g，柴胡10g，川芎10g，山栀12g，芍药12g，熟地12g，人参12g，茯苓12g，贝母12g，青皮10g，半夏10g，鳖甲10g，14剂，水煎服，日1剂。

二诊：2016年4月3日。LMP：2016年3月30日。本次经前乳房胀痛减轻，仍有心烦易怒，睡眠浅。考虑情志不畅，心血失养，守前方加酸枣仁10g、夜交藤15g、龙骨30g、牡蛎30g，以养血安神定志，予方14剂。

三诊：2016年5月3日。LMP：2016年4月30日。本次经前无乳房胀痛，无头痛眩晕，纳眠佳，舌红苔薄白，脉细。肝胆气滞血瘀症状已明显好转。后每月复诊，予清肝解郁汤加减方，治疗共6个月。随访患者，中药调理后无经前乳房胀痛，复查乳腺B超示轻度乳腺增生，未见双乳囊性小结节。

按：肝性喜条达，恶抑郁，为藏血之脏，体阴而用阳。本例患者情志不畅，肝木不能条达则肝体失于柔和，以致肝郁血虚气滞，肝郁化火，郁火伤血，结于乳络，日久形成乳房结块，乳络不通则痛甚。血虚风热则头痛眩晕。肝胆互为表里，胆不和则胃不安神不宁，出现胃胀，食欲差，睡眠浅。本病的关键在于把握病机中的"肝郁、血热"，清肝解郁，凉血散结。患者第一次就诊予其清肝解郁汤加味，清肝解郁、凉血散结、散结止痛，症状明显缓解。后多次就诊，均予清肝解郁汤随症加减。本案以清肝解郁汤为主方，因乳腺多发囊性结节，加青皮、半夏、鳖甲，化痰软坚散结，加强贝母之力；因睡眠浅，酌加养血安神定志之品。患者共服清肝解郁汤加减2个月，经前乳房胀痛治愈，乳腺囊性结节消失。清肝解郁汤清肝解郁，凉血散结，配伍精巧、疗效全面，是治疗乳腺增生、乳腺肿块的经典方。

柴胡疏肝散

【来源】《医学统旨》。

【组成】柴胡、陈皮(醋炒)各二钱,川芎、白芍、枳壳(麸炒)各一钱半,甘草(炙)五分,香附一钱半。

【用法】水煎服,日1剂,经前经期服。

【功效】疏肝解郁,行气止痛。

【主治】肝气郁滞型经行乳房胀痛。症见经期或经前数日乳房胀痛或刺痛,伴胁肋疼痛,胸闷善太息,情志抑郁,易怒,脘腹胀满,脉弦。

【方解】方以柴胡为君,调肝气,散郁结。臣以香附专入肝经,既疏肝解郁,又理气止痛;川芎辛散,开郁行气,活血止痛,二药助柴胡疏肝理气止痛。佐以陈皮理气行滞和胃,醋炒以增入肝行气之功;枳壳理气宽中,行气消胀,与陈皮相伍以理气行滞调中;白芍、炙甘草养血柔肝,缓急止痛。炙甘草调和诸药,兼作使药。诸药合用,能理肝气、养肝血,和胃气,诚为疏肝理气解郁之良方。本方由四逆散加陈皮、川芎、香附而成,而四逆散中四药等量,侧重调畅气机,疏理肝脾;本方重用柴胡,轻用炙甘草,将枳实改为枳壳,再加陈皮、川芎、香附,重在行气疏肝,兼以和血止痛,为治肝郁血滞之良方。

【辨证要点】本方是《医学统旨》疏肝解郁、行气止痛的著名方剂。临床以胁肋胀痛,脉弦为辨证要点。

【加减化裁】若胁肋痛甚,酌加郁金、青皮、当归、乌药等以增强其行气活血之力;若胁胀痛,按之硬,加鳖甲,软坚散结;肝郁化火者,可酌加山栀、黄芩、川楝子以清热泻火;若失眠、健忘,加夜交藤、酸枣仁、珍珠母以安神定志;若恶心呕吐,加姜汁、竹茹、旋覆花、藿香以降逆止呕;若脾胃虚弱,加党参、山药、白术以健脾益气;若脾虚湿困,加白扁豆、薏苡仁健脾化湿。

【使用禁忌】本方辛燥,易耗气伤阴,不宜久服;孕妇慎用。

【异病同治】本方也可用于肝气郁滞型绝经前后诸证、脏躁、妇人腹痛等病。肝炎、慢性胃炎、肋间神经痛等属肝气郁滞者,均可加减治之。

【临床验案】

刘某,女,41岁。初诊:2016年4月15日。主诉:经前及经期乳房胀痛、刺痛3个月。平素月经规律,经量偏少,无明显痛经。近3个月因家庭关系情绪波动大,出现经前1周及经期乳房胀痛、刺痛,伴右胁胀痛,胸闷善太息,情志时抑郁时易怒,脘腹胀满,失眠多梦。LMP:2016年3月22日。刻下为经前1周左右,乳房胀痛、刺痛,右胁胀痛,心烦易怒,脘腹胀满,焦虑失眠,舌瘦红苔薄黄,脉弦。已婚,G5P1A4,既往体健。辅检:乳腺B超示乳腺增生。

西医诊断:乳腺增生。中医诊断:经行乳房胀痛,辨证属肝气郁滞。此为情志不遂,肝失疏泄,肝郁血滞,令乳络不通,致经行乳房胀痛。肝失疏泄,经气不利,则胁肋疼痛,胸闷善太息,情志抑郁,易怒,脉弦;肝气不疏,横逆犯胃,则脘腹胀满。根据"木郁达之"之旨,治宜疏肝解郁,行气止痛。拟方《医学统旨》柴胡疏肝散加味:柴胡12 g,陈皮12 g,川芎10 g,芍药10 g,枳壳10 g,甘草6 g,香附10 g,酸枣仁10 g,夜交藤15 g,珍珠母30 g,鳖甲10 g,郁金10 g,青皮10 g,当归12 g,14剂,水煎服,日1剂。

二诊:2016年4月30日。LMP:2016年4月20日。本次经期乳房胀痛、刺痛明显缓解,经前仍有乳房胀痛,右胁胀痛及失眠好转,仍有胸闷,易怒,脘腹胀满,伴大便偏稀,舌红苔白,脉弦。考虑情志抑郁,肝气不疏,横逆犯胃,脾胃虚弱,原方去酸枣仁、夜交藤、珍珠母,加党参,山药,白术以健脾益气,予方14剂。

三诊:2016年5月30日。LMP:2016年5月20日。本次经前、经期均无乳房胀痛,无胁肋疼痛,情绪平和,纳眠佳,二便调。肝气郁滞症状已明显好转。效不更方,以柴胡疏肝散加减方,治疗共3个月。随访患者,中药调理后无经前经期乳房胀痛。

按:"足厥阴肝经上膈,布胸胁绕乳头而行",即乳房为肝经循行部位,肝经气血充盈,则乳房气机顺畅,若肝气郁滞,则乳房胀痛。肝喜条达,主疏泄而藏血。本例因情志不遂,木失条达,肝失疏泄,而致肝气郁滞,肝经不利,故乳房胀痛,胁痛,胸闷,善太息,情志抑郁,易怒,脉弦;肝气不疏,横逆犯胃,则脘腹胀满;肝郁血虚神浮,则失眠多梦。本病的关键在于把握病机中的"肝郁、气滞",疏肝解郁,行气止痛。患者第一次就诊予其柴胡疏肝散加味,疏肝解郁,行气止痛,软坚散结,养血安神,症状明显缓解。后多次就诊,均予柴胡疏肝散随症加减。本案以柴胡疏肝散为主方,因右胁肋疼痛,酌加郁金、青皮、当归、鳖甲等以软坚散结、行气活血;因失眠多梦,酌加养血安神定志之品。患者共服柴胡疏肝散加减3个月,经前经期乳房胀痛治愈。柴胡疏肝散疏肝解郁,行气止痛,为治肝气郁滞证经典方,药方精简,临床可随症加减。

第十二节 经 行 泄 泻

每值经前或经期,大便泄泻,经净自止者,称为"经行泄泻"。亦称"经来泄泻"。本病属西医学经前期紧张综合征范畴。平日大便正常,有过度劳累、房劳多产或七情内伤史。经前或经期,大便次数增加,大便溏薄,甚或水样;经后恢复正常,下次经前再复发。

主要发病机理是脾肾阳气不足,运化失司,值经期血气下注冲任,脾肾愈虚而发生泄泻。常见分型有脾气虚和肾阳虚。本病最早见于《陈素庵妇科补解·调经门》:"经正行忽病泄泻,乃脾虚。亦有外感风冷、内伤饮食而致脾气不实者。虚者补之,风冷所感则温之,饮食所伤则消之。"清代《叶氏女科证治·调经门》认为月经来之时五更泄泻为肾虚。《沈氏女科辑要笺正》引王梦英说"亦有肝木侮土者",补充了先贤论述不足。

本病以每逢月经来潮即发生泄泻为辨证要点,属虚证者多,泻而兼脘腹胀满者属脾虚,兼腰疲肢冷者属肾虚;亦有肝强侮脾,出现虚实夹杂之证候者。治疗以温肾健脾、除湿止泻为大法。在辨证准确的情况下,或补脾益气,或温肾健脾,以达除湿止泻之效。本病一般预后良好。

参苓白术散

【来源】《太平惠民和剂局方》。

【组成】莲子肉(去皮)、薏苡仁、缩砂仁各一斤,白术二斤,白扁豆(姜汁浸,去皮,微炒)一斤半,白茯苓、人参(去芦)各二斤,桔梗(炒令深黄色)一斤,甘草(炒)、山药各二斤。

【用法】上为细末。每服二钱,枣汤调下。小儿按岁数加减服之。现代用法:作汤剂,水煎服,用量按原方比例酌减。

【功效】益气健脾,渗湿止泻。

【主治】脾虚湿盛型经行泄泻。症见经期或经前数日大便泄泻,经净自止,经行量多,色淡质稀,平素带下量多,色白质黏,伴胸脘痞闷,肠鸣泄泻,四肢乏力,形体消瘦,面色萎黄或面白肢肿,舌淡苔白腻,脉虚缓。原文指出:"此药中和不热,久服养气育神,醒脾悦色,顺正辟邪。"

【方解】方中人参、白术、白茯苓益气健脾渗湿为君。山药、莲子肉助君药以健脾益气,兼能止泻;白扁豆、薏苡仁助白术、白茯苓以健脾渗湿,均为臣药。缩砂仁醒脾和胃,行气化滞,是为佐药。桔梗宣肺利气,通调水道,又能载药上行,培土生金;炒甘草健脾和中,调和诸药,共为佐使。综观全方,补中气,渗湿浊,行气滞,使脾气健运,湿邪得去,则诸症自除。本方是在四君子汤基础上加山药、莲子肉、白扁豆、薏苡仁、砂仁、桔梗而成,益气健脾、渗湿行气,并有保肺之效,是治疗脾虚湿盛证及体现"培土生金"治法的常用方剂。

【辨证要点】本方是《太平惠民和剂局方》中益气健脾、渗湿止泻的著名方剂。临床以经期或经前数日大便泄泻,胸脘痞闷,肠鸣泄泻,舌苔白腻,脉虚缓为辨证要点。

【加减化裁】若兼里寒而腹痛,加干姜、肉桂以温中祛寒止痛;若气短神疲,恶风自汗,为肺气虚,配玉屏风散。

【使用禁忌】湿热内盛、舌苔黄厚腻者,不宜使用。

【异病同治】本方也可用于脾虚夹湿型月经量多、崩漏、妊娠恶阻、妊娠肿满、妊娠咳嗽、带下病等病。慢性胃肠炎、贫血、慢性支气管炎、慢性肾炎等属脾虚夹湿者,均可加减治之。

【临床验案】

罗某,女,23岁。初诊:2017年12月13日。主诉:经前、经期泄泻2个月。平素月经规律,月经量偏多,轻微痛经,经期怕冷。LMP:2017年11月20日。近2个月过度劳累,饮食不规律,出现经前1日及经期第1~3日大便泄泻,一日4~5次,水样便,伴脘腹胀满,神疲肢倦,舌苔白腻,脉虚缓。未婚,无性生活史。既往体健。辅检:血常规、CA125均正常,妇科B超示子宫及附件未见明显异常。

西医诊断:经前期紧张综合征;腹泻。中医诊断:经行泄泻,辨证属脾虚夹湿证。此为素体脾气虚弱,气不摄血而致经量偏多。近期过度劳累,饮食不规律,再加冬日寒湿之气,而脾虚湿盛,发为经行泄泻。治宜益气健脾,渗湿止泻。拟方《太平惠民和剂局方》参苓白术散:莲子肉15 g,薏苡仁15 g,缩砂仁10 g,桔梗10 g,白扁豆20 g,白茯苓30 g,人参30 g,甘草10 g,白术30 g,山药30 g,10剂,水煎服,日1剂。

二诊:2017年12月25日。LMP:2017年12月20日。经行泄泻减轻,大便稀,一日2~3次,经量稍减少,经期怕冷好转,有怕风,仍有脘腹胀满,神疲肢倦,舌苔白腻,脉缓。考虑脾胃虚寒已久,参苓白术散有效,需加强补气及温里之功,守原方加黄芪30 g,防风10 g,以益气固表,加干姜10 g,肉桂6 g,以温中散寒,予方14剂。

三诊:2018年1月26日。LMP:2018年1月20日。本次未见经前及经期泄泻,脾虚湿盛诸症已明显好转。后予参苓白术散加减方巩固治疗,持续共3个月。随访患者,中药调理后无经行泄泻。

按:本方证是由脾虚湿盛所致。素体脾胃虚弱,经前及经期明显纳运乏力,故清浊不分而泄泻;湿滞中焦,气机被阻,而见脘腹胀满;脾失健运,则气血生化不足,肢体肌肤失于濡养,故神疲肢倦;舌苔白腻,脉虚缓皆为脾虚湿盛之象。本病的关键在于把握病机中的"脾虚、湿",益气健脾,渗湿止泻。患者第一次就诊予其参苓白术散,益气健脾,渗湿止泻,症状有所缓解。二诊时辨证有表虚里寒,后加用益气固表、温中散寒的药物,脾虚湿盛诸症明显好转。患者共服参苓白术散3个月,患者经前、经期泄泻治愈。参苓白术散益气健脾,渗湿止泻,药性温和,疗效显著,是治疗脾虚夹湿证的经典方。

四 神 丸

【来源】《内科摘要》。

【组成】肉豆蔻二两,补骨脂四两,五味子二两,吴茱萸(浸炒)一两。

【用法】上为末,用水一碗,煮生姜四两(120 g),红枣五十枚,水干,取枣肉为丸,如桐子大。每服五七十丸(6~9 g),空心食前服。现代用法:以上5味,粉碎成细粉,过筛,混匀。另取生姜200 g,捣碎,加水适量压榨取汁,与上述粉末泛丸,干燥即得。每服9 g,每日1~2次,临睡用淡盐汤或温开水送服;亦可作汤剂,加生姜、大枣水煎,临睡温服,用量按原方比例酌减。

【功效】温肾暖脾,固肠止泻。

【主治】脾肾阳虚型经行泄泻。症见经前或经期大便泄泻,晨起尤甚,不思饮食,畏寒肢冷,腰酸腿软,头晕耳鸣,月经量少色淡,平素带下量多质稀,面色晦暗,舌淡,苔薄白,脉沉迟无力。原文指出:"治脾肾虚弱,大便不实,饮食不思。"

【方解】方中重用补骨脂辛苦性温,补命门之火以温养脾土,《本草纲目》谓其"治肾泄",故为君药。臣以肉豆蔻温中涩肠,与补骨脂相伍,既可增温肾暖脾之力,又能涩肠止泻。吴茱萸温脾暖胃以散阴寒;五味子酸温,固肾涩肠,合吴茱萸以助君、臣药温涩止泻之力,为佐药。用法中生姜、红枣同煮,取枣肉为丸,意在温补脾胃,鼓舞运化。诸药合用,俾火旺土强,肾泄自愈。方名"四神",正如《绛雪园古方选注》所说,"四种之药,治肾泄有神功也"。

【辨证要点】本方是《内科摘要》温肾暖脾、固肠止泻的著名方剂。临床以经前或经期大便泄泻,晨起尤甚,不思饮食,畏寒肢冷,腰酸腿软,头晕耳鸣,舌淡,苔薄白,脉沉迟无力为辨证要点。

【加减化裁】本方合理中丸,可增强温中止泻之力;腰酸肢冷较甚者,加附子、肉桂以增强温阳补肾之功;泻痢日久,脾肾虚寒而以脾虚为主者,加罂粟壳以涩肠止泻;若月经量少色淡,加鸡血藤以温经活血;若痛经明显,加干姜、小茴香、没药、延胡索以暖宫散寒,活血止痛。

【使用禁忌】湿热内盛,舌苔黄厚腻者,不宜使用。

【异病同治】本方也可用于脾肾阳虚型经期延长、崩漏、胎漏、产后血崩、产后小便频数与失禁、带下病等病。慢性结肠炎、肠结核、肠易激综合征等属脾肾阳虚者,均可加减治之。

【临床验案】

彭某,女,40岁。初诊:2018年1月7日。主诉:经期泄泻2个月。平素月经规律,月经量偏少,经期大便偏稀,腰酸痛,怕冷。LMP:2017年12月15日。2018年10月行人工流产术后出现经期泄泻,一日5~6次,水样便,晨起尤甚,畏寒肢冷,腰酸腿软,头晕耳鸣,面色晦暗,舌淡,苔薄白,脉沉迟无力。已婚,G5P2A3,既往体健。辅检:血常规、CA125均正常,妇科B超示子宫及右附件未见明显异常,左附件小囊肿3.3 cm×2.1 cm×1.5 cm。

西医诊断:经前期紧张综合征;腹泻;左附件小囊肿。中医诊断:经行泄泻,癥瘕,辨证属脾肾阳虚。此为房产多劳致命门火衰,经行时气血下注,肾阳益虚,火不暖土,脾失健运,运化失职,水湿并走大肠,故经行泄泻。治宜温肾暖脾,固肠止泻。拟方《内科摘要》四神丸加理中丸加减:肉豆蔻15 g,补骨脂30 g,五味子10 g,吴茱萸10 g,生姜10 g,大枣5枚,人参15 g,干姜10 g,甘草10 g,白术15 g,10剂,水煎服,日1剂。

二诊:2018年1月21日。LMP:2018年1月15日。经行泄泻明显减轻,大便稀,一日1~3次,仍有不思饮食,畏寒肢冷,腰酸腿软,头晕耳鸣,面色晦暗,舌淡,苔白,脉沉迟。考虑素体肾阳不足,四神丸有效,需加强温补肾阳之功,上方加附子6 g、肉桂6 g、巴戟天15 g,以温阳散寒补肾,予方20剂。

三诊:2018年2月19日。LMP:2018年2月14日。本次未见经期泄泻,脾肾阳虚诸症已明显好转。后予四神丸加味,随症调治,持续共3个月。复查妇科B超示子宫及附件未见明显异常。随访患者,中药调理后无经行泄泻。

按:本方证是由脾肾阳虚所致。肾泄,又称五更泄泻、鸡鸣泻,多由命门火衰,火不暖土,脾失健运所致。《素问·金匮真言论》说:"鸡鸣至平旦,天之阴,阴中之阳也,故人亦应之。"五更正是阴气极盛、阳气萌发之际,命门火衰者应于此时,因阴寒内盛,命门之火不能上温脾土,脾阳不升而水谷下趋,故令五更泄泻。经行时气血下注,肾阳益虚,故经行泄泻。肾阳虚阳气不布,故畏寒肢冷;肾阳虚不能温养外府,故腰酸腿软;髓海失养,故头晕耳鸣;面色晦暗,舌淡,苔薄白,脉沉迟无力皆为脾肾阳虚之象。本病的关键在于把握病机中的"肾阳虚、脾虚",治宜温肾暖脾,固肠止泻。患者第一次就诊予其四神丸加理中丸,温肾暖脾,固肠止泻,症状有所缓解。二诊时辨证肾阳不足明显,后加用温阳散寒补肾药物,脾肾阳虚诸症明显好转。患者共服四神丸加味3个月,患者经行泄泻治愈。四神丸温肾暖脾,涩肠止泻,通癸水,保戊土,散虚寒,固真阴,是大补下焦元阳之良方。

痛 泻 要 方

【来源】《丹溪心法》。

【组成】白术(炒)三两,白芍(炒)二两,陈皮(炒)一两五钱,防风一两。

【用法】上细切,分作八服,水煎或丸服。现代用法:作汤剂,水煎服,用量按原方比例酌减。

【功效】补脾柔肝,祛湿止泻。

【主治】肝郁脾虚型经行泄泻。症见经行之际,腹痛即泻,泻后痛止,或胸胁胀痛,烦躁易怒,舌苔薄白,脉两关不调,弦而缓。后世医家吴昆《医方考·卷二之泄泻门》曰:"痛泻不止者,此方主之。"

【方解】方中白术健脾以御木乘,燥湿以止泄泻,为君药。白芍养血柔肝,缓急止痛,为臣药,君臣相配,可"土中泻木"。脾虚易生湿,故用陈皮理气燥湿,醒脾和胃,为佐药。配少量防风,一则辛散调肝,使肝气条达不再乘脾;二则舒脾升清,胜湿止泻;又为脾经引经之药,兼为佐使。四药合用能补脾胜湿而止泻,柔肝理气而止痛,使脾健肝和,痛泻自止。

【辨证要点】本方是《丹溪心法》治疗肝脾不和之痛泻的著名方剂。临床以肠鸣腹痛,大便泄泻,泻必腹痛,脉象弦缓为辨证要点。

【加减化裁】久泻者,加炒升麻以升阳止泻;脾湿郁而化热,苔黄腻者,加黄连以清热燥湿;腹痛较重者,加木香以行气止痛;脾虚偏重者,可加炒党参、茯苓、山药、炒扁豆以健脾止泻;肝郁偏重者,可加煨木香、青皮以疏肝行气止泻。

【使用禁忌】阳明湿热和热毒的腹痛腹泻者,忌用本方。

【异病同治】本方也可用于肝郁脾虚型妇人腹痛、产后血崩、产后小便频数与失禁、带下病等病。急慢性肠炎、慢性结肠炎、肠道易激综合征等属肝旺脾虚者,均可加减治之。

【临床验案】

汪某,女,25 岁。初诊:2018 年 5 月 16 日。主诉:经期泄泻 2 个月。近 2 个月工作压力大,出现经期泄泻,腹痛即泻,泻后痛止,一日 5~6 次,大便质稀,伴小腹痛,胸胁胀痛,烦躁易怒,舌苔薄白,脉弦缓。平素月经规律,经量偏多,轻微痛经。LMP:2018 年 4 月 25 日。未婚,无性生活史。既往有慢性肠炎病史。辅检:血常规示血红蛋白 108 g/L,CA125 正常,妇科 B 超示子宫及附件未见明显异常。

西医诊断:经前期紧张综合征;腹泻;轻度贫血。中医诊断:经行泄泻,辨证属肝郁脾虚。此为脾气素虚,复因工作压力大而气滞肝郁,遇经期经血下注胞宫,肝失阴血之濡养,肝木克脾土,中焦升降运化失常,致使气血不畅、清浊不分,而致痛泻。其特点为腹痛泄泻,泻必腹痛,泻后痛暂减,反复发作。治宜补脾柔肝,祛湿止泻。拟方《丹溪心法》痛泻要方加味:白术 20 g,白芍 15 g,陈皮 12 g,防风 10 g,炒党参 15 g,茯苓 15 g,山药 15 g,炒扁豆 15 g,14 剂,水煎服,日 1 剂。

二诊:2018 年 5 月 30 日。LMP:2018 年 5 月 24 日,经行泄泻明显减轻,大便稀,一日 1~2 次,仍有小腹痛,烦躁易怒,舌苔薄白,脉弦。考虑工作压力大,不良情绪长期积压,肝郁偏重,守上方加煨木香 12 g,青皮 12 g,以疏肝行气止泻,予方 20 剂。

三诊:2018 年 6 月 30 日。LMP:2018 年 6 月 23 日。本次未见经期泄泻,肝郁脾虚诸症已明显好转。后予痛泻要方加味,随症调治,持续共 3 个月。随访患者,中药调理后无经行泄泻,慢性肠炎未复发。

按:本方证为土虚木乘,肝脾不和,脾运失常所致肝郁脾虚之痛泻。女性行经期具有特殊的生理特点,经前全身气血逐渐下注胞宫,充盈后迅速溢泻,使得肝木失阴柔之血滋养,处于易郁易旺之态。《医宗金鉴》曰:"妇人从人凡事不得专主,忧思、忿怒、郁气所伤,故经病因于七情者居多,盖以血之行止顺逆,皆由一气率之而行也。"指出若此时受外界环境压力刺激更易导致脏腑气机不畅,进而影响气血津液正常运行而发病。因"肝病者,令人善怒",故其中尤以肝疏泄气机功能受阻为主,肝旺横逆犯脾,脾虚而湿浊内生,最终导致经行泄泻。本病的关键在于把握病机中的"肝郁、脾虚",治宜补脾柔肝,祛湿止泻。患者素体脾虚,第一次就诊予其痛泻要方加炒党参、茯苓、山药、炒扁豆,以益气健脾止泻,补素体之脾虚,症状有明显缓解。二诊时辨证情志不畅,肝郁偏重,后加用疏肝行气药物。患者共服痛泻要方加味 3 个月,经行泄泻治愈。痛泻要方,药味精简,配伍严谨,是扶脾抑肝、调和肝脾的基础方。

健 固 汤

【来源】《傅青主女科》。

【组成】人参五钱,白茯苓三钱,白术(土炒)一两,巴戟天(盐水浸)五钱,薏苡仁三钱。

【用法】水煎服。

【功效】暖土固肠,扶阳温肾。

【主治】肾阳不足,脾虚湿盛型经行泄泻。症见经前大便泄泻,大便溏薄或清稀如水,日解数次,月经大多先期、量多、质稀、色淡无血块,伴腰膝酸软,畏寒肢冷,乏力倦怠,纳差,舌淡嫩,苔薄腻,脉沉迟。原文指出:"此方补脾气以固脾血,则血摄于气之中,脾气日盛,自能运化其湿,湿既化为乌有,自然经水调和,又何至经前泄水哉!"

【方解】方中人参、白术补气健脾;巴戟天补肾助阳,祛风除湿,使肾气得固,脾气健运,水湿乃化;白茯苓、薏苡仁,健脾渗湿利小便,使奔趋大肠的水湿从小便排出而止泄泻。五药合用暖土固肠,扶阳温肾。

【辨证要点】本方是《傅青主女科》治疗妇人脾虚湿盛、经前泄泻的著名方剂。临床以经前大便泄泻,大便溏薄或清稀如水,日解数次,伴腰膝酸软,畏寒肢冷,乏力倦怠,纳差,舌淡嫩,苔薄腻,脉沉迟为辨证要点。

【加减化裁】脾虚明显者,加淮山药、炒扁豆、砂仁以健脾止泻;肾阳虚五更泄泻为主者,加制附子、补骨脂、吴茱萸、五味子以温阳补肾,涩肠止泻;兼肝郁者,加白芍、防风、陈皮、香附以疏肝行气止泻;痛经者,合失笑散以化瘀止痛。

【使用禁忌】阳明湿热和热毒所致的腹痛腹泻者,忌用本方。

【异病同治】本方也可用于脾肾阳虚、脾虚湿盛型经行水肿、产后血崩、产后小便频数与失禁、带下病、绝经前后诸证等病。经前期紧张综合征、慢性肠炎、肠功能紊乱等辨证属脾虚肾阳不足、不能温化水湿者,均可加减治之。

【临床验案】

王某,女,38岁。初诊:2019年1月9日。主诉:经前腹泻1年,加重2个月。患者近1年每次经前1日及经期均出现腹泻,每日2～3次,因经停腹泻自止,一直未予重视。近2个月因节食减肥后出现月经来潮时腹泻加重,每日4～6次,便溏,无黏液脓血,腰膝酸软,畏寒肢冷,乏力倦怠,纳差,舌淡苔薄腻,脉沉迟。平素月经规律,月经量偏多、质稀、色淡无血块,LMP:2019年1月1日。已婚,G6P2A4。既往有慢性胃炎、慢性肠炎病史。辅检:血常规示血红蛋白101 g/L,大便常规、CA125均正常,妇科B超示子宫及附件未见明显异常。

西医诊断:经前期紧张综合征;腹泻;轻度贫血。中医诊断:经行泄泻,辨证属脾肾阳虚、脾虚湿盛。此为平素脾气虚弱,近2个月节食减肥,脾气更虚,房产多劳致肾阳不足,经行之际经血盈于冲任,脾肾更虚。脾气益虚,不能运化水谷化生精微,反聚为湿,下注而为泄泻;肾阳不足,命门火衰,不能上温脾阳,脾失健运,水湿下注,是以泄泻。治宜温肾扶阳,暖土固肠。拟方《傅青主女科》健固汤加味:党参15 g,白术15 g,茯苓15 g,薏苡仁15 g,巴戟天12 g,补骨脂12 g,吴茱萸10 g,淮山药15 g,炒扁豆15 g,砂仁10 g。14剂,水煎服,日1剂。二诊时,便软成形,胃纳略增,畏寒好转,继服14剂,泻止。守上方随症加减治疗3个月,行经腹泻止。随访半年,中药调理后无经行泄泻,慢性肠炎未复发。

按:本方证为妇人脾虚湿盛,经前泄泻。《傅青主女科》原文指出:"脾属湿土,脾虚则土不实,土不实而湿更甚,所以经水将动,而脾先不固;脾经所统之血,欲流注于血海,而湿气乘之,所以先泄水而后行经也。"本例患者有多次孕产史,腰膝酸软,畏寒肢冷,均为肾阳不足之症,经行时气血下注,肾阳益虚,命门火衰,不温脾土,失于运化,水湿并走大肠。脾肾阳虚、脾虚湿盛而致经行泄泻。本病的关键在于把握病机中的"肾阳虚、脾气虚",治宜暖土固肠,扶阳温肾。取健固汤加味治之,使肾气得固,脾气健运,湿浊乃化,泄泻自愈。予其健固汤加味治疗3个月,脾肾阳虚、脾虚湿盛诸症明显好转,经行泄泻治愈。健固汤补脾气,温肾阳,气旺而血自能生,湿自能除,经自能调,是治疗经前泄泻的基本方。

理 中 丸

【来源】《伤寒论》。

【组成】人参、干姜、白术、甘草(炙)各三两。

【用法】上四味,捣筛,蜜和为丸,如鸡子黄许大。以沸汤数合,和一丸,研碎,温服之,日三四服,夜二服。腹中未热,益至三四丸,然不及汤。汤法,以四物,依两数切,用水八升,煮取三升,去滓,温服一升,日三服。服汤后,如食顷,饮热粥一升许,微自温,勿发揭衣被。现代用法:作汤剂,水煎服,用量按原方比例酌减。作丸剂,共研细末,炼蜜为丸,每丸重9g,每次1丸,温开水送服,每日2~3次。

【功效】温中祛寒,补气健脾。

【主治】脾胃虚寒、运化失司所致经行泄泻。症见经前或经期大便泄泻,自利不渴,呕吐腹痛,腹满不食,倦怠少气,畏寒肢冷,可伴崩漏,舌淡,苔白,脉沉迟或沉细。《伤寒明理论》指出:"心肺在膈上为阳,肾肝在膈下为阴,此上下脏也。脾胃应土,处在中州,在五脏曰孤脏,属三焦曰中焦,自三焦独治在中,一有不调,此丸专治,故名曰理中丸。"

【方解】方中干姜辛热,温中焦脾胃,助阳祛寒,为君药;人参益气健脾,培补后天之本助运化为臣药;白术健脾燥湿为佐药;炙甘草益气和中,缓急止痛,调和诸药为使药。四药合用,温中焦之阳气,祛中焦之寒邪,健中焦之运化,吐泻冷痛诸症悉可解除,故方名"理中"。

【辨证要点】本方出自《伤寒论》,是一首临床常用的温补方剂,主要适用于脾胃虚寒、运化失司所致之证。临床以经行泄泻,常伴吐、冷、痛等症,畏寒肢冷,舌淡,苔白,脉沉迟或沉细为辨证要点。

【加减化裁】虚寒甚者,可加附子、肉桂以增助阳祛寒之力;兼气滞停饮者,可加枳实、茯苓以理气化饮。原书在方后尚有加减用法,如脐上筑动,为下焦肾寒上犯,去白术,加肉桂以平降冲逆;吐多者,去白术之壅滞,加生姜降逆和胃;利多者,仍用白术,意在健脾止泻;心悸者,为寒湿凌心,加茯苓以利湿宁心;渴欲得水,为脾不化湿,津液不布,加重白术用量,意在助脾运化。

【使用禁忌】忌海藻、菘菜、桃、李、雀肉。方中药性偏于温燥,外感发热或阴虚者忌用。

【异病同治】本方也可用于脾胃虚寒、运化失司型月经过多、经期延长、崩漏、痛经、妊娠恶阻、滑胎、产后腹痛、带下病等病。急慢性胃肠炎、胃及十二指肠溃疡、胃下垂、胃扩张、慢性结肠炎等属脾胃虚寒者,均可加减治之。

【临床验案】

刘某,女,26岁。初诊:2019年7月8日。主诉:经行腹泻3个月。患者近3个月经期受寒或饮冷后均出现腹泻,每日4~6次,便溏,自利不渴,伴恶心干呕,小腹胀痛,畏寒肢冷,食欲差,舌淡,苔白,脉沉细。平素月经规律,经期怕冷,四肢不温。LMP:2019年6月15日。未婚,无性生活史。既往有慢性胃炎病史。辅检:血常规、大便常规、CA125均正常,妇科B超示子宫及附件未见明显异常。

西医诊断:经前期紧张综合征;腹泻。中医诊断:经行泄泻,辨证属脾胃虚寒。此为平素脾胃虚弱,中阳不足,受寒或饮冷后,阳虚失温,遇经期气血下注,中焦虚寒更甚;寒性凝滞,故畏寒肢冷、小腹胀痛;脾主运化而升清,胃主受纳而降浊,今脾胃虚寒,纳运升降失常,故经行腹泻,便溏,恶心干呕、食欲差;口不渴,舌淡苔白,脉沉细皆为虚寒之象。治宜温中祛寒,益气健脾。拟方《伤寒论》理中丸加味：人参、干姜、甘草、白术各 15 g，附子 10 g，肉桂 6 g。14 剂，水煎服，日 1 剂。二诊时，便软成形，畏寒好转，无痛经，继服 14 剂，泻止。上方随症加减治疗 3 个月，行经腹泻止。随访半年，中药调理后无经行泄泻，慢性胃炎未复发。

按：本方证是由脾胃虚寒、运化失司所致。本例为年轻女性，既往有慢性胃炎病史，平素经期怕冷，表明患者脾胃虚弱、中焦有寒。经期气血下注，受寒饮冷，中焦寒甚，运化失司，升降失常，清浊相干而致泄泻。《医宗金鉴》云："若胃阳虚，即中气失宰，膻中无发宣之用，六腑无洒陈之功，犹如釜薪失焰，故下致清谷，上失滋味，五脏凌夺，诸证所由来也。"脾胃虚寒、运化失司致本例经行泄泻。本病的关键在于把握病机中的"脾胃虚、寒"，治宜温中祛寒，益气健脾。患者第一次就诊时予其理中丸加味，温中祛寒，补气健脾，扶阳止泻，症状明显缓解，效不更方，理中丸随症加味治疗 3 个月，中焦虚寒诸症明显好转，经行泄泻治愈。《温病条辨》云："理中汤温中散寒，人参、甘草，胃之守药；白术、甘草，脾之守药；干姜能通能守，上下两泄者，故脾胃两守之；且守中有通，通中有守，以守药作通用，以通药作守用。"理中丸温中祛寒，益气健脾，是温补中焦的良方。

第十三节　经行水肿

以经期或行经前后，周期性出现面睑或手肘脚踝水肿为主要表现的月经期疾病，称"经行水肿""经行浮肿"，或称"经来遍身浮肿"。本病属西医学经前期紧张综合征范畴。患者多有七情内伤史或过度劳累史。症状主要为经期或行经前后手指、踝部及眼睑水肿或有肿胀感。可表现为经前一周体重增加，经后迅速减轻。

本病的病因病机主要是脾肾阳虚，水湿运化不良，或肝郁气滞，水湿宣泄不利，值经期血气下注冲任，脾肾愈虚或气血壅滞，水湿泛溢肌肤而水肿。常见分型有脾肾阳虚和气滞湿郁。凡水肿之症，莫不由脾、肾两脏相干为病，脾虚则土不制水而反克，肾虚则水无所主而妄行，故经云，"肾为胃关，关门不利，故聚水而从其类也"。故经行水肿之由，亦责之于脾肾两脏。况经本于肾，脾为气血生化之源。若素本脾虚或肾虚，值经期经血下注，脾肾益虚，水湿无以运化，泛溢为肿。亦有因气滞湿瘀，气不行水而出现经行肿胀。《叶氏女科证治秘方》指出，本病"经来遍身浮肿，此乃脾土不能克化，水变为肿"。现代妇科专家哈荔田认为，本病是"脾阳不振，寒湿凝滞"所致。

辨证重在辨其虚实，虚证者治以温肾健脾利水，实证者治以活血行气利水，谨防专投攻逐峻利之品，更伤正气。在辨证准确的情况下，或温肾健脾，或活血行气。本节所列经方未涵盖所有证型，部分散在于其他章节，病机一致时即可应用。本病若病情轻者，正气较强，早期诊断治疗，预后较好。

真　武　汤

【来源】《伤寒论》。

【组成】茯苓三两，白芍三两，白术二两，生姜(切)三两，附子(炮，去皮，破八片)一枚。

【用法】以水八升，煮取三升，去滓，温服七合，日三服。现代用法：水煎服。

【功效】温阳利水。

【主治】阳虚水泛证。脾肾阳虚,水湿泛溢所致经行水肿,症见经前或经期面浮肢肿,四肢沉重疼痛,腰以下为甚,畏寒肢冷,心悸,小便不利,可伴经量偏多,腹痛,泄泻,舌质淡胖,边有齿痕,苔白,脉沉。《普济方》指出本方"治少阴肾证,水饮与里寒合而作嗽,肠痛不利"。

【方解】本方以附子为君药,本品辛甘性热,温肾助阳,以化气行水,兼暖脾土,以温运水湿。臣以茯苓利水渗湿,使水邪从小便去;白术健脾燥湿。佐以生姜之温散,既助附子温阳散寒,又合茯苓、白术宣散水湿。白芍亦为佐药,其义有四:一者利小便以行水气,《神农本草经》言其能"利小便",《名医别录》亦谓之"去水气,利膀胱";二者柔肝缓急以止腹痛;三者敛阴舒筋以解筋肉瞤动;四者可防止附子燥热伤阴,以利于久服缓治。全方温脾肾以助阳气,利小便以祛水邪,达到温阳利水的功效。

【辨证要点】本方出自《伤寒论》,为温阳利水之基础方,主要适用于脾肾阳虚,水气内停所致之证。临床应用以小便不利,肢体沉重或水肿,舌质淡胖,苔白脉沉为辨证要点。

【加减化裁】水寒射肺而咳者,加干姜、细辛温肺化饮,五味子敛肺止咳;阴盛阳衰而下利甚者,去白芍之阴柔,加干姜以助温里散寒;水寒犯胃而呕者,加重生姜用量以和胃降逆,可更加吴茱萸、半夏以助温胃止呕。

【使用禁忌】阴虚者慎用。

【异病同治】本方也可用于脾肾阳虚,水湿泛溢型月经过多、崩漏、痛经、妊娠恶阻、胎水肿满、妊娠肿胀、妊娠痫证、产后腹痛、产后身痛、带下病等病。慢性肾小球肾炎、心源性水肿、甲状腺功能低下、慢性支气管炎、慢性肠炎、肠结核等属脾肾阳虚,水湿内停者,均可加减治之。

【临床验案】

王某,女,27岁。初诊:2019年8月18日。主诉:经行水肿4个月。患者近2年体重明显增加,今年3月服用减肥茶月余,体重未见明显减轻,4月开始出现经行水肿,经前1日和经期面浮肢肿,四肢沉重疼痛,腰以下为甚,畏寒肢冷,心悸,小便不利,舌质淡胖,边有齿痕,苔白滑腻,脉沉。平素月经规律,经量偏多,经期怕冷。LMP:2019年7月10日。已婚,G0。既往有甲状腺功能减退病史2年,长期服用左甲状腺素钠片。辅检:血常规、尿常规、肝肾功能、甲状腺功能等均正常,妇科B超示子宫及附件未见明显异常。

西医诊断:经前期紧张综合征。中医诊断:经行水肿,辨证属脾肾阳虚,水湿泛溢。患者脾肾阳虚、水湿内停,致近2年体重明显增加,服用减肥茶为误下,加重脾阳不振、命门火衰,遇经期气血下注,阳虚更甚,水气不化,发为经行水肿。治宜温阳利水。拟方《伤寒论》真武汤加味:炮附子15g,茯苓15g,白芍15g,白术15g,生姜10g,泽泻10g,车前草15g,益母草15g,14剂,水煎服,日1剂。二诊时,经行面部水肿好转,仍有下肢水肿,腰胀痛,畏寒肢冷,守上方加炮附子至20g,换生姜为干姜,再加人参15g,杜仲15g。后守二诊方随症加减治疗6个月,经行水肿痊愈,患者体重明显减轻,自觉身体轻快。

按:本方证是由脾肾阳虚,水湿泛溢所致。本例为年轻女性,既往有甲状腺功能减退病史,近2年体重明显增加,平素经期怕冷,服用减肥茶后出现经行水肿,表明患者脾肾阳虚,水气内停。盖水之制在脾,水之主在肾,脾阳虚则湿难运化,肾阳虚则水不化气而致水湿内停。经期气血下注,脾肾益虚,水湿不化,泛溢于肌肤,则面浮,泛溢于四肢,则肢肿、沉重疼痛;肾中阳气虚衰,寒水内停,则小便不利;水气凌心,则心悸。舌质淡胖,边有齿痕,苔白滑腻,脉沉,均为脾肾阳虚之征。本病的关键在于把握病机中的"虚寒、湿",治宜温阳利水。患者第一次就诊时予其真武汤加泽泻、车前草、益母草,温阳利水中加重利尿消肿,上半身症状好转,但下半身症状改善不明显,因湿性趋下,易袭阴位,则易生姜为干姜,补火助阳,加人参补益元气,杜仲温阳补肾,"益火之源以消阴翳"。真武汤随症加减治疗6个月,脾肾阳虚,水湿泛溢诸症明显好转,经行水肿治愈,重浊之水湿得以正常运化,则体重减轻,身体轻快。《古今名医方论》云:"真武一方,为北方行水而设。"真武汤温阳利水,是治疗脾肾阳虚、水湿泛溢的基础方。

苓桂术甘汤

【来源】《金匮要略》。

【组成】茯苓四两,桂枝(去皮)三两,白术二两,甘草(炙)二两。

【用法】上四味,以水六升,煮取三升,去滓,分温三服。现代用法:水煎服。

【功效】温阳化饮,健脾利水。

【主治】中阳不足,水饮内停所致经行水肿。症见经前或经期面浮肢肿,胸胁支满,纳呆食少,目眩心悸,气短乏力,舌苔白滑,脉沉紧。原文指出:"心下有痰饮,胸胁支满,目眩,苓桂术甘汤主之。"

【方解】本方重用甘淡之茯苓为君,健脾利水,渗湿化饮,既能消除已聚之痰饮,又善平饮邪之上逆。桂枝为臣,功能温阳化气,平冲降逆。茯苓、桂枝相合,为温阳化气、利水平冲之常用组合。白术为佐,健脾燥湿,茯苓、白术相须,为健脾祛湿的常用组合,在此体现了治生痰之源以治本之意;桂枝、白术同用,也是温阳健脾的常用组合。炙甘草用于本方,其用有三:一可合桂枝以辛甘化阳,以襄助温补中阳之力;二可合白术益气健脾,崇土以利制水;三可调和诸药,功兼佐使之用。四药合用,温阳健脾以助化饮,淡渗利湿以平冲逆,共奏健脾渗湿、温化痰饮之功。

【辨证要点】本方出自《金匮要略》,为温阳化饮、健脾利湿之代表方,主要适用于中阳不足之痰饮病。临床应用以胸胁支满,目眩心悸,舌苔白滑为辨证要点。

【加减化裁】畏寒肢冷、腰酸腿软,兼肾阳虚者,加熟附子、淫羊藿温肾散寒;咳嗽痰多者,加半夏、陈皮以燥湿化痰;心下痞或腹中有水声者,可加枳实、生姜以消痰散水。

【使用禁忌】饮邪化热,咳痰黏稠者,非本方所宜。

【异病同治】本方也可用于中阳不足,水饮内停型月经过多、崩漏、痛经、妊娠恶阻、胎水肿满、妊娠肿胀、妊娠痫证、产后腹痛、产后身痛、带下病等病。慢性支气管炎、支气管哮喘、心源性水肿、慢性肾小球肾炎水肿、梅尼埃病、神经官能症等属水饮停于中焦者,均可加减治之。

【临床验案】

徐某,女,37岁。初诊:2019年11月23日。主诉:经行水肿1年,加重2个月。患者近1年月经期第1~2日面浮肢肿,近2个月加重,经前2日和整个经期面浮肢肿,胸闷心悸,纳呆食少,畏寒肢冷,腰酸腿软,头晕目眩,气短乏力,舌苔白滑,脉沉紧。平素月经规律,LMP:2019年10月28日。已婚,G4P2A2。既往有慢性支气管炎病史数年,反复于秋冬季节发病。辅检:血常规、尿常规、肝肾功能均正常,妇科B超示子宫多发小肌瘤,双附件未见明显异常。

西医诊断:经前期紧张综合征;子宫多发小肌瘤。中医诊断:经行水肿,癥瘕,辨证属中阳不足,水饮内停。此为患者中阳素虚,脾失健运,气化不利,水湿内停所致。治宜温阳化饮,健脾利湿。拟方《金匮要略》苓桂术甘汤加味:茯苓 15 g,桂枝 10 g,白术 10 g,炙甘草 10 g,炮附子 15 g,淫羊藿 15 g,益母草 15 g。14 剂,水煎服,日 1 剂。二诊时,经行水肿好转,仍有纳呆食少,头晕目眩,气短乏力,守上方加人参 15 g,鸡内金 15 g。后守二诊方随症加减治疗 3 个月,经行水肿治愈。

按:本方证是由中阳不足,水饮内停所致。盖脾主中州,职司气化,为气机升降之枢纽,若脾阳不足,健运失职,则湿滞而为痰为饮。经期气血下注,脾虚更甚,水湿不化,泛溢于肌肤四肢,则面浮肢肿。而痰饮随气升降,无处不到,停于胸胁,则见胸闷;阻滞中焦,则见纳呆食少;清阳不升,则见头晕目眩;上凌心肺,则致心悸气短;舌苔白滑,脉沉滑或沉紧皆为痰饮内停之征。仲景云:"病痰饮者,当以温药和之。"故本例治当温阳化饮,健脾利水。患者第一次就诊时予其苓桂术甘汤加炮附子、淫羊藿,因其畏寒肢冷、腰酸腿软,兼有肾阳虚之征,且适逢经前期,加益母草于温阳利水中加重利尿消肿。辨证精准,效若桴鼓,二诊时经行水肿已明显好转,后予苓桂术甘汤随症加减治疗 6 个月,中阳不足,水饮内停诸症明显好转,经行水肿治愈。苓桂术甘汤,温而不燥,利而不峻,标本兼顾,配伍严谨,为治疗中阳不足痰饮病之和剂。

五 皮 饮

【来源】《华氏中藏经》。

【组成】生姜皮、桑白皮、陈皮、大腹皮、茯苓皮各等份。

【用法】上为粗末,每服三钱(9 g),水一盏半,煎至八分,去滓,不拘时候温服。

【功效】利水消肿,理气健脾。

【主治】脾虚湿盛所致经行水肿。症见经前或经期一身悉肿,肢体沉重,心腹胀满不适,上气喘急,小便不利等,苔白腻,脉缓。原文指出本方主治"男子妇人脾胃停滞,头面四肢悉肿,心腹胀满,上气促急,胸膈烦闷,痰涎上壅,饮食不下,行步气奔,状如水病"。

【方解】方中以茯苓皮为君,茯苓皮甘淡性平,功专行皮肤水湿,奏利水消肿之功。臣以大腹皮,行气消胀,利水消肿;陈皮理气和胃,醒脾化湿。佐以生姜皮,和脾散水消肿;桑白皮清降肺气,通调水道以利水消肿。五药皆用皮,取其善行皮间水气之功,利水消肿与利肺健脾同用,使气行则水行,则皮水自已,取"以皮治皮"之意,故称"五皮饮"。

【辨证要点】本方出自《华氏中藏经》,为治皮水的通用方,适用于脾虚湿盛、水溢肌肤之皮水病。临床应用以一身悉肿,心腹胀满,小便不利为辨证要点。

【加减化裁】偏寒者,可加附子、干姜等温阳利水;偏热者,加车前子、薏苡仁、防己清利湿热;偏虚者,加防己、黄芪、白术以实脾利水;偏实者,加牵牛、槟榔、防己、椒目、葶苈子以疏利二便;腹中胀满者,加莱菔子、厚朴、麦芽以消滞行气;妊娠水肿者,可加白术等健脾利湿安胎。

【使用禁忌】忌生冷油腻食物。

【异病同治】本方也可用于脾虚湿盛,气滞水泛型胎水肿满、妊娠肿胀等病。肾炎水肿,心源性水肿等属脾虚湿盛者,均可加减治之。

【临床验案】

胡某,女,39岁。初诊:2019年8月19日。主诉:经行水肿2个月。患者近2个月出现经期水肿,一身悉肿,肢体沉重,心腹胀满不适,心悸气短,小便不利,苔白腻,脉缓。平素月经规律。LMP:2019年7月25日。已婚,G2P1A1。既往体健。辅检:血常规、尿常规、肝肾功能、CA125+CEA+AFP均正常,妇科B超示左卵巢内囊肿4.6 cm×4.1 cm×3.7 cm,子宫未见明显异常,右附件未见明显异常。

西医诊断:经前期紧张综合征;左卵巢囊肿。中医诊断:经行水肿,癥瘕,辨证属脾虚湿盛,水溢肌肤之皮水。患者脾虚湿盛,湿邪最易阻碍气机,经期冲任气血壅盛,气机更加不畅,气滞则水湿运化不利,泛溢肌肤,致面浮身肿。治宜理气健脾,利水消肿。拟方《华氏中藏经》五皮饮加味:生姜皮12 g,桑白皮12 g,陈皮12 g,大腹皮12 g,茯苓皮12 g,桂枝10 g,白术12 g,三棱10 g,莪术10 g,益母草15 g。14剂,水煎服,日1剂。二诊时,经行水肿好转,仍有心腹胀满不适,守上方加莱菔子、厚朴、麦芽,以消滞行气。后予五皮饮随症加减治疗3个月,经行水肿治愈,复查妇科B超示左卵巢内囊肿未见,子宫及双附件未见明显异常。

按:水肿一证,多与肺、脾、肾三脏相关。本例女性患者,脾虚湿盛,湿邪阻碍气机,遇经期冲任气血壅盛,气机更加不畅,气滞则水湿运化不利,水湿泛溢,故一身悉肿;湿性重浊,则肢体沉重;水湿上凌心肺,则致心悸气短;气机壅滞则心腹胀满;肾阳不足,寒水内停,则小便不利;苔白腻,脉缓,皆为脾虚湿盛、水溢肌肤之征。本例治当利水消肿,理气健脾。患者第一次就诊时予其五皮饮加桂枝、白术以温阳化气、健脾利湿,加三棱、莪术以行气活血消癥,加益母草加强经前经期利尿消肿。二诊时经行水肿已明显好转,仍有心腹胀满不适,为脾虚气滞明显,加莱菔子、厚朴、麦芽以消滞行气,后予五皮饮随症加减治疗3个月,脾虚湿盛,水溢肌肤诸症明显好转,经行水肿治愈,卵巢囊肿治愈,此为气水通调、癥结自散。五皮饮既健脾运化,利水渗湿,又肃降肺气,通调水道,故有理气、消肿、健脾之效,是治疗脾肾阳虚、水湿泛溢之皮水轻症的基础方。

八　物　汤

【来源】《济阴纲目》。

【组成】当归、川芎、芍药、熟地、延胡索、川楝子各一钱,木香、槟榔各五分。

【用法】上作一服,水煎,食前服。

【功效】理气行滞,化湿消肿。

【主治】气滞湿郁所致经行水肿。症见经前或经期面浮肢肿,经前小腹胀满,脘闷胁胀,乳房胀痛,月经量少,色暗红,或有小血块,苔白,脉弦滑。原文指出本方"治经事将行,脐腹绞痛者,气滞血涩故也"。

【方解】方中川楝子、木香、延胡索理气行滞止痛;熟地、当归、川芎、芍药养血活血行滞;槟榔行气利水化湿。全方共奏理气行滞、化湿消肿之效。

【辨证要点】本方出自《济阴纲目》,适用于气滞湿郁型经行水肿。临床应用以经前或经期面浮肢肿,经前小腹胀满,脘闷胁胀,乳房胀痛,月经量少,色暗红,或有小血块,苔白,脉弦滑为辨证要点。

【加减化裁】偏血瘀者,可去熟地,加泽兰、三棱、莪术等活血行水消肿;偏寒湿者,可加茯苓皮、桂枝、干姜等温阳利水;脾虚明显者,可加人参、白术等益气健脾利湿;腹中胀满者,加莱菔子、厚朴、麦芽以消滞行气。

【使用禁忌】忌生冷油腻食物。

【异病同治】本方也可用于气滞湿郁型痛经、经行乳房胀痛、妊娠腹痛、胎水肿满、妊娠肿胀、产后身痛、妇人腹痛等病。

【临床验案】

张某,女,31 岁。初诊:2019 年 11 月 6 日。主诉:经行水肿 3 个月。患者近 3 个月出现经前水肿,面浮肢肿,经前小腹胀满,脘闷胁胀,乳房胀痛,月经量偏少,色暗红,或有小血块,苔白,脉弦滑。平素月经规律,LMP:2019 年 10 月 15 日。已婚,G1P1A0。既往史:2019 年初行乳腺纤维瘤微创手术治疗。辅检:血常规、尿常规、肝肾功能均正常,乳腺 B 超示双侧乳腺轻度增生,妇科 B 超示子宫及双附件未见明显异常。

西医诊断:经前期紧张综合征。中医诊断:经行水肿,辨证属气滞湿郁证。患者素体气滞,经前、经期气血下注,冲任气血壅盛,气机更加不畅,气滞则水湿运化不利,泛溢肌肤,致面浮身肿。治宜理气行滞,化湿消肿。拟方《济阴纲目》八物汤加减:当归 12 g,川芎 12 g,白芍 12 g,延胡索 15 g,川楝子 10 g,木香 6 g,槟榔 6 g,茯苓皮 12 g,泽兰 10 g,益母草 15 g。14 剂,水煎服,日 1 剂。二诊时,经行水肿好转,仍有经前小腹胀满,乳房胀痛,守上方加荔枝核、橘核、没药,以行气散结、活血止痛。后予八物汤随症加减治疗 3 个月,经行水肿治愈。

按:本例女性患者,素日多有情志郁结,肝失条达,疏泄无权,气行不畅,气行不畅,经水将行,气血下注冲任,气血壅盛,气机更加郁滞,气滞则水湿宣泄不利,溢于肌肤,遂致水肿。气机不利,肝气不舒,故经前小腹胀满,脘闷胁胀,乳房胀痛;气滞冲任血行不畅,故月经量少;气滞血瘀,故经色暗红,或有小血块。舌苔白,脉弦滑,也为气滞湿郁之征。本例治当理气行滞,化湿消肿。患者第一次就诊时予其八物汤加减,去滋腻之熟地,适逢经前期,加茯苓皮、泽兰、益母草,活血利尿消肿。二诊时经行水肿已明显好转,仍有经前小腹胀满,乳房胀痛,为本方行气活血、散结止痛的力量不够,加荔枝核、橘核、没药。八物汤随症加减治疗 3 个月,气滞湿郁诸症明显好转,经行水肿治愈。八物汤由四物汤合金铃子散加木香、槟榔组成,方中四物汤以活血为主,金铃子散加木香、槟榔以行气为主,八味共奏行气活血散结之功,可治"气滞血涩"之证,加用活血利尿消肿之品,可理气行滞,化湿消肿,是治疗气滞湿郁之经行水肿的基础方。

第十四节　经行头痛

每值经期或行经前后,出现以头痛为主的病证,称为"经行头痛"。患者多有病后体弱、精神刺激和慢性盆腔炎病史。典型症状为经前、经期出现明显的头痛,严重者剧痛难忍,有时则似偏头痛,月经后症状消失,下次月经又复发作。本病属西医学经前期紧张综合征范畴。慢性盆腔炎患者发生经行头痛,可按本病论治。

本病的病因病机主要是气血、阴精不足,经行之后,气血阴精更亏,清窍失养。或由痰、怒之邪,值经期冲气上逆,邪气上扰清窍致痛。常见的分型有气血虚弱、阴虚阳亢、瘀血阻滞和痰湿中阻。经行头痛的病因,历代医家对此论述较少。《张氏医通》云:"每遇经行辄头疼,气满,心下怔忡,饮食减少,肌肤不泽,此痰湿为患也,二陈加当归、炮姜、肉桂。"现代医家根据此病的特点,认为此病与肝有密切关系。情志内伤,肝气郁结,气郁化火,冲脉附于肝,经行时瘀血下聚,冲气偏旺,冲气挟肝气上逆,气火上扰清窍而经行头痛。

本病以头痛伴随月经周期发作为辨证要点,治疗以调理气血为大法,实证者行气活血以止痛,虚证者补气养血以止痛。本节所列经方未涵盖所有证型,部分散在于其他章节,病机一致时即可应用。本病治疗得当,调情志,适劳逸,可减轻头痛。

通窍活血汤

【来源】《医林改错》。

【组成】赤芍一钱,川芎一钱,桃仁二钱,红花三钱,生姜三钱,麝香五厘,老葱三根,大枣七枚。

【用法】用黄酒半斤,将前七味煎至一盅,去滓,将麝香入酒内,再煎二沸,临卧服。

【功效】活血化瘀,通窍止痛。

【主治】瘀血阻滞型经行头痛。症见经前或经期头痛,小腹疼痛拒按,胸闷不舒,经色紫暗有块,舌紫暗,边尖有瘀点,脉沉弦或涩而有力。按原文所列,本方可主治头发脱落,眼疼白珠红,耳聋年久,白癜风,紫癜风,牙疳,妇女干劳,小儿疳证等。

【方解】方中麝香为君药,辛香走窜,通窍开闭,活络,散瘀,能引诸药透达十二经,使全身气血畅通,瘀血无安身之所。桃仁、红花两药相伍,活血散瘀,配麝香驱散周身瘀滞,为臣药。赤芍、川芎活血祛瘀,为佐药;老葱、生姜、大枣宣通阳气,调和营卫,并通过葱姜辛散之力促使活血诸药向上、向外走窜分布,使之与病情、病位更加相符,亦为佐药。黄酒辛温通阳,以之煎煮诸药,可使酒性浸入药中,激发和增强活血通经之品的功效,为使药。全方共奏活血化瘀、通窍止痛之功。

【辨证要点】王清任《医林改错》创制了一系列活血化瘀名方,本方是五逐瘀汤之一。临床以经行头痛,胸闷不舒,经色紫暗有块,舌紫暗,边尖有瘀点,脉沉弦或涩而有力为辨证要点。

【加减化裁】肢体疼痛者,加地龙、桑枝、鸡血藤等活血通络止痛;头晕头痛、面红口苦者,加天麻、钩藤平肝息风,活血止痛;头晕目眩、喉中痰鸣者,加胆南星、竹茹清热化痰,散结止痛;气滞者,加香附、郁金疏肝行气;气虚者,加黄芪、太子参益气养血。

【使用禁忌】方中温散药较多,因此有阴虚、气虚、劳热多汗等症应当慎用,以免伤阴耗气。孕妇忌用。

【异病同治】本方也可用于瘀血阻滞型不孕,痛经,经行身痛,经行眩晕,经行情志异常,产后身痛,妇人腹痛,癥瘕等病。本方临床应用广泛,在头痛症方面除偏头痛症外,还可以治疗顽固性头痛、外伤性头痛、血管性头痛;还可以治疗脑梗死、中耳炎、突发性耳聋、脑震荡、白癜风、斑秃、缺血性视神经病变、视网膜挫伤、失眠、脑供血不足、痴呆、脏躁、震颤麻痹、周围性面神经麻痹等病。

【临床验案】

贺某,女,35岁。初诊:2019年3月21日。主诉:经行头痛2个月。患者近期生活压力大、情绪不稳定,近2个月出现经期头痛,双侧太阳穴刺痛,痛处固定,伴头晕,小腹疼痛,胸闷不舒,经色紫暗有块,舌紫暗,边尖有瘀点,脉沉弦。平素月经规律,偶有轻微痛经。LMP:2019年2月28日。已婚,G1P1A0,暂无生育要求。既往体健。辅检:血常规、CA125均正常,妇科B超示子宫及双附件未见明显异常。

西医诊断:经前期紧张综合征。中医诊断:经行头痛,辨证属头面瘀阻。患者情志不畅,气滞而血瘀,经期冲气偏盛,冲气挟血上逆,阻滞脑络,"不通则痛",故致头痛。治宜活血化瘀,通窍止痛,拟方《医林改错》通窍活血汤加减:赤芍12 g,川芎15 g,桃仁12 g,大枣7枚,红花12 g,老葱3根,鲜姜9 g,白芷6 g,石菖蒲10 g。黄酒煎服,10剂,日1剂。二诊时,经行头痛减轻,仍有头晕,胸闷不舒,予上方加天麻、钩藤平肝息风,加香附、郁金疏肝行气。后以通窍活血汤随症加减治疗6个月,经行头痛治愈。

按:本例女性患者近期压力大,情志不畅,气滞血瘀,瘀血内停,经期冲气挟瘀血上逆,阻滞脑络,故经期头痛;瘀血阻滞冲任,血行不畅,故使小腹疼痛,经色紫暗有块;气机不利,故胸闷不舒。舌紫暗,边尖有瘀点,脉沉弦,均为瘀血阻滞之征。本例治当活血化瘀,通窍止痛。患者第一次就诊时予其通窍活血汤加减,无原方之麝香,以白芷、石菖蒲替代。二诊时经行头痛已减轻,仍有头晕,胸闷不舒,为肝气瘀滞、肝阳上亢之症,加天麻、钩藤、香附、郁金疏肝行气、平肝息风。后以通窍活血汤随症加减治疗6个月,瘀血阻滞诸症明显好转,经行头痛治愈。通窍活血汤,活血通络之力颇大,用于瘀血病位偏上、偏表者尤为适宜,为头面瘀阻证的经典方。

当归四逆汤

【来源】《伤寒论》。

【组成】当归三两,桂枝三两,白芍三两,细辛三两,通草二两,甘草(炙)二两,大枣二十五枚。

【用法】右七味,以水八升,煮取三升,去滓,温服一升,日三服。现代用法:水煎服。

【功效】温经散寒,养血通脉。

【主治】血虚寒凝型经行头痛。症见经前或经期头痛,手足厥寒,或腰、股、腿、足、肩臂疼痛,口不渴,舌淡苔白,脉沉细或细而欲绝。《伤寒论·辨厥阴病脉证并治》:"手足厥寒,脉细欲绝者,当归四逆汤主之。"

【方解】方中当归甘温,养血和血;桂枝辛温,温经散寒,温通血脉,为君药。细辛温经散寒,助桂枝温通血脉;白芍养血和营,助当归补益营血,共为臣药。通草通经脉,以畅血行;大枣、甘草益气健脾养血,共为佐药。重用大枣,既合当归、白芍以补营血,又防桂枝、细辛燥烈太过,伤及阴血。甘草兼调药性而为使药。诸药合用,温而不燥,补而不滞,共奏温经通脉之功效,使阴血充,客寒除,阳气振,经脉通,手足温而脉亦复。

【辨证要点】本方出自《伤寒论》,为温里剂之代表方,主要适用于素体血虚,寒凝经脉所致之症。临床应用以手足厥寒,舌淡,脉细欲绝为辨证要点。

【加减化裁】腰、股、腿、足疼痛属血虚寒凝者,加川续断、牛膝、鸡血藤、木瓜等以活血祛瘀;兼有水饮呕逆者,加吴茱萸、生姜;妇女经期腹痛,及男子寒疝、睾丸掣痛、牵引少腹冷痛、肢冷脉弦者,可加乌药、茴香、高良姜、香附等以理气止痛。

【使用禁忌】手足逆冷,因于肝气郁结、经脉挛急者,属热厥型、外感风寒表证型者,不宜服用。饮食不宜生冷,如凉菜、水果、冷饮等皆不宜摄入。方中桂枝、细辛、通草等味,皆为辛温走散之品,不利于胎元和产后气血不足者,故妊娠或产后妇女,皆当慎用。

【异病同治】本方也可用于血虚寒凝型月经后期,月经过少,崩漏,闭经,痛经,不孕,经行身痛,妇人腹痛,癥瘕等病。血栓闭塞性脉管炎、无脉症、雷诺病、小儿麻痹、冻疮、妇女痛经、肩周炎、风湿性关节炎等属血虚寒凝者,均可加减治之。

【临床验案】

尹某,女,37 岁。初诊:2019 年 4 月 19 日。主诉:经行头痛 2 个月。患者近 2 个月出现经期头痛,头项牵掣疼痛,时发时止,痛紧则手足厥寒,畏寒肢冷,神疲体倦,月经量偏少,色紫暗,口不渴,舌淡苔白,脉沉细。平素月经规律,偶有轻微痛经。LMP:2019 年 3 月 26 日。已婚,G5P1A4。患者为地中海贫血基因携带者,既往反复出现轻度贫血,未治疗。辅检:血常规示血红蛋白 101 g/L,CA125 正常,妇科 B 超示子宫及双附件未见明显异常。

西医诊断:经前期紧张综合征;地中海贫血。中医诊断:经行头痛,辨证属血虚寒凝。此为营血虚弱、寒凝经脉、血行不利所致。治宜温经散寒,养血通脉,拟方《伤寒论》当归四逆汤加减:当归 15 g,桂枝 15 g,芍药 15 g,细辛 6 g,通草 6 g,大枣 10 枚,炙甘草 6 g,延胡索 15 g,鸡血藤 15 g,川芎 15 g。10 剂,水煎服,日 1 剂。二诊时,患者经行头痛减轻,仍有畏寒肢冷,神疲体倦,月经量偏少,守上方加人参大补元气,阿胶养血活血,干姜温阳散寒。后以当归四逆汤随症加减治疗 3 个月,经行头痛治愈,复查血常规示血红蛋白 123 g/L。

按:本例患者为地中海贫血基因携带者,既往反复出现轻度贫血,素体血虚,气血化源不足,复因寒邪凝滞,气血运行不畅,经行之际,气血下注冲任,不足以濡养清窍,故经期头痛。阳气不能达于四肢末端,营血不能充盈血脉,遂手足厥寒、脉沉细。血虚则神疲体倦,月经量偏少,舌淡;寒凝则畏寒肢冷,经色紫暗,口不渴,苔白。许宏在《金镜内台方议》中说:“阴血内虚,则不能荣于脉;阳气外虚,则不能温于四末,故手足厥寒、脉细欲绝也。”本例为血虚寒凝证,治当温经散寒,养血通脉。患者第一次就诊,为经前 1 周,予当归四逆汤加延胡索、鸡血藤、川芎,以行气活血,舒筋活络,化瘀止痛。二诊时患者经行头痛已减轻,仍有畏寒肢冷,神疲体倦,月经量偏少,为营血不足日久,寒邪凝滞,阳气不振,守上方加人参、阿胶、干姜,补气养血,散寒温阳。后以当归四逆汤随症加减治疗 3 个月,血虚寒凝诸症明显好转,经行头痛治愈。当归四逆汤,温阳与散寒并用,养血与通脉兼施,温而不燥,补而不滞,为血虚寒凝证的基础方。

吴茱萸汤

【来源】《伤寒论》。

【组成】吴茱萸(汤洗)一升,人参三两,生姜六两,大枣十二枚。

【用法】上四味,以水七升,煮取二升,去滓。温服七合,日三服。现代用法:水煎服。

【功效】温中补虚,降逆止呕。

【主治】中焦虚寒,浊阴上逆之经行头痛。症见经前或经期头痛,多为颠顶痛,食后泛泛欲呕,或呕吐酸水,或干呕,或吐清涎冷沫,胸满脘痛,颠顶头痛,畏寒肢凉,甚则伴手足逆冷,大便泄泻,烦躁不宁,舌淡苔滑,脉弦迟细。《伤寒论·辨厥阴病脉证并治》:“干呕,吐涎沫,头痛者,吴茱萸汤主之。”

【方解】方中吴茱萸味辛苦而性热,归肝、脾、胃、肾经。既能温胃暖肝以祛寒,又善和胃降逆以止呕,一药而两擅其功,是为君药。重用生姜温胃散寒,降逆止呕,为臣药。吴茱萸与生姜相配,温降之力甚强;人参甘温,益气健脾,为佐药。大枣甘平,合人参以益脾气,合生姜以调脾胃,并能调和诸药,是佐使之药。四药配伍,温中与降逆并施,寓补益于温降之中,共奏温中补虚、降逆止呕之功。

【辨证要点】本方出自《伤寒论》,为温里剂之代表方,主要适用于肝胃虚寒、浊阴上逆之证。临床应用以食后欲吐,或颠顶头痛,干呕,吐涎沫,畏寒肢凉,舌淡苔白滑,脉弦细而迟为辨证要点。

【加减化裁】呕吐较甚者,可加半夏、陈皮、砂仁等以增强和胃止呕之力;头痛较甚者,可加川芎以加强止痛之功;肝胃虚寒重证者,可加干姜、小茴香等温里祛寒。

【使用禁忌】胃热呕吐,阴虚呕吐,或肝阳上亢之头痛均禁用本方。

【异病同治】本方也可用于肝胃虚寒,浊阴上逆型经行眩晕,经行情志异常,妊娠恶阻,妊娠眩晕,不孕等病。慢性胃炎、神经性呕吐、神经性头痛、耳源性眩晕等属肝胃虚寒者,均可加减治之。

【临床验案】

祝某,女,37 岁。初诊:2019 年 12 月 12 日。主诉:经行头痛 3 个月。患者近 3 个月出现经期头痛,渐加重,以颠顶痛为主,伴恶心干呕,胸满脘痛,畏寒肢凉,舌淡苔滑,脉弦细。平素月经规律,偶有轻微痛经,经期怕冷。LMP:2019 年 11 月 20 日。已婚,G4P2A2。既往有慢性胃炎病史数年,乙肝小三阳病史数年,曾有幽门螺杆菌感染,已治愈。辅检:血常规、CA125、肝肾功能正常,妇科 B 超示子宫及双附件未见明显异常。

西医诊断:经前期紧张综合征;乙肝小三阳。中医诊断:经行头痛,辨证属肝胃虚寒,浊阴上逆。此为中焦虚寒,肝逆乘胃,胃失和降,故干呕,寒邪循厥阴肝经上犯颠顶,故头痛。治宜温中补虚,降逆止呕,拟方《伤寒论》吴茱萸汤加味:吴茱萸 10 g,生姜 20 g,人参 15 g,大枣 12 枚,川芎 15 g,干姜 10 g,小茴香 10 g。10 剂,水煎服,日 1 剂。二诊时,经行头痛减轻,仍有恶心干呕,胸满脘痛,守上方加半夏、陈皮、砂仁等,以增强和胃止呕之力。当归四逆汤随症加减治疗 3 个月,经行头痛治愈。

按:本例女性患者有慢性胃炎、乙肝小三阳病史数年,为素体中焦不足,肝胃虚寒,经行血泄,中焦虚寒益甚,经行冲气挟肝气上逆冲胃,寒邪循厥阴肝经上犯颠顶,故经行颠顶痛。胃失和降,肝气不利,故恶心干呕,胸满脘痛;中焦虚寒,阳虚失温,故畏寒肢冷;舌淡苔滑,脉弦细等均为肝胃虚寒之象。许宏《金镜内台方议》云:"干呕,吐涎沫,头痛者,厥阴之寒气上攻也。吐利,手足逆冷者,寒气内甚也;烦躁欲死者,阳气内争也;食谷欲呕者,胃寒不受食也。"本例为肝胃虚寒,浊阴上逆证,治当温中补虚,降逆止呕。患者第一次就诊,为经前 1 周左右,予吴茱萸汤加干姜、小茴香温里祛寒,川芎上行可达颠顶,下行可达血海,行气活血止痛,为治疗头痛的经典药物。二诊时经行头痛已减轻,仍有恶心干呕,胸满脘痛,为肝胃虚寒偏重,加半夏、陈皮、砂仁和胃降逆止呕。吴茱萸汤随症加减治疗 3 个月,肝胃虚寒,浊阴上逆诸症明显好转,经行头痛治愈。吴茱萸汤温中补虚,暖肝和胃,降逆止呕,为治呕、治厥阴头痛的良方。

第十五节　经行感冒

　　每值经行前后或正值经期，出现感冒症状，经后逐渐缓解者，称为经行感冒。患者多有产褥或流产等感染史，带下病史，精神刺激史等。症状主要为经前或经期体温升高，鼻塞流涕，咽干咽痛等，经后自行消退，可伴有下腹疼痛或月经失调。本病属西医学感冒的范畴。

　　本病的病因以感受风邪为主，夹寒则为风寒，夹热则为风热。多由素体气虚，卫阳不密，经行阴血下注于胞宫，体虚甚益，此时血室正开，卫气不固，风邪乘虚侵袭，或素有伏邪，随月经周期反复乘虚而发。经后因气血渐复，则邪去表解而缓解。本病主要由气血营卫失调，值月经的生理改变而发。其分型有风寒、风热、邪入少阳。触经感冒（经行感冒）之名，见于明代岳甫嘉的《妙一斋医学正印种子编·女科》云："妇人遇经行时，身骨疼痛，手足麻痹，或生寒热，头疼目眩，此乃触经感冒。"《陈素庵妇科补解》云："经正行，忽然口燥、咽干，手足壮热，此客邪乘虚所伤（非脏腑所生，故曰客邪也）。"近年有关经行感冒的观点认为，该病由平素气血虚弱，表气不固，临经血去，体虚益甚，易感外邪所致。

　　本病辨证病本为虚，经行发病有风寒与风热之别。风寒证以恶寒、微热、无汗、头痛身痛、舌淡红苔薄白、脉浮紧为主；风热证则以发热、微恶风、口渴欲饮、舌红、苔薄黄脉浮数为主。可据其风寒、风热不同，施以辛温、辛凉解表之剂，但必须注意经期的生理特点和不同内科感冒的特点选方用药。本节所列经方未涵盖所有证型，部分散在于其他章节，病机一致时即可应用。本病及时治疗，一般预后良好。

桂　枝　汤

【来源】《伤寒论》。

【组成】桂枝（去皮）三两，芍药三两，甘草（炙）二两，生姜（切）三两，大枣（擘）十二枚。

【用法】水煎分服，日1剂。

【功效】解肌发表，调和营卫。

【主治】外感风寒表虚及营卫不和证。每至经行期间，头痛发热，汗出恶风，或鼻鸣干呕；苔白不渴，脉浮缓或浮弱。经血净后，诸症渐愈。

【方解】方中桂枝辛甘而温，透营达卫，解肌发表，外散风寒，为君药；芍药酸苦而凉，益阴敛营，为臣药。君臣相合，一治卫强，一治营弱，共调营卫，相须为用。生姜辛温，既助桂枝解肌散邪，又能暖胃止呕；大枣甘平，益气和中，滋脾生津；生姜、大枣相合，还可升腾脾胃之气津而益营助卫，合为佐药。炙甘草甘温而益气和中，合桂枝"辛甘化阳"以扶卫；合芍药"酸甘化阴"以助营，兼调和诸药，并为佐使之用。本方配伍严谨，法中有法，被前人誉之为"仲景群方之冠，乃滋阴和阳，调和营卫，解肌发汗之总方也"。

【辨证要点】临床使用当以身热，汗出恶风，舌淡苔白，脉浮缓为辨证要点。

【加减化裁】根据营卫不和的偏颇，调整方中药物用量或加味。邪羁卫强见发热明显者，增加桂枝、生姜用量；卫阳不足见恶寒明显者，增加桂枝、甘草用量，或加附子；卫气虚甚见漏汗不止者,加黄芪、白术;营弱见汗多脉细者,增加芍药、甘草用量;营气虚甚者,再加当归;营卫俱弱见身痛、脉沉迟者,加人参;卫虚肺滞,见鼻痒流涕者,可加黄芪、防风、苍耳子、辛夷。

【使用禁忌】表实无汗,或表寒里热,不汗出而烦躁者;温病初起,见发热口渴,咽痛脉数者;中焦湿热,见舌苔黄腻者,均不宜使用本方。

【异病同治】本方也可用于病后、产后、体弱表现的营卫不和证。

【临床验案】

王某,女,26岁。初诊:2016年4月11日。主诉:经期感冒3次,恶寒发热,四肢酸痛,月经10日未至。现病史:患者2个月前经期不慎受凉,自觉发热恶寒、头身疼痛、鼻塞流涕、咽喉疼痛,伴小腹疼痛。自行服用维C银翘片、感冒灵颗粒等药物治疗,未见好转。经期结束后,感冒症状逐渐消失。近2个月行经时上述症状再现,反复至今。现除上述症状外,恶寒、午后发热明显,目前月经10日未至。既往史:既往体健,有慢性咽炎病史。查体:体温38.1 ℃。四诊可见面色潮红,乏力,咽部充血,小便黄,舌淡,苔薄黄,脉浮弦。血常规示:白细胞$6.7×10^9$/L,中性粒细胞63%。血β-HCG 3 U/L。妇科检查:盆腔生殖器官正常。中医诊断:经行感冒,证属邪入少阳。治法:和解表里,调和气血。拟桂枝汤加减。处方:柴胡15 g,黄芩10 g,桂枝15 g,白芍15 g,党参15 g,当归15 g,川芎10 g,熟地10 g,生姜10 g,荆芥10 g,法半夏10 g,大枣10 g,炙甘草5 g,2剂,水煎服,日1剂,早晚温服。2剂后,体温36.7 ℃,月经来潮,恶寒发热症状消失,余症亦减轻,为巩固疗效,嘱患者连续治疗2个疗程,此后随访半年未发。

按:本病性质属本虚标实,经期发病时正邪相争于半表半里,故在临床实际诊疗过程中,应紧抓病机,在治疗上应表里兼顾。方中以柴胡为君药,针对太阳表邪配桂枝发散风寒,助阳解表;针对少阳郁结化热配黄芩,清热解郁,复少阳疏泄条达之性。白芍酸寒,酸能敛汗,寒走阴而益营,桂枝、白芍合用,调和营卫固表,党参、法半夏、炙甘草、大枣益气健脾补气血以扶正;川芎、当归活血养血,配合荆芥入血分行气活血以防邪结,同时透邪外出。本方集小柴胡汤及桂枝汤之力,主在调和营卫,固实腠理扶正透邪,御外邪于外,搜伏邪于内。同时本方寒温并用,药性平和,不论风寒、风热夹杂的经行感冒,均可加减使用。

柴胡清肌散

【来源】《陈素庵妇科补解》。

【组成】柴胡,黄芩,甘草,荆芥,牡丹皮,生地,玄参,桔梗,赤芍,紫苏叶,薄荷,前胡。

【用法】水煎分服,日1剂。

【功效】退热凉血。

【主治】经行发热之血热证。症见经行期间感冒发热,口燥咽干,手足壮热。原文指出:"经正行,忽然口燥、咽干,手足壮热,此客邪乘虚所伤(非脏腑所生,故曰客邪也)。"

【方解】方中荆芥、柴胡、紫苏叶、薄荷之轻清者以解肌,黄芩、牡丹皮以退热,玄参、生地、赤芍以滋阴凉血,桔梗、薄荷清胸膈凝滞之热,甘草佐牡丹皮清肠胃之火,则阴血不至消朔矣。全方共奏轻清解肌、退热凉血之功,解肌退热而不伤阴血,清热凉血而不伤阳气。

【辨证要点】本方出自《陈素庵妇科补解》调经门,为经行发热之专方,主要适用于经行发热之血热证。临床使用以经行期间感冒发热,口燥咽干,手足壮热为辨证要点。

【加减化裁】咽干痛者,可加栀子、连翘等清热解毒利咽;兼阴血虚者,可加地骨皮、白芍、麦冬等养阴凉血;兼血瘀者,可加桃仁、红花等活血祛瘀。

【使用禁忌】内伤发热,热入血室者不宜服用本方。

【异病同治】本方也可用于血热型产后发热、绝经前后诸证,脏躁等病。

【临床验案】

梁某,女,18岁。初诊:2019年7月21日。主诉:经行发热3次。现病史:患者3个月前受热上火后开始出现经期发热,伴口燥咽干痛,手足壮热,体温可高达38.8℃,自行服用退热药后,体温可降至正常,药效过后再次发热,经期结束后,症状消失。LMP:2019年7月20日。刻下月经第2日,发热2日,口燥咽干痛,手足热甚。平素月经规律,未婚,无性生活史,既往体健。查体:体温38.8℃,四诊可见面红,咽部充血红肿,舌红,苔薄黄,脉数。辅检:血常规示白细胞$9.8×10^9$/L,CRP正常,妇科B超示子宫及双附件未见明显异常。

西医诊断:发热待查。中医诊断:经行感冒,辨证属经行发热之血热。治宜退热凉血,拟方《陈素庵妇科补解》柴胡清肌散:柴胡10 g,黄芩10 g,甘草6 g,荆芥10 g,牡丹皮12 g,生地12 g,玄参12 g,桔梗10 g,赤芍15 g,紫苏叶10 g,薄荷6 g,前胡10 g。5剂,水煎服,日1剂。患者服用2剂后热退,仍有咽干痛。二诊时守上方加栀子、连翘,以清热解毒利咽,10剂,嘱其经行前3日开始服用。后经期低热2日,予柴胡清肌散随症加减治疗3个月,经行发热治愈。

按:经行则血虚,血虚则外邪易侵,加以去血过多,阳气独盛,厚衣重褥,温暖过度,客热乘虚客于太阴、皮毛、阳明肌肉,故通体及手足皆壮热也。如表药多则亡阴,以后又复亡阳,只宜荆芥、柴胡、紫苏叶、薄荷之轻清者以解肌,黄芩、牡丹皮以退热,玄参、生地、赤芍滋阴凉血,桔梗、薄荷清胸膈凝滞之热,甘草佐牡丹皮清肠胃屈曲之火,则阴血不至消烁矣。

患者为年轻女性,经行时气血下注,外邪易侵,加以经行泄血,阳气独盛,厚衣重褥,温暖过度,客热乘虚客于太阴、皮毛、阳明肌肉,故通体及手足皆壮热也。口燥咽干痛,舌红,苔薄黄,脉数均为血热之象。本例为经行发热之血热证,治当退热凉血。患者第一次就诊,为经期第2日,体温高、血热甚,予柴胡清肌散5剂,2剂下则身热退,仍有咽干痛,为热毒炽盛,二诊时守初诊方加栀子、连翘以清热解毒利咽。后以柴胡清肌散随症加减治疗3个月,经期血热诸症明显好转,经行发热治愈。柴胡清肌散解肌退热而不伤阴血,清热凉血而不伤阳气,为《陈素庵妇科补解》为后世留下的客邪乘虚所致血热型经行发热的效方验方。

小 柴 胡 汤

【来源】《伤寒论》。

【组成】柴胡半斤,黄芩三两,人参三两,甘草(炙)三两,半夏(洗)半升,生姜(切)三两,大枣(擘)十二枚。

【用法】水煎分服,日1剂。

【功效】和解少阳。

【主治】伤寒少阳证。每至经行之际,鼻塞、流涕、喷嚏、头痛,恶风寒或发热,舌苔薄白,脉弦者。经血净后,诸症渐愈。

【方解】方中柴胡苦辛微寒,入肝胆经,其性轻清而升散,能透达少阳半表之邪从外而散,又能疏畅经气之郁滞,故重用为君药。黄芩苦寒,长于解肌热,清泄少阳半里之热,为臣药。君臣相配,使邪热外透内清,共解少阳之邪。半夏和胃降逆止呕,生姜助半夏和胃,兼制半夏之毒;人参、大枣益气健脾,扶正以助祛邪,并防邪内陷;大枣得生姜有调和营卫之功;此四味共为佐药。炙甘草甘温补中,助人参、大枣以扶正,兼调和诸药,为佐使药。诸药相伍,上焦得通,津液得下,胃气因和,身濈然汗出而解。

【辨证要点】临床上以往来寒热、胸胁胀满、呕恶、脉弦为辨证要点。

【加减化裁】表邪未尽,恶寒并微热者,去人参,加桂枝以兼解表邪;胃气和而热较盛,胸中烦热而不呕者,去半夏、人参,加瓜蒌以除烦热;热盛津伤见口渴者,可去半夏,加天花粉以生津清热;胆热犯肺,见咳嗽胁胀者,加芦根、桑叶以清热止咳;热入血室者,加牡丹皮、赤芍、桃仁以凉血祛瘀。

【使用禁忌】阴虚血少者慎用。

【异病同治】本方也可用于感冒、疟疾、慢性肝炎、慢性胆囊炎、胸膜炎、乳腺炎、睾丸炎、慢性胃炎、胃溃疡等属少阳证者。

【临床验案】

王某,女,26岁。初诊:2012年3月16日。主诉:经前感冒5个月,鼻塞流涕2日。现病史:患者5个月前开始出现每逢月经将至必感冒的情况,直至月经干净,感冒症状缓解。LMP:2012年2月18日,5日净,量中,色红,夹少量血块,无痛经。伴经前乳胀,无腰酸。恶寒微发热,鼻塞流黄涕,口苦咽干,情绪烦躁,纳差,夜寐尚可,二便调,舌红,苔微黄,脉浮弦。中医诊断:经行感冒,证属邪入少阳,肝脾不和。治法:和解少阳,调和肝脾。以小柴胡汤加减。处方:柴胡10 g,黄芩10 g,薄荷(后下)10 g,香附10 g,生姜3片,白芍15 g,当归15 g,茯苓15 g,白术15 g,半夏15 g。3剂,水煎服,日1剂,早晚温服。随访患者服完3剂药后好转。此后经行感冒未再复发。

按:本例患者自从5个月前出现每逢经期将至必感冒,诊断为经行感冒。因每值经行,气血下注血海,胞门开启,胞脉外泄。在表之卫阳虚弱,营卫失调,故外邪易乘虚而入,邪气居中少阳,枢机不利,故需和解少阳,条达枢机,予小柴胡汤。又因肝血虚而导致血病及气,表现出肝气郁结证如经前乳胀、情绪烦躁,故加逍遥散以疏肝健脾养血,切中病机,药到病除。

(何丹娟)

玉 屏 风 散

【来源】《医方类聚》引《究源方》。

【组成】防风一两,黄芪(蜜制)、白术各二两。

【用法】每服三钱,用水一盏半,加大枣一枚,煎至七分,去滓,食后热服。

【功效】益气固表。

【主治】肺卫气虚证。症见汗出恶风,面色㿠白,易感风邪,舌淡苔薄白,脉虚浮。

【方解】本证多由卫虚腠理不密、感受风邪所致。表虚失固,营阴不能内守,津液外泄,则常自汗;面色㿠白,舌淡苔薄白,脉浮虚皆为气虚之象。方中黄芪甘温,内补脾肺之气,外可固表止汗,为君药;白术健脾益气,助黄芪以加强益气固表之功,为臣药;佐以防风走表而散风邪,合黄芪、白术以益气祛邪。且黄芪得防风,固表而不致留邪;防风得黄芪,祛邪而不伤正,有补中寓疏、散中寓补之意。《医方考》云:"卫气一亏,则不足以固津液,而自渗泄矣,此自汗之由也。白术、黄芪所以益气,然甘者性缓,不能速达于表,故佐之以防风。东垣有言,黄芪得防风而功愈大,乃相畏而相使者也。是自汗也,与伤风自汗不同,伤风自汗责之邪气实;杂证自汗责之正气虚,虚实不同,攻补亦异。"

【辨证要点】本方为益气固表的代表方,临床以恶风自汗,易感外邪,舌淡脉虚为辨证要点。

【加减化裁】自汗较重者,加浮小麦、煅牡蛎、麻黄根以固表止汗;表虚外感风寒,头痛鼻塞,汗出恶风,表征明显者,与桂枝汤合用。

【使用禁忌】虚人外感,邪多虚少,以及阴虚发热之盗汗,不宜使用。

【异病同治】本方还可用于治疗或预防小儿及成人反复发作的上呼吸道感染、肾小球肾炎等易于因伤风感冒而诱发致病情反复者。

【临床验案】

患者,女,45岁。主诉:恶风低热3日。既往月经规律,经期7日,月经量大,血块较多,无痛经。近3个月每逢经期干净后出现恶风、低热、鼻塞、流涕、咽痛口干、神疲乏力等症状。查体:咽微红,扁桃体无肿大,双肺呼吸音清,未闻及干湿啰音,舌质黯淡,苔薄白,脉浮弱。处方:桂枝10 g,白芍10 g,生姜6 g,大枣15 g,炙甘草6 g,黄芪30 g,防风12 g,白术12 g,细辛3 g,白芷12 g。连服7剂,服3剂时恶风低热症状减轻。二诊时患者诉症状已消失。嘱患者下次月经来潮前5~7日回诊继续服药,处方:黄芪15 g,白术15 g,防风3 g,当归20 g,仙鹤草15 g,煅牡蛎30 g,续断10 g,杜仲10 g。每次经前服用7剂,连服3个月,嘱患者加强锻炼,规律生活习惯,随访3个月未复发。

按:反复感冒患者多为年老、体虚、久病者,病机为正气不足致表虚,卫阳不固,营卫不和,易感外邪。本病案中患者因平素月经量大,长期未调理,致气血亏虚,营卫不固,从而月经干净后易感染外邪出现上呼吸道感染症状。因此先用玉屏风散合桂枝汤加减,扶正祛邪,待邪气自除,嘱患者于经前服用玉屏风散加减,以顾护卫气、补肾养血,增强抵抗力,以防邪气再次入侵。

玉屏风散益气固表止汗,主治表虚卫阳不固,全方补中有散、散中寓补,专为表虚卫阳不固之证所设。

银 翘 散

【来源】《温病条辨》。

【组成】连翘一两,银花一两,桔梗六钱,薄荷六钱,竹叶四钱,生甘草五钱,荆芥穗四钱,淡豆豉五钱,牛蒡子六钱。

【用法】上杵为散,每服六钱,鲜苇根汤煎,香气大出,即取服,勿过煮。肺药取轻清,过煮则味厚而入中焦矣。病重者,约二时一服,日三服,夜一服;轻者三时一服,日二服,夜一服;病不解者,作再服。

【功效】辛凉透表,清热解毒。

【主治】温病初起。症见发热无汗,或有汗不畅,微恶风寒,头痛口渴,咳嗽咽痛,舌尖红,苔薄白或薄黄,脉浮数。

【方解】温病初起,邪在卫分,卫气被郁,开合失司,故发热、微恶风寒、无汗或有汗不畅;肺位最高而开窍于鼻,邪自口鼻而入,上犯于肺,肺气失宣,则见咳嗽;风热搏结气血,蕴结成毒,热毒侵袭肺系门户,则见咽喉红肿疼痛;温邪伤津,故口渴;舌尖红,苔薄白或微黄,脉浮数均为温病初起之佐证。治宜辛凉透表,清热解毒。方中银花、连翘气味芳香,既能疏散风热,清热解毒,又可辟秽化浊,在透散卫分表邪的同时,又兼顾了温热病邪易蕴结成毒及多夹秽浊之气的特点,故重用为君药。薄荷、牛蒡子辛凉,疏散风热,清利头目,且可解毒利咽;荆芥穗、淡豆豉辛、微温,解表散邪,但辛而不烈,温而不燥,配入辛凉解表方中,增强辛散透表之力,是为去性取用之法,以上四药俱为臣药。苇根、竹叶清热生津;桔梗开宣肺气而止咳利咽,同为佐药。甘草既可调和药性,护胃安中,又合桔梗利咽止咳,是属佐使之用。本方所用药物均系清轻之品,加之用法强调"香气大出,即取服,勿过煎",体现了吴鞠通"治上焦如羽,非轻莫举"的用药原则。本方配伍特点有二:一是辛凉之中配伍少量辛温之品,既有利于透邪,又不悖辛凉之旨。二是疏散风邪与清热解毒相配,具有外散风热、内清热毒之功,构成疏清兼顾,以疏为主之剂。

【辨证要点】本方为治疗风热表证之常用方剂,临床以发热、微恶风寒,口渴,咽痛,舌尖红,苔薄白或薄黄,脉浮数为辨证要点。

【加减化裁】渴甚者,为伤津较甚,加天花粉生津止渴;项肿咽痛者,系热毒较甚,加马勃、玄参清热解毒,利咽消肿;衄者,由热伤血络,去荆芥穗、淡豆豉之辛温,加白茅根、侧柏炭、栀子炭凉血止血;咳者,是肺气不利,加杏仁苦降肃肺以加强止咳之功;胸膈闷者,乃夹湿邪秽浊之气,加藿香、郁金芳香化湿,辟秽祛浊。

【使用禁忌】凡外感风寒及湿热病初起者,禁用。组方多为芳香轻宣之品,不宜久煎。

【异病同治】用于流行性感冒、流行性腮腺炎、扁桃体炎、急性上呼吸道感染有很好疗效。还常用于乙型脑炎、流行性脑脊髓膜炎、咽炎、咽峡疱疹、麻疹、肺炎、药物性皮炎、小儿湿疹、产褥感染等属风热表证者。

【临床验案】

患者,女,32岁,因鼻塞咽痛5日就诊。患者5日前出现鼻塞咽痛症状,伴咳嗽,痰少白黏难咳,无发热,微恶风,伴头痛,口渴,大便偏干,舌质淡红,苔薄黄,脉弦数。患者诉近半年每次月经前1周均有类似症状,持续至月经第3日后逐渐好转,自服感冒冲剂效果不明显。平素月经规则,量中等,无痛经。查体:咽红,扁桃体轻度肿大,双肺呼吸音清,未闻及干湿啰音。处方:连翘10 g,黄芩10 g,菊花10 g,桑白皮10 g,牛蒡子10 g,芦根15 g,全瓜蒌30 g,竹茹10 g。5剂后症状消失,嘱患者月经干净后两周回诊。二诊时患者诉平素脾气急躁,体热、口干、纳食不佳,大便偏干,偶有头痛,乳房胀痛。给予丹栀逍遥散加减调理至月经来潮,若出现风热感冒症状,随症给予银翘散加减。调理3个月后,症状无反复。

按:《金匮要略》称为"热入血室"。每逢月经将动之时气血先行,子宫开放,阴血骤虚,抵抗力下降,易被外邪所感而发生感冒。病邪袭入血分,致气血失和,阻滞不畅,故见月经量少,夹有血块,小腹作痛;又因冲任二脉起于胞宫,上行沿腹布胸上达咽喉,每逢经期,气血易虚,伏邪随冲任之脉上行作祟而见喷嚏、流涕、咽痛等肺卫症状;盖血室之气肝主之,肝与胆相表里,胆因受肝邪而病如疟,故见恶寒发热、头身疼痛等卫表症状。经期过后,病邪随之潜伏血分,感冒症状则隐匿不现;待下次月经来潮之前,气血先行,潜伏于血分的病邪随之而发,感冒症状再现,如此于经期反复发作。

故临证治疗时,应抓住感冒与妇科病理密切相关的发病特点,当血行(月经来潮)邪动之时,趁病机生发之势,予每次经期前3日提前用药,积极治疗,则可收到事半功倍的效果。

第十六节 经行口糜

每值经前或经行时,口舌糜烂,如期反复发作,经后渐愈者,称"经行口糜"。

本病历代文献中少有记载,但临床常见。《素问·气厥论》有"膈肠不便,上为口糜"之论,即言大便秘结,热气上蒸而发为口糜之病机特点。以"谨守病机,各司其所"的原则进行辨证论治,收获颇佳。

本病根据其病变部位,主要表现在口、舌,而舌为心之苗,口为胃之门户,故其病机多由心、胃之火上炎所致。其热有阴虚火旺、热乘于心者;有胃热炽盛而致者,每遇经行阴血下注,其热益盛,随冲气上逆而发。

凉 膈 散

【来源】《太平惠民和剂局方》。

【组成】川大黄、朴硝、甘草各二十两,山栀子、薄荷、黄芩各十两,连翘二斤半。

【用法】上药为粗末,每服二钱,水一盏,入竹叶七片,白蜜少许,煎至七分,去滓,食后温服。

【功效】清胃泻热。

【主治】原方主治上、中二焦邪热亢盛,口舌生疮,面赤唇焦,咽痛鼻衄,便秘尿赤,胸膈烦热。用于治疗肺炎,支气管炎,鼻窦炎,头痛,中风,风疹等疾病。

【方解】方中重用连翘,清热解毒,以清上焦无形之邪热,功专量重,是为君药。配黄芩以清胸膈郁热;山栀子通泻三焦,引火下行;川大黄、朴硝泻火通便,以荡有形之热于中,共为臣药。薄荷、竹叶轻清疏散,以解上焦之热,体现"火郁发之"之义而为佐。使以甘草、白蜜,甘以缓之,既能缓和朴硝、大黄峻泻之力,又能借其缓行之功彻底清上、中二焦之火。综观全方,既有连翘、黄芩、山栀子、薄荷、竹叶,疏解清泄胸膈邪热于上;更用调胃承气汤,通便导滞,荡热于中,使上焦之热得以清解,中焦之实由下而去。是以清上与泻下并行,但泻下是为清泄胸膈郁积而设,所谓"以泻代清",其意在此。《医方考》云:"黄芩、栀子,味苦而无气,故泻火于中;连翘、薄荷,味薄而气薄,故清热于上;大黄、芒硝,咸寒而味厚,故诸实皆泻;用甘草者,取其性缓而恋膈也;不作汤液而作散者,取其泥膈而成功于上也。"

【辨证要点】本方适用于中上二焦邪热炽盛证。临床以胸膈烦热,面赤唇焦,烦躁口渴,舌红苔黄,脉数或滑数为辨证要点。

【加减化裁】如上焦热重伤津,心烦口渴,则加天花粉、麦冬;火热上炎,导致口舌生疮者,加玄参、金银花、青黛;若咽喉肿痛甚,则加玄参、山豆根、射干、蝉蜕。

【使用禁忌】服用本方得利下,应当停服,以免损伤脾胃;孕妇及体虚者慎用。

【异病同治】本方还可应用于咽喉炎、口腔炎、急性扁桃体炎、胆道感染、急性黄疸型肝炎、流行性脑脊髓膜炎等证属上、中二焦邪热炽盛者。

【临床验案】

李某,女,已婚,护士。自1988年8月顺产一女婴后,每次行经前一周左右便出现口舌糜烂,以下唇为甚,常见约0.5 cm² 大小的溃疡,逐日加重,至经净日后方渐消失,伴口渴,月经量多,经期延长,脾气急躁易怒,口干口苦,大便干结,小便短赤。舌尖红赤糜烂,脉洪数,累服维生素 B_2 和维生素C等无效。予大黄15 g,枳实10 g,黄芩10 g,薄荷6 g,天花粉15 g,麦冬10 g,柴胡9 g,竹叶10 g,连翘20 g。嘱患者经前一周开始服用,服药2个月后口糜未发,给予知柏地黄丸和逍遥散巩固1个月,随访3个月未复发。

按:经行口糜乃月经前后出现的一种症状,考其病机,多为心火上炎或胃热炽盛。凉膈散主治上、中二焦邪热亢盛,口舌生疮,清上与泻下并行,为"以泻代清"的经典方剂。

甘草泻心汤

【来源】《伤寒论》。

【组成】甘草(炙)四两、黄芩三两、干姜三两、半夏(洗)半升、黄连一两、大枣(擘)十二枚。

【用法】以水一升,煮取六升,去滓,再煎取三升。温服一升,一日三次。

【功效】益气和胃,消痞止呕。

【主治】主治伤寒痞证,胃气虚弱。症见腹中雷鸣,下利,水谷不化,心下痞硬而满,干呕心烦不得安。狐惑病。

【方解】本方即半夏泻心汤加重甘草用量而成。甘草为君药,以补中缓急,使胃虚得补,急利得缓,余药仍和胃消痞。本方无人参,当属传抄脱漏。《金匮要略心典》载:"盖虽虫病,而能使人惑乱而狐疑,故名曰狐惑。徐氏曰:蚀于喉为惑,谓热淫于上,如惑乱之气感而生;蚀于阴为狐,谓热淫于下,柔害而幽隐,如狐性之阴也,亦通。蚀于上部,即蚀于喉之谓,故声嗄;蚀于下部,即蚀于阴之谓,阴内属于肝,而咽门为肝胆之候,病自下而冲上,则咽干也。至生虫之由,则赵氏所谓湿热停久,蒸腐气血而成瘀浊,于是风化所腐而成虫者当矣。甘草泻心,不特使中气运而湿热自化,抑亦苦辛杂用,足胜杀虫之任。"

【辨证要点】本方以气机痞塞而症见心下痞硬胀满,腹中雷鸣,下利至甚,水谷不化为辨证要点,还可用于治疗脾胃虚弱,中焦升降失司的消化系统疾病。

【加减化裁】热多寒少者,以黄芩、黄连为主;寒多热少者重用干姜;中气不虚,舌苔白腻者,去人参、大枣,加厚朴、苍术以行气燥湿;气机结滞较重,痞满不除者,加枳实、生姜以开胃散结;兼有食积者,加神曲、焦槟榔以消食化积。

【使用禁忌】食积和痰浊内结之痞满者,不宜使用本方。

【异病同治】本方还可用于急慢性胃炎、十二指肠溃疡、慢性肠炎、神经性呕吐、慢性肝炎、妊娠恶阻等证属寒热错杂、肠胃不和者。

【临床验案】

患者,女,32岁,因反复经期出现口腔溃疡4个月就诊,平素月经规则,就诊时处于经期第 3 日,查体可见左侧下唇内黏膜上有溃疡面,色淡红,隐痛,直径约 1 cm。患者平素口干口苦,胸脘痞闷,食则腹胀,乏力。舌质红,少苔,脉沉细。处方:甘草 15 g,蒲公英 15 g,半夏 10 g,干姜 10 g,虎杖 10 g,党参 10 g,黄芩 12 g,黄连 6 g。水煎服,每日 2 次。服药 3 日后口腔溃疡面逐渐愈合,嘱患者下次月经前一周继服此方,至月经干净后停药,连续调理 3 个月。服药期间口腔溃疡未复发,停药后随访 3 个月未复发。

按:反复发作的口腔溃疡,以心、脾、肾、胃为主要病位,该病初期多见心脾积热、脾胃湿热及胃肠积滞等证型,临床多采用解毒除湿、清热泻火及消积导滞等治法。但经期口糜,临床上最常见于寒热错杂证型,究其原因,可能与经期的生理特点有关。女子经期身体处于重阳转阴之时,血室开,经血泄,易伤阴血,出现阴虚内热之象;同时精血亏虚,卫阳不固,营卫失和,出现寒热错杂的症候。甘草泻心汤出自《伤寒论》,具有益气和胃、甘补温中、寒热并用之功效,在临床中常用于治疗中焦虚寒夹杂湿热或热毒的复杂病证。

第十七节　经行风疹块

每值临经时或行经期间,周身皮肤突起红疹,或起风团,瘙痒异常,经净渐退者,为"经行风疹块"或"进行瘾疹"。

历代医籍对此所论甚少,《妇人大全良方》有"妇人赤白游风方论",但未说明该病与月经的关系。《诸病源候论》云:"风瘙痒者,是体虚受风,风入腠理,与血气相搏而俱往来在于皮肤之间,邪气微不能冲击为痛,故但瘙痒也。"

本病多因风邪为患,素体本虚,适逢经行,气血益虚,风邪乘虚而入,郁于皮肤肌腠之间而诱发。本病有内风、外风之别,内风者,由血虚生风所致,外风者由风邪乘经期、产后、体虚之时,侵袭腠理所致。

当 归 饮 子

【来源】《重订严氏济生方》。

【组成】当归(去芦)一两,白芍一两,川芎一两,生地(洗)一两,白蒺藜(炒,去尖)一两,防风一两,荆芥穗一两,何首乌半两,黄芪(去芦)半两,甘草(炙)半两。

【用法】每服四钱,水一盏半,加生姜五片,煎至八分,去滓温服,不拘时候。

【功效】养血活血,祛风止痒。

【主治】血虚有热,风邪外袭。症见皮肤疥疮,或肿或痒,或发赤疹瘙痒。

【方解】荆芥穗、防风、白芍、当归为君,荆芥穗、防风解表祛风,白芍敛阴补血,当归补血活血;黄芪益气,川芎行气,生地滋阴清热,何首乌养血解毒,白蒺藜助荆芥穗、防风止痒,炙甘草调和药性。全方共奏养血润燥、凉血活血、祛风止痒之效。

【辨证要点】临床以皮肤风团湿疹色泽淡红,或与皮肤颜色相近,劳累后加重,神疲乏力,舌质淡,苔薄白,脉沉细为辨证要点。

【加减化裁】病久多缠绵难愈,瘙痒者心烦不眠,加味当归饮子在原方基础上加地龙、全蝎,能直达病所,搜剔风邪,加强化瘀通络之效;加连翘、山栀子清心除烦,减少夜间心烦不眠而搔抓加重皮损;加五味子、酸枣仁安神止痒,睡眠安稳则正气得复,有利于皮损的修复;同时黄芪配伍生地,一阴一阳,云兴雨布,气阴互生;黄芪配当归,健运脾胃,生化气血,又避免了久用虫类药物损伤脾胃的副作用。

【使用禁忌】服药期间忌用辛辣、鱼腥、厚味、烟酒、浓茶等,以免影响疗效。

【异病同治】现代还可用此方治疗慢性荨麻疹、湿疹、银屑病等疾病。

【临床验案】

患者,女,29岁。患者3年前产后哺乳期出现全身风团伴瘙痒,遇热或遇风加重,后每遇经期则症状反复。就诊时月经第1日,因外出遇风,症状加重,红色风团泛发全身,瘙痒剧烈,无胸闷气促,无腹痛腹泻。刻诊症见:全身大小不一的红色风团样皮疹,略高出皮肤表面,部分融合成片,并可见抓痕,伴心烦易怒,手足心热,舌红,苔薄白,脉沉细数。证属血虚风燥。处方:当归、炒白芍各15 g,川芎6 g,生地、制何首乌各9 g,白蒺藜15 g,防风10 g,荆芥12 g,黄芪20 g,炒白术10 g,炙甘草6 g,地肤子10 g,蝉蜕、桂枝各6 g。日1剂,水煎服。1周后复诊,皮疹及瘙痒症状明显缓解,心烦及手足心热减轻,继续以此方治疗2个月后愈,随访1个月未复发。

按:患者出现红色风团是经期阴血损耗,风邪郁结于肌表,致使营卫不和的表现。气血不和、气滞血虚,血不足则无以荣养肌肤,进而生风化燥,导致瘙痒,久病亦耗伤阴血,故病情反复发作。阴虚生内热,表现为患者心烦易怒,手足心热,结合患者舌脉,一派血虚风燥之象,故用当归饮子加味养血祛风,加入白术取玉屏风散益气实卫之意,加桂枝调和营卫气血,加地肤子、蝉蜕祛风止痒。

消 风 散

【来源】《外科正宗》。

【组成】当归、生地、防风、蝉蜕、知母、苦参、胡麻、荆芥、苍术、牛蒡子、石膏各一钱,甘草、木通各五分。

【用法】水二盅,煎至八分,食远服。现代用法:水煎,空腹服。

【功效】疏风养血,清热除湿。

【主治】风疹,湿疹。症见皮肤疹出色红,或遍身云片斑点,瘙痒,抓破后渗出津水,苔白或黄,脉浮数。

【方解】荆芥、防风为君药。荆芥味辛性温,善去血中之风;防风,能发表祛风,胜湿,善于祛一切风,二药相伍,疏风以止痒。苦参、苍术为臣,苦参性寒,善清热燥湿,止痒,苍术燥湿、辟秽、发汗、健脾,两者相配,燥性尤强,即燥湿止痒,又散风除热。佐以牛蒡子疏散风热、透疹、解毒,蝉蜕疏散风热、透疹,以增荆芥、防风祛风之力。石膏、知母清热泻火,木通利湿热,胡麻、生地、当归滋阴养血润燥,且生地善清血中之热,与清气分热之石膏、知母共除内热。当归兼可活血,有治风先行血、血行风自灭之理。甘草清热解毒,又可调和诸药,用为佐使。诸药合用,于祛风之中伍以除湿、清热、养血之品,使风邪去,湿热除,血脉和,则瘙痒自止。

【辨证要点】本方是治疗风疹、湿疹的常用方剂。临床以皮肤瘙痒,疹出色红,或遍身云片斑点为辨证要点。

【加减化裁】风热偏盛而身热、口渴者,加金银花、连翘以疏风清热解毒;湿热偏盛,胸脘痞满,身重乏力,舌苔黄厚而腻者,加地肤子、车前子、栀子等以清热利湿;血分热甚,五心烦热,舌红或绛者,加赤芍、牡丹皮、紫草以清热凉血。

【使用禁忌】本方疏风、祛湿药较多,易伤阴血,气血虚弱者不宜使用。服药期间忌用辛辣、鱼腥、厚味、烟酒、浓茶等,以免影响疗效。

【异病同治】妊娠身痒、荨麻疹、过敏性皮炎、稻田性皮炎、药物性皮炎、神经性皮炎等属风湿热邪的患者,均可加减运用。

【临床验案】

刘某,女,27岁。主诉:全身皮肤起红斑、风团伴瘙痒3日。患者3日前无明显诱因出现全身起红斑、风团,色鲜红,骤起骤消,瘙痒剧烈,遇热时及夜间加重,自行外用糖皮质激素软膏,效果不明显。纳一般,夜寐欠安,二便调。舌红,苔薄黄,脉浮数。患者诉近2个月每逢经期均出现类似症状,或于经前3日开始,或于经期第1日开始出现症状,月经干净后可略有缓解。给予处方:荆芥15 g,防风10 g,牛蒡子10 g,知母10 g,生地20 g,当归10 g,金银花10 g,薄荷6 g。共5剂,水煎服,日1剂,分早晚1次温服。嘱患者忌食海鲜发物,避免接触致敏物品。5剂后风团消失,二诊时上方去薄荷,加丹参15 g、鸡血藤12 g、川芎10 g,嘱患者连服1个月,下月经期无风疹团块发作。

按:中医认为皮疹是由先天禀赋不足,卫外不固,风邪乘虚侵袭所致;或风热、风寒外袭,客于肌表,致使营卫失调而发。本案患者皮疹急性发作,发展迅速,结合舌脉象,此病是由风热郁于肌肤所致。因此治宜疏风清热,拟用消风散加减。患者于经期反复发作,又治风先治血,治疗兼以养血活血,故原方减薄荷,加川芎、鸡血藤以祛风止痒、活血通络;发作时夜间加重,难以安睡,故加丹参以清心凉血,除烦安神。

第十八节 经行吐衄

每逢经行前后,或正值经期,出现周期性的吐血或衄血者,称为"经行吐衄"。

发病机理主要为火热上炎,值月经期冲脉气盛上逆,损伤阳络而发生吐血、衄血。经血上行由口鼻而出,必致下注冲任者少,甚或全无,故经行吐衄时,月经量减少,甚或无月经。《沈氏女科辑要笺正·月事异常》认为倒经"多由阴虚于下,阳反上冲"所致,故治宜"重剂抑降""甚者且须攻破,方能顺降"。清代傅青主则在此理论基础上提出本病治法"宜平肝以顺气"。

本病类似于西医学的"代偿性月经"。

顺 经 汤

【来源】《傅青主女科》。

【组成】当归(酒泡)五钱,大熟地(九蒸)五钱,白芍(酒炒)二钱,牡丹皮五钱,白茯苓三钱,沙参三钱,黑芥穗三钱。

【用法】水煎服。

【功效】补肾调经和血。

【主治】经前腹痛吐血。

【方解】方中当归、白芍养血调经,沙参润肺,大熟地滋肾养肝,牡丹皮清热凉血,白茯苓健脾宁心,黑芥穗引血归经。

【辨证要点】临床以平素月经先期、量少,头晕耳鸣,手足心热,咽干口渴,舌红或绛,苔少或无苔,脉细数为辨证要点。

【加减化裁】肝郁者加川楝子、郁金以疏肝解郁;血热者加地榆、茜草、黄芩以清血中之热而止血;瘀血者加丹参、桃仁以化瘀;肝肾阴虚者加枸杞子、女贞子以养阴;阴虚火旺者加地骨皮、知母、沙参以清虚热;气逆甚者加紫苏子、代赭石以调气降逆。

【使用禁忌】服药期间戒辛辣刺激性食物,调畅情志。

【异病同治】本方还可用于治疗经行腹痛吐血之肺肾阴虚证。

【临床验案】

患者,女,15岁。13岁月经初潮,月经周期不规则,月经量或多或少,有少量血块,伴有轻微腹痛,性格内向。于半年前出现每值经期前鼻出血,每日多次,且出血较多,月经量少,同时兼见头痛、口干、口苦、口渴等症。月经过后,口鼻血止,诸症全无。此后,每逢月经期均见上述症状,持续半年之久。查:颜面潮红,舌质红,舌苔微黄而干,脉见弦滑。脉证合参,证属逆经,予以清热凉血,引血下行,佐以舒肝清肝。方用顺经汤加减:生地10 g,白芍15 g,牡丹皮10 g,牛膝15 g。头痛加栀子10 g、天麻9 g、黄芩15 g;口干苦渴加龙胆草10 g、柴胡10 g、沙参10 g。7剂,水煎服,凉服。以后每月经期服用7剂。半年后,诸症消失,随访3个月,未复发。

按:本病临床较为少见,其病因多为性格内向而致肝郁,郁久而化热,久之而致肝肾阴虚。阴虚致冲脉气盛,血热循经络上行,损伤上部血络,因而出现经期衄血。顺经汤中生地、白芍、牡丹皮、牛膝清热凉血,引血下行;栀子泻火清热凉血,天麻平抑肝阳,沙参养阴生津,黄芩清热泻火、凉血止血,龙胆草清泻肝胆火,柴胡疏肝解郁收效显著。

清肝引经汤

【来源】《中医妇科学》1979年版。

【组成】当归8 g,白芍12 g,生地9 g,牡丹皮9 g,山栀子9 g,黄芩9 g,茜草根12 g,川楝子9 g,川牛膝9 g,白茅根15 g,甘草9 g。

【用法】水煎服。

【功效】清肝调经,引血下行。

【主治】血虚阳浮,阳气上逆。

【方解】本方治证乃因经前或行经时肝经郁火上攻,冲气上逆,热伤阳络。据"热者清之""逆者平之"的原则,故以清肝降火、引血下行为法,使热清气平,则妄行之血下行而经调。方中当归、白芍养血柔肝,调经止痛;生地、牡丹皮清热凉血以平息妄行之血;黄芩、山栀子清热泻火以降泻上冲之火,茜草根、白茅根凉血止血,与生地、牡丹皮合用,有标本兼顾之意;川楝子疏肝清热,以助黄芩、山栀子降火;川牛膝引血下行,平抑冲气,使气血不至上冲而血止;甘草调和诸药。诸药合用,共达清热疏肝、引血下行、调经止血之效。

【辨证要点】临床以经前或经期吐血、衄血,量多色鲜红,月经量反少,甚或不行,两胁疼痛,心烦易怒,口苦咽干,尿黄便结,舌红苔黄,脉弦数为辨证要点。

【加减化裁】兼小腹疼痛,经行不畅有血块者,加桃仁、红花以活血祛瘀止痛。

【使用禁忌】虚寒性吐衄、脾虚体弱者,不宜使用本方。

【异病同治】此方加减亦可用于小儿反复吐衄、肺子宫内膜异位症的调理。

【临床验案】

吴某,女,26岁,未婚。经期鼻衄已2年,于16岁月经初潮,月经常先期而至,量中、色红。近年经量渐少,每值行经前或行经时吐衄,量多,色鲜红,伴胸胁胀痛,口干口苦,心烦易怒,大便干燥。现行经第2日,见口鼻有鲜红色血液排出,量多,伴头晕,乏力,胸胁乳房胀痛不适,薄黄,脉弦数。方用:川牛膝15g,竹茹15g,当归9g,丹参9g,牡丹皮9g,栀子9g,醋香附9g,决明子15g,白茅根15g,黄芩9g。水煎服,日1剂。连用7剂,症状消失。嘱其于下次月经前1周复诊。二诊时诉偶感胸胁乳房胀痛,经前处方如下:川牛膝9g,竹茹9g,牡丹皮9g,栀子9g,当归9g,白芍9g,生地12g,白茅根15g,沙参9g,黄芩9g,旱莲草9g。连用5日后月经来潮,予清肝引经汤加减。吐衄减轻,月经量渐增,连用3个月经周期而痊愈。随访患者未再复发。

按:《傅青主女科》云:"妇人有经未行之前一、二日,忽然腹痛而吐血,人以为火热之极也,谁知是肝气之逆乎!夫肝之性最急,宜顺而不宜逆,顺则气安,逆则气动,血随气为行止,气安则血安,气动则血动。"故经期除清肝凉血调经外,须加重引血下行之牛膝和顺气降逆之竹茹的用量,使血归经而获效。同时经行吐衄一病,药停血止,并非见功。嘱其调情志,坚持经前5～7日用药,连续治疗,方见成效。

第十九节　绝经前后诸证

妇女在绝经前后出现烘热面赤,进而汗出,精神倦怠,烦躁易怒,头晕目眩,耳鸣心悸,失眠健忘,腰背酸痛,手足心热,或伴有月经紊乱等与绝经有关的症状,称"经断前后诸证",又称"绝经前后诸证"。这些证候常参差出现,发作次数和时间无规律性,病程长短不一,短者数月,长者可迁延数年至十数年。

本病相当于西医学围绝经期综合征,双侧卵巢切除或放射治疗后双侧卵巢功能衰竭者,也可出现围绝经期综合征的表现。

本病的发生与绝经前后的生理特点有密切关系。妇女49岁前后,肾气由盛渐衰,天癸由少渐至衰竭,冲任二脉气血也随之而衰少,在此生理转折时期,受内外环境的影响,如素体阴阳有所偏胜偏衰,素性抑郁,素有痼疾,或家庭、社会等环境改变,易出现肾阴阳失调而发病。"肾为先天之本",又"五脏相移,穷必及肾",故肾阴阳失调,每易波及其他脏腑,而其他脏腑病变,久则必然累及于肾,故本病之本在肾,常累及心、肝、脾等多脏、多经,致使本病证候复杂。常见的分型有肾阴虚和肾阳虚。

<h1 style="text-align:center">左 归 饮</h1>

【来源】《景岳全书》。

【组成】熟地二三钱或加至一二两,山药、枸杞子各二钱,炙甘草一钱,茯苓一钱半,山茱萸一二钱(畏酸者少用之)。

【用法】水二盅,煎七分,空腹服。

【功效】壮水,养阴补肾。

【主治】真阴不足,腰瘥且痛,遗精盗汗,咽燥口渴。

【方解】本方导源于六味地黄丸,为纯甘壮水之剂。主治真阴不足所致之症。真阴不足,故见腰酸遗泄,盗汗,口燥咽干,口渴欲饮,舌光红,脉细数。治宜补益肾阴。故方中重用熟地,甘温滋肾以填真阴;辅以山茱萸、枸杞子养肝肾,合主药以加强滋肾阴而养肝血之效;佐以茯苓、炙甘草益气健脾,山药益阴健脾滋肾,合而有滋肾养肝益脾之功。

【辨证要点】临床以腰酸遗泄,咽干,舌尖红,脉细数为辨证要点。

【加减化裁】肺热而烦者,加麦冬二钱;血滞者,加牡丹皮二钱;心热而燥者,加玄参二钱;脾热易饥者,加芍药二钱;肾热骨蒸多汗者,加地骨皮二钱;血热妄动者,加生地二三钱;阴虚不宁者,加女贞子二钱;上实下虚者,加牛膝二钱以导之;血虚而燥者,加当归二钱。

【使用禁忌】脾胃虚寒、大便溏者不宜服;肾阳不足所引起的阳痿、早泄者不宜服用。

【异病同治】本方亦可用于不孕症、卵巢早衰、黄褐斑、外阴营养不良、冠心病、肠易激综合征等证属肾阴亏虚者。

【临床验案】

何某,女,44岁,已婚,孕3产1。主诉:反复外阴瘙痒1个月伴潮热汗出15日。就诊时患者感五心烦热,失眠多梦,记忆力差,时有耳鸣,腰酸,双目干涩,白带量少,阴道干涩,性欲减退,二便调。舌红,苔少,脉细数。查尿 HCG(一),心电图:无异常。妇检:外阴皮肤黏膜色素减退、增厚粗糙,外阴皮肤弹性减弱。方用:当归10 g,白芍15 g,干地黄10 g,山药15 g,山茱萸10 g,枸杞子10 g,茯苓15 g,制何首乌25 g,炒荆芥10 g,白鲜皮15 g,合欢皮15 g,龟板10 g,鹿角片10 g,炙甘草6 g。连续服药半月后症状有所改善,1个月后症状消失。嘱患者注意休息,适当运动,调畅情志,忌食肥甘厚腻之品,不适随诊。

按:患者将近七七之年,天癸将竭,肝肾阴精血虚,血虚生风化燥,外阴不得濡养故见阴痒、色素减退;水不涵木,肝阳上亢,故可见头晕耳鸣;肝肾阴精,不能上养清窍及腰膝,故见耳鸣、健忘、腰酸腰疼;虚火上扰神明,故可见失眠多梦;虚热内炽灼烧津液,可见口燥咽干、五心烦热、潮热盗汗。患者出现围绝经期综合征一系列症状,都因肝肾阴虚、阴不潜阳所致,治疗上用归芍左归饮加味,补肾养肝、养血祛风兼潜阳,肝肾阴精、阴血充足,水滋木涵,虚阳得以遏制则阴痒明显减轻,诸症得解。

<h2 style="text-align:center">黄连阿胶汤</h2>

【来源】《伤寒论》。

【组成】黄连四两,黄芩二两,白芍二两,鸡子黄二枚,阿胶三两。

【用法】上五味,以水六升,先煮三物,取二升,去滓,纳胶烊尽,小冷,纳鸡子黄,搅令相得,温服七合,日三服。

【功效】育阴清热、滋阴降火,为治少阴阴虚火旺证之常用方。

【主治】少阴虚火旺,心肾不交证。

【方解】方中黄连、黄芩泻心火以下降;阿胶滋肾水以上潮;鸡子黄养心宁神;白芍和营敛阴;白芍配黄芩、黄连酸苦涌泄以泻火,与鸡子黄、阿胶相伍,酸甘化阴以滋阴。《医宗金鉴》云:少阴病,得之二三日以上,谓或四五日也。言以二三日,少阴之但欲寐,至四五日,反变为心中烦不得卧,且无下利清谷咳而呕之证,知非寒也,是以不用白通汤;非饮也,亦不用猪苓汤;乃热也,故主以黄连阿胶汤,使少阴不受燔灼,自可愈也。

【辨证要点】临床以心烦不寐,夜间尤甚,口燥咽干,舌质绛,苔微黄或少苔,脉细数为辨证要点。

【加减化裁】经血黏稠有臭味、黄带多、下腹坠痛者加败酱草 30 g、薏苡仁 30 g、马齿苋 30 g、白果 10 g;口干、口渴者,加玄参 15 g、麦冬 15 g、天花粉 15 g;小便频数者加白茅根 30 g、小蓟 15 g。

【使用禁忌】阴虚而无实火炽盛,邪少虚多者,禁用本方。

【异病同治】本方亦可用于失眠、焦虑、糖尿病等病的心肾不交证型治疗。

【临床验案】

患者,女,56 岁,失眠 2 年。主诉入睡困难,易醒,醒后不易再睡,多梦心烦,心悸头晕,腰膝酸软,盗汗,五心烦热,纳可,大便干,小便可,舌红,少苔,脉细数。辅助检查:头部 CT 未见明显异常。心电图示大致正常心电图。方用黄连、黄芩、阿胶各 10 g,鸡子黄 15 g,白芍、合欢皮 20 g。日 1 剂,每日早、中、晚饭后半小时水煎服,共 14 剂。二诊时患者诉入睡困难较前好转,偶有醒后不易再睡,心悸头晕缓解,腰膝酸软明显改善,盗汗减轻,五心烦热略好转。原方中加入酸枣仁 20 g,煎法及用法同前,续服 14 剂。再次来诊时患者诉症明显改善,守二诊方,7 剂,后随访半年未复发。

按:本方由黄连阿胶汤加减而成,其中以清热燥湿、清上焦及中焦火热之黄芩、黄连共为君药,二者皆归心经、胃经,能够很好地清心经之火毒,尤以黄连更甚。以柔肝敛阴之白芍、滋阴补血之阿胶为臣药,既能助君药以泻火,又可防止君药苦泄之力太过而伤阴。阿胶为补血止血之要药,对于治疗腰膝酸软、女子胎动不安、失眠、盗汗等具有很好的疗效。佐使以养血滋阴之鸡子黄、安神宁心之合欢皮。鸡子黄更专于润补肺肾之阴,助君臣药之清润之气下达于肾而充盈肾水。

二 仙 汤

【来源】《中医方剂临床手册》。

【组成】仙茅 9 g,仙灵脾 9 g,巴戟天 9 g,当归 9 g,黄柏 6 g,知母 6 g。

【用法】日服一剂,水煎取汁,分二次服。

【功效】温肾阳,补肾精,泻肾火,调冲任。

【主治】用于围绝经期综合征(妇女绝经前后诸证,头目昏眩、胸闷心烦、少寐多梦、烘热汗出、焦虑抑郁、腰酸膝软等),高血压病、闭经以及其他慢性病属肾阴阳两虚、虚火上扰者。

【方解】方中仙茅、淫羊藿(即仙灵脾)、巴戟天温肾阳,补肾精;黄柏、知母泻肾火、滋肾阴;当归温润养血,调理冲任。全方配伍特点是壮阳药与滋阴泻火药同用,以适应阴阳俱虚于下,而又有虚火上炎的复杂证候。由于方用仙茅、淫羊藿(仙灵脾)二药为主,故名"二仙汤"。

【辨证要点】临床以头晕耳鸣、腰背冷痛,舌淡,苔薄,脉沉弱为辨证要点。

【加减化裁】治疗围绝经期综合征伴有高血压、性功能减退、抑郁头痛、潮热等,加紫苏子、丹参、沉香、白薇。抑郁症:加菖蒲、夜交藤;懒言少动、表情呆滞者,重用菖蒲,加郁金;心烦不寐者,重用夜交藤,加用酸枣仁;纳呆畏寒者,去黄柏,加用干姜;情绪极度抑郁、难以入眠者,加合欢皮、茯神。精液异常:合用五子衍宗丸。

【使用禁忌】服药期间忌食生冷、辛辣、厚腻之品。

【异病同治】亦可用于治疗卵巢早衰、抑郁症、精液异常的肾阴阳俱虚证。

【临床验案】

患者,女,50岁。初诊:2018年9月3日。主诉:头痛反复发作2年,加重伴脘闷嗳气1个月余。病史:患者2年前因头痛就诊于当地社区医院,测血压154/92 mmHg,之后自测血压3次均不低于140/90 mmHg,诊为高血压病,口服硝苯地平缓释片20 mg降压治疗,每日2次,血压控制在(130~140)/(70~90)mmHg。近1个月无明显诱因出现头痛,伴烦躁易怒,纳差,面色萎黄,食后胀满嗳气,腰膝酸冷,易疲倦,健忘,睡眠可,小便可,大便不成形,停经半年。舌质淡红,苔白腻,舌边有齿痕,脉沉弦细弱。处方:仙茅15 g,淫羊藿15 g,巴戟天15 g,当归10 g,黄柏6 g,知母10 g,钩藤(后下)12 g,川楝子15 g,川芎15 g,白芍15 g,党参15 g,炒白术15 g,茯苓10 g,半夏9 g,陈皮10 g,木香10 g,砂仁(后下)10 g,甘草6 g。14剂,水煎服,日1剂。硝苯地平缓释片20 mg降压,每日2次。嘱患者低盐饮食,起居有常,调畅情志,怡情易性。

按:肾藏精为生命之本,是生、长、壮、老等生命变化的根源。肾气盛则天癸至,天癸的"至"与"竭"与肾中精气的盛衰密切相关。二仙汤常用于肾阴阳两虚,虚火上扰的围绝经期综合征者。二仙汤中仙茅、淫羊藿与巴戟天温肾阳,补肾精;知母、黄柏泻相火,滋肾阴;当归补血活血,调补冲任。全方共奏补肾泻火、调理冲任之功。《素问·上古天真论》曰:"肾者主水,受五脏六腑之精而藏之。"可知肾之精气需要后天源源不断的充养才能维持充盈,使藏泻有度。肾中精气之盛衰,反映五脏之虚实,而五脏之中又以脾胃为主,因脾胃为气血生化之源,居中央,灌溉四旁。患者纳差、腹胀、大便不成形、面色萎黄症状明显,且舌苔白腻,有齿痕,加香砂六君子汤理气健脾,和胃化湿,使中焦健运,痰湿得祛,气血得化;加钩藤、川楝子、白芍疏肝气、养肝阴、清肝热、平肝阳;川芎上行头目,为治头痛之要药,达标本兼治、气血共调之功。

滋水清肝饮

【来源】《医宗己任编》。

【组成】熟地,当归身,白芍,枣仁,山茱萸,茯苓,山药,柴胡,山栀,牡丹皮,泽泻。

【用法】水煎服。

【功效】滋阴养血,清热疏肝。

【主治】肾阴亏虚,肝郁肝热之证。症见胁肋胀痛,胃脘疼痛,咽干口燥,舌红少苔,脉虚弦或细软。

【方解】本方是在六味地黄丸的基础上加味化裁而来的。方中"三补三泻"滋补肝肾,填精益髓;配以白芍、柴胡、当归身、山栀、枣仁疏肝养血,清热敛阴,共奏滋补肝肾、清热疏肝凉血之效。

【辨证要点】临床应用以肾虚耳鸣、听力减退、腰膝酸软、咽痛口干、口苦胁痛、大便干结、舌红少苔、脉细弦或细数等为辨证要点。

【加减化裁】阴虚火旺者去熟地,加生地、知母、黄柏;肾虚甚者加枸杞子、菟丝子;周身酸痛者加川芎、川牛膝、延胡索;肝郁甚者加香附、佛手;瘀血阻滞者加丹参、五灵脂;月经量多者去牡丹皮,加仙鹤草、三七粉、血余炭;失眠者加夜交藤、合欢皮。

【使用禁忌】体内实火炽盛者慎用。

【异病同治】本方对心血管疾病、妇科卵巢相关疾病、乳腺相关疾病、2型糖尿病、慢性肝炎等证属肝肾阴虚、血虚内热者均有治疗作用。

【临床验案】

患者,女,51岁。自诉静坐时周身大汗出2年,颈部及背部明显,活动后反而汗量减少,口干口苦,喜饮冷水,体温正常,纳食可,睡眠一般,大小便无异常,服用西药(具体不详)治疗后未见确切效果,遂到我科门诊就诊。刻诊见:精神一般,面色暗沉,口干口苦,头颈部汗出明显,四肢皮肤稍潮湿,腰酸痛,舌质暗红,苔腻有剥脱,脉弦促。方选滋水清肝饮加减,处方:生地25 g,白芍15 g,栀子15 g,天冬15 g,夏枯草20 g,玄参30 g,浙贝母15 g,桔梗15 g,知母15 g,荷叶15 g,桑白皮15 g,芦根25 g,地骨皮15 g,柏子仁25 g,莲子15 g,防风15 g,赤芍25 g。3剂,日1剂,水煎服。二诊:患者精神可,面色一般,诉服药后静坐时出汗量减少,四肢皮肤较前干燥,纳食可,睡眠较前改善,体重无明显变化,舌质暗红,苔白腻,脉滑。处方:生地25 g,白芍15 g,栀子15 g,天冬15 g,夏枯草20 g,玄参30 g,浙贝母20 g,桔梗15 g,知母15 g,荷叶15 g,芦根25 g,柏子仁25 g,莲子15 g,防风15 g。3剂,日1剂,水煎服。服药后患者诉精神较前好转,出汗症状较前明显缓解,汗量减少。续服10余剂,异常出汗症状消失。

按:患者因异常出汗前来就诊,当属"汗证",然静坐时大汗出,活动后反汗量减少,既非自汗,又非盗汗、战汗、脱汗等,病情虚实夹杂。清代冯兆张《冯氏锦囊秘录》云:"真阴衰弱,亦令自汗。"患者口干口苦、舌质暗红、苔腻有剥脱、脉弦促,皆为火盛伤阴之象。《景岳全书·汗证》云:"盖火盛而汗出者,以火烁阴,阴虚可知也;无火而汗出者,以表气不固,阳虚可知也。"予滋水清肝饮加减治疗。因患者久病,面色暗沉,火盛灼阴,血脉瘀滞,加用夏枯草、玄参、浙贝母、知母滋阴补血。《本草通玄》云:"夏枯草,补养厥阴血脉,又能疏通结气。"气血调畅,则汗出正常。

益 经 汤

【来源】《傅青主女科》。

【组成】大熟地(九蒸)一两,白术(土炒)一两,山药(炒)五钱,当归(酒洗)五钱,白芍(酒炒)三钱,生枣仁(捣碎)三钱,牡丹皮二钱,沙参三钱,柴胡一钱,杜仲(炒黑)一钱,人参二钱。

【用法】水煎服。

【功效】滋阴益气养血,疏肝理气。

【主治】妇女心、肝、脾经气郁,年未七七,经水先断者。

【方解】经云:女子七七而天癸绝。有年未至七七而经水先断者,人以为血枯经闭也,谁知是心肝脾之气郁乎!使其血枯,安能久延于人世。医见其经水不行,妄谓之血枯耳,其实非血之枯,乃经之闭也。且经原非血也,乃天一之水,出自肾中,是至阴之精而有至阳之气,故其色赤红似血,而实非血,所以谓之天癸。世人以经为血,此千古之误,牢不可破,倘果是血,何不名之曰血水,而曰经水乎!古昔圣贤创呼经水之名者,原以水出于肾,乃癸干之化,故以名之。无如世人沿袭而不深思其旨,皆以血视之。然则经水早断,似乎肾水衰涸。吾以为心肝脾气之郁者,盖以肾水之生,原不由于心肝脾,而肾水之化,实有关于心肝脾。使水位之下无土气以承之,则水滥灭火,肾气不能化;火位之下无水气以承之,则火炎铄金,肾气无所生;木位之下无金气以承之,则木妄破土,肾气无以成。倘心肝脾有一经之郁,则其气不能入于肾中,肾之气即郁而不宣矣。况心肝脾俱郁,即肾气真足而无亏,尚有茹而难吐之势。矧肾气本虚,又何能盈满而化经水外泄耶?经曰"亢则害",此之谓也。此经之所以闭塞,有似乎血枯,而实非血枯耳。治法必须散心肝脾之郁,而大补其肾水,仍大补其心肝脾之气,则精溢而经水自通矣。

【辨证要点】临床以经期不定、月经量少,经色黯淡、质稀、腰骶酸痛,或伴有不孕不育,性欲减退,神疲乏力,脘闷不舒伴叹息,舌淡苔白,脉弦或涩为辨证要点。

【加减化裁】肝肾阴虚者,加知母、地骨皮;脾肾阳虚者,加巴戟天、黄芪、仙茅;血枯瘀阻者,加何首乌、黄精、桃仁。

【使用禁忌】肝郁化火者慎用。

【异病同治】还可治疗卵巢储备功能不全、不孕不育、月经量少等病症中以肝郁肾虚为主证的证型。

【临床验案】

患者,女,35岁。主诉:月经后期伴经量过少5年。患者于5年前无明显诱因出现月经后期,一般为40~50日月经来潮1次,每次行经3日,量少,经色暗红,夹血块,腰酸,烦躁易怒,手足心出汗,大便溏,小便调。脉沉细,舌淡红苔薄白。曾查B超:子宫前位,大小为4.0 cm×3.5 cm×3.0 cm,子宫内膜厚度为0.4 cm。查性激素六项示:E_2 55.0 pg/mL,FSH 14.46 mIU/mL,LH 10.38 mIU/mL,P 0.3 ng/mL,PRL 30.16 ng/mL,T 0.27 ng/mL。患者禀赋不足,肾气不足,肾精亏虚;情志不遂,肝气郁滞。此为肾虚肝郁所致。患者就诊时为月经第10日,方用:熟地20 g,炒白术10 g,山药15 g,当归10 g,白芍15 g,柴胡6 g,盐杜仲15 g,炒酸枣仁20 g,牡丹皮6 g,北沙参10 g,白花蛇舌草30 g,骨碎补10 g,盐补骨脂10 g,升麻6 g,牛膝10 g,丹参15 g,佛手10 g,甘草6 g。服药10剂后,因患者处于经间期,为重阴转阳之时,治疗宜阴中求阳,加温肾暖宫之品。方用:熟地20 g,炒白术10 g,山药15 g,当归10 g,盐杜仲10 g,牡丹皮6 g,北沙参10 g,淫羊藿10 g,骨碎补10 g,盐补骨脂10 g,升麻6 g,牛膝10 g,丹参10 g,佛手6 g,甘草3 g,醋龟甲(先煎)10 g,巴戟天10 g,郁金10 g。服药至月经来潮,经后用:熟地20 g,炒白术10 g,山药15 g,当归10 g,盐杜仲10 g,牡丹皮 6 g,北沙参 10 g,淫羊藿 10 g,骨碎补 10 g,补骨脂 10 g,升麻 6 g,牛膝 10 g,丹参 10 g,佛手 6 g,甘草 3 g,醋龟甲(先煎)10 g,郁金 10 g,酒黄精 10 g,制何首乌 10 g。按调周法周期性调理 3 个月,月经周期恢复至 37~42 日,月经量较前增多,月经第 3 日检测:FSH 10.46 mIU/mL。嘱患者调整生活习惯,不熬夜,适当运动,高蛋白低糖低脂饮食。

按:《沈氏女科辑要笺正》说:"癸水为肾脏真阴。"天癸是"肾主生殖"的精微物质和功能的统一体,具有促进生殖器官发育成熟和维持人体生殖功能的生理作用。肾中精气充盛,不断产生天癸,在天癸的促发下任脉通达,冲脉广聚脏腑之血而盛,冲任两脉相滋,血海满盈,月经来潮。本案方用《傅青主女科》益经汤加减。益经汤即是在补肾的基础上补心、肝、脾之气,散心、肝、脾之郁,补以通之,散以开之,则精溢而经水自通。在治疗时根据月经期间阴阳消长变化加减用药调理周期和经量。初诊时患者处于经后期,此时血海空虚,治疗当偏重于滋肾益阴养血,益经汤原方散心肝脾之郁,大补肾水,也具备滋阴养血之功效。因阴阳互根互用故加用骨碎补、盐补骨脂补肾阳;牛膝补肝肾且能引血下行;丹参补血活血;佛手理气;甘草补脾益气,调和诸药。

安 老 汤

【来源】《傅青主女科》。

【组成】人参一两,黄芪(生用)一两,大熟地(九蒸)一两,白术(土炒)五钱,当归(酒洗)五钱,山茱萸(蒸)五钱,阿胶(蛤粉炒)一钱,黑芥穗一钱,甘草一钱,香附(酒炒)五分,木耳炭一钱。

【用法】水煎服。

【功效】益脾补肝,育阴止漏。

【主治】老年妇女肝脾两虚,肾水亏耗。症见月经已绝,忽而复行,或下紫血块,或下血淋漓如红血淋。现用于生殖道炎症,子宫内膜息肉所致的绝经后子宫出血见上述症状者。

【方解】方中重用人参、黄芪、白术,补无形之元气,固摄将脱之血;大熟地、阿胶、当归滋阴液,补已亡之血,使阴血充复,阳气有所依附,浮阳回归,起到养阴维阳之功,山茱萸补肝肾并收敛耗散之精血;木耳炒炭入络退火止血;香附乃血中之气药,能敷经络之气;芥穗炒黑入营止血;甘草调和诸药。此方补益肝脾之气,气足自能生血而摄血。尤妙大补肾水,水足而肝气自舒,肝舒而脾自得养,肝藏之而脾统之,又安有泄漏者,又何虑其血崩哉!(《傅青主女科·调经·年老经水复行十九》)

【辨证要点】临床上以经断后阴道出血,量少,色淡,质稀,气短懒言,神疲肢倦,食少腹胀,舌苔薄白,脉弦无力为辨证要点。

【加减化裁】经量过多,崩漏不止者加地榆炭、茜草;头晕头痛口干较甚、血压偏高者加菊花、白芍;焦虑失眠、烦躁不安,甚则苦笑无常者加炒枣仁;胸闷气短、心悸怔忡、手足麻木甚者加丹参、夜交藤;不思饮食,甚则恶心欲吐者,加焦三仙、竹茹;面目或下肢浮肿甚者加茯苓、泽泻;月经量少,经期错后者去黑芥穗、木耳炭。

【使用禁忌】服药期间,禁服辛酸刺激之物。

【异病同治】本方还可治疗崩漏、滑胎、月经先期的脾虚肝郁证型。

【临床验案】

患者,女,50岁。主诉:月经淋漓不断20余日。患者本次月经20日前出血不止,量多色深有块,曾经西医诊治,用激素效果不佳,故来我院就诊。患者以往月经正常,近半年来经期提前8~15日,量多色深兼有黑块,甚则血下如注,有时淋漓不断,伴头晕目眩,神倦乏力,二便正常。舌淡,苔薄白,脉弦细。B超提示:无器质性病变。妇科检查:外阴,已婚经产式;阴道,无异常;子宫,前倾位,略偏大,活动度良好,无压痛;双侧附件未扪及明显异常。方用:党参30 g,黄芪30 g,熟地30 g,白术15 g,当归15 g,山茱萸15 g,阿胶15 g,地榆炭30 g,茜草9 g,黑芥穗3 g,香附3 g,甘草3 g。5剂,水煎服,日1剂。5剂后阴道出血干净,前方去黑芥穗、茜草,地榆炭减至20 g,日1剂。继服5剂,头晕目眩减轻,烦躁易怒已除,仅有时心悸气短,苔薄白,脉弦细,前方去地榆加丹参20 g,日服1剂。服6剂时,月经又来潮,量较上次少,色淡,仍伴头晕乏力,心悸气短,前方去丹参加地榆20 g,服2剂经净,继服前方,隔日1剂,6剂后诸症悉除。

按:肾气的盛衰是这一年龄阶段诸病变的根本原因。其次与阳明及三阳脉气的变化有关。肾为先天为本,肝肾同源,脾胃为后天之本,因而从脏腑的角度进行分析,围绝经期综合征主要是由肝、肾、脾等脏腑功能衰退失调而引起的。安老汤中的当归、熟地、山茱萸、阿胶补益肝肾、滋阴养血,重在先天;党参、黄芪、白术、甘草补益脾胃、益气生津,重在后天;香附通行三焦,理气解郁,配黑芥穗、茜草、地榆炭增强止血功能,诸药合用,共奏补肝肾益脾胃、调经止血之功。

知柏地黄汤

【来源】《症因脉治》。

【组成】熟地24 g,山茱萸12 g,干山药12 g,泽泻9 g,茯苓(去皮)9 g,牡丹皮9 g,知母24 g,黄柏24 g。

【用法】水煎服,日1剂。

【功效】滋阴降火。

【主治】阴虚火旺证。

【方解】方中重用熟地,滋阴补肾、填精益髓,为君药。山茱萸滋补肝肾、秘涩精气;干山药健脾补虚、涩精固肾,补后天以充先天,同为臣药。君臣相协,不仅滋阴益肾之力相得益彰,还具养肝补脾之效。泽泻利湿泄浊,并防熟地滋腻恋邪;牡丹皮清泻相火,并制山茱萸之温;茯苓淡渗脾湿,既助泽泻以泄肾浊,又助山药之健运以充后天之本,俱为佐药;知母、黄柏加强清热降火之功。

【辨证要点】临床以骨蒸潮热,虚烦盗汗,腰脊酸痛,舌红少苔,脉沉细数为辨证要点。

【加减化裁】阴虚血热,崩漏下血者,合二至丸以凉血止血;阴虚阳亢、头晕目眩者,加石决明、龟板以平肝潜阳;肾府失养,腰膝酸软者,加怀牛膝、桑寄生;阴虚肠燥,大便干结者,加玄参、火麻仁以润肠通便。

【使用禁忌】本方熟地味厚滋腻,有碍脾运,故脾虚食少便溏者,不宜使用。

【异病同治】本方还可用于慢性肾炎、高血压病、糖尿病、甲状腺功能亢进、无排卵型子宫异常出血等辨证以肾阴不足、阴虚火旺为主要病机者。

【临床验案】

周某,女,56岁。已绝经5年,素有头晕头痛,腰脊酸痛,近月余症益增,每至午后眩晕尤甚,两目干涩,不能久视,饮食一般,大便干秘,五心烦热,口干思饮。舌质红无苔,脉细数,右尺较大。皆一派阴虚火旺之象。然自视血虚所致,购服人参归脾丸,岂料晕痛益甚。拟知柏地黄汤加味:知母10 g、黄柏10 g、生地15 g、山药15 g、山茱萸12 g、泽泻10 g、茯苓10 g、牡丹皮10 g、女贞子10 g、菊花10 g。服7剂后,头晕、五心烦热症状明显好转,遂继服14剂,症状消失。嘱患者保证睡眠质量,不适随诊。

按:《灵枢·海论》云:"髓海不足则脑转耳鸣,胫酸眩冒,目无所见,懈怠安卧。"劳损过度,真阴亏虚,木失水涵则肝阳上亢,故见眩晕头痛;肝开窍于目,肝阴不足,则两目干涩,不能久视;肝气横逆,藏血失职而经行先期,量多色鲜;舌红无苔,脉来细数,皆为阴虚阳亢之象。治当补肾益阴,滋水涵木,所谓浇苗灌其根,治上求其下。知柏地黄丸为六味地黄丸化裁而来,为治疗阴虚火旺证的经典方剂,主治骨蒸潮热,虚烦盗汗,腰脊酸痛,遗精等症。本案中患者绝经后肾阴亏虚,肝阳亢于上;心肾不交,心火上炎。知柏地黄丸加减滋肾阴、降心火、平肝阳,对症用药,疗效甚佳。

柏子仁丸

【来源】《普济本事方》。

【组成】柏子仁60 g,半夏曲60 g,白术30 g,牡蛎30 g,人参30 g,麻黄根30 g,五味子30 g,麦麸15 g,大枣90 g。

【用法】上为细末,炼蜜为丸,如梧桐子大。空心米饮下三五十丸,日二服,得效减一服,好愈即住。作散调亦可。

【功效】养血益阴。

【主治】主阴虚血弱,水少火盛,经候微少,渐渐不通,手足骨肉烦疼,日渐羸瘦,渐生潮热,脉象微数。

【方解】柏子仁养心安神,益血止汗,为方中主药;配以人参益气安神,半夏曲和胃化痰,白术补脾止汗,五味子、牡蛎、麻黄根收敛止汗、麦麸和脾胃,止虚汗,大枣补脾胃,养营安神。诸药合用,共奏安神止汗之功。

【辨证要点】本方以气短乏力,心悸怔忡,夜卧不安,盗汗,舌淡,脉细弱为辨证要点。

【加减化裁】卫阳不固,自汗颇多者,加附子、白芍、炙甘草,以扶阳敛阴;盗汗烦热者,加生地、白芍、地骨皮,以养阴清热。

【使用禁忌】大便稀薄或痰多者,禁用。

【异病同治】还可用于治疗自主神经功能紊乱,神经衰弱,围绝经期综合征,心律失常等病。

【临床验案】

吴某,女,43岁。主诉:停经3个月。G3P1A2,既往月经规律,(3~5)/(28~32),量减少,色暗,偶有血块。本次3个月未行经,伴潮热出汗,心烦失眠。纳可,二便平。舌红、苔薄白、脉沉细。性激素六项示:E_2 19 pg/mL,FSH 83.77 mIU/mL,LH 56 mIU/mL。舌红、苔薄白、脉弦更显,拟疏肝理气,养血调经,方拟逍遥散合柏子仁丸加减,用药如下:知母9 g,黄柏 9 g,仙茅 10 g,淫羊藿 15 g,酸枣仁 20 g,远志 10 g,炒白术 15 g,当归 10 g,炒白芍 15 g,柴胡 10 g,香附 12 g,益母草 12 g,牛膝 15 g,续断 30 g,泽兰 15 g,卷柏 20 g,柏子仁 15 g,瘪桃干 10 g。7 剂后复诊,月经来潮,但量少,睡眠有所改善,仍多梦,肩膀酸楚伴头晕,口微干,舌红苔薄白脉弦细,拟阴阳并补,活血调经。方拟左归丸合柏子仁丸加减。熟地 15 g,淮山药 15 g,山萸英 12 g,枸杞子 10 g,菟丝子 12 g,鹿角霜 10 g,牛膝 15 g,续断 30 g,泽兰 15 g,柏子仁 15 g,当归 10 g,炒白芍 15 g,麦冬 9 g,葛根 30 g,桂枝 9 g,黄芪 15 g。14 剂后睡眠明显改善,月经仍不规则,遂给予雌孕激素替代疗法。

按:诊断卵巢功能衰退一般根据患者年龄、病史、体格检查及性激素值、妇科彩超等进行诊断。一般出现闭经、FSH＞40 IU/mL 且 E_2＜20 pg/mL 时,提示卵巢功能衰退。卵巢功能衰退之闭经,虚中夹实者多,为肝肾不足,气血亏虚,又因气滞血瘀,寒凝或痰湿阻滞,冲任失调,胞脉不通而经血不得下行。《普济本事方》柏子仁丸,以气短乏力、心悸怔忡、夜卧不安、盗汗、舌淡、脉细弱为辨证要点,诸药配伍,不寒不温,不燥不腻,通补兼施,共奏调补心脾肝肾、养血益精、活血祛瘀、疏通胞脉之功。

酸 枣 仁 汤

【来源】《金匮要略》。

【组成】酸枣仁(炒)15 g,甘草 3 g,知母、茯苓、川芎各 6 g。

【用法】上五味,以水八升,煮酸枣仁得六升,内诸药,煮取三升,分温三服。现代用法:水煎,分 3 次温服。

【功效】养血安神,清热除烦。

【主治】肝血不足,虚热内扰证。症见虚烦失眠,心悸不安,头目眩晕,咽干口燥,舌红,脉弦细。

【方解】本方证由肝血不足、阴虚内热而致。肝藏血,血舍魂;心藏神;血养心。肝血不足,则魂不守舍;心失所养,加之阴虚生内热,虚热内扰,故虚烦失眠、心悸不安。血虚无以荣润于上,多见头目眩晕、咽干口燥。舌红,脉弦细乃血虚肝旺之征。治宜养血安神,清热除烦。方中重用酸枣仁为君,以其甘酸质润,入心、肝之经,养血补肝,宁心安神;茯苓宁心安神;知母苦寒质润,滋阴润燥,清热除烦,共为臣药。与君药相伍,以助安神除烦之功。佐以川芎之辛散,调肝血而疏肝气,与大量之酸枣仁相伍,辛散与酸收并用,补血与行血结合,具有养血调肝之妙。甘草和中缓急,调和诸药,为使药。

【辨证要点】本方是治心肝血虚而致虚烦失眠之常用方。临床应用以虚烦失眠,咽干口燥,舌红,脉弦细为辨证要点。

【加减化裁】血虚甚而头目眩晕重者,加当归、白芍、枸杞子增强养血补肝之功;虚火重而咽干口燥甚者,加麦冬、生地以养阴清热;若寐而易惊,加龙齿、珍珠母镇惊安神;兼见盗汗者,加五味子、牡蛎安神敛汗。

【使用禁忌】酸枣仁宜捣碎使用,疗效更佳。

【异病同治】本方还可用于神经衰弱、神经官能症等属肝血不足,虚热扰神者。

【临床验案】

王某,女,44岁,因"睡眠不安2年"就诊。患者自诉近2年来因情绪不佳导致睡眠不安,入睡困难,多梦易醒,醒后难以再睡,每日约睡4h,白天精神欠佳,时有头痛,烦躁焦虑,急躁易怒,纳差,小便色黄,大便干结。月经不规则,2~6个月一行,量少,有乳腺结节病史。舌绛,苔淡黄较厚,脉弦。治则:疏肝泻火,养血安神。方药:柴胡10g,炒白芍10g,川芎10g,枳壳10g,陈皮10g,醋香附10g,酸枣仁30g,茯苓15g,知母10g,牡丹皮10g,栀子10g,合欢花10g,石菖蒲6g,制远志6g,黄芪15g,当归10g,炙甘草3g。14剂,水煎服,日1剂,早晚温服。睡前加煅龙骨30g,煅牡蛎30g。14剂后入睡情况改善,情绪稍好转,头痛次数减少,白天疲乏,舌脉同前,上方黄芪加至30g,再服14剂后睡眠好转,睡眠时间延长至6h,二便情况改善,舌淡红苔薄白,脉弦,继服14剂巩固疗效。嘱患者调节情绪,适度运动锻炼。

按:本案患者因情绪不佳导致肝郁气滞,日久化火,上扰心神发为不寐,方以柴胡疏肝散合酸枣仁汤加减,加用牡丹皮、栀子清热泻火,合欢花疏肝理气、安神活络,石菖蒲、制远志开窍安神,黄芪补脾益气,当归补血活血、润肠通便,煅龙骨、煅牡蛎重镇安神。诸药合用,疏肝泻火,养血安神,切合本例患者病机,故可取得良效。

桑螵蛸散

【来源】《本草衍义》。

【组成】桑螵蛸、远志、菖蒲、龙骨、人参、茯神、当归、龟甲(酥炙)各30g。

【用法】上为末,夜卧人参汤调下。现代用法:除人参外,共研细末,每服6g,睡前以人参汤调下;亦作汤剂,水煎,睡前服,用量按原方比例酌定。

【功效】调补心肾,涩精止遗。

【主治】心肾两虚证。症见小便频数,或尿如米泔色,或遗尿,或遗精,心神恍惚,健忘,舌淡苔白,脉细弱。

【方解】本方证乃心肾两虚,水火不交所致。肾与膀胱相表里,肾气不摄则膀胱失约,以致小便频数,或尿如米泔色,甚或遗尿;肾藏精,主封藏,肾虚精关不固,而致遗精;心藏神,肾之精气不足,不能上通于心,心气不足,神失所养,故心神恍惚、健忘。治宜调补心肾,涩精止遗。方中桑螵蛸甘咸平,补肾固精止遗,为君药。臣以龙骨收敛固涩,镇心安神;龟甲滋养肾阴,补心安神。桑螵蛸得龙骨则固涩止遗之力增,得龟甲则补肾益精之功著。佐以人参大补元气,配茯神合而益心气、宁心神;当归补心血,与人参合用,能补益气血;菖蒲、远志安神定志,交通心肾,意在补肾涩精、宁心安神的同时,促进心肾相交。

【辨证要点】本方为治心肾两虚、水火不交证的常用方。临床应用以尿频或遗尿,心神恍惚,舌淡苔白,脉细弱为辨证要点。

【加减化裁】方中加入益智仁、覆盆子等,可增强涩精缩尿止遗之力。健忘心悸者,可加酸枣仁、五味子以养心安神;兼有遗精者,可加沙苑子、山茱萸以固肾涩精。

【使用禁忌】下焦湿热,或肾阴虚弱之尿频或失禁者,不宜使用本方。

【异病同治】本方还可用于小儿习惯性遗尿、神经性尿频、肾功能减退、糖尿病等属心神两虚者。

【临床验案】

患者,女,49 岁。主诉:尿频尿急 4 年余。绝经 2 年,曾用西药抗生素和清热利湿通淋中药,久治不愈。膀胱镜检查:膀胱颈部及三角区黏膜充血、透明囊性及乳头状隆起。尿液分析:白细胞(＋＋),红细胞(＋)。刻下症见:尿频尿急,日尿 10 余次,严重时约 30 min 1 次,夜尿 4~5 次,伴有小腹坠胀,纳呆便溏,神疲乏力,腰膝酸软,面色淡白,舌边齿痕,苔微黄腻,脉沉而弱。辨证为脾肾气虚,兼有湿热内蕴。治以补脾益肾,兼以清热利湿。方用四君子汤、缩泉丸、桑螵蛸散等方加减化裁,药用:黄芪 30 g,党参 20 g,白术 15 g,桑螵蛸 10 g,益智仁 15 g,覆盆子 20 g,败酱草 30 g,白花蛇舌草 30 g,连翘 20 g,土茯苓 30 g,小蓟 20 g,甘草 10 g。14 剂,水煎服,日 1 剂。二诊:患者诉药后尿频尿急明显好转,效不更方,继服上方,14 剂。三诊:患者诉日间排尿 6~7 次,夜间排尿 1~2 次,饮食增进、大便正常、精神转佳、腰不酸软、腹不坠胀,仅睡眠欠佳。察其舌有齿痕,舌苔薄白,脉沉而缓,尿液分析:白细胞(±),红细胞(－)。守一诊方去白花蛇舌草、连翘、土茯苓、小蓟,加灵芝 20 g,刺五加 20 g。14 剂,以资巩固。

按:《医方集解》:此足少阴、手足太阴药也。虚则便数,故以螵蛸、龙骨固之。热则便欠,故以当归、龟板滋之。人参补心气,菖蒲开心窍,茯苓能通心气于肾,远志能通肾气于心,并能清心解热。心者,小肠之合也,心补则小肠不虚,心清则小肠不热矣。女子七七之后,肾气亏虚,天癸竭,阴户子宫失其所养;肾阴不足,心火上炎,则小肠、膀胱亦热,故而易发淋证。本方清心火、补肾阴、固精止遗,治疗围绝经期反复发作之淋证具有极好疗效。

柴胡加龙骨牡蛎汤

【来源】《伤寒论》。

【组成】柴胡 60 g,龙骨、黄芩、生姜、铅丹、人参、桂枝(去皮)、茯苓各 24 g,生半夏 30 克,大黄 30 g,牡蛎(熬)24 g,大枣(擘)6 枚。

【用法】上十二味,以水八升,煮取四升,内大黄,切如碁子,更煮一二沸,去滓,温服一升。

【功效】和解少阳,通阳泻热,镇惊安神。

【主治】主治伤寒往来寒热,胸胁苦满,烦躁惊狂不安,时有谵语,身重难以转侧。

【方解】方中柴胡、桂枝、黄芩和里解外,以治寒热往来、身重;龙骨、牡蛎、铅丹重镇安神,以治烦躁惊狂;生半夏、生姜和胃降逆;大黄泻里热,和胃气;茯苓安心神,利小便;人参、大枣益气养营,扶正祛邪。共奏和解清热、镇惊安神之功。

【辨证要点】临床以多惧烦惊,谵语为主症,以胸满等少阳脉症为辨证要点。

【加减化裁】头晕头痛者,加钩藤、珍珠母;胸胁胀满者,加香附、郁金;心慌失眠者,加百合、枣仁;面色紫暗者,加桃仁、牡丹皮。

【使用禁忌】服药时忌服海藻、生葱类食物。

【异病同治】还可用于癫痫、神经官能症、梅尼埃综合征以及高血压病等以胸满烦惊为主症者。

【临床验案】

叶某,女,50 岁。主诉:反复头痛头晕 10 余年。有高血压 20 余年,服用氨氯地平治疗,血压波动在(140～170)/(90～105) mmHg,有乳腺、甲状腺多发结节,头痛以胀痛为主,晨起明显,伴有头晕,发作时影响生活和工作,期间反复多次做头颅 MRI＋MRA 检查,未见明显异常。多方求医,效果不佳,反复发作。刻下:头痛伴头晕,时有口干口苦,面暗,目暗,易急躁,睡眠可,纳尚可,二便调;舌紫暗、苔黄腻,脉涩。予柴胡加龙骨牡蛎汤合桂枝茯苓丸加减:柴胡、牡丹皮、桃仁、生姜、大枣各 15 g,桂枝、甘草各 6 g,黄芩、半夏、大黄(后下)、党参、红花、川芎各 10 g,茯苓、龙骨、牡蛎各 30 g,煅磁石 20 g。7 剂。复诊时,诉头痛头晕有所好转,余无不适,后守上方服用 30 余剂而愈,血压降至 130/80 mmHg,复查甲状腺及乳腺结节亦缩小,自觉精神状态明显改善。

按:柴胡加龙骨牡蛎汤首载于《伤寒论》,其具有和解少阳、镇惊安神、通阳泻热之功,原文用于治疗"伤寒八九日"本为柴胡证,但经误下后,少阳之邪不仅未解(胸满仍在),反而出现枢机不利、三焦失权的小便不利、一身尽重和热邪内陷、痰热扰动心肝的烦惊、谵语之证。用于本证久病少阳郁火合阳明内热较为合拍,故能取效。围绝经期女性,因卵巢功能衰竭,雌激素分泌不稳定,容易引起自主神经功能紊乱,临床上多表现为神经血管性失眠、头晕、头痛、心慌等症状,但各人辨证不同,用方也不同,需仔细辨证用药,方能取效。

百合地黄汤

【来源】《金匮要略》。

【组成】百合(擘)七枚(24 g),生地汁一升(24 g)。

【用法】以上水洗百合,渍一宿,当白沫出,去其水,更以泉水二升,煎取一升,去滓,内地黄汁,煎取一升五合,分温再服。中病,勿更服。大便当如漆。

【功效】养阴清热,补益心肺。

【主治】百合病之心肺阴虚内热证。症见神志恍惚,意欲饮食复不能食,时而欲食,时而恶食;沉默寡言,欲卧不能卧,欲行不能行,如有神灵;如寒无寒,如热无热,口苦,小便赤,舌红少苔,脉微细。

【方解】本方证乃是心肺阴虚内热,百脉失和,使心神不安及饮食行为失调所致。阴虚内热,扰乱心神,故沉默寡言,欲卧不能卧,欲行不能行,如有神灵;情志不遂致脾失健运,故意欲饮食复不能饮食,时而欲食,时而恶食;阴虚生内热,故如寒无寒,如热无热,口苦,小便赤;舌脉亦为阴虚有热之象。治宜养心润肺,益阴清热。方中百合色白入肺,养肺阴而清气热;生地黄汁色黑入肾,益心营而清血热;泉水清热利小便,诸药合用,心肺同治,阴复热退,百脉因之调和,病可自愈。

【辨证要点】本方为治疗百合病的常用方,临床应用当以心神不安,饮食行为失调、口苦、小便赤、脉微数为辨证要点。

【加减化裁】若兼瘀浊闭塞清澈之脏证,可加胆南星、石菖蒲、郁金、茯神等;肺燥或肺热咳嗽者,加麦冬、沙参、贝母、甘草等润肺止咳;心神不安者,加夜交藤、炒枣仁等宁心安神。

【使用禁忌】用药当以清淡为宜。忌用大补元气之黄芪、人参之类;忌用滋腻之阿胶、龟板;忌用温补之肉桂、附子、鹿角之属。实热者不宜使用。

【异病同治】现在常用于神经官能症、癔病、自主神经功能紊乱,围绝经期综合征、肺结核等属心肺阴虚内热者。临床研究表明,百合地黄汤在一定浓度时有抑制肿瘤的作用。

【临床验案】

王某,女,60岁。患者自觉心悸心慌来诊,气短,自汗,盗汗,时有烘热汗出,头昏沉,改变体位时明显,下肢无力、发凉,腰膝酸软,四肢时有麻木、乏力,精神差,白天困倦,晨起眼睑、面部水肿,下肢中度凹陷性水肿,眠差(入睡困难,易醒,醒后不易入睡),平素怕热,口干,无口苦,不喜饮,下肢皮肤瘙痒,大便2~3日一行,质偏干,小便时有泡沫。舌黯淡、舌下络脉迂曲,苔白,脉弦少力。既往史:高血压病、糖尿病、冠心病、心房颤动、高脂血症。患者当前规律服用西药治疗。四诊合参,证属气阴两虚、痰瘀互阻之心悸。方用百合地黄汤合炙甘草汤加味。处方:百合20 g,生地30 g,黄芪30 g,麦冬15 g,桂枝10 g,炙甘草6 g,汉防己12 g,白术30 g,茯苓20 g,苦参15 g,赤芍30 g,生牡蛎(先煎)30 g,太子参20 g,丹参20 g,葛根20 g,桑寄生30 g,炒酸枣仁30 g,知母15 g,姜半夏10 g,天麻10 g。14剂,日1剂,水煎400 mL,早晚分服。

二诊:心悸心慌稍有改善,乏力、自汗减轻,仍时有夜晚烘热汗出,次数减少,下肢无力、四肢麻木症状缓解,久行后觉足部疼痛,晨起眼睑水肿,下肢轻度水肿,仍有皮肤瘙痒感。近日血压不稳定,波动在(110~150)/(60~100)mmHg,口中黏腻,偶有咳嗽,咳吐少量白色黏痰,大便2日一行,质偏干,舌暗红、苔薄,脉弦细带滑。证属气阴两虚、痰热郁肺。治以益气养阴、清热化痰。处方:百合20 g,生地30 g,知母12 g,浙贝母12 g,桂枝10 g,白芍30 g,炙甘草6 g,杏仁10 g,茯苓15 g,白术20 g,法半夏10 g,厚朴10 g,太子参30 g,当归15 g,苦参15 g,萆薢15 g。21剂,服法同前。

三诊:心悸心慌明显改善,自汗、烘热汗出次数明显减少,夜晚睡眠时两颊潮红,咳嗽缓解,无咳痰,白天偶觉疲乏,无肢体麻木,无眼睑、下肢水肿,下肢瘙痒减轻,血压波动在(110~160)/(50~90)mmHg,眠差(入睡困难,眠浅易醒,醒后不易入睡),偶有头晕,大便每日一行,偶有便干,舌暗,苔薄黄略腻,脉细滑。证属气阴两虚、痰湿互结、虚热内扰。治以益气养阴、化痰祛湿、清热除烦。处方:百合20 g,生地30 g,知母12 g,生黄芪30 g,制鳖甲20 g,法半夏10 g,橘红15 g,茯苓15 g,黄芩15 g,瓜蒌30 g,枳实12 g,竹茹15 g,当归15 g,白术20 g,天麻10 g,苦参15 g,白芍15 g,桂枝10 g,炙甘草6 g,酸枣仁20 g。14剂,服法同前。服后睡眠质量明显好转。中病即止,嘱患者若再有复发回诊。

按:《金匮要略心典》言:"百合色白入肺,而清气中之热,地黄色黑入肾,而除血中之热,气血既治,百脉俱清。"《伤寒溯源集》云:"心为藏神主血之脏,因心气虚衰,心神摇动,气馁而惕惕然悸动也。此为阴阳并虚,法当气血兼补,故以炙甘草汤主之。"伍以炙甘草、桂枝、生地、麦冬、太子参复脉通心;黄芪、知母益气滋阴润燥;桂枝、炙甘草、茯苓、白术取苓桂术甘汤之意,以温阳化饮、健脾利水;汉防己、黄芪为防己黄芪汤的主要药物,益气祛风利水,以除眼睑、面部、下肢水肿之患;丹参、葛根、赤芍、桑寄生活血化瘀、补益肝肾、调节血脂;姜半夏、天麻、白术、茯苓、炙甘草取自半夏白术天麻汤,可化痰息风、健脾祛湿;百合、姜半夏、炒酸枣仁调理阴阳、安神助眠。诸药合用,共奏益气养阴、温通心阳、祛痰活血、调和阴阳之功。

(向曦)

交 泰 丸

【来源】《韩式医通》。

【组成】黄连五钱,肉桂五分。

【用法】研为细末,炼蜜为丸。每服一丸,日二次。

【功效】交通心肾。

【主治】用于水不济火,心火偏亢证。症见心悸,怔忡不宁,或夜寐不安,口舌生疮,脉细数。

【方解】方中黄连大苦大寒,主入心经,擅泻心火以挫热势,生用且用量独重,意在清心降火除烦,为君药;肉桂辛甘大热,主入肾经,性主下行,引火归原,化气升津,其用量仅为黄连的十分之一,既制约黄连苦寒伤阳之性,又无助火之弊,为佐使之用。二药相伍,一清一温,以清为主,使寒而不遏,降心助肾,重在清心降火,相反相成,使心肾相交,水火既济,则心神得安,不寐自除。肾阳足则气化行而水津升,心火挫则阳不亢而阴阳济,其理与地气上升天气下降始能天地交泰相同,故方名为交泰丸。

【辨证要点】适用于心肾不交,心火偏旺之证,临床使用当以心悸怔忡,失眠,口舌生疮、脉细数为辨证要点。

【加减化裁】兼心阴不足,口干舌燥,舌红少苔者,加生地、麦冬;兼腰膝足冷等肾阳不足征象者,可加重肉桂之量;兼肝气郁结者,加郁金、柴胡、合欢花;郁而化火者加炒山栀、牡丹皮、黄芩等;兼心脾两虚者,加党参、茯神、当归、龙眼肉等;血虚热扰者,加酸枣仁、生地、知母等;痰火扰心者加石菖蒲、竹茹、陈皮、法半夏等。

【使用禁忌】本方作汤剂时黄连用量宜酌减。阴虚火旺的失眠不宜单独使用本方。

【异病同治】交泰丸是治疗心肾不交证的著名方剂,除了治疗不寐以外,还可以用于围绝经期抑郁症、神经官能症、心律失常、糖尿病、痤疮以及多种口腔疾病等属心肾不交、心火偏亢者。

【临床验案】

王某,女,49岁。初诊:2014年11月3日。主诉:烘热、汗多、夜寐不宁1年,加重1个月。患者既往月经规律,近一年月经周期提前或错后,经量较少,经期缩短,色鲜红,伴烘热、汗多,入睡困难,多持续1 h以上,夜间易醒。LMP:2014年10月15日。1个月前症状加重,烘热、汗出,每30～50 min 1次,白天精神不振,伴头晕,疲乏无力,心慌,失眠,周身不适,纳可,二便尚可。舌质红,苔少,脉弦细略数。G3P2A1。妇科检查:外阴、阴道黏膜轻度充血,分泌物少量,子宫(一),附件(一)。妇科彩超未见器质性病变。性激素检查:E_2 47 pg/mL,FSH 25.0 mIU/mL,LH 17.6 mIU/mL。西医诊断:围绝经期综合征。中医诊断:绝经前后诸证,辨证属肝肾阴虚,心火偏亢,心肾不交,治宜滋肾养肝,交通心肾,养心安神。拟方交泰丸加减:黄连10 g,肉桂(后下)1 g,女贞子25 g,旱莲草12 g,黄芪25 g,陈皮10 g,当归10 g,酸枣仁15 g,熟地15 g,生地25 g,麦冬15 g,玄参15 g,黄芩10 g,黄柏10 g,炙甘草10 g。7剂,水煎服,日1剂。二诊:2014年11月11日。患者诉服药后,烘热、汗出症状稍减轻,入睡时间缩短,但仍易醒。舌脉同前。守上方加煅龙骨、煅牡蛎各25 g先煎、白芍15 g,7剂,水煎服,日1剂。三诊:2014年11月18日。患者诉服药后烘热、汗出明显减轻,日4～5次,睡眠有改善,每夜可睡4～5 h。舌质淡红,苔少,脉沉细略弦。守二诊方去玄参、麦冬、黄柏,加地骨皮15 g,7剂,水煎服,日1剂。

按:最早提及交泰丸"交通心肾"组方思想的是明代韩懋的《韩氏医通》,原文提到"火分之病,黄连为主……佐官桂少许……能使心肾交于顷刻。"该书虽未提及交泰丸之名,但已明确指出其组方思路和适应病证。而明确提出黄连、肉桂同用,治心肾不交,名交泰丸者,则是清代的王士雄在《四科简要方·安神》中说:"生川连五钱,肉桂心五分,研细,白蜜丸,空心淡盐汤下,治心肾不交,怔忡无寐,名交泰丸。"

　　本案例为绝经前后诸证,患者以肾阴虚为主,心肾水火失于交济而出现诸多症状。精血不足不能上荣于心,又阴虚火旺,上扰心肺,故出现烘热、汗出、心慌、夜不能寐等症;肝肾阴血亏虚、冲任失调、肝郁疏失调,则月经紊乱;舌质红少苔,脉细数均为阴虚之象。方中黄连苦寒入心经,清降心火以下交肾水,肉桂辛热入肾经,温升肾水以上济心火,两者一寒一热,一阴一阳,清心降火除烦,引火归原,交通心肾。当归、生地、熟地滋阴养血,黄芩、黄连、黄柏清热泻火,黄芪益气固表,为"当归六黄汤",被称为"治盗汗之圣药",用此方治疗以烘热汗出为主症的绝经前后诸证,疗效显著。生地、麦冬、玄参滋肾阴为主,女贞子、旱莲草补益肝肾,酸枣仁、煅龙骨、煅牡蛎养心安神,全方共奏滋肾养肝、交通心肾、泻火除烦、养心安神之功。

第二章　带　下　病

带下病是以带下的量、色、质、气味发生异常，或伴有局部或全身症状为特征的疾病。带下有广义和狭义之分。广义带下泛指经、带、胎、产、杂等多种妇科疾病。狭义带下有生理性与病理性之分。生理性带下属于妇女体内的一种阴液，为润泽于阴户的色白或透明，无特殊气味的黏液，其量不多，是在肾气盛，二七而天癸至，任脉通，太冲脉盛，月事以时下的同时开始明显分泌的，由脾运化、肾闭藏、任脉所司、带脉约束，布露于阴窍。此即《沈氏女科辑要笺正》引王孟英所说"带下，女子生而即有，津津常润，本非病也。"本章所讨论的是狭义的病理性带下。

　　隋代《诸病源候论》明确提出"带下病"之名，并分"带五色俱下候"。清代傅青主《傅青主女科》将带下病列为该书首卷，分别以白、青、黄、黑、赤五色带下论述其病机、证候、治法，认为"带下俱是湿证"，所创完带汤、易黄汤、清肝止淋汤至今仍为临床所推崇。

　　带下量明显增多，色、质、气味异常，或伴有局部或全身症状者，称为"带下过多"，其主要病因是湿邪，湿有内湿、外湿之别。脏腑功能失调是导致内湿产生的主要原因，常因脾虚、肾虚、肝郁所导致。脾虚聚而成湿，流注下焦；肾阳气虚，命门火衰，气化不足；肝郁气滞、克伐脾胃，导致内湿的产生。外湿是自外而侵，大多在经行、产后乘虚而入，或摄生不慎，感受湿邪，蕴为湿热、热毒。临床常见的辨证分型有外感寒湿、脾虚湿盛、肝气郁滞、肾阳虚损、湿热下注等。治疗以利湿为主，而"诸湿肿满皆属于脾"，故健脾利湿之法始终贯穿于带下过多的各个证型中，治脾宜升燥，治肾宜补涩，治肝宜疏达。

　　带下量明显减少，甚或全无，以致阴中干涩痒痛，甚至阴部萎缩者，称为"带下过少"。阴虚水少、肝肾亏损、心肾失济是导致带下过少的主要原因，任脉、带脉失养是主要病机。肝肾亏损，精亏血少，阴液不充，任脉、带脉失养，不能滋润阴窍，可发为带下过少。素体脾胃虚弱，化源不足；或大病久病，或产后阴血损耗；或经产感寒，余血内留，新血不生，均可导致精亏血枯，瘀血内停，阴津不得敷布、滋润阴窍，也可发为带下过少。治疗重在补益肝肾，滋养阴精，兼以健脾益气，化瘀和络。

完 带 汤

　　【来源】《傅青主女科》。

　　【组成】白术（土炒）一两，山药（炒）一两，人参二钱，白芍（酒炒）五钱，车前子（酒炒）三钱，苍术（制）三钱，甘草一钱，陈皮五分，黑芥穗五分，柴胡六分。

　　【用法】水煎分服，日1剂。

　　【功效】补脾疏肝，化湿止带。

　　【主治】用于脾虚肝郁，湿浊带下证。症见带下量多，色白或淡黄，质稀薄，或如涕如唾，绵绵不断，无臭，面色㿠白或萎黄，肢体倦怠，脘胁不舒，纳少，大便溏薄，或四肢水肿；舌淡胖，苔白或腻，脉细缓或濡弱。

　　【方解】方中重用白术、山药补脾益气，以祛湿止带，共为君药。其中白术土炒尤善入脾胃，增强健脾、燥湿化浊之效；山药能补肾固精以固带脉，使带脉约束有权，则带下可止。人参益气补中，以资君药补脾之力；苍术辛香行散，苦燥化浊，善能燥湿运脾，二药合白术增强健脾祛湿之功，脾旺则湿无由生，乃治带之本，同为臣药。柴胡疏肝理气而解郁，白芍抑肝扶脾，合柴胡以疏肝柔肝，养肝体而调肝用，以达疏肝解郁之效；车前子利湿泄浊，使湿浊之邪从小便而去;陈皮理气燥湿,令气行而湿化,伍人参、白术又可使补而不滞;黑芥穗辛散祛风以胜湿,炒黑以助收涩止带,配人参、白术则有助于脾气之升,俱为佐药。甘草和中调药,为佐使药。本方为脾胃肝三经同治之方,寓补于散之内,寄消于升之中,重在一个"湿"字,其补、散、升、消,都是为湿邪开路,补虚而不滞邪,以达补脾疏肝,化湿止带之效。

【辨证要点】本方适用于脾虚肝郁,湿浊不化之白带证。临床当以带下色白,清稀无臭,舌淡苔白为辨证要点。

【加减化裁】带下日久,肾气亏虚而见腰膝酸痛者,加菟丝子、杜仲、川续断;肝气郁结甚而见胸胁疼痛者,加香附、青皮、川芎;肝脉寒凝而见少腹疼痛者,可加小茴香、乌药;肾经虚寒而见带下清稀色白量多者,可加鹿角霜、巴戟天。另外,本方可选加煅龙骨、煅牡蛎、海螵蛸、芡实等以增强收涩止带之功,标本兼治。

【使用禁忌】肝郁化热或湿热下注之带下证忌用。

【异病同治】本方也可用于治疗慢性阴道炎、慢性宫颈炎、子宫附件炎等证属脾虚肝郁,湿浊下注者。

【临床验案】

王某,女,38岁,已婚。初诊:2012年1月5日。主诉:带下量多1年余。患者平时月经规律,30日一行,5~7日净,色、质、量均可,近年来行经之前感乳房胀痛。LMP:2011年12月17日。1年前开始白带量多,色白清稀,无臭味,小腹下坠,四肢困倦,腰酸乏力,面色萎黄,纳呆便溏,舌淡苔薄白,脉濡细。妇科检查:外阴,已婚式;阴道,通畅,有中量的稀水样白色分泌物附着;宫颈,Ⅰ°糜烂;子宫、附件,无压痛。辅助检查:妇科彩超、阴道分泌物检查均未见异常。中医诊断:带下量多,辨证属脾失健运,气虚带下。治宜健脾益气,除湿止带,拟方《傅青主女科》完带汤加减:党参15 g,苍术10 g,炒白术30 g,炒山药30 g,柴胡10 g,黑芥穗6 g,陈皮6 g,车前子10 g,炙甘草3 g,炒白芍12 g,芡实20 g,薏苡仁15 g。7剂,水煎温服,日1剂,分三次饭前服用。二诊:2012年1月12日。患者服药后白带明显减少,腰酸软略减轻。现值经前,感胸乳作胀,腰胀痛,小腹略坠胀,口干,纳可,大便成形,舌淡苔薄黄,脉沉弦细。此证属经前症状,乃肝郁气滞,脾虚湿阻。治宜疏肝扶脾,调理气血。予八味逍遥散加减:柴胡9 g,当归9 g,炒白芍9 g,炒白术9 g,茯苓9 g,甘草3 g,香附12 g,川芎9 g,乌药9 g,牛膝9 g,炒栀子9 g,牡丹皮9 g,益母草15 g。3剂,水煎温服,日1剂。三诊:2012年1月21日。患者服上方后,月经于1月16日来潮。经前症状基本消失,正常行经5日,现经期已过。查白带未净,色清如涕,腰痛肢软,小腹下坠,面部轻度水肿,大便正常,舌淡红,苔淡黄,脉沉弦弱。证属肝气已疏而脾虚未复,治宜继续健脾除湿止带。继进完带汤加减:党参15 g,制苍术10 g,炒白术30 g,炒山药30 g,柴胡10 g,黑芥穗5 g,陈皮6 g,车前子10 g,炙甘草5 g,炒白芍15 g。7剂,水煎温服,日1剂。随访:患者诉服上方后带下渐止,以后没有服其他药,效果巩固。

按:肝主疏泄,脾主运化。肝郁脾虚,健运失职,水湿积聚中焦,随脾气下陷则发为带下。《傅青主女科》曰:"夫白带乃湿盛而火衰,肝郁而气弱,则脾土受伤,湿土之气下陷。是以脾精不守,不能化荣血以为经水,反变成白滑之物,由阴门直下,欲自禁而不可得也。治法宜大补脾胃之气,稍佐以舒肝之品,使风木不闭塞于地中,则地气自升腾于天上,脾气健而湿气消,自无白带之患矣。方用完带汤。"

本例患者近年来每次行经之前感乳房胀痛,是肝气郁结之候。肝郁木横,克伐脾土,导致脾虚运化失权,水湿下注而为带下。气虚阳陷则小腹下坠,湿阻经络则面足水肿,四肢酸软。故治以健脾益气,佐以疏肝,用完带汤加减。方中重用炒白术、炒山药取其健脾燥湿为君,党参、陈皮、炙甘草健脾胃益气,苍术、车前子燥湿利湿,柴胡、黑芥穗升提肝气,柴胡、炒白芍疏肝柔肝,加薏苡仁除经络之湿,以治四肢酸软,配芡实以健脾除湿。用药7剂,白带较前减少,是脾气渐复的效果,理宜按前法继续治疗,然就诊时适值经前,症见胸乳胀,此时治法即应以疏肝为主,扶脾为佐。用八味逍遥散加味,方中柴胡、当归、炒白芍疏肝开郁,炒栀子、牡丹皮清肝火,香附、乌药理肝气,乌药、牛膝治腰胀痛,川芎、益母草活血调经。服药后肝郁得疏,气火得散,月经来潮,经行正常。但经净后仍见白带少量未净,是脾的功能尚未恢复正常所致,仍宜继续扶脾止带,脾气健运,则白带自止。

易 黄 汤

【来源】《傅青主女科》。

【组成】山药(炒)一两,芡实(炒)一两,黄柏(盐水炒)二钱,车前子(酒炒)一钱,白果(碎)十枚。

【用法】水煎分服,日1剂。

【功效】补脾益肾,清热祛湿。

【主治】用于脾肾两虚,湿热带下证。症见带下量多,色黄,黏稠,有腥臭味,食少,腰膝酸软,舌苔薄黄腻,脉濡滑。

【方解】方中山药、芡实归脾肾经,均有补脾益肾,固精止带之功,合而用之则补脾益肾,固摄止带之力益著,故重用为君药。白果功能收涩、固下焦而止带,助君之力,为臣药。黄柏苦寒入肾,清热燥湿;车前子清热利湿,导湿热从小便而解,二药相合增强清热祛湿之力,为佐药。五药配伍,清补兼施,通涩并行,重在补虚固涩,兼以清热祛湿。

【辨证要点】本方适用于脾肾两虚,湿热带下证。临床当以带下色黄,黏稠腥臭,舌苔黄白,脉濡滑为辨证要点。

【加减化裁】湿热邪甚见带下黄稠腥臭,舌红苔黄腻,脉滑数者,应酌减方中山药、芡实用量,而重用黄柏、车前子,或酌加黄芩、栀子等;腰酸明显者,加入杜仲、炒川续断等;腹胀矢气,大便偏溏者,加入炒白术、煨木香、砂仁等;湿热过甚,尿少纳欠,苔腻者,可加入广藿香、佩兰、六一散、泽泻、土茯苓等。

【使用禁忌】虚寒性带下过多者,本方忌用。

【异病同治】本方也可用于宫颈炎、阴道炎、肾炎蛋白尿等证属脾肾不足,湿热下注者。

【临床验案】

张某,女,35岁,已婚。初诊:2014年11月5日。主诉:带下过多2年余。平素月经正常,30~35日一行,7日净,量中,色红,有血块,偶有痛经。LMP:2014年10月17日。2年前开始带下渐增,每在经行前后带下似更多,色黄,有腥臭味,有时阴痒,伴有头昏腰酸,神疲乏力,纳少,二便尚可,舌质偏红,苔黄腻,脉濡细数。妇科检查:外阴,已婚式;阴道,通畅;宫颈,Ⅱ°糜烂,有少量黄色黏稠分泌物附着;子宫、附件,无压痛。辅助检查:阴道分泌物检查示细菌性阴道病阳性,余正常;妇科彩超示未见器质性病变。西医诊断:细菌性阴道病。中医诊断:带下量多,辨证属脾肾两虚,湿热带下。治宜健脾益肾,清热除湿,拟方《傅青主女科》易黄汤加减。处方:炒芡实 15 g,怀山药 15 g,炒黄柏 10 g,制苍术 10 g,车前子 10 g,白果 6 g,薏苡仁 15 g,桑寄生 12 g,川续断 15 g,太子参 15 g,荆芥 10 g,陈皮 10 g,茯苓 10 g。10 剂,水煎温服,日 1 剂,分三次服用。二诊:2014 年 11 月 30 日。LMP:2014 年 11 月 18 日,6 日净。患者服药后感经前后带下明显减少,色淡黄,气味减轻,头昏腰酸减轻。舌质红,苔薄黄,脉濡细。效不更方。守原方再进 10 剂。随访:患者诉服药后带下证已好。半年来未复发,唯经前有腰酸感,要求继续治疗。

　　按:易黄汤是《傅青主女科》治疗黄带的著名方剂,《傅青主女科》载"妇人有带下而色黄者,宛如黄茶浓汁,其气腥秽,所谓黄带是也。夫黄带乃任脉之湿热也……惟有热邪存于下焦之间,则津液不能化精,而反化湿也……法宜补任脉之虚,而清肾火之炎,则庶几矣。方用易黄汤"。

　　本例患者脾虚水湿内生,郁而化热,湿热蕴结于下,损伤任带二脉,故带下渐多,色黄,有腥臭味,阴痒;脾虚气血生化不足,故见头昏,神疲乏力;舌质偏红,苔黄腻,脉濡细数为脾虚湿热之征。方中炒黄柏清泄下焦之湿热;制苍术、车前子燥湿利湿;茯苓、薏苡仁健脾除湿;陈皮、荆芥健脾行气;怀山药、炒芡实、白果健脾以固任带,脾运则湿无以滋生,任带坚强则湿浊无以下趋,故带下不作矣;太子参、陈皮健脾益气;桑寄生、川续断既有补肾的作用,又有除湿固任带的功能,因为冲、任、督、带等奇经八脉皆属于肾,只有肾阴阳充实,才能达到除湿固任带的作用。全方有补有清,颇合病情,服药后带下症愈。至于经前尚有腰酸感,还需补益肝肾,当按调经法治之。

四 妙 丸

【来源】《成方便读》。

【组成】川黄柏八两,薏苡米八两,苍术四两,怀牛膝四两。

【用法】水泛小丸,每服 6~9 g,温开水送下。

【功效】清热利湿。

【主治】湿热下注所致的带下过多。症见带下量多,色黄,质黏稠,有腥臭气,伴外阴瘙痒,口腻,胸闷纳呆,小便短赤,舌红,苔黄腻,脉滑数。

【方解】方中川黄柏苦寒,善清下焦湿热,为君药;苍术辛苦而温,主入脾胃,既内燥脾湿以杜生湿之源,又能外散湿邪,为臣药,二味合用,标本兼治,中下两宜。薏苡米健脾燥湿,助苍术、川黄柏健脾除湿,为佐药;怀牛膝补肝肾,引苍术、黄柏二药入下焦以利湿热,为使药。全方精炼、配伍恰当,共奏清热利湿之功。

【辨证要点】本方适用于湿热下注所致的带下过多,临床当以带下色黄,质黏稠,味腥臭,舌质红,苔黄腻,脉滑数为辨证要点。

【加减化裁】肝气郁结甚而见胸胁疼痛者,加香附、青皮、川芎;脾虚见神疲乏力者,加人参、茯苓、白术、黄芪。

【使用禁忌】脾肾亏虚带下证非本方所宜。

【异病同治】本方也可用于湿热下注所致的足膝肿痛、痿证、湿疮、湿疹、丹毒、腰痛、水肿、尿浊、急性盆腔炎等疾病。

【临床验案】

齐某,女,32岁,已婚。初诊:2012年10月5日。主诉:经前期阴痒半年余,白带异常1周。患者平素月经正常,30～35日一行,5日净,量、色、质均正常,无痛经。近半年来,每至经前3～5日外阴瘙痒,带下量增多,色黄,质黏稠,有腥臭味。LMP:2012年9月20日,现月经干净后11日。1周前自觉因过食辛辣食品后带下量多,色黄白豆渣样,伴外阴瘙痒,伴头昏、神疲、纳差。舌质红,苔薄黄微腻,脉沉细略滑。妇科检查:外阴,已婚未产式;阴道,通畅,黏膜充血,阴道内见大量豆渣样白带;宫颈,充血;子宫、附件,无压痛。阴道分泌物检查示阴道清洁度Ⅲ度,白色念珠菌(＋),白细胞(＋)。妇科彩超示未见器质性病变。西医诊断:念珠菌性阴道炎;中医诊断:带下量多,辨证属湿热下注证。治宜清热利湿,健脾止带,拟方四妙丸加减。处方:黄柏15 g,薏苡仁25 g,苍术15 g,怀牛膝15 g,白术15 g,茯苓15 g,党参15 g,甘草15 g,陈皮10 g,败酱草10 g,苦参10 g,车前子10 g,芡实10 g。7剂,水煎温服,日1剂,分三次服用。外洗方药:苦参25 g,黄柏25 g,蛇床子25 g,白鲜皮25 g,冰片(后下)5 g。2剂,每日1次,煎汤先熏后洗,每次15～20 min。1剂使用3次。二诊:2012年10月13日。患者诉用药后带下量明显减少,外阴瘙痒减轻。妇科检查:外阴、阴道黏膜轻度充血,分泌物少量,色黄白凝乳状,余未见异常。予口服药再服7剂,熏洗药再用3剂,巩固疗效。三诊:2012年10月20日,患者自觉症状消失。阴道分泌物检查示阴道清洁度Ⅰ度,白色念珠菌(－)。

按:本例患者素体脾虚,湿热内蕴,加之过食辛辣之品,湿热下注任带而致带下量多,色黄白如豆渣;湿热下注阴器,则外阴瘙痒;脾气亏虚,气血生化不足,脏腑、肢体失于濡养,则见头昏、神疲;脾胃气虚,健运失职,则纳差;舌脉均为脾虚、湿热下注之征。方中黄柏清下焦湿热,苍术燥湿止带,薏苡仁健脾燥湿,怀牛膝补肝肾,引诸药下行;党参、白术、茯苓、甘草、陈皮益气健脾行气;败酱草、苦参泻热解毒、燥湿止带;车前子利水渗湿止带;芡实健脾化湿;甘草调和诸药。全方合用,共奏清热利湿、健脾止带之功。外用药物乃为清热解毒、杀虫止痒之剂。

对生殖器官炎症的临床治疗虽以局部治疗为主,但若病程较长或反复发作,则需要内服中药调理全身机能,注重健脾、壮脾胃、升阳气,脾旺则健运水湿功能正常,增强了机体祛除湿邪的能力,有利于疾病的康复。

清 带 汤

【来源】《医学衷中参西录》。

【组成】生山药一两,生龙骨(捣细)六钱,生牡蛎(捣细)六钱,海螵蛸(去净甲,捣)四钱,茜草三钱。

【用法】水煎分服,日1剂。

【功效】收涩止带。

【主治】赤白带下。症见带下赤白,清稀量多,连绵不断,腰酸乏力,舌淡苔白,脉沉细。

【方解】方中生山药补脾肺肾,脾肾气盛,任带二脉健则带下自愈;生龙骨味涩能敛,生牡蛎咸微寒,都具有收敛固涩的作用;海螵蛸微温,味咸涩,可收敛止血、固精止带;茜草味苦性寒,入血分,化瘀止血,与海螵蛸相伍则散中有收,止血止带不留瘀滞。五药并用,具有补脾益肾、止血止带之效,能涩能补,相得益彰。

【辨证要点】临床当以带下赤白,清稀量多,连绵不断,脉缓而沉为辨证要点。

【加减化裁】单赤带者,加白芍、苦参各二钱;单白带者,加鹿角霜、白术各三钱;带下赤白、质黏稠、烦躁者,加黄柏、知母、熟地、枣皮以养阴清热;腰酸如折、小便频数清长、小腹冷感者,加附片、肉桂、菟丝子以补肾壮阳。

【使用禁忌】下焦湿热、毒热炽盛所致的带下病不宜使用本方。

【异病同治】本方也可用于治疗慢性宫颈炎、慢性盆腔炎、慢性前列腺炎等病。

【临床验案】

王某,女,36岁,已婚。初诊:2018年4月9日。主诉:月经干净后阴道出血1年余。患者平素月经规则,28日一行,6～7日净,量中偏少,轻微痛经。1年前开始出现月经干净1周后,阴道少量出血,夹有白带,伴下腹疼痛。曾于外院多次就诊,诊断为慢性盆腔炎、排卵期出血,予抗炎、补充黄体酮等治疗无明显好转。LMP:2018年3月28日。现为月经周期第13日,阴道少量出血,色褐,夹有白带,伴下腹疼痛、腰酸痛,舌淡苔白,脉沉细。妇科检查:外阴,已婚式;阴道,通畅;宫颈,Ⅰ°糜烂,见少量白色清稀分泌物夹杂血丝自颈管流出;子宫、附件,无压痛。妇科彩超、阴道分泌物检查均未见异常。西医诊断:排卵期出血。中医诊断:赤白带下,辨证属冲任亏虚,湿热瘀滞。治宜补肾固冲、祛瘀止血,兼清利湿热,拟方清带汤加减。处方:山药30 g,黄柏15 g,生龙骨(先煎)30 g,生牡蛎(先煎)30 g,海螵蛸30 g,茜草15 g,女贞子20 g,旱莲草20 g,红藤20 g,蒲公英20 g,白芍15 g,醋香附15 g。3剂,水煎温服,日1剂,分3次服。二诊:2018年4月13日,患者诉服药后阴道出血干净,白带正常,伴腰酸,睡眠差,易醒,舌淡苔白,脉沉细。守上方减蒲公英,加杜仲15 g、补骨脂15 g、酸枣仁15 g。5剂,水煎温服,日1剂,分3次服。三诊:2018年5月12日。LMP:2018年4月24日。现月经干净第14日,阴道再次出血,下腹疼痛较前减轻,出血量较少,要求继续治疗。予二诊方调整治疗2周,1个月后未再出现排卵期出血症状,后随访半年正常。

按:经间期(排卵期)是女性气血由阴转阳,由虚至盛的时期,若肾阴不足,或湿热内蕴,或瘀阻胞络等,可致阴阳转化不协调,伤及冲任,血海固藏失职而妄行。本例患者出现症状正处于经间期,属于冲任损伤,湿热阻滞,致在氤氲之际血带俱出,赤血夹带,应用清带汤调补冲任,止血止带,同时辅以清利湿热。方中山药补脾肺肾,生龙骨、生牡蛎收敛固涩,海螵蛸收敛止血、固精止带,茜草化瘀止血,白芍、女贞子、旱莲草滋养肝肾而止血,黄柏、红藤、蒲公英清利湿热解毒,醋香附疏肝行气,全方共奏调补冲任、清利湿热、止血止带之功,疗效明显。

利 火 汤

【来源】《傅青主女科》。

【组成】大黄三钱,白术(土炒)五钱,茯苓三钱,车前子(酒炒)三钱,王不留行三钱,黄连三钱,栀子(炒)三钱,知母二钱,石膏(煅)五钱,刘寄奴三钱。

【用法】水煎分服,日1剂。

【功效】泻火退热除湿。

【主治】妇人胃火太旺,与命门、膀胱、三焦之火合而煎熬。症见带下色黑,甚则如黑豆汁,其气腥臭,腹中刺痛,发热面赤,口渴饮冷,阴痒肿痛,小便短赤不利,大便秘结,舌红苔黄厚腻,脉滑数有力。

【方解】方中用石膏、知母清热泻火,为君药;辅以黄连、栀子清泻三焦湿热,皆为一派寒凉之品;佐以王不留行、刘寄奴活血祛瘀利水,白术健脾除湿,车前子、茯苓利水渗湿;大黄荡涤热毒瘀滞,且可领诸药迅速救火之焚,则又有使药的意义。诸药配伍,全方共奏清热泻火、利湿化瘀之功。

【辨证要点】临床当以带下色黑,气味腥臭,腹中疼痛,小便短赤不利,大便秘结,舌红苔黄为辨证要点。

【加减化裁】若热毒症状显著,高热不退,可加金银花、连翘、败酱草等增强清热解毒之力;腹痛较剧者,可加延胡索、川楝子、乳香、没药等活血化瘀止痛之药;盆腔有脓肿形成者,可加薏苡仁、冬瓜仁、桃仁、皂角刺等解毒排脓之品;热毒伤及气阴者,可加黄芪、太子参、生地等益气养阴;火热不甚者,清火之味酌减或减量;黑带较多者,加生龙骨、生牡蛎收摄固带;阴痒肿痛者,黄柏水煎熏洗。

【使用禁忌】虚寒性带下过多者非本方所宜。

【异病同治】本方也可用于下焦湿热所致的急性盆腔炎、盆腔脓肿、生殖器官感染等急性炎症病变。

【临床验案】

丁某,女,24岁,未婚。初诊:2018年4月1日。主诉:带下色黑2周。患者平素月经不规则,周期20～30日不等,6～7日净,量中,无痛经。否认性生活史。LMP:2018年3月13日。患者近期因学业压力大及出现情感问题,心烦易怒,口干喜冷饮,喜食辛辣刺激食物,小便黄,大便干,入睡困难。2周前出现带下色黑如黑豆汁,稀薄,量不多,无阴痒,无腹痛等不适,舌红,苔薄黄,脉滑。辅助检查:妇科彩超、白带常规检查未见异常。中医诊断:黑带,辨证属肝郁化火、湿热下注。治宜清热疏肝、利湿止带,拟方利火汤加减。处方:大黄(后下)12 g,白术12 g,茯苓15 g,车前子12 g,王不留行10 g,黄连3 g,黑栀子12 g,知母9 g,石膏(包煎)20 g,刘寄奴10 g,柴胡15 g,牡丹皮10 g,炙甘草6 g。5剂,水煎温服,日1剂,分3次服。二诊:2018年4月6日。患者诉服药后黑带消失,口干、尿黄便干均好转,仍有心烦易怒,入睡困难,舌红,苔薄白,脉弦。拟方逍遥散加减:牡丹皮9 g,黑栀子9 g,当归10 g,白芍15 g,柴胡12 g,茯苓12 g,白术12 g,薄荷(后下)6 g,炙甘草3 g。7剂,水煎服,日1剂,分3次服。嘱经期停药,待月经干净后复诊。三诊:2018年4月20日。LMP:2018年4月12日。患者诉诸症状明显减轻,仍有入睡困难。嘱患者平时少吃辛辣刺激食物,调畅情绪,规律作息,并改服中成药逍遥丸(浓缩丸),每次8粒,每日3次,共3个月,经期停用。随访半年,月经规律,睡眠正常,黑带未再发作。

按:《傅青主女科》云:"妇人有带下而色黑者,甚则如黑豆汁,其气亦腥,所谓黑带也。夫黑带者,乃火热之极也。""此胃火太旺,与命门、膀胱、三焦之火合而熬煎,所以熬干而变成炭色,断是火热之极之变,而非少有寒气也……但成黑带之症,是火结于下而不炎于上也。治法惟以泄火为主,火热退而湿自除矣。方用利火汤。"

本例患者初诊时属肝郁化火,损伤任带,故带下色黑如黑豆汁;心烦易怒,口干喜冷饮,小便黄,大便干,舌红,苔薄黄均为火热之征,方用利火汤清热疏肝、利湿止带。《傅青主女科》云："用黄连、石膏、栀子、知母一派寒凉之品,入于大黄之中,则迅速扫除火热,而又得王不留行、刘寄奴之利湿甚急,则湿与热俱无停住之机。佐白术以辅土,茯苓以渗湿,车前子以利水,则火退水进。"患者病位主要在肝,柴胡主归肝胆经,为疏肝之要药,用之可条达肝气,疏肝解郁;牡丹皮主归心、肝经,性寒,善清实热,可清热凉血,与柴胡同用,共奏疏泄肝火之功。但方中苦寒之药较多,易伤脾胃,故中病即止,不宜久服。

内 补 丸

【来源】《女科切要》。

【组成】鹿茸 6 g,肉苁蓉 9 g,菟丝子 12 g,潼蒺藜 9 g,肉桂 6 g,制附子 6 g,黄芪 9 g,桑螵蛸 9 g,白蒺藜 9 g,紫菀茸 9 g。

【用法】上药共研细末,炼蜜为丸,如绿豆大,每服 20 丸,饭前温酒送服,也可用饮片作汤剂水煎服。

【功效】温肾培元,固涩止带。

【主治】用于肾阳虚,湿浊带下证。症见带下量多,绵绵不断,质清稀如水;腰酸如折,畏寒肢冷,小腹冷感,面色晦暗,五更久泻,小便清长,或夜尿多,大便溏薄;舌质淡,苔白润,脉沉迟。

【方解】方中鹿茸壮肾阳,生精髓,补督冲,强筋骨;肉苁蓉补肾阳益精血;菟丝子补肝肾、固冲任;潼蒺藜温肾止腰痛;肉桂、制附子补火壮阳,温养命门,助鹿茸温补肾阳;黄芪补气助阳,摄纳津液;桑螵蛸收涩固精;白蒺藜疏肝祛湿;紫菀茸温肾益精。全方共奏温肾培元、固涩止带之功。

【辨证要点】本方是治肾阳虚衰所致白带的方剂。临床以带下量多,色白质清稀,畏寒肢冷,五更久泻,舌质淡,苔白润,脉沉迟为辨证要点。

【加减化裁】月经后期、量少色淡者,加紫石英、当归;带下清稀如水者,加党参、苍术、吴茱萸;带下如崩者,加鹿角霜、莲子、白芷、金樱子;五更泄泻重者,加补骨脂、煨肉豆蔻、吴茱萸、白术;小便清长或夜尿频多者,加益智仁、覆盆子;耳鸣头晕者,加枸杞子、磁石、五味子。

【使用禁忌】本方治肾阳虚衰所致白带,对肾阳虚但兼有热症者不适宜。

【异病同治】本方也可用于慢性盆腔炎、慢性肾炎、慢性结肠炎、过敏性结肠炎等属肾阳虚衰者。

【临床验案】

李某,女,39岁,已婚。初诊:2005 年 1 月 8 日。主诉:腰酸痛、白带量多半年余,加重 2 个月。患者平素月经不规则,周期 35～50 日一行,5～6 日净,量中,无痛经。LMP:2005 年 1 月 1 日。近半年来腰酸痛,白带较多,一直未重视。近 2 个月来腰酸痛加重,白带增多,质清稀如水,伴下肢酸困无力,形寒肢冷,面白无华,大便溏薄,小便频数,尤以夜间为甚,舌淡体胖,苔白滑,脉濡细。妇科检查:外阴,已婚式;阴道,通畅;宫颈,Ⅰ°糜烂,见少量白色清稀分泌物自颈管流出;子宫、附件,无压痛。妇科彩超、阴道分泌物检查均未见异常。中医诊断:带下量多,辨证属肾阳虚衰,任带失固。治宜温补肾阳、固涩任带,拟方内补丸加减。处方:鹿茸 9 g,菟丝子 10 g,黄芪 15 g,沙蒺藜 10 g,茯苓 10 g,肉桂 9 g,制附子 3 g,紫菀茸 10 g,肉苁蓉 10 g,覆盆子 10 g,金樱子 10 g,川续断 15 g。5 剂,水煎服,日 1 剂。二诊:2005

年1月14日,患者诉服上方后白带量减少,二便正常,仍有腰酸痛、下肢酸困无力。舌质淡红,苔白微滑,脉濡细。守上方去制附子、沙蒺藜,加杜仲20 g、怀山药10 g,继服14剂。随访:3月份随访,患者诉白带正常,腰酸痛及下肢酸困症状明显减轻,因路远难于复诊。

按:本例患者素体肾阳不足,命门火衰,封藏失职,故带下量多,质清稀如水;腰为肾之府,故肾虚酸痛、下肢酸困无力;肾阳不足,不能温煦胞宫,故月经后期;阳气不能外达,则形寒肢冷,面白无华;肾阳虚不能上温脾阳,则大便溏薄;不能下暖膀胱,故小便频数;舌脉均为肾阳虚之征。方中鹿茸、肉苁蓉补肾阳益精血;菟丝子、川续断补肝肾;沙蒺藜温肾止腰痛;肉桂、制附子补火壮阳,温养命门;黄芪补气助阳;覆盆子、金樱子补肾固精;茯苓健脾祛湿;紫菀茸温肾益精。全方共奏温肾培元、固涩止带之功。

止 带 方

【来源】《世补斋·不谢方》。

【组成】猪苓9 g,茯苓9 g,车前子9 g,泽泻9 g,茵陈15 g,赤芍9 g,牡丹皮9 g,酒黄柏9 g,炒栀子9 g,川牛膝9 g。

【用法】水煎分服,日1剂。

【功效】清利湿热,泻火解毒。

【主治】下焦湿热黄带证。症见带下量多,色黄或呈脓性,质黏稠腥臭,或带下色白质黏,呈豆渣样,外阴瘙痒;小腹作痛,口苦口腻,胸闷纳呆,小便短赤;舌红,苔黄腻,脉滑数。

【方解】方中酒黄柏清热燥湿,泻火解毒;猪苓利水渗湿;二药共用,清热燥湿,泻火解毒,利湿止带,共为君药。茯苓、车前子、泽泻助君药利水渗湿止带;茵陈、炒栀子泻热解毒,燥湿止带;以上共为臣药。赤芍、牡丹皮清热、凉血活血,共为佐药。川牛膝利水通淋,引诸药下行,使热清湿除带自止,为使药。全方清热燥湿,泻火解毒,利湿止带。

【辨证要点】临床当以质黏稠腥臭,外阴瘙痒,小便短赤,舌红,苔黄腻,脉滑数为辨证要点。

【加减化裁】若伴腹痛,则加川楝子、延胡索;带下有臭味者加土茯苓、苦参;若热偏重,加龙胆草、金银花;湿偏重者,加苍术、土茯苓、萆薢;气虚者,加党参、黄芪、白术;痒甚者,加地肤子、苍术;阴道出血不止者,加炒地榆、茜草炭。

【使用禁忌】脾虚、肾阳虚性带下禁用。

【异病同治】本方也可用于慢性盆腔炎、子宫内膜癌等疾病属下焦湿热者。

【临床验案】

王某,女,39岁。初诊:2011年2月13日。主诉:白带量多半年,胃痛10日。患者平素月经后期,40～45日一行,经行7～8日,行经时小腹及会阴部有下坠感。半年来开始带下增多,呈豆渣样,有腥臭味,伴腰痛,小腹掣痛,下阴肿,四肢乏力,睡眠差。10日前开始胃疼,服中西医药无效。舌色淡红,舌边有齿印,舌苔白腻,脉弦滑。妇科检查:外阴,充血明显;阴道,壁充血;宫颈,有豆渣样白带附着;子宫、附件,无压痛。白带常规示阴道清洁度Ⅲ度,白细胞(＋＋＋),余正常。妇科彩超示未见器质性病变。西医诊断:细菌性阴道病。中医诊断:带下量多,辨证属脾胃气虚,湿热下注任脉,湿郁生热之候。治宜先清热利湿镇痛,拟方止带汤加减。处方:茵陈15 g,猪苓9 g,茯苓9 g,泽泻9 g,黄柏9 g,苍术9 g,炒栀子9 g,车前子(包)9 g,赤芍9 g,牡丹皮9 g,川楝子15 g,川牛膝9 g,瓦楞子15 g,龙胆草6 g。5剂,水煎服,日1剂,分3次服。二诊:2011年2月20日。服上方5剂,白带减少,小腹掣痛减轻,下阴肿已消,但胃部仍痛。舌淡红,苔灰,脉弦大滑。湿热已减,继守上方去川楝子、龙胆草,加乌贼骨止痛止带。处方:茵陈15 g,猪苓9 g,茯苓9 g,泽泻9 g,黄柏9 g,苍术9 g,炒栀子9 g,车前子(包)9 g,赤芍9 g,牡丹皮9 g,川牛膝9 g,瓦楞子15 g,乌贼骨12 g,4剂。随访:3月份随访,患者自诉服上方9剂后,白带病和胃痛已愈。因路远难于复诊,近又渐复发,要求继续诊治。

按:本例患者属下焦湿热白带。病由脾虚失运、水湿下注、湿郁生热所致。脾虚血少,则舌色淡红,舌边有齿印;脾虚气陷,则经行小腹及下阴有下坠感;脾虚湿困则四肢乏力。脾虚是内因,宜以健脾着手。但从全面分析,由于水湿下注任脉,郁久生热,且白带色质如米泔水,有气味,已成湿热毒邪。同时又见小腹掣痛,夹杂胃痛,又属肝郁乘脾,气滞血瘀之象。此时若急于扶正,则湿热毒邪羁留难解,不能达到治愈目的。故应以祛邪为先,邪去然后扶正。用止带汤加减。方中黄柏、苍术、川牛膝、龙胆草清利下焦湿热,茵陈、茯苓、猪苓、泽泻、车前子清热利水,炒栀子、牡丹皮清热凉血,赤芍活血祛瘀止痛,川楝子疏肝理气止痛,佐瓦楞子入肝胃散结止痛。5剂后白带减少,下阴肿消,是湿热毒邪渐去,小腹掣痛减轻。而胃脘仍痛,故去川楝子、龙胆草之苦寒,再加乌贼骨入肝胃散结止痛。嘱其再进4剂。方药对症,9剂后白带和胃痛痊愈。按病情在清热除湿之后,即应根据情况或健脾除湿,或升阳益气,以善其后而资巩固。但患者因路远,难于就诊,未能按医嘱根治,随访果然又渐复发。

清肝止淋汤

【来源】《傅青主女科》。

【组成】白芍(醋炒)一两,当归(酒洗)一两,生地(酒炒)五钱,阿胶(白面炒)三钱,粉丹皮三钱,黄柏二钱,牛膝二钱,香附(酒炒)一钱,红枣十枚,小黑豆一两。

【用法】水煎分服,日1剂。

【功效】清肝扶脾,养血柔肝。

【主治】妇人血虚火旺之赤带下。症见带下色红或赤白相杂,似血非血、淋漓不断。舌质红,舌苔黄,脉弦细数或弦软。

【方解】方中10味药,经醋制的有白芍1味,以酒制的有当归、生地、香附3味,阿胶为白面炒制。白芍苦酸微寒,入肝脾血分,经醋炒引入阴分,更加强其敛阴作用;当归辛甘温,和血散寒,气味俱厚,经酒洗引入阳分,与白芍相伍,一走一守,动静相制;生地甘寒,酒炒滋中有散,使不致碍胃;香附味辛苦微甘,为血中气药,能散、能降、能和,经酒炒少杀其燥性并引入三焦;阿胶甘平,经面炒入胃,与生地相伍凉血和营。这五味药经炮制配伍所发挥的协调作用,可遂肝体曲直之性,使之达到修复。醋炒、酒炒,有收有散,一开一阖,一和一守,共奏调养肝血之功。红枣、小黑豆益脾和营,此二味一果一谷,一脾一肾,一甘温一甘寒,相伍为用,正宜于血亏火旺脾虚之体。粉丹皮凉血清肝,黄柏清利湿热,牛膝引火下行。诸药合方,具有平肝清火、健脾益气、滋阴养血之功效,使血旺而火自抑,火退则赤带自愈。

【辨证要点】临床当以带下色红或赤白相杂,似血非血,舌质红,苔黄,脉弦细数或弦软为辨证要点。

【加减化裁】赤带色红较甚而似血者,宜加黑芥穗、续断、生牡蛎以收涩止血;赤带白色多红色少者,加山药、焦白术补脾益肾;心慌气短,纳差者,加党参、白术健脾益气;小腹隐痛喜按者,加枸杞子、山茱萸温经益肾;腰痛者,加续断、杜仲补肾止痛;大便下血者,加槐花炭、荆芥炭、地榆炭、柏叶炭等止血。

【使用禁忌】肾阳虚性带下者不宜使用本方。

【异病同治】本方也可用于治疗月经过多、经间期出血、崩漏、经期延长、同房后出血、产后恶露不绝等病。

【临床验案】

刘某,女,37岁,已婚。初诊:2015年3月10日。主诉:赤白带下半年。患者平素月经先期,20~25日一行,经行3~4日。半年前行人工流产术后开始带下赤白不止,尤以经水前后带下赤白连绵,小腹隐痛,腰膝酸软较甚。LMP:2015年3月1日。现经净已6日,有心烦胁胀,纳差,寐不安。舌质嫩红,舌苔薄白,脉弦细而沉。妇科检查:外阴,已婚式;阴道,畅;宫颈,有少量白带夹血丝附着;子宫、附件,无压痛。白带常规示无异常。中医诊断:赤带下,辨证属血虚肝郁化火。治宜养血疏肝,健脾化湿,固摄冲任,拟方清肝止淋汤加减。处方:酒当归15 g,酒白芍30 g,生地20 g,熟地20 g,阿胶(烊化)10 g,黄柏6 g,牡丹皮10 g,牛膝6 g,酒香附6 g,续断15 g,黑芥穗6 g,生山药20 g,小黑豆30 g,红枣10枚。4剂,水煎服,日1剂,分3次服。二诊:2015年3月15日。患者服上方4剂,赤带大减,腰困诸症减轻,但小腹仍有隐痛。舌脉同前。守上方加枸杞子15 g、山茱萸15 g,温经益肾以缓痛,5剂,水煎服,日1剂,分3次服。三诊:2015年3月20日。赤带似有似无,较治疗前显著好转。舌红,苔白,脉弦有力。以养血舒肝清热法以调其经。方用:当归15 g,酒白芍20 g,栀子6 g,续断12 g,生地15 g,酒香附6 g,山茱萸10 g,甘草3 g。5剂,水煎服。四诊:2015年4月1日。LMP:2015年3月25日。患者诉服药后月经来潮,经行5日净,经后尚可见到隐隐赤白带下,腰困且又腹胀,遂以清肝止淋汤加菟丝子、山茱萸、枸杞子、炒山药各20 g,6剂,赤带遂痊愈。后于经前、经后观察均未再见赤带。

按:赤带多由肝郁脾虚,冲任虚损所致。《傅青主女科》曰:"妇人忧思伤脾,又加郁怒伤肝,于是肝经之郁火内炽,下克脾土,脾土不能运化,致湿热之气蕴于带脉之间。而肝不藏血,亦渗于带脉之内,皆由脾气受伤,运化无力,湿热之气随气下陷,同血俱下……水与血合而成赤带之症,竟不能辨其是湿非湿,则湿亦尽化而为血矣,所以治血则湿亦除。"清肝止淋汤由四物汤去川芎加香附、牡丹皮、黄柏、牛膝、大枣、黑豆、阿胶组成。针对肝、脾、肾三脏论治,具有养血可舒、舒而助运、运可促补、补中有清、清中寓补之功。此例患者因人工流产而损伤冲、任,又肝郁化火,脾虚湿浊不化,致使血失统藏而赤白俱下。经前、经后尤甚者,肝、脾失却统藏而冲、任不固也。故以清肝止淋汤加熟地、生山药、续断、黑芥穗,固摄冲、任而引血归经,疗效较著。二诊时因患者小腹隐痛,遂加枸杞子、山茱萸温补肝肾以缓隐痛。三诊时脉呈弦象,以舒肝清热之栀子加续断、生地、山茱萸、酒香附,养阴固经。经调则血归藏,血行有则。故赤带之治,须察经血正常与否。调经实为赤带治疗的重要一环。

塌痒汤

【来源】《外科正宗》。

【组成】苦参五钱,威灵仙五钱,蛇床子五钱,当归尾五钱,野狼毒五钱,鹤虱草一两。

【用法】上用河水 10 碗,煎数滚,滤清,贮盆内,趁热先熏,待温后洗。临洗和入公猪胆汁 2～3 枚同洗,更妙。

【功效】清热燥湿,杀虫止痒。

【主治】妇人湿热下注,阴中作痒及内外生疮。现用于阴道滴虫病。

【方解】方中苦参清热燥湿、杀虫止痒;威灵仙祛风止痒;蛇床子燥湿杀虫;当归尾补血活血、润燥止痒;野狼毒、鹤虱草杀虫止痒,全方共奏清热燥湿、杀虫止痒之功。

【辨证要点】临床当以外阴瘙痒、溃烂、疼痛为辨证要点。

【加减化裁】湿重者加黄柏;痒甚者加土茯苓、白花蛇舌草等。

【使用禁忌】虚寒性带下过多者不宜使用。

【异病同治】本方也可用于治疗皮肤瘙痒、肛周湿疹、外阴白色病变等病。

【临床验案】

陈某,女,45 岁,已婚。初诊:2000 年 8 月 23 日。主诉:外阴瘙痒、疼痛 1 个月余。患者近 1 个多月带下量多,色黄,有臭味,伴外阴瘙痒、疼痛,曾用多种洗药治疗无效。舌尖红、苔黄腻、脉弦滑。妇科检查:外阴,皮肤粗糙呈湿疹样变;阴道,壁充血;宫颈,有黄色黏稠分泌物附着;子宫、附件,无压痛。白带常规示白细胞(＋＋＋),上皮细胞(＋＋),滴虫阳性(＋),余无异常。西医诊断:滴虫性阴道炎。中医诊断:带下量多,辨证属肝经湿热。治宜清肝经湿热、杀虫止痒,方用塌痒汤加减。处方:苦参 18 g,蛇床子 18 g,黄柏 12 g,雄黄 3 g,白矾 5 g,蒲公英 30 g,花椒 10 g。3 剂,水煎外洗,日数次。二诊:2000 年 8 月 26 日。患者诉 3 剂洗后外阴瘙痒、疼痛症状明显减轻。守原方加苦参至 20 g,加黄柏至 15 g。3 剂,水煎外洗,日数次。三诊:2000 年 8 月 30 日。外阴湿疹样变已愈、瘙痒消失,病告痊愈。为巩固疗效,继用 3 剂停药。经访一年多未复发。

按:妇人阴蚀多肝气不舒,气郁化火,肝经火盛,加素体有湿,随经而行,湿热下注,久而虫生,虫蚀成疮,药用苦参、黄柏清下焦之湿热,蛇床子、雄黄、花椒杀虫止痒,白矾杀虫止痒并有收敛作用,促使溃疡面愈合。诸药合用,有清热解毒燥湿、杀虫止痒之功。

第三章　妊　娠　病

妊娠期间发生的与妊娠有关的疾病,称妊娠病。妊娠病不但影响孕妇的身体健康,妨碍继续妊娠和胎儿的正常发育,甚则威胁生命,因此必须重视妊娠病的预防和发病后的治疗。

常见的妊娠病有妊娠恶阻、妊娠腹痛、胎漏、胎动不安、滑胎、胎萎不长、胎死腹中、妊娠心烦、妊娠眩晕、妊娠痫证、胎气上逆、妊娠咳嗽、胎水肿满、妊娠小便淋痛、妊娠小便不通、难产、异位妊娠等。

妊娠病的病因病机:应结合致病因素和妊娠期母体内环境的特殊改变来认识。致病因素有外感六淫、情志内伤、房事不节、劳逸过度、跌仆闪挫及素体虚弱或阴阳气血的偏胜偏虚等。妊娠期母体内环境的改变正如《沈氏女科辑要》云"妊妇病源有三大纲:一曰阴亏。人身精血有限,聚以养胎,阴分必亏。二曰气滞。腹中增一障碍,则升降之气必滞。三曰痰饮。人身脏腑接壤,腹中遽增一物,脏腑之机括为之不灵,津液聚为痰饮。知此三者,庶不为邪说所惑"。内因和外因相互结合,影响脏腑、气血、冲任、胞宫、胞脉、胞络或胎元,导致妊娠病的发生。常见的发病机理有四:一是阴血虚。阴血素虚,孕后阴血下聚以养胎元,阴血益虚,可致阴虚阳亢而发病。二是脾肾虚。脾虚则气血生化乏源,胎失所养,若脾虚湿聚,则泛溢肌肤或水停胞中为病;肾虚则胎失所系,胎元不固。三是冲气上逆。孕后经血不泻,聚于冲任、子宫以养胎,冲脉气盛。冲脉隶于阳明,若胃气素虚,冲气上逆犯胃,胃失和降则呕恶。四是气滞。素多忧郁,气机不畅,腹中胎体渐大,易致气机升降失常,气滞则血瘀水停而致病。此外,子宫"孕育胎儿""藏泻有节",若子宫发育有所缺陷或藏泻失司,亦可导致胎漏、胎动不安、堕胎、滑胎等妊娠病的发生。

妊娠病的治疗原则:以胎元的正常与否为前提。胎元正常者,宜治病与安胎并举;因母病而致胎不安者,重在治病,病去则胎自安;因胎不安而致母病者,重在安胎,胎安则病自愈。安胎之法,以补肾健脾、调理气血为主,补肾为固胎之本,健脾为益血之源,理气以通调气机,理血以养血为主或佐以清热,使脾肾健旺,气血和调,本固血充,则胎可安。若胎元不正,胎堕难留,或胎死不下,或孕妇有病不宜继续妊娠,则宜从速下胎以益母。

妊娠期用药原则:凡峻下、滑利、祛瘀、破血、耗气、散气以及一切有毒药品,都应慎用或禁用。如果病情确实需要,亦可适当选用,如妊娠恶阻也可适当选用降气药物;有瘀阻胎元时安胎还须适当配以活血化瘀药,所谓"有故无殒,亦无殒也"。但须严格掌握剂量,"衰其大半而止",以免动胎伤胎。

第一节 妊娠恶阻

妊娠早期出现严重的恶心呕吐,头晕厌食,甚至食入即吐,阻隔饮食者,称为"妊娠恶阻"。《胎产心法》曰:"恶阻者,谓有胎气恶心阻其饮食也。"《扁鹊心书》曰:"胎逆即恶阻,俗所谓病儿是也。"《产经》谓之"子病",《坤元是保》谓之"病食",均是妊娠恶阻的异名。

妊娠恶阻的发生,主要是胎气夹肝之气上逆,逆犯于胃,胃失和降所致。临床上常见的原因为脾胃虚弱、肝胃不和,并可继发气阴两虚的恶阻重症。素体脾胃虚弱,受孕后,血聚子宫以养胎,子宫内实,冲脉之气较盛。冲脉起于胞宫隶于阳明,冲气循经上逆犯胃,胃失和降,反随冲气上逆而发为恶阻。素性抑郁,郁而化热,孕后血聚养胎,肝血益虚,肝火愈旺,火性炎上,上逆犯胃,胃失和降,遂致恶阻。临床上所见肝胃不和者分轻、中、重三种情况,重者极为顽固,如再加上痰浊阻滞,舌苔出现厚腻,将更加顽固。呕则伤气,吐则伤阴,呕吐日久,浆水不入,气阴两虚。胃阴伤不能下润大肠,便秘益甚,腑气不通,加重呕吐;肾阴伤则肝气急,肝气急则呕吐愈甚,如此因果相干,出现阴亏气耗之恶阻重症。虽然现在有输液措施,气阴两虚者并不多见,但亦有之。西医学的妊娠剧吐可参照本病辨治。

干姜人参半夏丸

【来源】《金匮要略》。

【组成】干姜一两,人参一两,半夏二两。

【用法】上药三味为末,以生姜汁煮糊为丸,如梧桐子大。饮服10丸,一日三次。或作汤剂,水煎服,服药时取生姜汁10滴于药中,频服。

【功效】温中散寒,化饮降逆。

【主治】胃虚寒饮恶阻重证。症见妊娠后呕吐频繁,或干呕不止,或恶心,饮食不振,伴头晕心悸,倦怠嗜卧,四肢不温,口淡不渴,或渴喜热饮,舌淡苔白滑,脉弦或细滑。

【方解】方中干姜温中散寒,人参补脾益胃,扶正补虚,半夏、生姜汁蠲饮降逆,和胃止呕。四药合用,共奏温中散寒补虚、和胃降逆止呕之功。本方重用姜,在用干姜的同时,又以生姜汁糊为丸,是借生姜汁化饮降逆之功,又有解毒之力,以增强疗效。

【辨证要点】临床上以妊娠后呕吐不止,呕吐物多为清水或涎沫,伴头晕心悸,倦怠嗜卧,口淡不渴,或渴喜热饮,纳少,舌淡苔白滑,脉弦或细滑为辨证要点。

【加减化裁】痰饮上逆者,加陈皮、白术、砂仁;痰湿较重者可加枇杷叶,以祛痰止呕;兼伤阴者,可加石斛、乌梅,以养阴生津;痰湿化热,症见吐黄水,苔黄腻者,则加黄芩、竹茹以清热化痰,降逆止呕;食少纳呆者,加紫苏梗以宽中理气。

【使用禁忌】肝胃不和,郁而化热者禁用。

【异病同治】本方也可用来治疗寒性呃逆。

【临床验案】

黄某,女,32岁。初诊:2018年12月17日。主诉:停经2个月余,恶心呕吐1个月,加重1周。患者平时月经周期规则,LMP:2018年10月5日。2018年12月1日外院妇科彩超示"宫内妊娠,胚胎存活"。近1个月患者食欲渐减,头昏,精神疲惫,晨起恶心呕吐,或吐痰涎,或吐宿食,自以为呕吐是妊娠反应,未服药。1周前开始水饮不入,食入即吐,呕吐痰涎清水,面色苍白,形瘦肢冷,脘痞不舒,舌淡苔薄白而润,脉沉细滑。西医诊断:妊娠剧吐。中医诊断:妊娠恶阻,辨证属脾胃虚寒,痰饮内阻,浊气上逆。治宜温中散寒,化饮降逆,拟方《金匮要略》干姜人参半夏丸加减:干姜6 g,党参10 g,半夏6 g。5剂,水煎温服,嘱服药时取生姜汁10滴于药中,频服。二诊:2018年12月22日。患者服药后呕吐大减,能进少量稀粥,舌淡苔薄白,脉沉细滑。再投前方3剂。三诊:2018年12月26日。患者诉服药后呕吐止,食欲增。后以香砂六君子汤调治,7个月后顺产一男婴。

按:干姜人参半夏丸出自《金匮要略·妇人妊娠病脉证并治》。原文曰:"妊娠呕吐不止,干姜人参半夏丸主之。"本例患者脾胃虚寒,升降失常,孕后阴血聚子宫以养胎,子宫内实,冲气循经上逆犯胃,胃失和降,故食欲减退、恶心呕吐;脾胃虚寒,运化失司,水湿内停随胃气上行,故水饮不入,食入即吐,呕吐痰涎清水,脘痞不舒;脾胃虚寒,失于温煦,气血运行不畅,故面色苍白,形瘦肢冷;舌淡苔薄白而润,脉沉细,均为虚寒之征。方中干姜味辛、性温,温中散寒;党参味甘,性平,扶正补虚;半夏味辛、性平,降逆止呕;生姜汁味辛,性温,和胃止呕。四药合用,共奏温中散寒、化饮降逆之功。

半夏厚朴汤

【来源】《金匮要略》。

【组成】半夏一升,厚朴三两,茯苓四两,生姜五两,紫苏叶二两。

【用法】以水七升,煮取四升,分温四服,日三夜一服。

【功效】行气散结,降逆化痰。

【主治】梅核气之痰气互结证。症见咽中如有物阻,咯吐不出,吞咽不下,胸膈满闷,或咳或呕,舌苔白润或白腻,脉弦滑。

【方解】方中半夏、厚朴均为苦辛温燥之品,前者功擅化痰散结,降逆和胃;后者长于行气开郁,下气除满。两者相配,痰气并治,共为君药。茯苓渗湿健脾,脾运湿去,痰无由生,以增强半夏化痰之力。紫苏叶芳香行气,助厚朴开郁散结,其质轻入肺,宣肺上行以达病所,同为臣药。生姜辛温,散郁结,降逆气,消痰涎,助半夏化痰散结,和胃止呕,并解半夏之毒。诸药相合,辛可行气散结,苦能燥湿降逆,共奏散结行滞、降逆化痰之功。

【辨证要点】本方为治疗梅核气的常用方,临床应以咽中如有物阻,但饮食吞咽无碍,苔白腻,脉弦滑为辨证要点。

【加减化裁】气郁较甚者,酌加香附、郁金等以增强行气解郁之功;肝气郁结见胁肋疼痛者,酌加川楝子、延胡索以疏肝散结止痛;肺经燥滞见咽痛者,加玄参、桔梗以润燥利咽;痰气郁结化热,心烦失眠者,加栀子、黄芩、连翘以清热除烦。

【使用禁忌】阴虚津亏或火旺者忌用。

【异病同治】本方也可用于喉异感症、癔症、焦虑性神经症、抑郁症、顽固性失眠、慢性咽喉炎、慢性支气管炎、慢性胃炎、食道痉挛、化疗或放疗所致恶心呕吐,以及反流性食管炎、新生儿幽门痉挛等属气滞痰阻者。

【临床验案】

李某,女,26岁。初诊:2018年10月20日。主诉:停经50日,恶心呕吐5日。患者平素月经规律,LMP:2018年9月1日。现停经50日,5日前开始出现厌食呕吐,呕吐次数日渐增多,昨日4~6次,吐出食物及清涎,每日进食米粥仅10余汤匙,伴胸闷,体倦,嗜睡,头晕,舌质红,苔薄白而腻,脉弦滑。在外院补液治疗3日未见明显好转。妇科彩超示"宫内妊娠"。尿液分析示尿酮体(+++)。西医诊断:妊娠剧吐伴酮症。中医诊断:妊娠恶阻,辨证属脾胃虚弱,兼痰湿阻滞,治宜健脾和胃,化痰除湿止呕,拟方半夏厚朴汤加减。处方:姜半夏15 g,厚朴10 g,生姜15 g,茯苓15 g,陈皮5 g,竹茹10 g,党参15 g,白术12 g。3剂,水煎服,日1剂。二诊:2018年10月24日。患者诉服药后,呕吐明显减少,日吐1~2次,纳食增进,日进食约150 g米粥,继予上方5剂。2个月后随访,患者诉服药8剂后,呕吐消失,饮食恢复正常。

按:本例患者脾胃素虚,升降失常,孕后阴血下聚养胎,冲气上逆犯胃,胃失和降,故恶心呕吐厌食;脾胃虚弱,运化失司,水湿内停随胃气上行,故呕吐清涎;中阳不振,清阳不升,则胸闷,头晕,体倦,嗜睡;舌质红,苔薄白而腻,脉弦滑为脾胃虚弱之征。方中姜半夏化痰散结,降逆和胃;厚朴行气开郁,下气除满;党参、白术补气健脾;茯苓渗湿健脾,脾运湿去,痰无由生,以增强半夏化痰之力;竹茹清热安胃以止呕;陈皮行气;生姜辛温,散郁结,降逆气,消痰涎,助半夏化痰散结,和胃止呕,并解半夏之毒。诸药相合,共奏散健脾益气、化痰止呕之功。

黄连温胆汤

【来源】《六因条辨》。

【组成】黄连二两,半夏二两,竹茹二两,枳实二两,陈皮三两,甘草二两,茯苓一两半,生姜五片。

【用法】水煎,日1剂,半饿时分3次温服。

【功效】清热燥湿,理气化痰,和胃利胆。

【主治】用于胆胃不和,痰热内扰证。症见妊娠期,恶心,呕吐苦水,不能进食,食则吐甚;或伤暑汗出,身不大热,虚烦不眠,眩晕,惊悸不安,口苦,烦闭欲呕,苔黄腻。

【方解】方中黄连苦寒,清心泻火;半夏辛温,燥湿化痰,和胃止呕;竹茹甘而微寒,清热化痰,除烦止呕,与半夏相伍,一温一凉,化痰清热兼顾,使痰热清则无扰心之患;陈皮辛苦微温,理气和胃,燥湿化痰,助半夏化痰理气,使气顺则痰消;枳实辛苦微寒,降气化痰,开结除痞,与陈皮相合,亦为一温一凉,而理气化痰之力增强;茯苓健脾渗湿,使湿去痰消,兼能宁心安神;加生姜和胃化痰,且制半夏毒性。甘草益气和中,合茯苓健脾助运以绝生痰之源,兼调和诸药。

【辨证要点】临床当以虚烦不眠,惊悸不安,口苦,烦闭欲呕,苔黄腻为辨证要点。

【加减化裁】失眠甚者,加远志、龙齿、朱砂、茯神、夜交藤;呕吐呃逆者,酌加紫苏叶或紫苏梗、枇杷叶、旋覆花;眩晕者,可加天麻、钩藤;神情忧郁者,加木香、郁金、白蒺藜、菊花。

【使用禁忌】胃虚寒饮呕吐者不宜使用。

【异病同治】本方也可用于眩晕、失眠、精神分裂症、癫痫、胃脘痛、肺炎、口甜流涎等属湿热挟痰者。

【临床验案】

金某,女,30岁。初诊:2020年11月5日。主诉:妊娠3个月,呕吐50日。患者诉妊娠3个月,50日前开始呕吐,多方求治未能奏效。现中脘嘈杂,呕吐黄水,不能进食,食则吐甚,偶尔吐血。患者前次妊娠呕吐至分娩始止。舌质红,苔薄黄,脉滑。西医诊断:妊娠剧吐。中医诊断:妊娠恶阻,辨证属热郁气滞,肝火犯胃,久吐胃络受损。治宜清热理气,和胃降逆,方拟黄连温胆汤加减。处方:炒黄连3 g,紫苏叶3 g,陈皮6 g,姜半夏10 g,竹茹6 g,茯苓12 g,枳壳10 g,石斛10 g,麦冬10 g,甘草4 g,伏龙胆50 g。5剂,煎水500 mL澄清,煨药频频口服,并服稀粥,以养胃阴。二诊:2020年11月11日。患者服药5剂后呕吐得止,知饥思食。但有时脘部仍感嘈杂,舌红少苔,此系久吐食少耗伤胃阴,治用清胃养阴以安胎。处方:南沙参12 g,麦冬10 g,石斛12 g,姜半夏10 g,茯苓12 g,竹茹6 g,陈皮6 g,黄芩6 g,绿梅花3 g,枳壳6 g,谷芽10 g,甘草4 g。再进5剂,药后随访,症状消失,胎动正常。

按:黄连温胆汤源自清代陆廷珍所撰《六因条辨》,是由温胆汤加黄连而构成,具有清热燥湿、理气化痰、清胆和胃之功效。本例患者属胆胃不和、痰热内扰证。胆不和则易气郁生热,胃不和则易聚湿生痰。痰热内阻,胃气上逆,则中脘嘈杂,呕吐黄水,不能进食,食则吐甚,偶尔吐血;舌质红,苔薄黄,脉滑等均为痰热内扰之象。方中炒黄连清心泻火;姜半夏、伏龙胆燥湿化痰、和胃止呕;竹茹清热化痰,除烦止呕;石斛、麦冬养阴清热;陈皮、紫苏叶理气和胃、燥湿化痰;枳壳降气化痰;茯苓健脾渗湿,使湿去痰消,兼能宁心安神;甘草益气和中,合茯苓健脾助运以绝生痰之源,兼调和诸药。诸药合用,疗效显著。

橘皮竹茹汤

【来源】《金匮要略》。

【组成】橘皮二升,竹茹二升,生姜半斤,甘草五两,人参一两,大枣三十枚。

【用法】上六味,以水一斗,煮取三升,温服一升,日三服。

【功效】清肝和胃,降逆止呕。

【主治】肝胃不和,胃气上逆。症见妊娠早期,恶心,呕吐酸水或苦水,恶闻油腻,烦渴,口干口苦,头胀而晕,胸满胁痛,嗳气叹息,舌淡红嫩,苔微黄,脉弦滑。

【方解】方中橘皮辛苦而温,理气和胃以止呃;竹茹甘寒,清热安胃以止呕,二药相伍,既能降逆止呕,又可清热安胃,且用量俱重,共为君药。生姜为呕家之圣药,助君药以降胃逆;人参益气补中,与橘皮相合,则行中有补,同为臣药。甘草、大枣益气健脾养胃,合人参补中以复胃气之虚,俱为佐药。甘草调和药性,兼作使药。全方使肝胃得和,肝热自除,则呕吐自平。

【辨证要点】临床当以呃逆或干呕,舌质红嫩,脉虚数为辨证要点。

【加减化裁】胃阴不足较甚,见口干、舌红少苔者,可加石斛、麦冬等以滋阴养胃,或合麦门冬汤加减;胃热较甚,口渴欲饮,舌红苔黄者,宜加黄连以清泄胃热;呃逆重气虚不甚者,可去人参、甘草、大枣,加枇杷叶、白芍、柿蒂以加强清肝、柔肝、和胃降逆止呕之功。

【使用禁忌】呃逆、呕吐等属虚寒或实热者忌用。

【异病同治】本方也可用于治疗妊娠、幽门不全梗阻、腹部手术后的呕吐、呃逆不止等辨证属于胃虚有热、胃气上逆的患者。

【临床验案】

许某,女,30岁。初诊:2015年10月7日。主诉:妊娠2个月,恶心呕吐3周。患者妊娠2个月,3周前开始恶心呕吐,食欲渐减,渐至食入即吐,不食亦吐酸水或苦水,恶闻油腻,口干口苦,头胀而晕,胸胁胀满,嗳气叹息,舌淡红嫩,苔微黄,脉弦滑。中医诊断:妊娠恶阻;辨证属肝胃不和,胃气上逆。治宜清肝和胃,降逆止呕,拟方《金匮要略》橘皮竹茹汤加减:陈皮15 g,竹茹15 g,黄芩10 g,人参6 g,麦冬10 g,芦根10 g,枳壳10 g,大枣15 g,生姜15 g,甘草6 g。3剂,水煎温服,频服。二诊:2015年10月10日。患者诉服药后呕吐稍减,能进少量稀粥,舌淡苔微黄,脉弦滑稍缓。知其病势减退,再投原方3剂。三诊:2015年10月14日。患者诉服药后呕吐止,食欲增,诸症消失。知其胃气已复,无须服药。7个月后顺产一男婴。

按:本病案为肝胃不和,胃气上逆之妊娠恶阻。患者素体肝旺,孕后肝失血养,肝体不足而益偏亢,且肝脉挟胃贯膈,肝火上逆犯胃,胃失和降,则恶心呕吐,恶闻油腻;肝胆互为表里,肝气上逆则胆火随之上升,胆热液泄,故呕吐酸水或苦水,口干口苦;肝热气逆,上扰空窍则头胀而晕;胸满胁痛,嗳气叹息,舌淡红,苔微黄,脉弦滑均为肝热犯胃之征。方中竹茹、黄芩清热泻火,降逆止呕,《本草汇言》认为"竹茹,清热化痰,下气止呃之药也",为治疗热性呕逆之要药;黄芩清热泻火,为用于热邪伤胎安胎之首药;枳壳行气宽中,既可疏肝气之郁结,又可宣中焦之郁滞;陈皮健脾燥湿,化痰止呕;人参益气补中;麦冬滋养胃阴,清热生津,助芦根清热泻火,生津止呕之功;生姜和胃止呕;甘草、大枣益气健脾养胃,甘草兼调和药性。全方使肝胃得和,肝热自除,则呕吐自平。

香砂六君子汤

　　【来源】《古今名医方论》。

　　【组成】人参一钱,白术二钱,茯苓二钱,甘草七分,陈皮八分,半夏一钱,砂仁八分,木香七分,生姜二钱。

　　【用法】水煎服。

　　【功效】健脾和胃,降逆止呕。

　　【主治】用于脾胃气虚,湿阻气滞证。症见妊娠早期,恶心呕吐不食,甚则食入即吐,口淡,呕吐清涎,头晕体倦,脘痞腹胀,舌淡,苔白,脉缓滑无力。

　　【方解】方中以人参、白术、茯苓、甘草之四君子汤健脾胃,和中气为君;砂仁、半夏醒脾和胃,降逆止呕,木香、陈皮理气和中为臣;生姜温胃止呕为佐使。全方补脾胃,降逆气,使呕吐得止。

　　【辨证要点】本方当以脾胃气虚,脘痞腹胀,纳呆嗳气,舌淡,苔白腻为辨证要点。

　　【加减化裁】若脾虚挟痰浊,症见胸闷泛恶,呕吐痰涎,舌淡苔厚腻,脉缓滑,则原方加全瓜蒌、紫苏叶,易陈皮为橘红以宽胸理气化痰止呕;若素有堕胎、小产、滑胎病史,或症见腰酸腹痛,或阴中下血,宜去半夏,加杜仲、菟丝子、桑寄生等固肾安胎;若呕吐甚伤阴,症见口干便秘,去砂仁、茯苓、木香等温燥、淡渗之品,加玉竹、麦冬、石斛、胡麻仁等养阴和胃。

　　【使用禁忌】阴虚有热或胃中有湿热者不宜使用。

　　【异病同治】本方也可用于治疗胃溃疡、胃脘痛、十二指肠球部溃疡、慢性胃炎、慢性结肠炎、肠功能紊乱,以及腹部术后康复等患者。

　　【临床验案】

　　王某,女,27岁,已婚。初诊:2018年10月9日。主诉:停经2个月余,恶心呕吐2周。患者平时月经周期规则,LMP:2018年8月5日。2018年10月1日外院妇科彩超示"宫内妊娠,胚胎存活"。2周前患者开始呕吐,感心烦,终日不思饮食,头昏,胸闷,神疲嗜睡,伴腰酸胀,腹膨坠,身畏寒。大便正常,小便黄。舌红苔薄白,脉沉弱。中医诊断:妊娠恶阻,辨证属脾胃虚寒,升降失司,损及肾气。治宜健脾益胃,降逆止呕,兼顾肾气,拟方《古今名医方论》香砂六君子汤加减。处方:党参9g,白术9g,茯苓9g,甘草3g,半夏9g,陈皮9g,藿香6g,木香6g,生姜9g,杜仲12g,桑寄生15g。3剂,日1剂,水煎温服,分三次服。二诊:2018年10月13日。患者服药后腰酸较前好转,呕吐亦较前减轻,有时仍呕酸苦水,口干苦,胃纳差,大便稀,一日数次,小便短频,色黄,有灼热感。舌红苔白腻,脉沉软。治宜健脾和胃,兼清肝胃之热。予香砂六君子汤加减:党参9g,白术9g,茯苓9g,甘草3g,半夏9g,陈皮9g,砂仁6g,灶心土30g,紫苏梗9g,黄连6g。5剂。三诊:2018年10月20日。患者诉服药后精神较前好转,现每日仅呕吐3次。仍觉有时腰酸腹胀,口干,小便短频。舌红苔白,脉滑。此时热象渐去。治宜继续健脾和胃。予香砂六君子汤加减:党参9g,白术9g,茯苓9g,甘草3g,半夏9g,陈皮9g,砂仁6g,桑寄生6g。3剂。四诊:2018年10月23日。患者诉服上诸方后,诸症较前减轻,精神好转,舌红苔白,脉滑。守三诊方加减:党参9g,白术9g,茯苓9g,甘草3g,半夏9g,陈皮9g,砂仁6g,桑寄生6g,紫苏梗6g。3剂。五诊:2018年10月27日。患者经以上治疗,现精神进一步好转,呕吐较前明显减轻,腰腹痛亦好转。守四诊方继服3剂。随访:患者经以上治疗,呕吐、腰腹疼痛诸症均无。孕3个月后,饮食恢复正常,胎孕一直正常。

按:脾主升,胃主降。脾胃安和则清气升,浊气降。若脾胃虚弱,胃失和降,则发为恶心欲呕;脾气不升,则腹膨坠;怀孕后,冲脉之气上逆,胃气虚弱,不能降其逆上之气,反而随冲气上逆,故导致"妊娠恶阻"之证。

本例患者妊娠期间,脾胃俱虚。脾虚不能运化水湿,湿郁上焦故胸闷。水谷不充,化源不足故头昏、嗜睡、神疲乏力。清气不升,故小腹膨坠。腰为肾之外府,肾为胞脉之所系。孕吐久不纳食,损及于肾,故见腰酸痛。脾肾阳气不足,故畏寒;治宜健脾和胃,兼顾肾气。方用香砂六君子汤加味。方中党参、白术、茯苓、甘草健脾益气,半夏、陈皮和胃降逆,生姜温胃止呕,木香调气理脾,因缺砂仁则用藿香,以芳香醒脾开胸,加杜仲、桑寄生补肾安胎而止腰痛。二诊时,诸症减轻,仍有呕吐酸苦水,口干苦,为肝胃热盛所致。故合连苏饮以清热和胃。又有大便稀,日数次,为脾阳不振,故用灶心土温脾燥湿以治腹泻,同时灶心土又为治孕吐之要药,一举而两得。5剂后,呕恶大减,其他各症亦减。患者脾肾阳虚是本,肝胃之热为标,法以治本为主,兼去标热,热去后则以扶正为主。

苏叶黄连汤

【来源】《温热经纬》。

【组成】川黄连三四分,紫苏叶二三分。

【用法】水煎服。

【功效】清热化湿,降逆止呕。

【主治】用于湿热呕吐证。症见妊娠早期,呕恶不止,昼夜不瘥,脘闷纳呆,舌苔黄腻,脉滑或数。

【方解】方中川黄连苦寒,苦能燥湿,寒能清热,善除中焦之湿热;紫苏叶味甘辛而气芳香,行气宽中,化浊辟秽,醒脾止呕逆,尤其辛通肺胃之气郁。二药合用,辛开苦降,平调寒热,宣通调和,可使胃热清,湿浊化,呕恶自止。本方药量,以轻为佳,轻可去实,取"治上焦如羽,非轻不举"之意。少量冷服,多次给药,此所以远其药气,以利沉降也。

【辨证要点】本方为治湿热蕴阻中焦所致之呕恶常用方,临床当以呕恶不止,苔黄腻,脉滑或数为辨证要点。

【加减化裁】热盛者,加芦根清热止呕;痰阻者,加贝母、竹茹清热化痰;胸脘满闷甚者,加陈皮理气调中;呕吐津伤明显者,加增液汤以滋阴增液。

【使用禁忌】虚寒性呕吐者不宜用。

【异病同治】本方也可用于治疗慢性肾功能衰竭、顽固性呃逆等属湿热蕴阻、胃气上逆者。

【临床验案】

张某,女,34岁。初诊:2016年6月9日。主诉:停经11^{+2}周,恶心呕吐较剧,甚则食入即吐1个月余。患者2016年4月4日于外院行胚胎移植术(2枚),自4月27日始早孕反应明显,食后即吐,曾予以输液治疗,效果不佳,给予流质饮食方能进食,食后即吐,呕吐酸苦水,近1个月来纳谷不馨,体量下降5 kg左右。现症:胃中嘈杂不适,夜寐不能,大便干结,3~4日一行,小便正常,舌质淡红,苔薄微黄,左关脉弦滑无力。辅助检查:尿液分析示酮体(+ +),尿蛋白(±)。彩超检查示宫内早孕(5.0 cm×2.1 cm、4.5 cm×2.1 cm),双胚胎存活(双孕囊)。西医诊断:妊娠剧吐。中医诊断:妊娠恶阻,辨证为肝胃不和。治宜清肝和胃,降逆止呕。方用苏叶黄连汤合橘皮竹茹汤加减。处方:姜竹茹12 g,紫苏梗15 g,太子参15 g,炒白术10 g,茯苓15 g,陈皮12 g,黄连6 g,砂仁(后下)6 g,木香6 g,决明子(另泡)10 g,生姜9 g,炙甘草6 g。7剂,日1剂,水煎,少量频服。同时嘱患者饮食以清淡、易于消化为宜,少食多餐,调畅情志,宜静少动以养胎。二诊:2016年6月15日。患者呕吐明显缓解,纳食增加,大便仍有秘结。复查彩超提示宫内早孕,双胎,胎儿颈后透明层厚度(NT)(胎1)1.4 mm,NT(胎2)1.2 mm。守上方加麦冬15 g,继服7剂。三诊:2016年6月21日。患者时有晨起恶心、无呕吐,纳眠可,大小便均正常。守初诊方,减决明子,再服3剂以巩固疗效。其后随访,诸症消失。

按:多数孕妇在停经6周左右会出现恶心、晨起呕吐、择食、食欲减退、厌油腻等一系列症状,称为早孕反应,多在停经12周左右自行消失;但少数孕妇早孕反应严重,频繁恶心呕吐,不能进食,甚则食入即吐,发生电解质紊乱而影响胎儿发育,严重者需终止妊娠。西医学多认为,该病与血中绒毛膜促性腺激素水平急剧上升及丘脑下部自主神经系统功能紊乱有关。采用补液治疗虽能纠正失水及代谢性中毒,但患者仍可存在呕吐厌食症状,导致病情反复难愈。中医认为,冲气上逆、胃失和降为该病主要病因。孕后阴血下聚养胎,阴血不足,肝木失于润养,加之肝体阴而用阳,则肝气上冲,又肝经气盛附于冲脉,肝脉夹胃贯膈,冲气上逆犯胃,导致胃失和降,出现恶心呕吐、大便失常。方中姜竹茹清热和胃,除烦止呕;陈皮理气健脾;紫苏梗理气和胃,稳固胎元;黄连清中焦火热,和中降逆;木香、砂仁健脾理气安胎;因患者呕吐较剧,必伤津耗气,导致气阴两虚,故以太子参补气养阴,清热生津;炒白术、茯苓健脾益气;麦冬滋阴生津,润肠增液;生姜理气和胃止呕;炙甘草调理中焦,调和诸药。诸药合用,切中病机,故收效甚捷。

顺肝益气汤

【来源】《傅青主女科》。

【组成】人参一两,当归(酒洗)一两,紫苏子(炒,研)一两,白术(土炒)三钱,茯苓二钱,熟地(九蒸)五钱,白芍(酒炒)三钱,麦冬(去心)三钱,陈皮三分,砂仁(炒,研)一粒,神曲(炒)一钱。

【用法】水煎分服,日 1 剂。

【功效】滋阴养血,健脾益气,平冲降逆。

【主治】肝血太燥,肝气横逆。症见妊娠初期,恶心、呕吐酸水或苦水,胸满胁痛,嗳气叹息,头胀而晕,倦怠思卧,烦渴口苦,不思饮食,舌淡红,苔薄白,脉弦滑。

【方解】方中人参、白术益气而助中阳,熟地、麦冬补阴填精,白芍、当归养肝血柔肝,紫苏子、陈皮平肝降逆、安中顺气,茯苓、砂仁等健脾理气,使滋阴不腻,少佐一味神曲健胃助食。该方配伍严谨,具有补益气血之功,且补气勿滞气,理气勿伐气,养血勿滋腻,滋阴勿伤胃。

【辨证要点】临床当以恶心呕吐,胸满胁痛,嗳气叹息,头胀而晕,倦怠思卧,烦渴口苦为辨证要点。

【加减化裁】呕甚伤津,舌红口干者,加沙参、石斛以养胃阴;夹痰饮而胸脘满闷,呕吐痰涎者,加半夏以化痰降逆;大便干结者,加瓜蒌仁、火麻仁以润肠通便;呕吐甚、头晕,嗜睡者,去神曲、紫苏子,加伏龙肝、法半夏以温中止呕;肾气虚明显而见腰酸耳鸣、小便频多者,加杜仲、续断、芡实以补肾安胎。

【使用禁忌】湿热呕吐者不宜使用本方。

【异病同治】本方也可用于小儿肠胃炎、肾盂积水、尿毒症呕吐等病证。

【临床验案】

李某,女,29 岁。初诊:2018 年 10 月 13 日。主诉:停经 2 个月,恶心呕吐半个月。患者诉怀孕 2 个月,半个月前开始呕吐,不能进食,口干口苦,伴急躁易怒,喜长叹息,二便正常,睡眠略差;舌质淡红胖大,边有齿痕,苔花剥,双手脉弦细。辅助检查:尿液分析示正常。彩超检查示宫内妊娠,胚胎存活。西医诊断:妊娠剧吐。中医诊断:妊娠恶阻,辨证属肝气郁结,冲气上逆。治宜滋阴养血,健脾益气,平冲降逆,拟方顺肝益气汤加减。处方:熟地 30 g,当归 9 g,酒白芍 15 g,党参 15 g,白术 15 g,紫苏子 9 g,炒神曲 9 g,麦冬 9 g,陈皮 6 g,砂仁 6 g,茯苓 6 g,炒莱菔子 9 g,3 剂,水煎,嘱不拘时间,小口缓服,日 1 剂。二诊:2018 年 10 月 26 日。患者自诉服药后即能早、午餐进食,但仍有恶心症状,继服 3 剂,恶心完全消失,能正常进食。

按:本例患者素体肝旺,孕后肝失血养,肝体不足而益偏亢,且肝脉挟胃贯膈,肝火上逆犯胃,胃失和降,则恶心呕吐;肝胆互为表里,肝气上逆则胆火随之上升,胆热液泄,则口干口苦;肝气横逆,故急躁易怒,喜长叹息;舌质淡红胖大,边有齿痕,苔花剥,双手脉弦细,均为肝血不足,肝气上逆之征。方中党参、白术益气而助中阳,熟地、麦冬补阴填精,酒白芍、当归养肝血柔肝,紫苏子、炒莱菔子、陈皮平肝降逆、安中顺气,茯苓、砂仁健脾理气,使滋阴不腻,炒神曲健胃助食。全方共奏滋阴养血、健脾益气、平冲降逆之功。

麦门冬汤

【来源】《金匮要略》。

【组成】麦门冬七升,半夏一升,人参三两,甘草二两,粳米三合,大枣十二枚。

【用法】水煎服。

【功效】滋养肺胃,降逆和中。

【主治】①肺胃阴伤气逆之肺痿。症见咳唾涎沫,短气喘促。咽喉干燥,干红少苔,脉虚数。②胃阴不足证。症见气逆呕吐,口渴咽干,舌红少苔,脉虚数。

【方解】方中重用麦门冬甘寒清润,入肺胃两经,养阴生津,滋液润燥,兼清虚热,为君药。人参、甘草益气生津,健脾补肺,为臣药。粳米、大枣甘平,养胃生津,助君臣补养肺胃,使中气充盛,则津液自能上归于肺,为佐药。又以少量半夏降逆下气,化其痰涎,和胃止呕。半夏虽有辛温之性,但与大量麦门冬配伍,则其燥性被制而降逆之功犹存,且麦门冬得半夏则滋而不腻,相反相成。甘草调和诸药,兼以为使。麦门冬与半夏的用量为7∶1,润燥相济,以润为主,主从有序,润降得宜,气阴双补;健脾养胃而补肺,含补土生金,虚则补母之法。

【辨证要点】临床以咳唾涎沫,短气喘促或呕吐,咽喉干燥,舌红少苔为辨证要点。

【加减化裁】肺痿阴伤甚者,可加北沙参、玉竹;胃阴不足,胃脘灼热而痛者,可加白芍、川楝子等。

【使用禁忌】寒痰壅肺之咳逆、脾胃虚寒之呕吐,本方不宜。

【异病同治】本方也可以用于慢性支气管炎、支气管扩张、慢性咽喉炎、硅沉着病、肺结核等病属肺胃阴虚、气火上逆者;也可用于胃及十二指肠溃疡、慢性萎缩性胃炎等病属胃阴不足、气逆呕吐者。

【临床验案】

刘某,女,30岁。初诊:2018年12月1日。主诉:停经72日,恶心呕吐3周。患者诉平时月经规律。LMP:2018年9月20日。2018年11月20日外院查妇科彩超示"宫内妊娠,胚胎存活"。3周前患者出现恶心呕吐,有渐重之势。现症见全身乏力,倦怠嗜卧,口燥咽干,心烦,时作呕恶,饥不能食,食入则吐。舌质红,苔黄,脉细数而无力。西医诊断:妊娠剧吐。中医诊断:妊娠恶阻,证属阴津亏虚,胎气上逆,治宜养阴清热,和胃降逆。拟方麦门冬汤加减,处方:麦冬30 g,清半夏9 g,西洋参10 g,粳米15 g,竹茹9 g,黄芩6 g,砂仁3 g,白芍15 g,甘草6 g,大枣3枚。2剂,水煎2次取汁400 mL,暖瓶保温,少量频服。二诊:2018年12月3日。服药2剂,呕吐止,可少量饮水,但仍有干呕,继服上方3剂。三诊:2018年12月7日。患者诉服药后无呕吐及干呕,可进食流质食物,精神较佳,脉较前有力,于二诊方加白术6 g,3剂。随访诸症尽愈。

按:本例患者素体阴津亏虚,孕后阴血聚以养胎,冲脉之气较盛而上冲,胃不耐冲气,阴血不足,肝体失养而疏泄失常,横逆犯胃致恶阻,更兼呕吐伤津耗液。故用麦门冬汤养阴清热,降逆和胃;半夏素有动胎堕胎之说,但张仲景用干姜、人参、半夏治疗妊娠呕吐不止,《妇人良方》等亦用半夏治疗妊娠恶阻,诚如楼全善所说"予治妊娠病,累用半夏,未尝动胎也,经云:有故无殒是也"。用竹茹除烦降逆止呕,"为虚烦烦渴,胃虚呕逆之要药"(《本经逢原》);黄芩清热安胎,砂仁理气和胃安胎;白芍益阴养血柔肝,平冲降逆,配甘草为白芍甘草汤,能缓急,可防胞宫因呕吐过度收缩。诸药合用,护养阴液,降逆止呕,并有安胎作用,故能愈病。

第二节 妊娠腹痛

妊娠腹痛是指妊娠期因胞脉阻滞或失养,发生小腹疼痛者,又称"胞阻""胎痛""妊娠小腹痛"等。相当于西医学的先兆流产。

胞阻之名,最早见于《金匮要略·妇人妊娠病脉证并治》"妇人有漏下者,有半产后因续下血都不绝者,有妊娠下血者,假令妊娠腹中痛,为胞阻,胶艾汤主之。"《胎产新书·女科秘药》载:"孕妇腹中不时作痛,或小腹重坠,名曰胎痛。""妊娠腹痛"始见于隋代《诸病源候论·妇人妊娠病诸候》,根据疼痛发生的部位不同分别有"妊娠心腹痛候""妊娠腰腹痛候""妊娠小腹痛候"等,并云"其腹痛不已,邪正相干,血气相乱,致伤损胞络,则令动胎也",对妊娠腹痛与胎动不安病证间的转归关系有了明确的认识。

中医认为,妊娠腹痛的发病机理主要是气滞、血瘀、血虚或虚寒,致胞脉、胞络阻滞或失养,气血运行不畅,"不通则痛"或"不荣则痛"。素体血虚或脾虚化源不足,妊娠后阴血下聚以养胞胎,胞脉失养,则不荣则痛;或孕后情志内伤,肝失条达,气行不畅,或胎体渐大阻碍气机升降而生郁滞,气滞则血行受阻,或素有癥瘕,或因气滞,或因寒凝,瘀血内停,阻滞子宫、胞脉,遂致小腹疼痛,此乃不通则痛。此外孕妇素体阳虚,寒邪内生或外感寒邪,胞脉失于温煦,有碍气血畅行,故亦能导致妊娠腹痛。《妇人大全良方》云:"妊娠小腹痛者,由胞络宿有风冷,而妊娠血不通,冷血相搏故痛甚,亦令胎动也。"故妊娠腹痛的总的病因病机不外乎气血失调和外受风寒之邪致寒客胞中。

本病辨证主要根据腹痛的性质、结合兼证及舌脉辨其虚实。治疗应本着虚则补之,实则行之的原则,以调理气血为主,佐以补肾安胎。

当归芍药散

【来源】《金匮要略》。

【组成】当归三两,芍药一斤,茯苓四两,白术四两,泽泻半斤,川芎半斤。

【用法】上为散。每服方寸匕,酒和服,一日三次。现代用法:水煎服。

【功效】养血安胎止痛。

【主治】妊娠后小腹绵绵作痛,按之痛减,面色萎黄,头晕目眩,或心悸少寐,舌淡,苔薄白,脉细滑弱。

【方解】方中芍药,养血敛阴,缓急止痛,重用而为君药。川芎条达肝气,并活血行滞;当归养血活血,一助芍药养肝血,二助川芎活血调肝,共为臣药。白术甘苦而燥,健脾燥湿,茯苓渗湿健脾宁心,泽泻淡渗利湿消肿,共为佐药,健脾祛湿。全方使气血充沛,运行调畅,以收安胎止痛之效。至于泽泻一味或有主张去之,认为有伤阴之弊,然《各家女科述评》何子淮先生则认为,"用泽泻者,因泽泻能助苓术利湿,能起间接健脾之效,且泽泻有下气除饮之功,妊娠多挟水气,水血互结则发为肿胀,用之甚宜,有人主张去泽泻,实不知泽泻用于此证,具有活血利水之效,有未病先防之妙"。

【辨证要点】临床当以妊娠后小腹绵绵作痛,按之痛减,或心悸少寐,舌淡,苔薄白为辨证依据。

【加减化裁】血虚重者，加枸杞子、龙眼肉，以增补血作用；脾虚甚者，加党参、黄芪，以增补气之功；肝郁明显者，加柴胡、香附，以疏肝理气。

【使用禁忌】本方所治系虚实夹杂证，纯虚或纯实证者，均不宜单独应用。

【异病同治】本方可用于妇女月经不调、盆腔炎、附件炎、异常子宫出血、卵巢囊肿、胎位不正、妊娠水肿、妊娠中毒症、流产、不孕症、围绝经期综合征，也可用于贫血、慢性肝炎、肝脾肿大、慢性肾炎、肾结石、黄褐斑、心绞痛、老年性痴呆等证属血虚脾弱湿胜者。

【临床验案】

陈某，女，31岁。初诊：2016年10月13日。主诉：停经56日，下腹痛3日。患者平时月经规律。LMP：2016年8月19日。患者诉停经56日，3日前开始出现小腹隐痛，时发时止，伴面色萎黄，头晕目眩，纳少，稍嗜睡，二便调，舌淡红，苔薄白，脉细滑。妇科彩超示宫内妊娠。西医诊断：先兆流产。中医诊断：妊娠腹痛，辨证属血虚，治宜养气安胎止痛。拟方当归芍药散加减。处方：当归10 g，白芍15 g，龙眼肉10 g，党参15 g，茯苓10 g，白术10 g，泽泻6 g，枸杞子15 g，甘草6 g。10剂，水煎服，日1剂。二诊：2016年10月14日。患者诉现已无腹痛，偶感疲劳。嘱静养，不必服药。

按：本例患者素体血虚，孕后血聚养胎，气血愈虚，胞脉失养，故小腹隐痛；面色萎黄、头晕目眩，舌淡红，苔薄白，脉细滑，均为血虚之征。方中重用白芍养血调肝、缓急解痉以止痛；当归行血养血以止痛；枸杞子、龙眼肉补肾养血；党参、茯苓、白术、泽泻益气健脾，渗湿利水；甘草调和诸药，全方共奏养血安胎止痛之功。

（梁少荣）

芍药甘草汤

【来源】《伤寒论》。

【组成】芍药四两，炙甘草四两。

【用法】水煎分服，日1剂，分早晚饭后温服。

【功效】养血柔肝，止痛安胎。

【主治】用于痉挛性腹痛。症见妊娠后下腹隐痛、胀痛、牵扯痛，呈阵发性或阵发性加重，伴面色苍白或面色萎黄，乏力，舌质淡红，苔薄黄，脉弦细。原文中芍药甘草汤主要治疗脚挛急，原文指出："若厥愈足温者，更作白芍甘草汤与之，其脚即伸。"

【方解】张仲景在《伤寒论·太阳篇》芍药甘草汤方中说："芍药、甘草各四两，以上两味以水三升，煮取一升五合，去渣，再温服"。研究证明，芍药、甘草配伍以1:1最佳；不同剂量比对不同疾病产生不同的治疗效果。妇人经血耗伤阴血，妊娠后，阴血下行滋养胞宫胞脉，阴血亏虚易出现腹隐痛，方中芍药酸寒，养血敛阴，柔肝止痛；炙甘草甘温，健脾益气，缓急止痛，二药合用，酸以收之，甘以缓之，酸甘相合，用补阴血，可达酸甘化阴、养血柔肝、缓急镇痛安胎之功效。

【辨证要点】本方在《伤寒论》中治筋脉失养的脚挛急，许多古籍用治腹痛，本方酸甘并用，专入营阴，妊娠期治疗子宫平滑肌痉挛所致疼痛。《普济方》芍药甘草汤："芍药（四两味苦酸微寒），甘草（四两炙甘平）……酸甘相合，用补阴血。"

【加减化裁】伴肾虚者，合寿胎丸补肾安胎；伴食欲不振，胃脘痞满者，加白术、砂仁健脾和胃安胎；伴阴道出血者，加山茱萸、地榆炭、黄芩炭止血安胎。

【使用禁忌】阳虚阴盛者忌用。

【异病同治】痛经、盆腔炎性腹痛等痛症。

【临床验案】

韩某，女，26岁。初诊：2021年4月6日。主诉：停经37日，下腹隐痛3日。患者既往月经规律，LMP：2021年3月1日。无痛经病史，G1P0，无外伤手术史。症见：下腹持续性隐痛，伴有腰膝酸软，烦躁，口干，乏力，无阴道出血，无恶心呕吐，食欲可，多梦，大小便正常，舌质淡红，苔少，脉弦细。门诊查超声提示宫内妊娠（可见孕囊），血β-HCG 7365.5 mIU/mL，P 21.23 ng/mL。西医诊断：先兆流产。中医诊断：妊娠腹痛，辨证属阴虚。患者妊娠时阴血下行滋养胞宫，出现腹痛、腰酸、烦躁、口干、多梦等阴虚症状。故治疗上应予养阴止痛安胎为主，同时应秉承"产前宜凉，产后宜温"的治疗原则。予《伤寒论》加味芍药甘草汤治疗：炒白芍15 g，炙甘草6 g，菟丝子12 g，桑寄生10 g，续断10 g，枸杞子10 g，黄芩10 g，麦冬10 g，酸枣仁15 g，远志10 g。7剂，水煎服，日1剂。二诊：2021年4月12日。患者下腹隐痛稍缓解，恶心，食欲欠佳，乏力，睡眠正常，二便调，舌质淡红，苔薄黄，脉弦细，守上方加减：炒白芍15 g，炙甘草6 g，菟丝子12 g，桑寄生10 g，续断10 g，枸杞子10 g，黄芩10 g，白术10 g，砂仁（后下）4 g。7剂，水煎服，日1剂。三诊：2021年4月19日。患者无阴道出血，无腹痛，无腰酸，轻恶心，食欲可，睡眠正常，二便调，舌质淡红，苔薄白，脉滑。门诊复查超声提示宫内妊娠（可见原始心管搏动），双附件区未见明显异常。嘱患者注意休息，清淡饮食，停中药。

按：妊娠期间，因胞脉阻滞或失养，发生小腹疼痛者，称为"妊娠腹痛"，亦名"胞阻"。妊娠期胞脉、胞络阻滞或失养，气血运行失畅，"不通则痛"或"不荣则痛"。有研究表示，妊娠腹痛患者中以血虚体质最为常见。妇人经血耗伤阴血，妊娠后，阴血下行滋养胞宫胞脉，肝失所养，肝阴肝血亏虚易出现心烦、口干等症状。方用芍药甘草汤加减，白芍、炙甘草酸甘化阴，柔肝止痛，再加上寿胎丸加减（菟丝子，桑寄生，续断，枸杞子）补肝肾，黄芩、麦冬清热养阴，酸枣仁、远志养血安神，阿胶滋腻不用。二诊时因恶心，食欲差，故加白术、砂仁健脾和胃止呕，2周后患者腹痛症状消失。

胶 艾 汤

【来源】《金匮要略》。

【组成】阿胶、川芎、甘草各二两，艾叶、当归各三两，白芍、干地黄各四两。

【用法】水煎分服，日1剂，分早晚饭后温服。

【功效】暖宫止痛，养血安胎。

【主治】冲任虚损，血虚偏寒，阴气不能内守所致妇人妊娠下血，腹中疼痛。症见妊娠小腹冷痛，喜温喜按，形寒肢冷，倦怠无力，面色㿠白，舌淡，苔白，脉细滑。

【方解】方中艾叶暖宫止痛；当归、川芎养血行滞；白芍、甘草缓急止痛；阿胶、干地黄养血安胎。全方共奏暖宫止痛、养血安胎之效。原文曰："妇人有漏下者，有半产后因续下血都不绝者，有妊娠下血者，假令妊娠腹中痛，为胞阻，胶艾汤主之。"

【辨证要点】本方以孕妇素体阳虚，寒从内生，妊娠后胞脉失于温煦，气血运行不畅，小腹冷痛，绵绵不休，喜温喜按，形寒肢冷为辨证要点。

【加减化裁】阳虚较盛者可加巴戟天、杜仲、补骨脂、续断温肾助阳，使阴寒消散，气血畅达,腹痛缓解而胎安;妊娠腹痛合并胎漏者,当归、川芎减量或不用,加寿胎丸补肾温阳安胎;伴纳少便溏者,加山药、党参、砂仁、木香以温脾阳;肾阳虚衰,兼腰痛者,酌加杜仲、巴戟天、补骨脂以温肾助阳,使阴寒消散,气血流畅,则腹痛可止。

【使用禁忌】阴虚内热、热证出血者忌之。

【异病同治】崩漏、产后出血不止阳虚证者,亦可用之。

【临床验案】

李某,女,32岁。初诊:2021年5月12日。主诉:停经41日,下腹冷痛3日。患者既往运动量少,每于冬季易感冒,2年前自然流产1次,现小腹持续性隐痛,喜温喜按,伴腰酸,怕冷,神疲乏力,面色苍白,食欲差,无呕吐,睡眠可,小便调,大便稀,1次/日。就诊后查B超示宫内妊娠,可见少许胚芽。血β-HCG 16890.4 mIU/mL,P 23 ng/mL。西医诊断:先兆流产。中医诊断:妊娠腹痛,辨证属虚寒。方用胶艾汤加减,组成:阿胶5 g,艾叶10 g,炙甘草6 g,当归3 g,白芍12 g,熟地15 g,杜仲10 g,续断10 g,菟丝子12 g,党参12 g。10剂,水煎服,日1剂。服后患者腹痛症状明显好转,复查B超可见胎心搏动,继予上方口服,7日后患者腹痛症状消失。

按:患者素休阳虚,孕后胞脉失于温煦,故小腹冷痛,喜温喜按;中阳不振,则倦怠无力;阳气不能外达,故形寒肢冷,面色㿠白。舌淡,苔白,脉细滑,为虚寒之征。阳虚则寒从内生,孕后寒邪克于胞宫,胞脉失于温煦,有碍气机畅行,遂致腹痛。本案予胶艾汤加减,养血暖宫止痛,川芎活血行气,去之;加菟丝子、续断、杜仲、党参补肾健脾益气,脾肾之气得固,则胎安;原方予干地黄,本方予熟地,以增加补血安胎之功。

本案予胶艾汤口服,血得热则行,寒遇热而散,加滋阴养血之品,使阴寒消散,气血畅达而安胎。

附 子 汤

【来源】《伤寒论》。

【组成】附子二枚、茯苓三两、人参二两、白术四两、芍药三两。

【用法】水煎分服,日1剂,分早晚饭后温服。

【功效】温经散寒,止痛安胎。

【主治】肾阳不足,寒湿内侵之妊娠腹痛、身痛、关节痛、手足痛。

【方解】在附子汤中,附子辛甘大热,具有回阳救逆、补火助阳、散寒止痛的功效,"为回阳救逆第一品药";人参补益元气,复脉固脱;茯苓、白术健脾化湿,且白术可增强附子祛寒湿之邪的功效;芍药和营止痛,以监附子之悍。全方诸药合用,共奏温经助阳、祛寒除湿之功。正虚为本,感邪为标。以温阳补气治本为主,除湿止痛治标次之,寓有补虚达邪之意。原文曰:"少阴病,得之一二日,口中和,其背恶寒者,当灸之,附子汤主之……少阴病,身体痛,手足寒,骨节痛,脉沉者,附子汤主之。"

【辨证要点】本方以"腹痛恶寒,少腹如扇"为辨证要点,主治阳虚寒胜之妊娠腹痛。症见两寒两痛(一个是手足寒,一个是背恶寒;一个是身体痛,一个是骨节痛)。主要症状为胃虚寒饮,骨节痛,下肢拘急痛而脉沉,身体骨节疼痛,无热恶寒,手足逆冷,口中和,可见心下痞,动悸,水肿,小便不利,脉沉。

【加减化裁】治疗命门火衰,冲任不固之妊娠腹痛伴胎漏,加肉桂、黄芪、当归、熟地及菟丝子等药物以温壮命火,益气养血安胎;伴脾肾阳虚,气机不匀,水气凝聚而成的子肿,加干姜、当归、木香等诸药温肾阳、健脾运、养血行水;伴虚寒恶阻者,加吴茱萸、干姜、法半夏温中补虚、降逆止呕。

【使用禁忌】热证者禁用。

【异病同治】本方也可治疗产后身痛、妊娠水肿、闭经等阳虚病证。

【临床验案】

李某,女,32岁。初诊:2020年5月3日。主诉:停经3个月,下腹痛1个月余。患者既往月经稀发,冬季明显,伴月经量少,色暗红,夹血块,痛经明显,得温痛减。LMP:2020年2月5日。G1P0,1个月前出现下腹痛,伴四肢不温,腰冷痛,食欲欠佳,喜热饮,寐可,小便不利,大便稀,舌质淡,苔薄白,脉沉。门诊超声提示:宫内妊娠(约孕9周,胎心正常)。西医诊断:先兆流产。中医诊断:妊娠腹痛,辨证属阳虚证。患者素体阳虚,月经稀发,孕后出现阳虚寒盛之腹痛。治宜温经散寒,止痛安胎,拟方《伤寒论》附子汤加减:附子5 g,党参15 g,黄芪15 g,白术12 g,茯苓10 g,白芍10 g,补骨脂10 g,菟丝子12 g。7剂,水煎服,日1剂。二诊:2020年5月10日。患者腹痛稍缓解,继续守上方7剂,服后腹痛消失,仍怕冷,易腰酸,予上方继服7剂停药。

按:患者为阳虚体质,平素月经稀发,经期腹痛夹血块均为寒凝胞宫所致,孕后阳虚寒盛,出现腹冷痛,伴腰冷、怕冷,为实寒证,治当温肾助阳安胎,予附子汤治之。原方予人参,临证改为党参,健脾益气养血;加黄芪补气养血温阳;加菟丝子、补骨脂补肾助阳。《张氏医通》云"用附子汤以温其脏,则胎白安,世人皆以附子为堕胎百药长,仲景独用以安胎圣药,非神而明者,莫敢轻试也",故附子取小剂量5 g,正所谓"衰其大半而止"。

第三节 胎 漏

妊娠期阴道少量出血,时下时止,或淋漓不断,而无腰酸腹痛者,称为"胎漏",亦称"胞漏"或"漏胎"等。早在汉代《金匮要略·妇人妊娠病脉证并治》就提出妇人发生阴道出血的三种情况之鉴别,是后世安胎理法方药之源。晋代《脉经》首载胎漏。本病的主要机理是冲任不固,不能摄血养胎。常见分型有肾虚、气血两虚。肾虚者,乃孕妇先天肾气不足,或房事不节,损伤肾气,肾虚则冲任不固,不能制约经血,以致胎漏下血。《女科经纶·引女科集略》言:"母之肾脏系于胎,是母之真气,子之所赖也,若肾气亏损,便不能固摄胎元。"症见孕后阴道少量下血,色淡质稀,头晕耳鸣,腰膝酸软,舌淡,苔白,脉沉滑无力。气血两虚者,或孕妇素体虚弱,或饮食劳倦伤脾,或久病伤气,气虚则冲任不固,血失统摄,致胎漏下血,朱丹溪《格致余论·胎自堕论》云:"血气虚损,不足荣养,其胎自堕。"症见妊娠期阴道出血,色淡清稀,神疲气短,面色㿠白,舌质淡,胎薄白,脉细滑。辨证时要根据阴道流血的量、色、质及其兼症、舌脉等综合分析方能确诊。一般而言,阴道出血量少,色淡,质稀者,多属虚证;色深红或紫暗,质稠者,多属实证。治疗大法以止血安胎为主,并根据不同的证型分别采用补肾、益气养血等法。遣方用药时不宜过用滋腻、温燥、苦寒之品,以免影响气血的生化与运行,有碍胎儿发育。经过治疗出血迅速停止,兼症消失者,多能继续妊娠。反之,若阴道流血逐渐增多,兼症加重,结合有关检查,确属胎堕难留者,切不可再行安胎,宜以去胎益母为要。

寿　胎　丸

【来源】《医学衷中参西录》。

【组成】菟丝子四两,桑寄生二两,川续断二两,阿胶二两。

【用法】水煎分服,日1剂,分早晚饭后温服。

【功效】补肾健脾,止血安胎。

【主治】妊娠期肾虚阴道出血者。症见妊娠期阴道少量下血,色淡质稀,头晕耳鸣,腰膝酸软,或曾屡有堕胎,小便频数,舌淡,苔白,脉沉滑无力。原文中寿胎丸治滑胎。

【方解】方中菟丝子补肾益精安胎为君;桑寄生、川续断固肾壮腰以系胎为臣;阿胶养血止血安胎为佐使。全方重在补益肾气,固摄冲任,肾气足则冲任固而胎漏自止。故原文曰:"寿胎丸,重用菟丝子为主药,而以续断、寄生、阿胶诸药辅之,凡受妊之妇,于两月之后徐服一料,必无流产之弊。此乃于最易流产者屡次用之皆效。"

【辨证要点】本方为补肾安胎第一方,辨证要点为肾虚胎元不固,冲任损伤,阴道出血,头晕耳鸣,夜尿多,尺脉弱。

【加减化裁】原文曰:"气虚者,加人参二两。大气陷者,加生黄芪三两。食少者,加炒白术二两。凉者,加炒补骨脂二两。热者,加生地二两。"肾阴虚者,兼有手足心热,面赤唇红,口燥咽干,舌红,少苔,脉细滑而数,治宜滋阴补肾,固冲安胎,方用寿胎丸加熟地、山茱萸、地骨皮、地榆炭;肾阳虚者,兼有腰痛如折,畏寒肢冷,小便清长,面色晦暗,舌淡,苔白滑,脉沉细而迟,治宜补肾助阳,固冲安胎,加杜仲、补骨脂、艾叶炭。

【使用禁忌】伴外感发热者勿服。

【异病同治】本方也可用于胎动不安、滑胎、胎萎不长、崩漏属肾虚证者。

【临床验案】

李某,女,28岁。初诊:2021年5月1日。主诉:停经39日,阴道出血3日。G2P0A1,LMP:2021年3月24日。3日前无明显诱因阴道少许出血,色红,无血块及肉样组织排出,不伴腰酸腹痛,无明显恶心呕吐,饮食睡眠可,二便调,舌质淡红苔薄白,尺脉弱。门诊查B超示宫内可见妊娠囊,未见胎芽及胎心搏动。血β-HCG 8907.3 mIU/mL,P 20.3 ng/mL。西医诊断:先兆流产。中医诊断:胎漏病,辨证属肾虚。患者素体肾虚,曾堕胎伤肾,孕后冲任失固,阴血下泄,故阴道出血,治当补肾健脾,止血安胎,方选寿胎丸加减。处方:菟丝子15g,桑寄生12g,续断10g,阿胶(烊化)6g,党参15g,炒白术12g,山茱萸10g,艾叶炭10g。7剂,水煎服,日1剂。二诊:患者停经46日,无阴道出血、腹痛等不适,有轻度恶心,予前方去阿胶、艾叶炭,加砂仁4g和胃安胎。三诊:患者停经53日,复查B超提示宫内妊娠,可见胎心,患者病愈,停药。

按:患者为肾虚体质,孕前曾行人工流产术伤肾,孕后肾虚冲任不固,阴道出血,治当补肾止血安胎。方中寿胎丸补肾养血,加党参、白术以后天养先天,加山茱萸、艾叶炭收涩止血。二诊时患者阴道出血干净,出现恶心反应,减阿胶、艾叶炭,加砂仁理气和胃,待症状消失后停药。

《素问·上古天真论》中"女子七岁,肾气盛,齿更发长;二七而天癸至,任脉通,太冲脉盛,月事以时下,故有子"的记载奠定了"肾主生殖"的理论基础。《医宗金鉴·妇科心法要诀》云:"孕妇气血充足,形体壮实,则胎气安固。若冲任二经虚损,则胎不成实……"肾气亏虚,冲任不固,不能摄血养胎。张锡纯在《医学衷中参西录》中强调"胎在母腹,若果善吸其母之气化,自无下坠之虞。且男女生育,皆赖肾脏作强"。并创立具有补肾安胎功效的寿胎丸方。本方药味精简,为治疗肾虚证胎漏、胎动不安、滑胎的第一方。

胎 元 饮

【来源】《景岳全书·妇人规》。

【组成】人参随宜,当归、杜仲、白芍各二钱,熟地二三钱,白术一钱半,甘草(炙)一钱,陈皮(无滞者不必用)七分。

【用法】水煎分服,日1剂,空腹服。

【功效】益气养血,固肾安胎。

【主治】气血虚弱胎漏病。症见妊娠期阴道出血,色淡清稀、腰腹胀痛或坠胀,神疲气短,面色㿠白,舌质淡,胎薄白,脉细滑。《景岳全书》载:"胎气有虚而不安者……后天虚者,由于人事,凡色欲劳倦,饮食七情之类,皆能伤及胎气,治此者,当察其所致之由,因病而调,仍加戒慎可也。然总之不离于血气之虚,皆当以胎元饮为主。"

【方解】方中人参、甘草、白术益气养脾;白芍、当归、熟地滋阴补血;杜仲固肾安胎,陈皮理气调中,使熟地补而不腻。全方配伍,有补气养血、固肾安胎之功。胎元饮实为八珍汤去茯苓、川芎,加杜仲、陈皮,取其双补气血兼补肾。

【辨证要点】临床以妊娠期阴道出血,出血色淡红,质清稀,伴神疲乏力为辨证要点。

【加减化裁】原文曰:"如下元不固而多遗浊者,加山药、补骨脂、五味之类。如气分虚甚者,倍白术,加黄芪。但芪、术气浮,能滞胃口,倘胸膈有饱闷不快者,须慎用之。如虚而兼寒多呕者,加炮姜七八分或一二钱。如虚而兼热者,加黄芩一钱五分,或加生地二钱,去杜仲。如阴虚小腹作痛,加枸杞二钱。如多怒气逆者,加香附无妨,或砂仁亦妙。如有所触而动血者,加川续断、阿胶各一二钱。如呕吐不止,加半夏一二钱,生姜三五片。"

【使用禁忌】阳盛血热出血者忌服。

【异病同治】本方也可用于胎动不安、滑胎、胎萎不长、月经过少、月经后期、不孕症等证属气血两虚者。

【临床验案】

陈某,女,31岁。初诊:2021年6月23日。主诉:停经38日,阴道少许出血5日。患者平素月经周期正常,量偏少,G1P0。LMP:2021年5月17日。5日前劳累后阴道少许出血,淡红色,质稀,无血块及肉样组织排出,伴乏力,精神差,无腰酸腹痛及肛门坠胀,食少,小便调,大便质稀,门诊查B超示宫内可见妊娠,可见卵黄囊。血β-HCG 10509 mIU/mL,P 23.21 ng/mL。西医诊断:先兆流产。中医诊断:胎漏病,辨证属气血两虚,予胎元饮加减。处方:黄芪15 g,党参15 g,白术12 g,白芍12 g,熟地15 g,杜仲12 g,陈皮6 g,炙甘草6 g,阿胶9 g,覆盆子9 g。7剂,水煎空腹服,日1剂。二诊:患者阴道出血减少,淡红色,精神好转,守上方口服,7日后患者阴道出血干净,继续上方口服直至B超可见胎心搏动。

按:患者孕后劳倦伤脾,气血生化失源,冲任匮乏,不能固摄滋养胎元,《格致余论·胎自堕论》载"血气虚损,不足荣养,其胎自堕"。故对本案患者予胎元饮气血双补,固肾止血安胎,方中人参改为党参,党参健脾补气养血,药性温和;加黄芪益气生血,气血充则胎自安;加阿胶养血止血;加覆盆子补肾收敛;当归活血,故去当归不用。

《景岳全书》载:"胎元饮,治妇人冲任失守,胎元不安不固者,随证加减用之。"《妇人规·安胎》重点强调了益气养血法对安胎的重要性,其所收集创制之方中有18首安胎方剂以益气养血为组方原则,或辅以补气补血之品于方中,皆强调了补气养血的重要性。

第四节　胎 动 不 安

妊娠期出现腰酸腹痛,小腹下坠,或阴道少量出血者,称为"胎动不安",又称"胎气不安"。胎动不安是临床常见的妊娠病之一,经过安胎治疗,腰酸、腹痛消失,出血迅速停止者,多能继续妊娠。本病的主要病机是冲任损伤,胎元不固,证候有虚有实,虚者多因肾虚、气血虚弱,实者多因血热、血瘀,也有虚实夹杂者,临床以虚证或虚实夹杂者多见。病机主要有肾虚、血热、气血虚弱、血瘀。隋代巢元方《诸病源候论》始有"妊娠胎动",并在"妊娠胎动候"提出"其母有疾以动胎,治母则胎安;若其胎有不牢固致动以病母者,治胎则母瘥"的分治原则。明代《景岳全书·妇人规》提出"凡妊娠胎气不安者,证本非一,治亦不同"。本节重点介绍血热、血虚、外伤、脾肾两虚所致胎动不安。血热者,如《景岳全书·妇人规》云"凡胎热者,血易动,血动者,胎不安",热邪直犯冲任、子宫、内扰胎元,故妊娠期阴道出血,血色红,伴腰酸,心烦口苦,舌质红苔黄,脉滑数。血虚者,虚热火旺,致漏下不止,血色鲜红,伴下腹痛,手足心热,舌质红,苔少,脉细滑数,予胶艾四物汤主之;血虚者,漏下量少,伴头晕眼花,心悸失眠,面色萎黄,舌淡,苔少,脉细滑,苎麻根汤主之。《医林改错》载:"不知子宫内,先有瘀血占其地,胎至三月再长,其内无容身之地。"妊娠期间,跌扑损伤,致瘀血留滞,出现妊娠后腰腹疼痛,胎动下坠,或伴阴道流血。脾肾两虚者,气血生化无源,《景岳全书》载:"妇人冲任失守,胎元不安不固",气血虚弱,冲任不固,妊娠小腹作痛,且有下坠之状,或有见红、腰酸、乏力,精神差,舌质淡红,苔薄白,脉细滑无力。

妊娠后腰酸,小腹轻微疼痛,或腰腹下坠,或伴有阴道少量出血,为诊断胎动不安的临床依据。下血量少,腰腹痛和下坠感轻微,脉滑者,则胎元未损,宜安胎;下血量多,腹痛加重,腰痛如折,阵阵下坠者,则已发展为胎堕难留,安之无益;反复阴道出血,色暗,小腹冷痛,早孕反应消失,脉由滑转涩者,则为胎死不下之兆,应做进一步检查。治疗以固冲任安胎为总则。安胎之法,应随证随人,灵活运用。但要注意时时维护胎元,避免使用碍胎、动胎之品。由于肾为先天之本,胞络系于肾,故安胎之中,须注意顾护肾气,以固胎元。

当 归 散

【来源】《金匮要略》。

【组成】当归5 g,芍药12 g,黄芩10 g,白术10 g,川芎3 g。

【用法】水煎分服,日1剂,分早晚饭后温服。

【功效】养血健脾,清热安胎。

【主治】胎动不安。症见妊娠小腹坠痛,腰酸腹痛,口苦咽干,带下黄稠,或阴道出血,血色深红,舌质红,苔黄腻,脉滑数。《金匮要略·妇人妊娠病脉证并治》云:"妇人妊娠,宜常服当归散主之。"

【方解】方中当归、芍药补肝养血为君;白术健脾补气,黄芩清热利湿,为臣药;合川芎能舒气血之滞,为佐使。合而用之,可奏养血健脾、清热安胎之效。朱丹溪称"妇人有孕,则碍脾运化,迟而生湿,湿而生热,古人用白术、黄芩为安胎之圣药;盖白术补脾燥湿,黄芩清热故也;况妊娠赖血培养,此方有当归、川芎、芍药以补血,尤为备也。服经药则易产,所生男女,兼无胎毒,则痘疹亦稀,无病易育,而聪明智慧,不假言矣,累试累验。"

【辨证要点】临床上常用于治疗肝血亏虚,湿热内盛之妊娠胎动不安、腹痛。以方测证,患者除胎动不安外,可见小腹坠痛、腰酸腹痛、带下黄稠、苔黄腻等症。

【加减化裁】有自然流产史者,采用预培其损的方法,予党参、菟丝子、桑寄生、杜仲、炙甘草等补肾健脾安胎;有阴道出血者,可减当归,加当归炭、仙鹤草、地榆炭、侧柏炭等止血。

【使用禁忌】寒证所致胎动不安者忌服。

【异病同治】本方也可用于肝血亏虚、湿热内盛所致月经过多、痛经、产后病、绝经前后诸证。

【临床验案】

李某,女,27岁。初诊:2021年1月16日。主诉:停经42日,腰酸伴小腹坠痛5日。婚后2年,2020年5月于孕2个月左右自然流产。G2P0,LMP:2020年12月6日。停经35日自测早孕,1月12日开始出现腰酸伴小腹不适,下腹呈持续性坠痛,休息后不缓解,无阴道出血,无肛门坠胀,微有恶心,饮食睡眠可,大小便正常,脉濡滑而数,舌尖微红。腹部B超检查示宫内妊娠(可见卵黄囊)。血β-HCG 2256.92 mIU/mL,P 27.34 ng/mL。西医诊断:先兆流产。中医诊断:胎动不安,辨证属湿热。治当养血健脾,清热安胎,方用《金匮要略》当归散加减:当归10 g,黄芩10 g,炒白术10 g,川芎5 g,白芍10 g,紫苏梗6 g,续断10 g。10剂,水煎服,日1剂。二诊:患者症状明显改善,守上方继续口服10剂,经复查患者B超提示宫内妊娠,可见胎心搏动,继续口服中药直至孕12周,经NT检查正常后停药。

按:《金匮要略心典》载:"妊娠伤胎,有因湿热者,亦有因湿寒者,随人脏气之阴阳而各异也,当归散正治湿热之剂。"本例患者出现腰酸腹痛之证,无阴道出血,在不伴阴道出血时,当归配伍川芎还是安全有效的,当归为血中之气药,气行则血行,当归、白芍作为治疗妊娠腹痛的核心药物,已见于当归芍药散中,患者出现恶心反应,故原方中加紫苏梗理气止呕安胎;患者既往流产1次,加续断补肾固冲安胎。

妇人妊娠后,气血聚于胞宫以滋养胎儿,若肝血亏虚而生内热,脾虚不运而生内湿,湿热内阻,影响胎儿的正常发育,则表现为胎动不安。全方用药精简,适于肝脾不足、血虚湿热之证,肝血不足、脾失健运,肝血虚而生内热,脾不运而生湿,湿热内阻,胎动不安,故当养血健脾、清化湿热。

胶艾四物汤

【来源】《古今医鉴》。

【组成】阿胶(蛤粉炒珠)3 g,艾叶(醋炒)5 g,当归5 g,川芎3 g,白芍9 g,熟地12 g,蒲黄(炒)3 g,黄连5 g,黄芩5 g,生地12 g,栀子5 g,地榆6 g,白术10 g,甘草6 g。

【用法】水煎分服,日1剂,分早、晚空腹温服。

【功效】养血止血,清热安胎。

【主治】妇人妊娠后腹痛,伴血虚火旺,漏下不止。症见妊娠伴小腹疼痛,阴道出血,出血色鲜红,质稠,无血块,伴两颧潮红,手足心热,咽干口燥,舌质红,苔少,脉细滑数。《古今医鉴》载:"艾胶四物汤,阿胶(蛤粉炒珠),艾叶(醋炒),……治血崩。上锉。水煎,空心服。"

【方解】方用熟地、川芎、当归、白芍之四物汤补血养血,熟地、当归为君,补血和血;生地、黄芩、黄连为臣,清热凉血止血;白芍、川芎养血活血,助熟地、当归之力,栀子、地榆清热止血,阿胶补血止血,醋炒艾叶、炒蒲黄温而不燥,有止血不留瘀、增强止痛的作用,使补而不滞,白术、甘草益气健脾而摄血,共为佐使药。

【辨证要点】本方原治崩漏漏下不止,临床治疗妊娠胎动不安者效果显著,以妊娠伴下腹痛,阴道出血,血色鲜红,质稠,手足心热,口干,舌质红,苔少,脉细滑数为辨证要点。

【加减化裁】若阴道出血量多,质稀,不伴血块,可去当归、川芎,改生地、地榆为炭类以增加凉血止血功效;若伴腰酸、肛门坠胀,加黄芪益气;若伴口干,大便干结,加麦冬壮水以治火。

【使用禁忌】妊娠伴寒凝腹痛者忌服。

【异病同治】本方也可用于崩漏、经期延长、月经过多属虚热证者。

【临床验案】

冯某,女,28岁。初诊:2021年6月15日。主诉:停经45日,阴道出血7日。患者既往月经量少,色鲜红,无血块,轻度痛经。LMP:2021年5月2日。2020年6月初自测尿HCG(+),孕后自觉口干,手足心热,易心烦,一周前出现阴道出血,量少,色红,无血块,伴下腹持续性疼痛,未予重视,今出血稍增多,遂至我院门诊就诊,查舌质红,苔少,脉滑数。腹部B超检查示宫内妊娠(可见卵黄囊和少许胚芽)。血β-HCG 2709.50 mIU/mL,P 19.60 ng/mL。西医诊断:先兆流产。中医诊断:胎动不安,辨证属虚热。患者孕早期出现阴虚内热之证,致胎元不固,出现妊娠期腹痛和阴道流血。治宜清热止血安胎,予《古今医鉴》胶艾四物汤加减:阿胶3 g,艾叶5 g,当归5 g,白芍9 g,熟地12 g,黄连5 g,黄芩炭10 g,生地10 g,续断10 g,地榆炭10 g,白术10 g,甘草6 g。7剂,水煎服,日1剂。二诊时患者诉腹痛缓解,阴道出血明显减少,效不更方,2周后患者腹痛消失、无阴道出血,复查B超提示宫内妊娠,可见胎心搏动,停药。

按:患者素体阴虚,虚热内生,血海不宁,本病重点在于正确辨证,实热与虚热的鉴别对治疗至关重要,虚热者,或素体阴虚,或失血伤阴,或多产房劳耗伤精血,以致阴液亏损,虚热内生,热伏冲任,冲任不固,致胎动不安。本案予胶艾四物汤加减口服清热止血安胎,方中减川芎、蒲黄以防活血太过,改黄芩、地榆为炭类增加止血之功,栀子清热利湿、泻火除烦,因恐太过寒凉,损伤胎元,故去之。

妇人妊娠,血热而致胎动不安者,保阴煎亦可,然保阴煎止血力微,实热虚热者均可用之;然胶艾四物汤主治虚热之证,止血不留瘀,化瘀兼止痛,更适合本案例。

苎 麻 根 汤

【来源】《妇人大全良方》。

【组成】干地黄三两,苎麻根三两,当归三两,芍药二两,阿胶二两,甘草一两。

【用法】水煎分服,日1剂,分早晚饭后温服。

【功效】补血固冲安胎。

【主治】血虚胎动不安。妊娠期,症见腰酸腹痛,胎动下坠,阴道少量流血,头晕眼花,心悸失眠,面色萎黄,舌淡,苔少,脉细滑。

【方解】方中苎麻根凉血止血,清热安胎,为君药;当归、芍药、干地黄、阿胶滋阴养血安胎,阿胶兼有止血的作用,共为臣药;甘草调和诸药,配阿胶善于止血;配芍药缓急止痛,为佐药。诸药合用,有养血补血、固冲安胎之效。

【辨证要点】本方以劳损胎动、漏红不止、舌淡脉细弱为辨证要点。

【加减化裁】如见食少泛恶,加白术、砂仁;肾虚腰痛者,加杜仲、菟丝子;气虚者,加党参、黄芪;阴虚者,加麦冬、旱莲草、女贞子;情志不调者,加合欢花;阴道出血多者,加仙鹤草、侧柏炭。

【使用禁忌】妊娠胎动不安寒证者慎用。

【异病同治】本方也可用于经期延长、月经量多、崩漏等辨证属血虚证者。

【临床验案】

罗某,女,35岁。初诊:2021年4月19日。主诉:停经39日,腹痛伴阴道出血7日。患者既往有贫血史。LMP:2020年3月12日。近一周感下腹隐痛,乏力,伴阴道少许出血,血色淡红,偶腰酸,食欲减退,头晕,多梦,大小便正常,查舌质淡红,苔少,脉细滑。门诊完善相关检查。腹部B超检查示宫内妊娠(未见胚芽及原始心管搏动)。血β-HCG 9853.0 mIU/mL,P 23.90 ng/mL。西医诊断:先兆流产。中医诊断:胎动不安,辨证属血虚。此为母体素来血虚,孕后食欲减退,生化不足,加重血虚之证。治宜养血安胎,予《妇人大全良方》苎麻根汤加减:苎麻根10 g,生地12 g,白芍9 g,阿胶3 g,续断10 g,党参12 g,熟地12 g,白术10 g,仙鹤草12 g,甘草6 g。10剂,水煎服,日1剂。二诊时患者乏力好转,腹痛腰酸缓解,阴道出血明显减少,继续上方口服。三诊:患者无阴道出血,予原方减苎麻根、仙鹤草,加黄芩5 g,7剂后停药。

按:本案证属血虚所致胎动不安,血虚生内热,治宜养血止血安胎,方选《妇人大全良方》苎麻根汤,当归活血,去之不用;加熟地、党参气血双补;加续断补肾安胎,辨证得当,患者病去胎安。

血虚冲任血少,不能养胎,以致腰酸腹痛,胎动下坠,阴道少量下血;血虚不能上荣清窍,则头晕眼花;血不养心,则心悸失眠;血虚不能充养肌肤,故面色萎黄。舌淡,苔少,脉细滑,也为血虚之征。本方补血而不滋腻,止血而不留瘀,临床用之,每有奇效。

加味圣愈汤

【来源】《医宗金鉴》。

【组成】熟地五钱,当归三钱,白芍三钱,川芎五钱,人参五钱,黄芪三钱,杜仲三钱,续断三钱,砂仁二钱。

【用法】水煎分服,日1剂,分早晚空腹温服。

【功效】调气和血安胎。

【主治】妊娠期,跌仆闪挫,或劳力过度,继发腰腹疼痛,胎动下坠,或伴阴道流血,精神倦怠,脉滑无力。《医宗金鉴·妇科心法要诀》卷四十六方指出本方治"妊娠伤胎,若腹痛不下血者"。

【方解】方中熟地、川芎、当归、白芍之四物汤补血,人参、黄芪补气,使气充血足,胎元自固;杜仲、续断补肾安胎;砂仁理气安胎。全方有益气养血、固肾安胎之效。

【辨证要点】本方以妊娠期不慎跌扑伤胎,气血失和或瘀滞之胎动不安为辨证要点。

【加减化裁】阴道流血量多者,去当归、川芎之辛窜动血,酌加阿胶、艾叶炭止血安胎。腰酸者,加桑寄生、覆盆子、怀牛膝补肾强筋安胎。

【使用禁忌】妊娠阳盛血热致胎动不安者忌服。

【异病同治】本方也可用于月经先期、月经量多证属气血两虚者。

【临床验案】

陈某,女,28岁。初诊:2021年5月12日。主诉:停经43日,外伤后腹痛半日。患者既往月经规律,LMP:2021年3月31日。就诊当天早上不慎跌倒后出现下腹疼痛,以坠痛为主,在家休息后疼痛未见缓解,遂就诊,就诊时无腰酸,无肛门坠胀,不伴阴道出血,晨起轻恶心,无呕吐,精神正常,大小便正常,舌质淡红苔薄白,脉细滑,门诊查B超示宫内妊娠(可见胚芽),血β-HCG 2678.08 mIU/mL,P 29.90 ng/mL。西医诊断:先兆流产。中医诊断:胎动不安,辨证属气血不和。予《医宗金鉴》加味圣愈汤加减口服调气和血安胎:熟地15 g,当归5 g,炒白芍9 g,川芎3 g,党参15 g,黄芪12 g,杜仲10 g,续断10 g,砂仁3 g,炙甘草6 g,7剂,水煎服,日1剂。二诊:患者腹痛消失,复查超声可见胎心搏动,停药。

按:患者有明显的外伤史,外伤后出现腹痛,痛有定处,故致病因素明确,因外伤导致气机失调,瘀血内阻,治当调气血以安胎,因孕后不宜使用破血逐瘀之品,故予加味圣愈汤以气血双补、气血双调。原方中加炙甘草,乃予芍药甘草汤缓急止痛,患者起病时间短,7剂见效,病去即可停药。

孕后起居不慎,或跌仆闪挫,或为劳力所伤,以致气血紊乱,气乱则胎失所载,血乱则胎失所养,是以胎元内失摄养而不固,故腰腹疼痛,胎动下坠;气血紊乱,冲任不固,故阴道下血。《海派中医朱氏妇科》载:"血热型,素体阳盛,或孕后肝郁化热,或过食辛燥助阳之品,或阴虚生内热,或外热邪热,致令血热,热扰冲任,损伤胎气,而致胎漏、胎动不安,朱南孙多用益气养血,固肾安胎法,方用加味圣愈汤加减。"

安奠二天汤

【来源】《傅青主女科》。

【组成】人参(去芦)一两,熟地(九蒸)一两,白术(土炒)一两,山药(炒)五钱,炙甘草一钱,山茱萸(蒸,去核)五钱,杜仲(炒黑)三钱,枸杞子二钱,扁豆(炒,去皮)五钱。

【用法】水煎分服,日1剂,分早晚饭后温服。

【功效】补肾健脾,养血安胎。

【主治】用于胎动不安。症见妊娠小腹作痛,且有下坠之状,或有见红、腰酸、乏力,精神差,食欲下降,大便稀或大便干结无力,舌质淡红,苔薄白,脉细滑无力。原文指出:"妊娠小腹作疼,胎动不安,如有下堕之状。"

【方解】方用人参、白术、熟地大补脾肾为君;杜仲、山茱萸、枸杞子补肝肾,益精血为臣;山药、扁豆、炙甘草健脾束带,益气健脾为佐。《傅青主女科》:"脾为后天,肾为先天,脾非先天之气不能化,肾非后天之气不能生,补肾而不补脾,则肾之精何以处生也,是补后天之脾,正所以补先天之肾也;补先后二天之脾与肾,正所以固胞胎之气与血,脾肾可不均补乎,方用安奠二天汤。"本方妙在重用人参、白术、熟地补阴补阳之品,使气血充盈,脾肾健运,自无堕胎之患矣！综观全方,补肾为固胎之本,培脾为益血之源,本固血充,则胎可安,诸症自愈。

【辨证要点】妊娠后脾肾两虚,先天不足,后天失养。临床以妊娠后下腹坠痛为辨证要点。

【加减化裁】气虚者加黄芪;血虚者加阿胶;血热者加黄芩炭、生地,减熟地;腹痛者加白芍;腰酸者加续断、菟丝子、桑寄生;出血者加仙鹤草、艾叶炭、黄芩炭;恶心呕吐者加淡竹茹、砂仁。

【使用禁忌】脾胃虚弱者忌用。

【异病同治】本方也可用于月经过少、月经后期、闭经、不孕等证属脾胃两虚者。

【临床验案】

张某,女,38岁。初诊:2021年3月6日。主诉:停经35日,小腹坠痛3日。患者既往月经稀发伴月经量少,7年前顺产一胎,2年前孕40日完全流产1次。LMP:2021年1月31日。3日前患者因小腹坠痛,自测尿HCG阳性,之后小腹坠痛逐渐加重,伴腰酸,乏力,嗜睡,食欲差,小便正常,大便稀,舌质淡红,苔薄白,脉细滑无力。就诊后查血β-HCG 2089.0 mIU/mL,孕酮24 ng/mL。西医诊断:先兆流产。中医诊断:胎动不安,辨证属脾肾两虚。患者既往月经稀发伴月经量少,2年前自然流产一次,提示脾肾不足,治宜健脾补肾安胎,方选《傅青主女科》安奠二天汤加减:党参15 g,黄芪15 g,熟地12 g,山药15 g,炒白术9 g,山茱萸10 g,杜仲10 g,枸杞子10 g,炒扁豆9 g,炙甘草6 g。7剂,水煎服,日1剂。二诊:患者诉恶心,无呕吐,无胃部不适,腹痛好转,仍乏力,大便正常,原方减炒扁豆,加砂仁(后下)4 g。三诊:患者腹痛症状消失,复查超声可见胎心搏动,停药。

按:患者先天肾气不足,后天脾失所养,从月经生育史及孕后相关症状即可辨证,患者小腹坠痛,是以胎气不固,故原方中加黄芪益气固胎。二诊时患者脾虚症状减轻,伴恶心,予砂仁理气和胃安胎。全方诸药合用,能使脾肾之先、后天得以补养,从而肾气旺盛,脾气充足,阴阳和调,气血相濡,维持妊娠的需要,保证胎元的发育,而无胎动不妥,妊娠腹痛之虞。

安奠二天汤由清朝名医傅青主创立,该方能补脾补肾,使肾气旺,脾气足,阴阳和合,气血充足,保证妊娠的顺利进行,故名"安奠二天汤"。

第五节　滑　　胎

凡堕胎、小产连续发生3次以上者,称为"滑胎",亦称"数堕胎"。主要机理是冲任损伤,胎元不固,或胚胎缺陷,不能成形,故而屡孕屡堕。本病常见的病因病机为气血两虚、血瘀、肾气亏损和脾肾两虚。

气血两虚者,母体平素脾胃虚弱,气血不足,或饮食、劳倦伤脾,气血化源不足,或大病久病,耗气伤血,都可导致气血两虚,冲任不足,不能载胎养胎,故使屡孕屡堕而为滑胎。气血两虚,可见头晕目眩,面色㿠白,神疲乏力,舌质淡苔薄白,脉细弱。

血瘀者,因母体胞宫素有癥瘕瘤疾,瘀滞于内,损伤冲任,使气血失和,胎元失养,屡孕屡堕。因瘀血阻滞,不能荣于肌肤,则肌肤无华,舌质紫暗或有瘀斑,脉涩。

肾气亏损者,先天禀赋不足,肾未充,或因孕后房事不节,纵欲所伤,以致肾气亏虚,冲任不固,胎失所系,而致屡孕屡堕遂为滑胎。《景岳全书·妇人归》曰:"凡妊娠之数见堕胎者,必以气脉亏损而然。而亏损之由,有禀质之素弱者,有年力之衰残者,有忧怒劳苦而困其精力者,有色欲不慎而盗损其生气者,此外如跌扑、饮食之类,皆能伤其气脉。气脉有伤而胎可无恙者,非先天之最完固者不能,而常人则未之有也。"肾气亏虚,冲任虚衰,可见孕后腰膝酸软,头晕耳鸣,舌质淡,苔薄白,尺脉弱。

脾肾两虚者,因父母先天脾肾虚弱,或屡次堕胎伤肾,先天不足,后天失养,致堕胎。因脾虚中气不足,则小腹下坠,纳呆便溏;肾气亏虚,则头晕耳鸣,面色晦黄,舌质淡胖色暗,脉沉细,尺脉弱。

本病主要以滑胎及伴见的症状、舌象、脉象作为辨证依据。对某些临床表现不典型的病例,可借助妇科检查和有关实验室检查找出病因,以便采取有针对性的治疗措施。

"虚则补之"是滑胎病证的主要施治原则,并应掌握"预防为主、防治结合"的原则。在未孕前宜以补肾健脾、益气养血、调固冲任为主。妊娠之后或怀疑有孕之后,即应保胎治疗,不要等到有先兆流产症状出现才去保胎。服药期限应超过以往滑胎月份之后,且无胎漏、胎动不安征象时,方可停药观察之。

泰山磐石散

【来源】《景岳全书》。

【组成】人参、黄芪、当归、续断、黄芩各一钱,川芎、白芍、熟地各八分,白术、炙甘草、砂仁各五分,糯米一撮。

【用法】水一盏半,煎七分,食远服。但觉有孕,三五日常用一服,四月之后方无虑也。现代用法:水煎分服,日1剂,空腹服。

【功效】益气养血,固冲安胎。

【主治】用于妇人屡孕屡堕。症见头晕眼花,神倦乏力,心悸气短,面色苍白,舌淡,苔薄,脉细弱。《古今医统大全·胎产须知》曰其"治妇人气血两虚,身体素弱,或肥而不实,或瘦而血热,或脾胃少食,四肢倦息,素有坠胎之患……永保无堕"。

【方解】方中重用白术益气健脾安胎,为君药。人参、黄芪助白术益气健脾以固胎元;当归、熟地、白芍、川芎养血和血以养胎元,共为臣药。君臣相伍,双补气血以安胎元。佐以续断补肾安胎;黄芩清热安胎;砂仁理气安胎,且醒脾气,以防诸益气补血药滋腻碍胃;糯米补脾养胃以助安胎。炙甘草益气和中,调和诸药,为佐使药。全方合用,有双补气血、固冲安胎之效。本方出自《景岳全书》卷六十一,由《丹溪心法》八珍汤加减而成。本方通过益气养血安胎之功,使胎有所养,胞有所系,则胎元犹如泰山之稳固,磐石之坚实而无陨堕之虑,故以"泰山磐石散"名之。

【辨证要点】泰山磐石散是治疗气血虚弱,肝肾不足之堕胎、滑胎的常用方剂。临床以面色萎白,倦怠乏力,不思饮食,舌淡苔薄白,脉滑无力为辨证要点。

【加减化裁】觉有热者倍黄芩,少用砂仁;觉胃弱者多用砂仁,少加黄芩。

【使用禁忌】脾胃虚弱者忌用。

【异病同治】本方也可用于胎漏、胎动不安、胎萎不长证属脾肾两虚者。

【临床验案】

胡某,女,31岁。初诊:2019年10月17日。主诉:停经39日,全身乏力一周。患者既往月经周期规律,经期 3～5 日,月经量少,色淡红,无痛经。LMP:2019 年 9 月 9 日。G4P0,2015 年孕 1 个月余稽留流产,后 2017 年又孕 1 个月余稽留流产,2019 年 2 月孕 2 个月余完全流产。患者体瘦,平素脾胃功能差,食欲不佳,易大便稀,冬天易怕冷,此次孕后出现全身乏力,晨起恶心,厌油腻,偶头晕,舌淡,苔薄,脉细弱。门诊超声提示宫内妊娠,未见卵黄囊及胎芽。西医诊断:习惯性流产。中医诊断:滑胎,辨证属脾肾两虚。此为患者先天不足、后天失养、脾肾两虚所致。治宜益气养血,固冲安胎,拟方《景岳全书》泰山磐石散加减:党参 15 g,黄芪 15 g,山药 15 g,熟地 12 g,续断 10 g,黄芩 6 g,白芍 9 g,白术 9 g,炙甘草 6 g,砂仁(后下)4 g。7 剂,水煎服,日 1 剂。二诊:患者乏力稍好转,原方加菟丝子 12 g、山茱萸 10 g 补肾安胎。三诊:患者乏力明显好转,复查超声提示宫内妊娠,可见胎心,继续二诊方口服直至孕 14 周停药。

按:患者先天脾肾虚弱,气血两虚,冲任不足,不能养胎载胎,故使屡孕屡堕;气血两虚,上不荣清窍,则头晕眼花,外不荣肌肤,则面色苍白,内不荣脏腑,则神倦乏力,心悸气短。舌淡,苔薄,脉细弱,为气血两虚之征。予泰山磐石散补肾健脾,益气养血,方中减当归、川芎滑利之品,加山药健脾补肾;二诊时患者乏力症状好转,加菟丝子、山茱萸补肾收敛安胎。

《景岳全书》载:"妇人凡怀胎二、三个月,惯要堕落,名曰小产。此由体弱,气血两虚,脏腑火多,血分受热,以致然也。医家又谓安胎多用艾附、砂仁,热补尤增祸患,而速其堕矣。殊不知,血气清和,无火煎烁则胎自安而固,气虚则提不住,血热则溢妄行。欲其不堕得乎?香附虽云快气开郁,多用则损正气;砂仁快脾气,多用亦耗真气。况香燥之性,气血两伤,求以安胎,适又损胎而反堕也。今惟以泰山磐石散、千金保孕丸二方,能夺化工之妙,百发百效,万无一失,甫故表而出之,以为好生君子共知也。"

(陈燕华)

固 胎 饮

【来源】《丹溪心法》。

【组成】地黄半钱,当归身二钱,人参二钱,白芍二钱,白术一钱半,川芎五分,陈皮一钱,黄芩半钱,甘草三分,黄连少许,黄柏少许,桑上羊儿藤七叶圆者,一本无黄芩。

【用法】上吹咀。每二钱,入糯米二十四粒,煎服。

【功效】补肾培脾,清热固胎。

【主治】用于肾虚血热型滑胎。症见屡孕屡堕,腰膝酸软,甚或足跟痛,头晕耳鸣,手足心热,两颧潮红,大便秘结;舌红,少苔,脉细数。《景岳全书·妇人规》云"凡胎热者,血易动,血动者,胎不安,故堕于内热而虚者,亦常有之"。

【方解】地黄滋阴补肾,当归身、白芍、川芎补血养血以养胎元,人参、白术、甘草益气健脾以固胎元,以陈皮健脾和胃理气防过于滋腻碍胃,使其补而不滞;产前安胎,用药宜凉,结合女子孕后的生理状态多"阴虚阳亢",黄芩清泻上焦之火,黄连尤善泻心及中焦之火,黄柏偏泻下焦相火,桑上羊儿藤清热解毒,上药同用,以泻火坚阴,凉血安胎。全方合用有补肾健脾固冲、清热养血安胎之功。

【辨证要点】临床以屡孕屡堕,腰膝酸软,手足心热,两颧潮红,大便秘结,舌红,少苔,脉细数为辨证要点。

【加减化裁】血虚不安者,加阿胶;痛者,加砂仁止痛、安胎、行气。

【使用禁忌】脾胃虚寒者慎用,孕早期保胎期间禁止性生活,避免过度劳累,防止跌仆损伤,有阴道出血者应卧床休息。还要注意饮食营养,保证胎儿发育。

【异病同治】本方也可用于血热型胎漏、胎动不安。

【临床验案】

张某,女,27岁。初诊:2014年6月1日。既往月经规律,曾4次流产,均为受孕45日左右即无故流产;现停经42日,阴道少量流血3日,咖啡色,并伴有腰酸腿软、少腹隐痛,有下坠感,偶有干呕,口渴喜饮,舌尖红,苔薄,脉数。经检查确诊为早孕。证属肾虚血热,冲任不固,热盛动血,胎无所依,应以补肾健脾益气、养血清热固冲之方药。投以熟地、当归、白芍、川芎、人参、白术、甘草、陈皮、黄芩、桑寄生、川续断。半月后复诊,问其病情均较前好转,嘱其在妊娠第4、5个月中各服两剂,戒房事。于2015年1月23日足月顺产一男婴,体重3450 g。

按:习惯性流产的病因有肾虚、气虚、血热、外伤等多种,血热所致滑胎,多因素体阴虚,妊娠后阴血聚于冲任以养胎,阴血更虚,易生内热,或忧虑多思,肝气郁结,气郁化火,加重内热,热盛动血,胞络受损,扰动胎元,胚胎难以存活。治宜补肾培脾为主,兼以清热,养血为佐。盖补肾为固胎之本,培脾乃益血之源,气血和顺,冲任得固,可免再次堕胎之虑。

补肾固冲丸

【来源】《中医学新编》。

【组成】菟丝子240 g,续断120 g,巴戟天120 g,川杜仲90 g,当归头90 g,熟地180 g,鹿角胶90 g,枸杞子120 g,阿胶120 g,党参150 g,白术120 g,大枣肉50枚,砂仁20 g,吉林红参30 g。

【用法】研细末,炼蜜为丸。每次服6 g,日服2次,连服3个月为1个疗程,月经期停服。

【功效】补肾健脾、补气养血。

【主治】用于滑胎肾气不足证。症见屡孕屡堕,甚或如期而堕,头晕耳鸣,腰酸膝软,精神萎靡,夜尿频多,目眶暗黑,或面色晦暗,舌淡,苔薄白,脉沉弱。

【方解】方中菟丝子补肝肾益精血,固冲任;续断、巴戟天、川杜仲、鹿角胶补肾益精髓,固冲安胎;当归头、熟地、枸杞子、阿胶滋肾填精养血而安胎;党参、白术、大枣肉健脾益气以资化源;砂仁宽中理气安胎,使补而不滞。全方合用,使肾气健旺,冲任得固,胎有所系,载养正常,则自无堕胎之虑。

【辨证要点】补肾固冲丸是罗元恺教授的经验方。临床以屡孕屡堕,甚或如期而堕,头晕耳鸣,腰酸膝软,舌淡,苔薄白,脉沉弱为辨证要点。

【加减化裁】若症兼难寐多梦,心烦咽干,大便干结,苔黄薄,此多因患者素体阴虚,易生内热,热伤胞脉,损及胎元所致,治宜养血清热,方用保阴煎。

【异病同治】本方也可用于肾虚证胎漏、胎动不安等病证。

【临床验案】

张某,女,35岁。初诊:2018年4月2日。结婚8年流产5胎(均为受孕2个月左右流产,末次流产时间为2016年2月)。现停经42日,恶心、腰膝酸软,小腹不适,平卧好转,稍活动后腰酸坠感,胎薄脉细,β-HCG 26094 mIU/mL,P 37.18 ng/mL。乃肾气不足,胎失安固,故拟补肾安胎。处方:炒杜仲12 g,炒续断12 g,桑寄生12 g,炙狗脊12 g,炒白术9 g,云苓 12 g,菟丝子 9 g,生地 9 g,砂仁 3 g,紫苏梗 9 g,炙黄精 12 g,山茱萸 9 g,参蒂 5 g,5 剂。
二诊:2018 年 4 月 9 日。患者诉腰酸显减,带多清稀,晨起偶恶,胎薄腻,脉微滑。处方:炒白术 9 g,炒黄芩 9 g,云苓 12 g,炒杜仲 12 g,炒续断 12 g,桑寄生 12 g,菟丝子 9 g,生地 9 g,砂仁 3 g,紫苏梗 9 g,姜竹茹 6 g,5 剂。

按:患者屡孕屡堕,现停经 42 日,腰膝酸软,小腹不适,此乃肾气不足、胎元受损之象。胞系于肾,胎成于精,精由血化,秉承元气,保精始能保胎,精亏难以妊育。滑胎之因或为先天不足受损于肾气,以致不能荫胎系胞,或脾虚中气亏损,化源匮乏,以致不能摄养胎元。治疗方面宗傅山"安胎重脾胃,补其气不足,泄其火有余"授以补肾安胎之剂。杜仲、川续断、桑寄生、狗脊、菟丝子、山茱萸补肾之药以强肾健腰,涩精培元;参蒂、白术、云苓健脾益气,生精化血;生地、黄精滋阴养血,清泻胎火;砂仁、紫苏梗顺气和中安胎。患者用补肾健腰、益精固肾参理气化湿、和中清热法治疗 2 个月后,腰痛、尿多、带下、便秘等症均减,B 超提示宫内胎儿胎心胎动好。当年 11 月中旬剖宫产得一健康女婴。

滋肾育胎丸

【来源】《中国中医秘方大全》。

【组成】菟丝子 240 g,川续断、巴戟天、杜仲各 90 g,熟地 150 g,鹿角霜、枸杞子各 90 g,阿胶、党参各 120 g,白术 90 g,无核大枣肉 50 g,砂仁 15 g。

【用法】上药除熟地、阿胶、枸杞子、大枣肉外,各药共研细末,另将熟地、枸杞子反复熬煎、去渣以液溶化阿胶使之成稀糊状,另将大枣肉捣烂,将药末与药液及枣肉调匀,并加适量煮炼过的蜜糖,制成小丸,收贮备用。每日服 3 次,每次服 6 g。

【功效】补肾益脾,养血固冲。

【主治】用于脾肾两虚,冲任不固所致的滑胎(防治习惯性流产和先兆流产)。

【方解】方中以滋补肾阴肾阳为主,佐以补气健脾养血。其中菟丝子为主药,性味辛甘平,入肝肾二经,《名医别录》谓"治男女虚冷,添精益髓,去腰痛膝冷,能补肾益精固胎"。党参健脾补气;鹿角霜补元阳、生精髓;配以巴戟天、杜仲、川续断补肾固冲;枸杞子、熟地、阿胶养肝滋血;白术、大枣肉补气健脾;砂仁理气调中。全方肾、肝、脾、气血同治,以益冲任之本。本方曾通过动物实验证实能改善卵巢子宫的血流,从而促进卵巢子宫的生长发育,促进卵巢黄体的发育,并使子宫内膜腺体分泌增加。又经贵阳中医学院证实菟丝子、川续断有抗维生素 E 缺乏症的作用,而有利于孕卵的发育。

【辨证要点】本方是罗元恺教授治疗复发性流产的经验名方。临床以婚后流产,甚至屡孕屡堕,症见阴道流血或兼见腰酸、腹痛下坠感为辨证要点。

【加减化裁】如出血稍多,或有滑胎史而腰痛明显者,可另煎吉林红参 10 g、艾叶 15 g 送服。

【使用禁忌】服药期间忌食萝卜、薏米、绿豆等。

【异病同治】本方也可用于肾虚型月经过少、不孕症、脾肾两虚型先兆流产、脾肾不足型崩漏等病证。

【临床验案】

王某,女,32 岁。初诊:2016 年 5 月 2 日。平素月经规律,经量中等,经色淡红,无痛经。

25岁结婚,婚后同居,孕6产0,人工流产1次,自然流产4次,末次流产时间为2015年3月。现怀孕3个月余,腰酸,下腹痛坠。2010年人工流产后,连续堕胎4次,每次均用黄体酮等安胎无效。LMP:2016年1月13日。停经后有早孕反应,经常腰酸痛,下腹痛坠,近来加重。曾用西药未效,要求服中药安胎。见眼眶暗黑,有面斑,唇暗,舌稍红、苔白,脉弦滑。诊断:1.胎动不安;2.滑胎(肝肾不足)。处方:滋肾育胎丸,按说明服。二诊:2016年5月17日,服丸两周,腰腹痛减,纳眠均好转,守上方。三诊:2016年7月22日,间中服食药丸,已无腰酸腹痛,胎音正常。随访:2016年11月8日剖宫产一男婴,母子均健康。

按:罗元恺教授运用中医理论,结合自己多年经验,在60年代初就制订了滋肾育胎丸(原名:补肾固冲丸)。五十多年来应用于防治流产,取得了满意的疗效,对男女肾虚不孕症也有一定的效果。同时在《先兆流产和习惯性流产的中医疗法》中指出:胎之能否巩固,既然在乎父母阴精是否强健,同时亦关系到是否有人为的耗损。至于习惯性流产,更与肾气不固有关,肾失闭藏,以致屡孕屡堕,这是第一点。其次为气血损伤,不能滋养胎元,以致胚胎不能正常发育,往往也是导致流产的原因之一,这是第二点。此外,亦有母体素虚,妊娠以后,劳力过度,或跌仆闪挫,损伤冲任,以致冲任之脉不能维系胎元,因而造成胎漏、小产者,亦所常有,这是第三点。并强调指出:胎孕的形成,主要在于先天之肾气,而长养胎儿,则在于母体后天脾胃所化生之气血。根据上述理论,提出了"补肾健脾、固气养血是防治胎漏、胎动不安、滑胎的主要原则,也是治疗男女肾虚不孕症的主要原则",因而拟订了滋肾育胎丸。

第六节　胎萎不长

　　妊娠四五个月后,腹形小于相应妊娠月份,胎儿存活而生长迟缓者,称为"胎萎不长",亦称"妊娠胎不长""妊娠胎萎燥"。本病相当于西医学的胎儿宫内生长迟缓。主要机理是父母禀赋虚弱,或孕后将养失宜,以致胞脏虚损,胎养不足,而生长迟缓。

　　本病主要根据伴随的全身证候、舌象、脉象等确定证型,指导治疗。治疗重在补脾胃,滋化源,养精血,益胎元。同时在治疗过程中,动态观察胎儿长养的情况,若发现畸胎、死胎情况,则应下胎益母,以防变生他病。

温土毓麟汤

【来源】《傅青主女科》。

【组成】巴戟(去心,酒浸)一两,覆盆子(酒浸,蒸)一两,白术(土炒)五钱,人参三钱,怀山药(炒)五钱,神曲(炒)一钱。

【用法】水煎服。

【功效】温肾暖胞,健脾益气。

【主治】用于妇女脾胃虚寒,饮食不运,胸膈胀满,时多呕泄,久不受孕。原文指出:"一月可以种子矣。此方之妙,温补脾胃而又兼补命门与心包络之火。药味不多,而四经并治。命门心包之火旺,则脾与胃无寒冷之虞。子母相顾,一家和合,自然饮食多而善化,气血旺而能任。带脉有力,不虞落胎,安有不玉麟之育哉!"

【方解】方中巴戟、覆盆子温肾暖胞以养胚胎;人参、白术、怀山药健脾益气,以滋化源,使源盛流畅;神曲醒胃以畅纳谷之用。

【辨证要点】临床以孕妇腹形明显小于妊娠月份,胎儿存活,症见腰膝酸冷,手足不温,纳少便溏,或形寒畏冷,舌质淡,苔白或薄白,脉沉迟为辨证要点。

【加减化裁】可随症加入血肉有情之品,如紫河车、山茱萸、桂圆肉、鹿角片等,为养胎奠定基础。

【使用禁忌】阴虚火旺者忌用。

【异病同治】本方也可用于脾肾虚寒性不孕症。

【临床验案】

陈某,女,33岁。初诊:2017年12月19日。停经30周后发现腹部未继续增长3周。LMP:2017年5月22日。平素月经量较少、色淡,体重3周增加1 kg,胎动减弱。症见腰酸乏力,纳少不寐,大小便正常。舌质淡红,苔薄,脉细且涩。产检:腹围82 cm,宫高23 cm,胎位ROA,胎心较弱。彩超示胎儿宫内发育迟缓。治宜补肾健脾,益气和血。方用温土毓麟汤加减:巴戟天10 g,覆盆子15 g,山药15 g,人参10 g,白术20 g,神曲15 g,当归10 g,白芍15 g,5剂。二诊:2017年12月28日。孕妇自觉腹部有所增大,胎动正常,一般情况好,舌脉同前。体重50 kg(2周共增重1.5 kg),腹围88 cm,宫高29 cm,胎位ROA,胎心强。彩超复查示胎儿双顶径7.8 cm,胎心好,羊水量正常,胎盘Ⅱ级。停服中药,定期产前检查均正常。于2018年2月28日足月经阴道顺娩一男婴,体重3200 g,母子健康。

按:胎萎不长的病机为气血虚弱,胎失滋养,《景岳全书·妇人规》云:"胎不长者,亦惟血气之不足耳。故于受胎之后而漏血不止者有之,血不归胎也;妇人中年血气衰败者有之,泉源日涸也。"说明胎儿的生长发育有赖气血滋养及肾气固摄。方中巴戟天、覆盆子补肾暖宫,人参、白术、山药健脾益气,当归、白芍养血敛阴行血,使胞脉通畅,胎儿充分吸收母体营养以利发育,临床观察表明益气补肾活血药物有改善不匀称胎儿宫内发育迟缓的作用,这与改善胎盘功能,防止母血浓缩,改善妊娠期母体血液循环有关,故临床收到预期效果。

长胎白术散

【来源】《叶氏女科证治》。

【组成】白术、川芎、干地黄、炒阿胶、黄芪、当归、牡蛎、茯苓、川椒。

【用法】水煎服。

【功效】温肾扶阳,养血育胎。

【主治】主治血寒宫冷证。症见胎儿存活,但妊娠腹形和宫体明显小于妊娠月龄特征,形寒怕冷,腰腹冷痛,四肢不温,舌淡苔白,脉沉迟滑。

【方解】方用白术、茯苓、黄芪健脾和胃,助气血生化,使胎元得养;炒阿胶、干地黄、当归、川芎养血益阴以濡养胞胎;川椒温肾扶阳以温煦胞宫;牡蛎咸寒以引诸药入肾而养胎元,并有补钙长胎之功。

【辨证要点】临床以妊娠腹形明显小于妊娠月份,胎儿存活,形寒怕冷,腰腹冷痛,四肢不温,舌淡苔白,脉沉迟滑为辨证要点。

【加减化裁】肾阳虚、腰腹冷痛明显者可加杜仲、鹿角片以增强温阳育胎之力。血寒者加艾叶、巴戟天。

【使用禁忌】阳盛血热者忌用。

【临床验案】

王某,女,37岁。初诊:2016年8月2日。孕28周,1个月来四肢不温,形寒怕冷,腰膝酸软,胎动少,体重不增。查宫高17 cm,B超示胎儿双顶径6.4 cm。舌淡苔白,脉沉迟。诊断为胎萎不长。给予长胎白术散,日1剂,服7剂后自觉精神好,腰酸减轻,仍守原方继续调养,共服28剂,孕32周时查宫高29 cm,B超示胎儿双顶径8.5 cm。同年11月12日剖宫产一女婴,体重3120 g,身长52 cm,Apgar评分10分。

按:此案系胎萎不长,属于西医的胎儿宫内发育迟缓。多因夫妇双方禀赋不足,胞脏虚损,或因孕后调养失宜,以致脏腑气血不足,胎失所养。古代文献早有记载,如《证治准绳》云:"夫妊娠不长者,因有宿疾,或因失调,以致脏腑衰损,气血虚弱而胎不长也。"肾为先天之本,元气之根,是女性身体发育、月经孕产的重要物质基础;脾胃为后天之本,气血生化之源,气血亏虚,冲任失养,血海不充,肾气不足则胎萎不长。经过精心调治,胎儿可继续顺利正常发育、生长。若未及时诊治或调治不当,则会影响胎儿生长发育,可导致过期不产,甚至胎死腹中。

第七节　胎死腹中

胎死宫内,不能自行产出者,称为"胎死腹中",亦称"胎死不下""子死腹中"。胎死腹中的机理不外虚实两方面,虚者气血虚弱,无力运胎外出,实者瘀血、湿浊阻滞,碍胎排出。本病相当于西医学的稽留流产及妊娠中晚期的死胎。死胎稽留宫腔过久,容易发生凝血机制障碍,导致弥散性血管内凝血,可危及孕妇生命。胎死腹中是临床常见病之一,死胎一经确诊,急当下胎。治疗大法以下胎为主。但须根据母体的强弱,证之虚实,酌情用药,不宜概行峻攻猛伐之品,导致不良后果。如孕妇本身气血已虚,则宜先固本元,补气养血益母,然后再行下胎。下死胎时,如伴有阴道大量出血,或死胎不能排尽,则需中西医结合治疗,采取吸宫、钳刮等手术,尽快取出胎物,迅速止血,以免重伤气血,变生他证。辨证时要根据妊娠月份、胎死时间、全身症状、舌脉、妇科检查结果及辅助检查结果,综合分析,做出判断,指导治疗。

救 母 丹

【来源】《傅青主女科》。

【组成】人参一两,当归(酒洗)二两,川芎一两,益母草一两,赤石脂一钱,黑芥穗(炒黑)三钱。

【用法】水煎服。

【功效】益气养血,活血下胎。

【主治】用于气血虚弱型胎死腹中。症见妊娠中晚期,孕妇自觉胎动停止,腹部不再继续增大,小腹隐痛或有冷感,或阴道流血,色淡质稀,头晕眼花,心悸气短,精神倦怠,面色苍白,舌淡,苔白,脉细弱。

【方解】方中人参大补元气,以助运胎之力;当归、川芎、益母草养血活血,以濡润产道,使胎滑易产;黑芥穗、赤石脂引血归经以止血,使胎下而不致流血过多。全方有补气血、下死胎之效。

【辨证要点】临床以孕妇自觉胎动停止,腹部不再继续增大,头晕眼花,心悸气短,面色苍白,舌淡,苔白,脉细弱为辨证要点。

【加减化裁】气血虚甚者,酌加黄芪、丹参补益气血;小腹冷痛者,酌加吴茱萸、乌药、艾叶温暖下元而行气下胎。

【使用禁忌】忌生冷、油腻、生风动血、辛辣及酸涩之品。

【异病同治】本方可用于产后恶露不绝,胞衣不下,暗产,堕胎,小产等病证。

【临床验案】

赵某,女,27岁。初诊:2016年5月23日。既往月经规律,现停经51日,11日前因负重致阴道出血,小腹坠痛,自认为月事来潮而未诊治,至前天晚上(停经49日时),腹痛加剧,出血量增多来院就诊。血β-HCG 21.14 mIU/mL。妇检:子宫增大如孕50日,宫口已开,但无胚胎组织堵塞,诊断为难免性流产。因患者不愿做清宫术而转中医诊治,望其面色无华,气短乏力,舌淡苔薄白腻,脉细弱。治以益气养血,化瘀下胎。处方:党参20 g,当归10 g,川芎12 g,益母草15 g,赤石脂3 g,黑芥穗9 g,桃仁10 g,红花10 g,川牛膝10 g,车前子18 g,甘草6 g。1剂,水煎服后,腹痛阵作但未加重,出血量亦未见增多,连服2剂后胚胎组织即完全排出,痛减血少,予以生化汤调养善后。半年后随访月经如常,已怀孕2个月。

按:古代医学典籍《诸病源候论·妊娠胎死腹中候》中便有记载:"此或因惊动倒仆,或染瘟疫伤寒邪毒入于胞脏,致令胎死。其候,当胎处冷,为胎已死也。"表明气血失调,不能促胎外出是胎死不下的主要病机,而《景岳全书·妇人规》认为"若胎已死,当速去其胎以救其母",说明了去死胎的重要性。

脱 花 煎

【来源】《景岳全书》。

【组成】当归七八钱或一两,肉桂一二钱或三钱,川芎、牛膝各二钱,车前子一钱半,红花一钱。

【用法】用水二钟(盅),煎八分,热服,或服后饮酒数杯。

【功效】行气活血,祛瘀下胎。

【主治】凡临盆将产者,宜先服此方,并治产难经日,或死胎不下。

【方解】方中当归、川芎活血,川芎又能行血中之气,红花、牛膝活血祛瘀,牛膝引血下行,共为君药;辅以肉桂温通血脉,车前子甘寒滑利以下胎,配合用之,瘀血通而死胎下。全方有活血行滞、催生下胎之功效。

【辨证要点】临床以胎死胞中不下,小腹疼痛,或阴道流血,紫暗有块,面色青暗,舌紫暗,脉沉涩为辨证要点。

【加减化裁】胎死腹中,或坚滞不下者,加朴硝三五钱,即下;气虚困剧者,加人参随宜;阴虚者,必加熟地三五钱;出血多者,加血余炭、炒蒲黄、茜草根以祛瘀止血。

【使用禁忌】孕妇禁服,月经过多者慎用。

【异病同治】本方也可用于难产、胎盘残留、死胎不下、慢性盆腔炎等。

【临床验案】

黄某,女,38岁。初诊:2015年10月29日。停经2个月余,阴道出血半个月就诊。LMP:2015年8月28日。既往月经正常,此次错后半月,有恶心、厌食等早孕反应,今日B超提示胚胎停育。刻下见阴道少量暗红色出血,腹痛阵作,腰酸下坠,面色青暗,舌黯淡,苔薄,脉细数。证属瘀血阻滞,胎死不下。治以行气活血,祛瘀下胎。处方:当归30 g,川芎15 g,肉桂6 g,牛膝20 g,车前子30 g,红花10 g,丹参15 g,三七粉(冲服)3 g,益母草30 g,5剂。嘱注意观察阴道出血情况和肉样物排出情况,若腹痛明显,及时就诊。服药3日后,患者阴道出血增加同月经量,2 h后见肉样组织排出,伴下腹胀痛加重。续服5剂则瘀尽血止,腹不痛,腰仍酸,余无不适,复查B超提示宫内无残留。

按:罗元恺认为,胎孕的形成,主要在于先天肾气,而长养胎儿,则在于母体后天脾胃所化生的气血。胎死不下患者多有胎漏、胎动不安或滑胎史,此类孕妇或禀赋不足,肾气亏虚,或素体虚弱,或久病体虚,脾胃衰弱,气血亏损,以致胎元失养而胎死腹中。加之胎死不下后必然冲任损伤,元气耗损,为此在下次受孕前要认真调补,在调理期间必须避孕,并结合现代医学的诊断手段查明原因。肾主生殖,主胞胎,运用补肾调周法孕前干预,并在此基础上继以孕后保胎的序贯治疗,能够明显提高孕后保胎成功率。

第八节 妊娠心烦

妊娠期间,烦闷不安,抑郁不乐,或烦躁易怒者,称为"妊娠心烦",亦名"子烦"。《经效产宝》有"妊娠常苦烦闷,此是子烦"的记载。本病的发生,主要是火热乘心。所谓"无热不成烦",热邪扰心,则神明不宁,但有阴虚、痰火之不同。如《沈氏女科辑要》云:"子烦病因,曰痰、曰火、曰阴亏。"辨证中主要依据烦闷不安主症及同时出现的兼症、舌脉进行综合分析判断。治疗大法是清热以除烦。审因论治,则阴虚者宜养阴清热,痰热者宜涤痰清热,肝热者宜疏肝清热。凡助火生火、伤阴耗液之品皆当忌用。妊娠心烦虽属有热,但不宜苦寒直折其火,应酌情选用清热除烦、宁心安神之品。

竹 沥 汤

【来源】《千金要方》。

【组成】竹沥一升,麦冬、黄芩、防风各三两,茯苓四两。

【用法】上五味,咀,以水四升,合竹沥煮取二升,分三服,不瘥再作。

【功效】清热涤痰除烦。

【主治】用于痰火内蕴型妊娠心烦。症见妊娠烦闷不安,甚则心悸胆怯,头晕目眩,胸脘满闷,恶心呕吐痰涎,苔黄而腻,脉滑数。

【方解】方中竹沥清热涤痰以除烦;麦冬养阴润肺,清热除烦;茯苓健脾宁心;黄芩泻火除烦;佐防风祛风胜湿。全方有清热涤痰除烦之效。

【辨证要点】《千金要方》中本方首开治痰热内扰型子烦病证之先例。临床以妊娠心胸烦闷,或心中胆怯,坐卧不宁,咳痰或呕吐痰涎,胸闷脘痞,舌红苔黄腻,脉滑数,素有痰热内蕴史,或形肥系痰湿之体为辨证要点。

【加减化裁】热盛化火,痰黄稠者,去防风,酌加浙贝母、前胡、瓜蒌清热化痰;呕恶甚者,酌加半夏、枇杷叶、藿香和胃降逆止呕。口渴咽干者可酌加北沙参、石斛、玉竹以养阴生津。

【使用禁忌】不宜在服药期间同时服用滋补性中药。

【临床验案】

张某,女,28岁。初诊:2019年6月8日。妊娠4个月,近日来神疲乏力,心悸,坐卧不宁,胸脘满闷,虚烦不眠,恶心欲吐,舌红苔薄黄,脉滑数。中医诊断妊娠子烦,证属痰热内扰。方拟竹沥汤加减:竹沥10 g,麦冬10 g,黄芩6 g,浙贝母10 g,茯苓10 g,太子参10 g,水煎取汁200 mL,早晚各1次。服药5剂后,前症均有不同程度减轻,前方太子参加至20 g以增加益气养血之功。再服5剂,热去烦安,诸症悉平,后追访生一女婴,母女健康。

按:临床用竹沥汤加减清热涤痰。竹沥清热涤痰,麦冬润肺生津除烦,茯苓渗湿宁心,黄芩清热除烦安胎,因防风性温,非热痰所宜,故去之。加浙贝母清火化痰。唐代著名医家孙思邈指出"心气虚则悲不已,实则笑不休……愁忧思虑则伤心,心伤则苦惊喜忘善怒",进而提出治心实证,用竹沥汤。

人参麦冬散

【来源】《妇人秘科》。

【组成】人参,麦冬,茯苓,黄芩,知母,生地,炙甘草,竹茹。

【功效】养阴清热除烦。

【主治】用于阴虚火旺型妊娠心烦。症见妊娠心中烦闷,坐卧不宁,午后潮热,手足心热,口干咽燥,渴不多饮,小便短黄,舌红,苔少或苔薄黄而干,脉细数而滑。

【方解】方中人参益气生津;麦冬养阴生津,清热除烦;生地滋肾益阴以济心火;知母泻肾火,而降心火,解热除烦;黄芩、竹茹清热除烦;茯苓、炙甘草安神调中。全方有养阴清热、宁心除烦之效。

【辨证要点】临床以妊娠期间出现心中烦闷不安,或心惊胆怯不宁,颧红潮热,口干溲黄,舌红少苔,脉细数,素体阴虚或有阴血亏损病史为辨证要点。

【加减化裁】心惊胆怯者,酌加龙齿、石决明以安神定志;肝阳偏亢,症见头晕胀痛者,酌加钩藤、玄参、葛根以平肝息风。

【使用禁忌】凡助火生火、伤阴耗液之品皆当忌用。

【异病同治】本方也可用于子淋,产后发热,血虚伤津产后大渴,阴虚火旺型失眠等病证。

【临床验案】

李某,女,29岁。初诊:2017年11月14日。孕5月,近10日来心中烦闷不安,口干心悸,手足心热,口干咽燥,小便短黄,舌红,苔黄,脉滑数。四诊合参为妊娠心烦之阴虚证。本病由孕后血聚以养胎,阴血不足,胎气郁而生热,热气上扰于心所致。审因论治,治宜清热养阴、除烦安神。予以人参、知母各9 g,麦冬、竹茹、生地各12 g,茯苓10 g,甘草6 g。日1剂,水煎服5剂后,症状明显改善,守上方继服2剂后诸症除,病痊愈。

按:妊娠烦闷属中医学"子烦"之范畴,由于妇女怀孕后经血聚以养胎,素体阴虚者阴血更加不足,胎热上乘,热扰心胸而致心烦。方中人参补气调养营卫、止渴安神除烦躁,与茯苓为伍可补下焦之气,泻肾中之火;与麦冬、甘草为伍除热泻心火,行水生津;竹茹、知母、生地滋肾益阴降心火,生阴血安胎除虚热。药切病机,故获佳效。

竹 叶 汤

【来源】《三因极一病证方论》。

【组成】防风(去叉)、黄芩、麦冬(去心)各三两,白茯苓四两。

【用法】上药锉散,每服四大钱,水一盏半,竹叶数十片,煎七分,去滓温服。

【功效】清心除烦,泻火安胎。

【主治】用于火盛内热子烦,原文指出:"治妊娠苦烦闷者。以四月受少阴君火气以养精,六月受少阳相火气以养气,若母心惊胆寒,多好烦闷,名子烦。"

【方解】竹叶清热除烦,生津利尿。黄芩清热燥湿,泻火解毒,凉血止血,除热安胎。白茯苓益心脾宁心神。麦冬养阴清热除烦,佐防风祛风胜湿。

【辨证要点】临床以妇人妊娠心惊胆怯,终日烦闷为辨证要点。

【加减化裁】胸胁胀满者可佐醋柴胡,以遂肝之条达之性,则郁自开,逆自平。

【使用禁忌】阴虚火旺、潮热骨蒸者忌用。

【异病同治】本方也可用于产后血虚中风,产后感冒,术后产后气虚发热。

【临床验案】

王某,女,34岁。初诊:2017年5月24日。患者素性易怒,现停经47日,心烦不宁,坐卧不安,恶心不欲食,小腹坠胀,舌红苔黄,脉弦数。此系火热乘心,热扰心神,治宜清心除烦,泻火安胎。方用竹叶10 g,麦冬9 g,黄芩9 g,茯苓6 g,防风9 g,水煎服。二诊:2017年6月3日。服上方5剂,烦闷大减,食寐尚可,守原方继服3剂,诸症悉平。

按:子烦的主要特点是因孕而烦、胎热上乘,本案患者郁怒伤肝,肝郁化火为诱发因素,孕后阴血聚养胎儿,阴血亦感不足,心火偏亢,热扰心胸,而致心烦,坐卧不宁。本方清心除烦,使热解郁除,则心气清和,而心烦自退。

第九节　妊　娠　肿　胀

妊娠中晚期,肢体、面目发生肿胀者,称为"妊娠肿胀",亦称"子肿"。《医宗金鉴》根据肿胀部位及程度之不同,分别有"子气""子肿""皱脚""脆脚"等名称。如在妊娠7～8个月后,只是脚部轻度浮肿,无其他不适者,为妊娠晚期常见现象,可不作子肿论治,产后自消。本病类似于西医学的妊娠高血压综合征轻症、妊娠水肿。妊娠肿胀是孕妇多发病,做好产前检查,加强营养,适当休息,对延缓本病的发展有重要意义。不伴有高血压、蛋白尿者,预后良好;严重者可致子晕、子痫。

本病病机不外虚实两证,虚者,脾肾阳虚,水湿内停,实者,气滞湿郁,泛溢肌肤以致肿胀。妊娠肿胀有水肿和气肿之分:病在水者,皮薄色白而光亮,按之凹陷不起;病在气者,皮厚而色不变,随按随起。水肿的病变部位主要在脾、肾,病在脾者,四肢、面目浮肿,皮薄而光亮,伴脾虚证;病在肾者,面目浮肿,下肢尤甚,伴肾虚证,气肿的病变部位主要在肝,因气机不畅所致,皮厚而色不变,随按随起。

妊娠肿胀的治疗本着治病与安胎并举的原则,以利水化湿为主,适当加入养血安胎之品,慎用温燥、寒凉、峻下、滑利之品,多用植物皮类利水药物,以免伤胎。若浮肿明显,需适当休息,必要时需要住院治疗,并低盐饮食。

防己黄芪汤

【来源】《金匮要略》。

【组成】防己一两,黄芪一两一分,甘草(炒)半两,白术七钱半。

【用法】每抄五钱匕,生姜四片,大枣一枚,水盏半,煎八分,去滓温服。服后当如虫行皮中,从腰下如冰,后坐被上,又以一被绕腰以下,温令微汗,瘥。现代用法:作汤剂,加生姜四片,大枣一枚,水煎服,服后取微汗。

【功效】益气祛风,健脾利水。

【主治】表虚不固之风水或风湿证。症见汗出恶风,身重微肿或肢节疼痛,小便不利,舌淡苔白,脉浮。原文曰:"风湿、脉浮,身重,汗出恶风者,防己黄芪汤主之。"另外《金匮要略·水气病脉证并治第十四》也提到:"风水脉浮身重,汗出恶风者,防己黄芪汤主之,腹痛加芍药。"古人用防己黄芪汤来治疗风湿、风水病。

【方解】本方证为表虚不固,外受风邪,水湿郁于肌表经络所致。表虚不固,则汗出恶风;水湿停滞肌腠,则肢体重着,小便不利;苔白脉浮为风邪在表之象,故治宜益气固表与祛风行水并重。方中防己祛风行水;黄芪益气固表,且能行水消肿。两药合用,祛风而不伤表,固表而不留邪,共为君药。白术为臣药,补气健脾祛湿,与防己相配则增祛湿行水之力,与黄芪相伍增益气固表之功。甘草培土和中,调和药性,为使药。加生姜、大枣为佐,调和营卫。诸药合用,使肌表得固,脾气得健,风邪得除,水湿得运,则风水、风湿之证自愈。

【辨证要点】临床以汗出恶风、小便不利、苔薄白、脉浮为辨证要点。

【加减化裁】若肿势明显,小便短少,可酌加猪苓、泽泻利水消肿;若肿甚致胸闷而喘,加葶苈子、桑白皮、厚朴、杏仁宽中理气,降逆平喘;若少气懒言,神疲乏力,可酌加党参补脾益气。

【使用禁忌】若水湿壅盛肿甚,非本方所宜。

【异病同治】本方为治风水、风湿属表虚证的代表方,也可用于盆腔炎性疾病后遗症。

【临床验案】

李某,女,33岁。初诊:2019年7月2日。初产妇,预产期:2019年8月2日,现孕36周,在妊娠12周时,即有下肢浮肿,休息后消失,妊娠28周时下肢浮肿较甚;至妊娠36周时下肢浮肿更甚;最近2周内,体重增加5 kg,血压升至145/115 mmHg,西医诊断为妊娠性肾病。刻诊见腿足浮肿,神疲乏力,食后脘胀,二便正常,稍劳腰痛,睡眠一般,胸闷。舌苔薄白,中部微淡黄,脉左沉弦微滑,右沉滑。病由:脾虚积湿,气失运行。治则:益气健脾,佐以化湿。处方:防己10 g,黄芪12 g,白术9 g,炙甘草3 g,服药2剂后,诸症皆减轻。再服上药5剂。二诊:2019年7月8日,服上药7剂后,肢肿消退,胃纳较振。胸膈痞满,夜眠不安。舌苔薄白,脉左细微弦,右弦滑。证属血虚肝旺,气失运行,治宜养血平肝、理气安神,处方:当归9 g,白芍9 g,钩藤9 g,桔梗6 g,茯神9 g,广木香9 g,扁豆衣10 g,川石斛12 g,黄芩炭6 g,桑寄生12 g,2剂。

按：此例由于脾虚积湿，气失运行，兼之血压又高，故先以健脾理气为主，后养血平肝，主要调治肝肾，使肝平脾健，因此，在产前未再浮肿，血压亦趋正常，于2019年7月25日平安分娩。

（高静）

全生白术散

【来源】《全生指迷方》。

【组成】白术一两，茯苓、大腹皮、生姜皮、橘皮各半两。

【用法】水煎分服，日1剂。

【功效】健脾除湿，行水消肿。

【主治】本方用于治疗脾虚型妊娠肿胀。临床症见妊娠数月，面浮肢肿，甚则遍身俱肿，皮薄光亮，按之凹陷，脘腹胀满，气短懒言，口中淡腻，食欲不振，小便短少，大便溏薄，舌体胖嫩，边有齿痕，苔薄白或薄腻，脉缓滑无力。正如文中指出"白术散治妊娠面目肿，如水状"。

【方解】方中重用白术，意在补脏利湿；白术健脾燥湿，为君药，宜用蜜炙，使其燥湿而不伤阴血；茯苓健脾利中焦湿邪；生姜皮温中理气；大腹皮下气宽中行水；橘皮理气和中。全方有健脾除湿、行水消肿之效。

【辨证要点】临床以妊娠数月浮肿，皮薄光亮，按之凹陷不起，舌淡体胖，边有齿痕，苔白润或腻，脉象缓滑为辨证要点。

【加减化裁】肿势明显、小便短少者，酌加猪苓、泽泻、防己以利水消肿；肿甚以致胸闷而喘者，酌加葶苈子、杏仁、厚朴以宽中行气，降逆平喘；食少便溏者，酌加山药、薏苡仁、扁豆、芡实以实脾利湿；脾虚气弱，见气短懒言，神疲乏力者，酌加人参、黄芪以补脾益气。

【使用禁忌】本方为渗利之剂，不可过服，以免损伤阴血。

【异病同治】本方也可用于经行浮肿、羊水过多，证属脾虚水停者。

【临床验案】

李某，女，26岁，农民。初诊：1978年6月4日。妊娠32周，全身浮肿，已3个月余。始则下肢浮肿，足踝部较明显，继则全身浮肿，下肢为剧。经某医院诊断为妊娠毒血症，遂来我院就诊。症见面色㿠白，全身浮肿，下肢为剧，皮肤光亮，按之如泥，伴头晕心悸，胸闷纳呆，尿少便溏，舌淡润，苔白腻，辨证属脾虚子肿，治宜健脾利水。用自拟退肿汤合全生白术散加减：麻黄、桂枝、白术、茯苓皮、生姜皮、大腹皮各10g，黄芪、冬瓜皮各15g，陈皮、木香、独活各6g。服药5剂后肿消症减，再服12剂后浮肿全消，足月顺产一男婴。[杜勉之."退肿汤"的临床应用[J].中医杂志，1981(12):42-43.]

按：妊娠水肿古称"子肿"，多因脾虚不运，不能为胃行其津液，水湿停聚，溢于肌肤所致。用全生白术散加减健脾益气、化气利水，选方择药与病机颇为合拍，故投药即应手取效。

第十节 妊娠眩晕

妊娠期出现头晕目眩，状若眩冒或伴面浮肢肿为主症，甚者昏眩欲厥，称为"妊娠眩晕"，亦称"子眩""子晕"。子晕有轻重之分,若此病发生在妊娠中后期,多属重症,往往伴有视物模糊、恶心欲吐、头痛等,多为子痫先兆。本病类似于西医学的妊娠高血压综合征(轻者似妊娠高血压,重者似先兆子痫)或妊娠合并原发性高血压病引起的眩晕。因此及时、正确地治疗妊娠眩晕是预防子痫发生的重要措施之一。

《女科证治约旨》中明确指出本病病因是"肝火上升,内风扰动"或"痰涎上涌"。本病发生的主要机理是阴血不足、肝阳上亢或痰浊上扰。《黄帝内经·素问》曰:"诸风掉眩,皆属于肝。"论眩,有"无风不作眩""无虚不作眩""无痰不作眩"等经验之说。脏气本虚,孕后精血下注养胎,阴分必亏,阴不潜阳,肝阳化火生风;妊娠中后期,胎体渐大,影响气机升降,气郁犯脾,脾虚湿聚,化为痰浊,肝阳挟痰浊上扰清窍。阴虚肝旺、脾虚肝旺属子晕重症,尤应预防子痫的发生。

因此,本病以眩晕为主症,其实质是因孕而虚,属于本虚标实证。阴虚肝旺,但见头晕目眩;脾虚痰阻,多兼四肢浮肿、呕恶;必兼气血虚弱之象。常见分型有阴虚肝旺、肝虚脾旺、气血虚弱。

杞菊地黄丸

【来源】《医林改错》。

【组成】熟地八钱,山茱萸、干山药各四钱,泽泻、牡丹皮、白茯苓(去皮)各三钱,枸杞子、菊花各三钱。

【用法】水煎服。

【功效】滋阴补肾,平肝潜阳。

【主治】本方治疗肝肾阴虚型妊娠眩晕。症见妊娠中晚期,头晕目眩,视物模糊,心中烦闷,颧赤唇红,口燥咽干,手足心热,甚或卒然昏倒,顷刻即醒,舌红,苔少,脉弦细数。

【方解】六味地黄汤滋肾壮水,枸杞子、菊花清肝明目。

【辨证要点】临床以妊娠头晕目眩,伴一派阴虚火旺之象为辨证要点。

【加减化裁】热象明显者,酌加知母、黄柏滋阴泻火;口苦心烦者,酌加黄芩、竹茹清热除烦;水肿明显者,酌加白茯苓、泽泻用量;眩晕昏仆者,酌加龟甲、石决明育阴潜阳,钩藤、白蒺藜、天麻平肝潜阳。

【使用禁忌】脾虚食少便溏者,不宜使用。

【异病同治】本方也可用于经行头痛之肝火旺证。

【临床验案】

孙某,女,26岁,2016年4月11日来我院建立妇幼保健手册。LMP:2016年1月18日。预产期(EDC):2016年10月27日。月经周期规律(7~8/30),量可,色暗红,有血块,经期无特殊不适。G1P0A0。否认心脏病、高血压、肝炎、结核病史,否认家族遗传病史。孕期正常产检,NT及唐筛结果未见异常。2016年6月16日因头晕乏力2日来我科就诊,2日前无明显诱因出现头晕乏力,休息后可稍缓解,未服用药物治疗,自感口咽干燥,偶有手心发热,无腹痛、腰酸、阴道流血,纳可,眠差,多梦,小便调,大便偶有便秘,舌红苔薄黄,脉弦数。产检结果示:宫高19 cm,腹围78 cm,胎心156次/分,血压145/82 mm Hg,无浮肿、无视力模糊。急查血常规、尿常规、血生化,行产科彩超,结果提示:尿蛋白(一),其他未见异常。西医诊断:妊娠高血压。中医诊断:子晕,证属肝肾阴虚,治以平肝滋肾,育阴潜阳。药用:枸杞子12

g,菊花 15 g,熟地 15 g,牡丹皮 12 g,山药 30 g,山茱萸 12 g,茯苓 15 g,泽泻 15 g,牡蛎 15 g,石决明 12 g,天麻 15 g,钩藤 15 g,7 剂,水煎服,日 1 剂。嘱其低盐饮食,注意休息及环境安静,每日自测血压,如有不适随时来就诊。二诊:2016 年 6 月 23 日,患者诉服药平妥,头晕乏力较前减轻,手心发热较前减轻,仍感口干,便秘,眠差,胎动好,无腹痛腰酸阴道流血,舌红苔薄白,脉数。产检结果示:宫高 21 cm,腹围 81 cm,胎心 152 次/分,血压 138/81 mmHg,无浮肿、无视物模糊。复查尿常规未见异常。上方加百合 15 g,柏子仁 15 g,麦冬 15 g,沙参 15 g。14 剂,水煎服,日 1 剂。嘱其低盐饮食,注意休息及环境安静,每日自测血压,如有不适随时来就诊。三诊:2016 年 7 月 8 日,患者诉服药平妥,头晕乏力症状已无,产检结果示:宫高 25 cm,腹围 85 cm,胎心 152 次/分,血压维持在(125~135)/(75~80) mmHg,复查尿常规未见异常,仍偶有便秘,纳眠可,舌红苔薄白,脉数。二诊方去百合、沙参、麦冬,7 剂,水煎服,日 1 剂。随访,2016 年 10 月 25 日顺产一足月女婴,体健,服用平肝滋肾方 4 个周期后血压稳定直至产后 3 个月。

按:患者素体阴虚,孕后血聚以养胎,阴血不足,阴不潜阳,肝阳上亢,上扰清窍,故发眩晕。治拟平肝滋肾方(即杞菊地黄丸)加石决明、牡蛎、天麻、钩藤。方中以熟地滋阴补肾,填精益髓;山茱萸温补肝肾,收敛精气;山药健脾益阴,兼能固精;泽泻清泄肾火,以防熟地之滋腻;牡丹皮清泻肝火,并制山茱萸之温涩;茯苓淡渗脾湿,使山药补而不滞;枸杞子补肾益精、养肝明目;菊花疏风清热,平肝明目;牡蛎益阴潜阳,镇肝息风;石决明清热平肝潜阳;天麻、钩藤平肝潜阳,息风定惊。诸药同用,补中有泻,共奏滋肾养肝、平肝潜阳之功。二诊时因患者口咽干燥明显,加沙参、麦冬滋阴润燥,眠差、便秘加百合、柏子仁滋阴安神,润肠通便。[苏昭,王哲.自拟平肝滋肾方治疗肝肾阴虚型子晕验案举隅[J].内蒙古中医药,2017,36(5):44-45.]

半夏白术天麻汤

【来源】《医学心悟》。

【组成】半夏一钱五分,天麻、橘红、茯苓各一钱,白术三钱,甘草(炙)五分。

【用法】生姜三片,大枣二枚,水煎服。

【功效】燥湿化痰,平肝息风。

【主治】妊娠中晚期,头晕目眩,胸闷心烦,两胁胀满,呕逆泛恶,时吐痰涎,面浮肢肿,倦怠嗜卧,甚则视物昏花,不能站立,苔白腻,脉弦滑而缓。原文指出:"痰厥头痛者,胸膈多痰,动则眩晕,半夏白术天麻汤主之。""头旋眼花,非天麻、半夏不除是也,半夏白术天麻汤主之。"

【方解】本方是由二陈汤去乌梅,加天麻、白术、大枣而成。方中以半夏为君药,取其燥湿化痰,又兼降逆止呕之效;以天麻、白术为臣药,天麻善平肝息风止头眩,与半夏合用,为治风痰眩晕之要药,佐茯苓健脾渗湿,与白术合用,尤能治生痰之本,橘红理气化痰,使气顺则痰消;生姜、大枣调和脾胃,甘草和中,调和诸药。全方奏燥湿化痰、平肝潜阳之功,佐以健脾,标本同治,阳潜痰消,眩晕自愈。

【辨证要点】临床以妊娠头晕目眩,胸闷呕恶,舌苔白腻,脉象弦滑为辨证要点。

【加减化裁】临症酌加钩藤,增加平肝息风之效;头痛甚者,加蔓荆子、僵蚕祛风止痛;头晕甚者,加僵蚕以增强祛风止痛之功;恶心欲吐症状较重者,加旋覆花降逆止呕。

【使用禁忌】阴亏阳亢和气血不足之眩晕者,忌用本方。

【异病同治】本方也可用于经行头痛之脾虚肝旺证,眩晕之痰浊内蕴证。

【临床验案】

清代魏之琇《续名医类案》:薛立斋治一妊妇,烦热吐痰,恶热,恶心头晕。此脾虚风痰为患。用半夏白术天麻汤,以补元气,祛风邪,渐愈。惟头昏未瘥,乃用补中益气汤加蔓荆子,以升补阳气而愈。

按:子晕往往是子痫的前兆,是比较严重的证候,需要引起重视。古人有"诸风掉眩,皆属于肝"之说,认为"掉眩"这一症状的发生与肝的关系至为密切。此例患者孕后头晕、恶心、烦热吐痰,乃脾虚生痰、胃气虚、痰饮内停、肝风挟痰上扰之故。药后,诸症悉平,唯有头昏,乃脾虚清阳不升之故。故取蔓荆子气清味薄、浮而升阳之功合补中益气汤升举阳气,清阳升,头目利,则病自愈。

天麻钩藤饮

【来源】《杂病证治新义》。

【组成】天麻二钱,钩藤(后下)四钱,石决明(先煎)五钱,川牛膝、杜仲、朱茯神各四钱,栀子、黄芩、益母草、桑寄生各三钱,夜交藤五钱。

【用法】水煎服。

【功效】平肝息风,清热活血,补益肝肾。

【主治】临床症见妊娠中晚期,头晕耳鸣,伴头痛头胀,每因发怒而头晕、头痛、头胀加剧,面部潮红,急躁易怒,口苦,舌红苔黄,脉弦。

【方解】天麻、钩藤共为君药,天麻味甘性平,钩藤味甘性凉,均入肝经,有平肝潜阳、息风止痉之功效,为治疗眩晕、头痛之要药。石决明为臣药,味咸性平,可平肝潜阳、清热明目,与天麻、钩藤合用,可加强平肝息风之力。栀子、黄芩清热泻火,使肝经之热不致上扰,益母草活血利水,杜仲、桑寄生补益肝肾,夜交藤、朱茯神安神定志,7味药共为佐药。川牛膝味甘性平,入肝、肾经,引血下行,可活血、渗湿、利水,为使药。

【辨证要点】本方为肝肾不足,肝阳偏亢,肝风上扰的常用方,临床以妊娠头痛、眩晕、失眠,舌红苔黄,脉弦为辨证要点。

【加减化裁】症见头痛剧烈者,加羚羊角增强平肝息风之力;口苦严重者,加夏枯草加强清肝泻火之功;肝阳上亢之头晕头痛甚者,可加珍珠母、白芍。

【使用禁忌】肝经实火或湿热所致的头痛不宜使用。

【异病同治】本方可用于经行头晕头痛之肝阳上亢证。

【临床验案】(围绝经期眩晕)

患者,女,54岁。初诊:2018年5月12日。主诉:头晕伴乍热汗出面红3年,加重1个月。患者诉3年前停经后开始出现头晕,伴乍热汗出面红,呈阵发性,常与情绪有关,经外院就诊,考虑为围绝经期综合征,行相关西药治疗(具体不详),症状改善不明显,仍反复发作,因1个月来上述症状较前加重,遂来寻求中医治疗。绝经后外院体检多次发现血压偏高,波动在(140~150)/(80~90)mmHg,建议患者通过饮食、运动控制血压,患者未予重视,未自行监测血压。就诊时测血压145/90 mmHg,症见头晕头胀,伴阵发性乍热汗出面红;伴入睡困难,多梦易醒;心烦易躁,手足心发热,夜间尤甚;口无干苦,纳食可,二便调,舌红,苔薄白偏干,脉沉弦。此乃围绝经期妇女素体肝肾之阴渐虚,阴不制阳,加之心烦易怒,肝火上炎,肝阳偏亢,则见头晕头胀面红等;肝火灼津液,则出现汗出;夜间手足心发热则为阴虚所致虚火;阴不入阳,则夜寐不安;总得来说属肝阳偏亢之证。治以平肝潜阳,滋阴清火。处方:天麻10 g,天冬15 g,菊花10 g,葛根50 g,夏枯草30 g,黄芩10 g,钩藤15 g,石决明20 g,白芍30 g,胡黄连10 g,川芎10 g,山茱萸10 g,茯神10 g,夜交藤10 g,共7剂,文火水煎。嘱患者自行监测血压,饮食清淡,避风寒,畅情志,适当运动。二诊:2018年5月19日,患者血压平稳,大致波动在(130～145)/(75～85) mmHg,诸症稍有改善,服前药后头晕头胀减轻,睡眠明显改善,汗出面红好转,但手足心发热改善不明显,双手关节胀痛,但无肿痛,易疲倦乏力,舌红,苔薄白干,脉弱涩。处方:天麻10 g,天冬10 g,菊花10 g,葛根40 g,夏枯草20 g,黄芩10 g,白芍20 g,川芎10 g,钩藤15 g,胡黄连10 g,地骨皮15 g,鳖甲10 g,红景天10 g,羌活10 g,山茱萸10 g,夜交藤10 g,15剂,上述诸症基本消失,手足心发热、双手关节胀痛等改善,感头轻心情舒爽。再服5剂巩固治疗,1个月后随访,诸症消失,多次测血压在(125～135)/(70～80) mmHg,日常建议可予天麻、菊花等泡水代茶饮。[侯帆,贺桂莲,张韵,等.刘春华防治围绝经期高血压经验[J].中医药临床杂志,2020,32(6):1043-1046.]

【临床疗效】

师康等将90例重度子痫患者按入院顺序随机分为2组,每组45例。对照组口服拉贝洛尔,每次50 mg,3次/日。观察组在对照组治疗的基础上服用天麻钩藤饮,1剂/日,水煎分服。2组均连续治疗7日。比较2组总有效率、妊娠情况和血液流变学指标。结果:总有效率:观察组为88.89%(40/45),对照组为71.11%(32/45),2组比较差异有统计学意义(P<0.05)。血小板聚集率和血液黏稠度:治疗前后2组组内比较差异有统计学意义(P<0.05);治疗后2组组间比较差异也有统计学意义(P<0.05)。并发症发生率观察组为15.56%(7/45),对照组为42.22%(19/45),2组比较差异有统计学意义(P<0.05)。剖宫产发生率:观察组为66.67%(30/45),对照组为86.67%(39/45),2组比较差异有统计学意义(P<0.05)。结论:天麻钩藤饮联合拉贝洛尔治疗重度子痫患者安全有效,可改善妊娠情况及血液流变学指标。[师康,赵丽华,邰迎春.天麻钩藤饮联合拉贝洛尔治疗重度子痫45例[J].西部中医药,2019,32(10):91-93.]

第十一节　妊娠痫证

妊娠晚期,或临产时及新产后,眩晕头痛,突然昏不知人,两目上视,牙关紧闭,四肢抽搐,腰背反张,少顷可醒,醒后复发,甚或昏迷不醒者,称为"妊娠痫证",亦称"子痫""子冒"。根据发病时间不同,发生在妊娠晚期或临产前者,称产前子痫;发生在新产后者,称产后子痫。临床以产前子痫多见,分为两个阶段,即先兆子痫与子痫。先兆子痫尚未有痫症发作,主要表现为头晕、目眩、烦热、少寐、心悸、浮肿等症,此时若失于调治,则可发生子痫。子痫多发生于妊娠七八个月之后,或值分娩期间,来势急骤,往往会危及母体和胎儿生命,其症状表现除上述外,烦躁不安更甚,间或突然倒扑、神志昏迷、口吐白沫、四肢抽搐,须臾自平,间隔一段时间又发。由于本病发作时不能自制,因此可能会给患者带来意外伤害或生命危险,故虽然子痫常常在分娩后自愈,但仍不可忽视该病的治疗。

古书上早有类似疾病的记载,《诸病源候论·妊娠痉候》曰:"体虚受风,而伤太阳之经,停滞经络,后复遇寒湿相搏,发则口噤背强,名之为痉。妊娠而发者,闷冒不识人,须臾醒,醒复发,亦是风伤太阳之经作痉也,亦名子痫,亦名子冒也。"归纳诸家之说,发生子痫的主要病机大致有三个方面:其一为阴虚阳亢,其二为心肝风热,其三为痰热蒙蔽心窍。前二者又相互影响。

羚角钩藤汤

【来源】《重订通俗伤寒论》。

【组成】羚羊角(先煎)一钱半,双钩藤(后下)三钱,霜桑叶二钱,滁菊花三钱,鲜生地五钱,生白芍三钱,川贝母(去心)四钱,淡竹茹(鲜刮,与羚羊角先煎代水)五钱,茯神木三钱,生甘草八分。

【用法】水煎服。

【功效】养阴清热,平肝息风。

【主治】本方治疗肝风内动型妊娠痫证。症见妊娠晚期,或临产时及新产后,头痛眩晕,突然昏仆不知人,两目天吊,牙关紧闭,四肢抽搐,腰背反张,时作时止,或良久不省,手足心热,颧赤息粗,舌红或绛,苔无或花剥,脉弦细而数或弦劲有力。

【方解】方中羚羊角、双钩藤平肝清热,息风镇痉;霜桑叶、滁菊花清肝明目;淡竹茹、川贝母清热化痰;鲜生地、生白芍养阴清热;茯神木宁心安神;生甘草和中缓急。全方奏养阴清热、平肝息风止痉之效。

【辨证要点】临床以妊娠头痛眩晕,手足抽搐,高热烦躁,舌绛而干,脉弦数为辨证要点。

【加减化裁】喉中痰鸣者,酌加竹沥、天竺黄、石菖蒲清热涤痰;大便秘结者,加生大黄、柏子仁;浮肿明显者,加冬瓜皮、车前子;头痛甚者,加夏枯草、全蝎粉、僵蚕粉;目糊羞明者,加黄连、生龙齿。

【使用禁忌】阴虚及血虚动风者不宜使用。

【异病同治】本方也可用于经行头痛、产后惊风之肝火旺证。

【临床疗效】

徐闪等将86例早发型重度子痫前期(ESPE)孕妇随机分为对照组和观察组,各43例。对照组给予硫酸镁、拉贝洛尔等西药治疗,观察组给予硫酸镁加羚角钩藤汤治疗。用药至分娩,比较两组分娩结局、治疗前、后检测血清超氧化物歧化酶(SOD)活性、丙二醛(MDA)及晚期蛋白质氧化产物(AOPP)浓度。结果:观察组计划外终止妊娠者少于对照组($P<0.01$)。观察组妊娠延长时间、新生儿体质量及Apgar评分均优于对照组(均$P<0.01$)。两组治疗前,SOD活性和MDA、AOPP浓度差别不大(均$P>0.01$)。两组治疗后与治疗前比较,SOD活性升高,而MDA、AOPP浓度均降低,且观察组改善优于对照组(均$P<0.01$)。结论:羚角钩藤汤可改善ESPE孕妇氧化应激状态,延长妊娠时间,改善母婴结局。[徐闪,何俊明.羚角钩藤汤结合硫酸镁对子痫前期的防治效果[J].中国中医急症,2015,24(6):1118-1119.]

局方牛黄清心丸

【来源】《太平惠民和剂局方》。

【组成】牛黄,羚羊角,犀角(现用水牛角),冰片,麦冬,当归,川芎,甘草,山药,黄芩,苦杏仁,大豆黄卷,大枣(去核),白术(炒),茯苓,桔梗,防风,柴胡,阿胶,干姜,白芍,人参,六神曲(炒),肉桂,白蔹,蒲黄(炒),人工麝香,朱砂,雄黄,共29味。

【用法】以粳米打浆为丸,金箔为衣,每丸重6g,每日服1丸,开水调服。

【功效】清心开窍,凉肝镇痉。

【主治】本方治疗痰热内阻型妊娠痫证。症见妊娠晚期,临产时或新产后,头晕头痛,热炽神昏,狂躁谵语、抽搐痉厥,舌红苔黄腻,脉弦滑而数。正如原文载:"牛黄清心丸:治诸风瘫痪不随,语言謇涩,心怔健忘,恍惚去来,头目眩冒,胸中烦郁,痰涎壅塞,精神昏愦。又治心气不足,神志不定,惊恐怕怖,悲忧惨戚,虚烦少睡,喜怒无时,或发狂癫,神情昏乱。"

【方解】牛黄清心化痰开窍,羚羊角平肝清热,息风镇痉;黄芩清心肝之热;桔梗宣通气血、清利头目,为诸药之舟楫,载药上行,直达病所;并以人参补气,当归养血以扶正气。

【辨证要点】临床以妊娠头晕头痛,胸闷泛恶,气粗痰鸣,舌红,苔黄腻,脉弦滑而数为辨证要点。

【加减化裁】证属阴虚阳亢者,可与大定风珠配合应用;证属心肝火热者,可配合钩藤汤使用。

【使用禁忌】本方为寒凉重剂,非常用之品,多服则耗气伤阳,易生他变。方中多有妊娠禁忌之品,诸如芳香、重镇类药物,但重症危及之时,当用则用。

【异病同治】本方还可用于眩晕之痰热阻滞证、厥证之痰迷心窍证、小儿惊风之痰热上壅证,以及中风窍闭、神经衰弱、重症健忘等证。

【临床验案】(用于不寐案)

患者,女,50岁。素体肥胖,失眠4年,经常服用安眠药才可入睡。多次求治于西医内科,诊断为"围绝经期综合征""植物神经功能紊乱"。近期因恼怒气郁、夜不能寐,服用西药罗拉、舒乐安定等,仅能入睡2～3h。白天更觉倦怠少力,胸闷纳呆。稍有不顺,大发脾气,排解不能。其舌边有红斑,苔黄腻,脉弦滑。辨证为痰热扰心,肝郁气滞。治宜选用局方牛黄清心丸,早晚各1丸。半个月后,白天神爽气顺,夜晚能安然入睡5h以上。知其顽疾已愈,复嘱每日改为临睡服用1丸,再服半个月,以资巩固。[周丽亚.局方牛黄清心丸治验3则[J].河北中西医结合杂志,1998,7(7):1061-1062.]

按:重症不寐,由痰热扰心而致者,临床不乏其人。究其因,乃痰湿与心肝之火互相搏结,并随逆气上冲上扰神明,使神魂不守舍,心火独炽,暗伤心肾之阴而致。辨证时抓住其心中懊恼,易怒不寐,舌边红斑,苔黄腻之痰热扰心主症,选用具有解郁、豁痰、宁心的局方牛黄清心丸,连服半个月而使不寐一举改善。

羚 羊 角 散

【来源】《重订严氏济生方》。

【组成】羚羊角、薏仁米、枣仁各一钱,当归(酒洗)二钱,独活、五加皮、茯神各八分,川芎七分,杏仁十粒,防风五分,木香三分,甘草四分。

【用法】上㕮咀,加生姜五片,水煎服。

【功效】平肝息风,育阴潜阳。

【主治】临床症见妊娠晚期全身痉挛、角弓反张,手足抽搐,目睛直视,牙关紧闭,神志昏迷,大便秘结,面色赤,脉弦滑。《胎产心法》曰:"状如中风,实非中风之证,不可作中风治,即或无痰,言语如常,但似风状,多因血燥、血虚,亦不可概以风治而误也,羚羊角散主之。"

【方解】方中羚羊角有解热、镇痉、镇静、抗惊厥及降低血压的作用;川芎含有挥发油,对高级神经中枢有抑制作用;当归含有精油,能使大脑受到抑制;茯神、枣仁均为镇静药,常用于神经衰弱、失眠等症;独活为镇痉药;杏仁、防风有镇痛、祛痰作用;生姜、木香有健胃排气、止痛作用;五加皮为强壮药;薏仁米为镇痉营养药。

【辨证要点】本方为镇静镇痉清热的方剂。临床以妊娠晚期全身痉挛、角弓反张、大便秘结、面色赤、脉弦滑为辨证要点。

【加减化裁】若虚甚,加人参一钱;若痰甚,加竹沥五分;若胃弱,加白术一钱。

【异病同治】本方亦可用于头晕头痛,高血压病。

【临床验案】

清代程杏轩《程杏轩医案》:宅中一仆妇重身九月,偶患头痛,医作外感治,其痛益甚,呕吐汗淋。至二鼓时,忽神迷肢挛,目吊口噤,乍作乍止。何公少君六吉兄,当晚遣力相召。晓造其宅,六兄告以病危之故。入视搐搦形状,诊脉虚弦劲急。谓曰:"此子痫证也。势虽危险,幸在初起,当不殒命。"六兄曰:"昨夕仓惶,恐驾到迟,故近邀女科一看,亦言证属子痫,然服药不效,奈何?"出方阅之,羚羊角散也。予曰:"此乃古方,原属不谬,不知子痫疾作之由。因子在母腹,阴虚火炽,经脉空疏,精不养神,柔不养筋,而如厥、如痫,神魂失守,手足抽搐。其病初头痛者,即内风欲动之征也。医家误作外风,浪投疏散,至变若此。至羚羊角散,方内惟羚角入肝舒筋,当归、枣仁补肝益血,茯神安神,甘草缓急,与证相符。其余防、独、木香、杏仁俱耗真气,苡仁下胎,多不合宜,岂可以为古人成方漫不加察耶?"

于是仍以本方除去防独等味,参入熟地、沙参、麦冬、阿胶、芝麻养阴濡液,少佐钩藤、桑寄生平肝息风。头煎服后,其搐渐平,随服二煎,搐定头痛亦减。六兄喜甚。予曰:"病来势暴,今虽暂息,犹恐复萌。"嘱再市药一剂,仅今晚服尽,搐不再作,方许无虞。次日,复诊。痛搐俱止,神清脉静,纳食不呕。方除钩藤、寄生,加白芍、玉竹、女贞、石斛。逾月分娩,母子俱得无恙。

钩 藤 汤

【来源】《校注妇人良方》。

【组成】钩藤、人参、当归、茯神、桑寄生各一钱,苦桔梗一钱五分。

【用法】上为粗末,每服 10 g,用水 150 mL,煎至 100 mL,去滓温服,每日 3 次。

【功效】益气养血,平肝息风。

【主治】本方适用于子痫轻者,或防治于未然。临床症见妊娠中晚期头晕头痛,胸闷呕恶,心悸少寐,肢面浮肿,猝然颠仆,抽搐项强,口吐白沫,舌红,脉弦数。

【方解】方中钩藤清心热,平肝风;桔梗宣通气血、清利头目,为诸药之舟楫,载以上浮,达于病所;并以人参补气,当归养血以扶正气;茯神宁心安神;桑寄生益肾养肝。

【辨证要点】本方亦为镇静方剂。临床以妊娠中晚期头晕头痛,心悸少寐,舌红、脉弦数为辨证要点。

【加减化裁】胎动不安者,加菟丝子、川续断;颜面潮红、心悸烦躁等阴虚火旺者,加生地、白芍、羚羊角;见红者,加阿胶、艾炭;痛证已有发生者,可去人参、当归;面赤、烦热、舌绛、脉数等热象显著者,可加黄连、黄芩、牡丹皮;头痛、眩晕、耳鸣、肢麻等肝阳上亢之象明显者,可加菊花、僵蚕、石决明、紫贝齿;心悸、少寐、烦躁等心神不宁之象显著者,可加麦冬、远志、石菖蒲、玄参;见浮肿者,可加泽泻、茯苓皮;头目昏重,发作频繁,是兼有痰热蒙蔽心窍,可加天竺黄、陈胆星;烦热者,加石膏;临产月者,加桂心。

【使用禁忌】服药期间,忌食猪肉、菘菜。

【异病同治】本方还可用于眩晕,痉厥等病。

【临床疗效】(用于小儿抽动障碍)

王某,男,6岁8个月。初诊:2016年9月9日。主诉:干嗽、吭咔、擤鼻8个月。病史:患儿自2015年底开始干嗽、吭咔、擤鼻,经多方治疗不见好转。后经胸部X线摄片、肺功能检查等,初步考虑系慢性支气管炎、慢性咽炎、咳嗽变异性哮喘等,服中西药、激素吸入及静脉输液治疗3个月仍不见丝毫减轻。现症:患儿反复出现连续干咳及清嗓子、擤鼻,且在诊病时频频发作,伴有紧张不安,烦躁多动,眠差不易入睡,睡后易惊醒,纳差便溏,倦怠乏力。舌淡红,苔薄黄,脉细。诊断:小儿抽动障碍。中医辨证:脾虚肝旺,心神不宁。治法:补脾抑肝,镇心安神。处方:太子参15 g,白术10 g,茯神10 g,钩藤15 g,珍珠母20 g,白芍10 g,酸枣仁10 g,远志6 g,炒麦芽15 g,甘草3 g。每剂水煎3次,取汁600 mL,分6次服,每日服3次。连服3剂。医嘱:勿打骂恐吓,多鼓励安慰,消除患儿紧张情绪。抽动发作时分散其注意力,切忌过分关注。二诊:2015年9月16日。服上方3剂后,干嗽及吭咔症状明显减轻,睡眠及食欲均较前好转,原方再服5剂。三诊:2015年9月28日。患者再服上方5剂后,干嗽及吭咔发作极少,但在紧张情况下仍有发作。效不更方,原方服用3个月后痊愈。[杨清,项心怡,张一琳,等.钩藤汤治疗脾虚肝旺型小儿抽动障碍42例临床观察[J].四川中医,2018,36(9):172-173.]

按:本病以抽动为主,肝主人体生发之气,小儿生机蓬勃,精气未充,肝阳旺,肝风易动,故有"肝常有余"的生理特点。若家长经常打骂恐吓,或学习、生活压力过大,则肝气不舒,肝郁化火,肝风内动。小儿脾常不足,脾胃负担比成年人相对较重,加之乳食不知自节,过食肥甘厚味,使脾运化失健,痰湿内生。脾虚肝旺,心神不宁,出现紧张不安,情绪烦躁,瞬目,挤眼,皱眉,努嘴,呲牙,咬唇,摆头,耸肩,抠鼻,哼哼声或手足抽动等。方用钩藤汤加减健脾疏肝益气,使脾旺以防木乘。

牡蛎龙齿汤

【来源】《女科方萃》。

【组成】牡蛎,龙齿,杜仲,石决明,女贞子,生白芍,夏枯草,桑寄生,茯苓,泽泻。

【用法】水煎服。

【功效】健脾补肾,镇肝潜阳。

【主治】临床症见妊娠中晚期头痛头晕,肢体浮肿,手足抽搐,口吐白沫,舌红苔白,脉弦细。

【方解】方中牡蛎、龙齿镇肝潜阳,更有安神之效;杜仲、桑寄生补肾养肝且能安胎;女贞子、生白芍滋补养血;夏枯草、石决明平肝息风,配合茯苓、泽泻健脾利水,使营阴恢复而肝阴得养,脾运得展而水湿自去,则浮肿、眩晕、痉厥诸症可获痊愈。

【辨证要点】临床以妊娠合并头痛、肢浮、抽搐、呕吐,舌淡红苔白,脉弦细为辨证要点。

【加减化裁】若见水肿,加车前草、赤小豆、猪苓;若见蛋白尿,加薏苡仁、淮山药、益母草;若夹痰,加竹沥、半夏、制胆星、石菖蒲、旋覆花。

【使用禁忌】脾虚便秘者不宜久服。

【异病同治】本方亦可用于经行浮肿、眩晕之脾虚肝旺证。

【临床疗效】

胡康洁采用牡蛎龙齿汤治疗先兆子痫、子痫 24 例,结果高血压 24 例中显效 18 例,有效和无效各 3 例;蛋白尿 15 例中除 1 例因治疗后未复查统计外,显效 12 例,有效和无效各 1 例;浮肿 18 例中显效 17 例,无效 1 例。先兆子痫 21 例无 1 例发展为子痫。[胡康洁.牡蛎龙齿汤防治子痫[J].浙江中西医结合杂志,2007,17(6):385.]

平　肝　散

【来源】《女科方萃》。

【组成】黄芩,夏枯草,炒牛膝,白薇,当归,菊花各等份。

【用法】水煎服。

【功效】平肝清热泻火。

【主治】本方用于先兆子痫,或轻型子痫属肝阳上亢者。临床症见妊娠中晚期头痛眩晕,耳鸣如潮,全身搐搦,角弓反张,面红目赤,尿黄便秘,舌红苔黄,脉弦滑。

【方解】方中黄芩、夏枯草清泻肝火;以白薇、当归滋阴养血以缓肝脏刚燥之性;以菊花滋阴养肝,疏散风热;本方证下虚上实,故用炒牛膝下行阴血,以补肝肾。全方重清泻肝火。

【辨证要点】临床以妊娠中晚期头痛眩晕,全身搐搦,面红目赤,尿黄便秘,舌红苔黄,脉弦滑为辨证要点。

【加减化裁】若为先兆子痫,以石决明代牛膝;症重者,但用牛膝无妨;子痫发作,可作汤剂,加服羚羊琥珀散。

【异病同治】本方也可用于妊娠眩晕、经行头痛之肝阳上亢证。

【临床验案】

杨某,女,39 岁。素有高血压(220/160 mmHg),临产子痫,肝脉弦长,右寸独洪而滑,面青,舌红苔黄燥,大流血,心慌,头昏胀。证属阴虚,肝阳上亢。治以滋阴潜阳,镇肝息风。方用:黄芩 12 g,夏枯草 18 g,生地 60 g,磁石 30 g,云母石 15 g,钩藤 21 g,全蝎 6 g。服药血止,烦躁抽搐均平。第三日复诊:尺脉浮,系临产之征,但自汗出。前方加沙参 60 g,五味子 9 g。第四日顺产一男孩。[袁怀珍.子痫治验[J].云南中医杂志,1984(4):10.]

(葛曼)

第十二节　胎气上逆

　　妊娠期间,胸腹胀满,甚至喘急疼痛,烦躁不安,名为"胎气上逆",古名"子悬"。产生本病的原因,主要是素体脾胃虚弱,或肝郁犯脾,孕后胎体渐长,胎碍脏腑,气机壅塞,升降失常。有关胎气上逆的记载最早见于西晋葛洪的《肘后备急方》(引自《医心方》),书中有"治妊娠胎上迫心方",用生曲半斤,碎,水和,绞取汁三升,分二服。又方"生艾捣、绞,取汁三升、胶四两、蜜四两,合煎,取一升五合,顿服之"。隋代巢元方的《诸病源候论》中"妊娠胸胁支满候"对该病的病因病机、症候进行了论述。书中说:"妊娠经血不通,上为乳汁,兼以养胎。若宿有停饮者,则血饮相搏。又因冷热不调,动于血饮,血饮乘气逆上,抢于胸胁,胸胁胀满,而气小喘,谓之支满。"唐代时贤《产经》中记载"治妊娠卒心腹拘急、胀满,气从少腹起上冲心烦欲死,是水、饮、食、冷气所为",因此方用茯苓汤逐水饮,"当下水或吐便解"。宋代许叔微的《普济本事方》中"治妊娠胎气不和,怀胎近上,胀满疼痛,谓之子悬",是"子悬"病名的最早记载。书中的"紫苏饮"已成为后世治疗子悬的经典方剂。

　　本病主要机理是血气失和,气机不利,壅塞胸腹而致病。常见分型有肝气犯脾和肺胃积热。依据胸腹胀满,甚或喘息气急的主症,结合伴随症、舌脉进行综合分析,判断疾病的标本虚实。治疗以理气行滞为主,佐以利湿、清热等法。

紫　苏　饮

　　【来源】《普济本事方》。

　　【组成】紫苏10 g,陈皮6 g,大腹皮10 g,当归10 g,白芍10 g,川芎10 g,人参10 g,甘草6 g。

　　【用法】上药各细锉,分作三服,每服用水220 mL,加生姜四片,葱白22 cm,煎至160 mL,去滓,空腹时服。

　　【功效】疏肝扶脾,理气行滞。

　　【主治】用于妊娠胸闷腹胀,痞塞不舒,呼吸不畅,食后更甚,坐卧不安,甚至胸胁胀满疼痛,呼吸迫促,烦躁不安,苔薄黄,脉弦滑。

　　【方解】方中紫苏、陈皮、大腹皮宽中下气;当归、白芍养血柔肝;川芎疏肝理气;甘草益气扶脾。全方重在疏肝理气,调和肝脾,以达到胎气安和之目的。

　　【辨证要点】临床以妊娠胸闷腹胀,痞塞不舒,呼吸不畅,食后更甚,坐卧不安,甚至胸胁胀满疼痛,呼吸迫促,烦躁不安,苔薄黄,脉弦滑为辨证要点。

　　【加减化裁】湿浊上泛,胎气迫肺,喘息不安者,加茯苓、葶苈子、瓜蒌皮降逆气,定喘息;食少便溏者,加厚朴、枳壳、白术、茯苓以扶脾渗湿。

　　【使用禁忌】脾胃虚寒者忌用。

　　【异病同治】本方也可用于临产惊恐气结,连日不产等病证。

　　【临床验案】

　　曹某,女,28岁,已婚。初诊:2018年12月1日。怀孕8个月,因气恼而气机上逆,胸胁间如有气闭壅塞,胸肋闷胀,现心烦口燥,烦躁不安,腰背酸楚,不思饮食,嗳气。脉弦滑,舌苔黄腻。中医诊断:胎气上逆,属肝郁脾虚证。此为肝气郁结,脾虚气逆所致,治宜疏肝扶脾,理气行滞,拟以紫苏饮加减:紫苏10 g,陈皮6 g,白术9 g,大腹皮10 g,当归10 g,白芍10 g,甘草6 g,合欢皮10 g,杜仲10 g,续断10 g,钩藤(后下)12 g,姜竹茹9 g。7剂,水煎服,日1剂,分2次服用。二诊:2018年12月6日。患者情绪较佳,面貌已无苦闷之象,服药颇见功效,呕逆已停,胸脘闷胀亦好转,现胃口似稍开,略能进食,稍感腰酸及胎动,其他无明显不适。二诊按脉亦不若上次之滑,舌苔由黄腻转变为薄黄,症已大好。继续给予宽胸健脾、解郁安胎治疗。方用紫苏10 g,合欢皮10 g,白芍10 g,代代花3 g,砂仁9 g,炒白术9 g,陈皮6 g,钩藤12 g,菟丝子10 g,覆盆子10 g,茯苓9 g。10剂,水煎服,日1剂,分2次服用。三诊:2018年12月17日。患者诉已无胸肋闷胀感,进食可,无腰酸,无心烦口干口苦等不适,舌红苔薄白,脉弦细。

按:妊娠后期,胎儿逐渐增长,腹部膨大,胸脘部分受到影响,稍感胸闷肋胀,气急不舒,乃病程之常,不足为病。若在此期内,受情志影响,肝气挟热上逆,则胸肋闷胀现象渐趋严重,似有一团气块,壅塞于胸中,以致胸闷,烦躁不安,甚至气逆而晕厥,神志模糊,不仅有碍孕妇健康,而且妨碍胎儿的安全。

本例即因情志刺激,气郁挟热上扰,引起气机滞塞,呕逆而烦躁,内热口燥,不思饮食,治疗当以清热解郁、疏肝降逆为主。本证古来多以紫苏为君药,既有理气宽中之功,又有止呕之功,复有安胎之效。白芍柔肝缓急,并能健脾止痛,亦为要药;合欢皮能化郁息怒,可使肝气条达;姜竹茹、砂仁健脾降逆;杜仲、续断补肾安胎;钩藤清肝经郁热,阻其上扰。服后见效颇速,呕逆胸闷等症明显减轻。复诊有腰酸胎动之症,遂以健脾安胎为主。

第十三节　妊娠咳嗽

妊娠期间,咳嗽或久咳不已者,称为"妊娠咳嗽",亦称"子嗽"。本病始见于《诸病源候论》。该书"卷之四十二"云:"肺感于微寒,寒伤于肺则成咳嗽。"并指出:"妊娠而病之者,久不已,伤于胎也。"妊娠久嗽不已,易损胎气,可出现腰酸、腹痛、小腹坠胀等症状,甚则致堕胎小产。

本病主要机制是肺失濡润,清肃失职。常由阴虚、痰饮和外感所致。辨证时首先应了解咳嗽发病的急缓,病程的长短,咳嗽的特征,同时结合兼症、舌脉进行综合分析,确定证型和治法。治疗大法以清热润肺、化痰止咳为主。因其咳嗽发生于妊娠期间,治疗宜治病与安胎并举,对过于降气、豁痰、滑利等碍胎药物必须慎用。

二　陈　汤

【来源】《太平惠民和剂局方》。

【组成】半夏(汤洗七次)五两,橘红五两,白茯苓三两,甘草(炙)一两半,生姜七片,乌梅一个。

【用法】水煎服。

【功效】燥湿化痰，理气和中。

【主治】湿痰证。症见咳嗽痰多，色白易咳，胸膈痞闷，恶心呕吐，肢体困倦，不欲饮食，或头眩心悸，舌苔白腻，脉滑。

【方解】方中半夏为君，取其辛苦温燥之性，既可燥湿化痰，又可降逆和胃而止呕，使胃气和降则生痰无源。以橘红为臣，理气燥湿，和胃化痰，使气顺则痰消。佐以茯苓利湿健脾，脾健则湿除，湿去则痰消；生姜降逆和胃，温化痰饮，既可助半夏化痰，又可制半夏之毒；复用少许味酸收涩之乌梅，以防祛痰理气药温燥辛散而伤阴。半夏、陈皮得乌梅则燥湿化痰而不伤正；乌梅得半夏、陈皮则敛阴而不敛邪。如此散收并用，相反相成。使以炙甘草调和诸药，以缓和祛痰药辛燥之性，又可益气健脾，以杜绝生痰之源。六味相和，配伍严谨，用意周到，共奏燥湿化痰，理气和中之效。半夏、橘红以陈久者入药为佳，故方名为"二陈"。

【辨证要点】临床上当以痰多色白易咳，舌苔白腻，脉滑为辨证要点。

【加减化裁】咳嗽痰多而兼有恶风发热者，可加紫苏叶、前胡、荆芥；肺热而痰黄黏稠者，可加胆南星、瓜蒌；肺寒而痰白清稀者，可加干姜、细辛、五味子；风痰上扰而头晕目眩者，可加天麻、僵蚕以息风化痰；脾虚食少便溏者，可加白术、泽泻；气滞而胸满较甚者，可加桔梗、枳壳。

【使用禁忌】本方药性偏于温燥，阴虚痰热等证不宜使用。

【异病同治】本方也可用于慢性支气管炎、肺气肿、慢性胃炎、神经性呕吐、梅尼埃病等证属湿痰为患者。

【临床验案】

王某，女，27岁，已婚。初诊：2018年5月6日。主诉：妊娠3个月，咳嗽2周。患者平时月经周期规则。LMP：2018年2月6日。患者曾因妊娠咳嗽流产2胎，现为第三胎。2周前患者又开始咳嗽，近来咳嗽加剧，痰涎多，胸闷阻，有时恶心欲呕，并感腰及小腹坠胀，小便频数。舌淡红，舌边有齿印，苔白腻，脉弦滑。肺部X线检查未见异常。中医诊断：子嗽。辨证属痰湿内阻，升降失司，胎动不安。治宜燥湿化痰，升清降浊，固冲安胎。拟方《太平惠民和剂局方》二陈汤加减：半夏9g，陈皮9g，茯苓9g，甘草3g，苍术9g，白术9g，杏仁9g，紫苏叶9g，升麻9g，柴胡9g，续断9g，贝母9g。3剂，日1剂，水煎温服，分三次服。二诊：2018年5月11日。患者服药后，咳嗽胸闷较前减轻，痰涎减少，腰腹坠痛亦较前减轻，舌淡红，舌边有齿痕，舌苔白滑，脉弦滑。守上方3剂。三诊：2018年5月14日。患者诉服药后，咳嗽已止，胸闷渐开，现感心慌，纳食少，小腹略感下坠，腰有时隐痛。舌淡红，舌边有齿痕，舌苔薄白，脉弦软滑。证属痰浊渐去，脾虚未复。治宜健脾和胃，固冲安胎。予六君子汤加减：党参15g，白术9g，茯苓9g，甘草3g，半夏9g，陈皮9g，砂仁6g，升麻9g，柴胡9g，续断9g，桑寄生15g。3剂。随访：患者诉经以上治疗后，咳嗽未再发生，腰腹坠痛等症愈，于年底足月顺产一男婴。

按：本例患者因咳嗽曾流产2胎，系脾肾已虚。此次孕后，又咳嗽不止，胸闷痰多，腰腹坠胀。证属本虚未复，又现痰浊中阻。治宜祛邪扶正为法，邪去正复，其病自瘥。方用二陈汤加减，燥湿化痰，升清降浊，补脾滋肾安胎。方中半夏、陈皮、茯苓、甘草和胃降逆，燥湿化痰，苍术、白术扶脾除湿，紫苏叶行气宽中而安胎，杏仁、贝母清肺化痰而止嗽，升麻、柴胡升阳举陷治腹坠，续断补肾固冲止腰痛。全方以燥湿化痰为主，辅以补正之味。服药6剂，痰浊渐去，咳嗽渐止。三诊时小腹略坠，腰隐痛，胃纳仍差，乃是邪去而正未复，故用六君子汤加减扶脾补肾,培养先后天以善后。

桑 杏 汤

【来源】《温病条辨》。

【组成】桑叶一钱,杏仁一钱五分,沙参二钱,象贝母一钱,香豉一钱,栀子皮一钱,梨皮一钱。

【用法】水 400 mL,煮取 200 mL,顿服之,重者再作服。

【功效】清宣温燥,润肺止咳。

【主治】用于妊娠咳嗽之温燥伤肺之证。症见妊娠期间,外感温燥,咳嗽不已,灼伤肺津,身不甚热,干咳无痰,咽干口渴,舌红,苔薄白而燥,右脉数大者。原文指出:"秋感燥气,右脉数大,伤手太阴气分者,桑杏汤主之。"

【方解】方中桑叶能清宣温燥,透邪外出;杏仁能够宣利肺气,润肺止咳,共为君药。香豉透表散邪,助桑叶轻宣透热;象贝母能够清热化痰,助杏仁化痰止咳;沙参能够养阴生津,凉润肺金,共为臣药。栀子皮能清泄上焦肺热;梨皮能够清热润燥,止咳化痰,共为佐使药。全方配伍,外能轻宣燥热,内能凉润肺金,能够使燥热除而肺津复,从而达到治疗疾病的目的。

【辨证要点】临床以妊娠期间,秋感温燥,咳嗽不已,灼伤肺津,身不甚热,干咳无痰,咽干口渴,舌红,苔薄白而燥,右脉数大为辨证要点。

【加减化裁】久咳不已,痰少、咽干咽痛者,加地骨皮、桑白皮清泻肺热,使热去津复;伴咽痛、头痛发热等初期表证明显者,加金银花、黄芩解表散邪;伴胸闷、呕恶者,加法半夏健脾和胃、涤痰宽胸。

【使用禁忌】风寒咳嗽者忌用。

【异病同治】本方也可用于外感温燥之妊娠发热、产后发热、经期感冒等病证。

【临床验案】

向某,女,28 岁。初诊:2018 年 10 月 27 日,患者孕 2 个月余,1 周前因外出出现头痛、鼻塞、流涕,因怕影响胎儿故未服药。然前症未去,咳嗽渐起,干咳不止,无痰,咽干口渴,咽喉痒痛,胃口欠佳,小便偏少,色黄,大便偏干,1～2 日一行,舌红,苔薄白而燥,右脉滑数大。查体:双肺呼吸音清,未闻及明显干湿啰音,血常规未见明显异常。西医诊断:早期妊娠;急性上呼吸道感染。中医诊断:妊娠咳嗽,属温燥伤肺证。此为外感温燥之邪,燥邪伤人,肺卫首当其冲,燥伤肺卫,肺气不宣,肺气不利,故干咳少痰,头痛身热。治宜清宣温燥,润肺止咳,拟以桑杏汤加减:桑叶 15 g,杏仁 10 g,香豉 10 g,栀子皮 12 g,象贝母 10 g,沙参 15 g,梨皮 30 g,陈皮 10 g,桔梗 10 g,炙甘草 6 g,麦冬 10 g。5 剂,水煎服,日 1 剂,分 2 次服用,同时嘱咐其多饮水、饮食清淡。二诊:2018 年 11 月 2 日。患者诉服药后咳嗽已明显减轻,无咽痒咽痛,胃口好转,续前方 5 剂巩固治疗后症状全消。

按:妊娠妇人机体处于一个相对"虚"的状态,免疫力低下,容易感受外邪,发生感冒、咳嗽等疾病。外感温燥之邪,燥邪伤肺,肺气不宣,肺气不利,发为咳嗽。方中桑叶,象贝母,香豉,栀子皮清热润肺,桑叶偏于清肺疏风,象贝母偏于润肺止咳,香豉偏于宣肺解表;杏仁、沙参、梨皮养阴润肺,杏仁偏于降肺止咳,沙参偏于养阴生津,梨皮偏于润肺养肺。患者食欲欠佳,加陈皮行气调和脾胃;久咳伤阴,故加沙参、麦冬以滋阴润肺;加桔梗宣肺利咽祛痰。诸药共奏清宣温燥,润肺止咳之功。患者连续服用 10 剂,症状已完全消失。

百合固金汤

【来源】《医方集解》。

【组成】百合 12 g,熟地 9 g,生地 9 g,麦冬 12 g,白芍 9 g,当归 9 g,贝母 12 g,生甘草 3 g,玄参 3 g,桔梗 3 g。

【用法】水煎服,日 1 剂,分 2 次服用。

【功效】养阴润肺,止咳安胎。

【主治】用于妊娠咳嗽之肺肾阴虚证。症见妊娠期间,咳嗽不已,干咳无痰,甚或咳嗽带血,口干咽燥,头晕目眩,手足心热,舌红,苔少,脉细滑数。原文指出:"此手太阴足少阴药也。金不生水,火炎水干,故以二地助肾滋水退热为君。百合保肺安神,麦冬清热润燥,玄参助二地以生水,贝母散肺郁而除痰,归、芍养血兼以平肝,甘、桔清金,成功上部,皆以甘寒培元清本,不欲以苦寒伤生发之气也。"

【方解】方中百合润肺止咳,玄参、麦冬养阴清肺,生地养阴清热,贝母润肺化痰止咳,桔梗、生甘草清肺利咽,白芍养血敛阴且能安胎。全方养阴、润肺、滋肾,使金水相生,阴津充足,虚火自平,热退肺润,则咳嗽自愈。

【辨证要点】临床以妊娠咳嗽不已,干咳无痰,甚或咳嗽带血,口干咽燥,头晕目眩,手足心热,舌红,苔少,脉细滑数为辨证要点。

【加减化裁】若痰中带血,加侧柏叶、仙鹤草、旱莲草养阴清热止血;若潮热盗汗、手足心热,加地骨皮、白薇养阴清热;若大便干结,加何首乌、肉苁蓉、火麻仁润肠通便;若伴腰酸、腹坠等胎动不安之兆,酌加杜仲、续断、桑寄生、菟丝子等固肾安胎。

【使用禁忌】脾虚便溏食少者忌用。

【异病同治】本方也可用于肺肾阴虚之妊娠肺痨病。

【临床验案】

刘某,女,26 岁。初诊:2019 年 11 月 1 日。妊娠 7 个月,咳嗽,咯痰,痰黄黏稠,咳时小便自遗,曾在外院用青霉素静脉输液治疗 3 日,口服川贝止咳糖浆 2 瓶,疗效不佳,近 1 周咳嗽加重,咳痰不爽,口干咽燥,心烦,舌质红,苔黄腻,脉滑数。查体:双肺呼吸音清,未闻及干湿啰音,血常规示白细胞计数正常,腹部膨隆如孕 7 个月大,胎心正常。西医诊断:中期妊娠;上呼吸道感染。中医诊断:妊娠咳嗽,辨证属肺阴虚证。治宜养阴润肺,止咳安胎,自拟《医方集解》百合固金汤加减:百合 12 g,生地 10 g,麦冬 10 g,白芍 10 g,贝母 10 g,生甘草 6 g,玄参 10 g,桔梗 9 g,黄芩 10 g,瓜蒌皮 10 g,法半夏 10 g,炙百部 10 g。3 剂,水煎服,日 1 剂,分 2 次服用。二诊:2019 年 11 月 4 日。患者诉服药后咳嗽明显好转,痰量减少,口干心烦较前好转,睡眠不安多梦,续前方加夜交藤 12 g,酸枣仁 10 g,茯神 10 g,5 剂。后电话回访,患者诉连服 5 剂后咳嗽症状完全消失,纳可,眠安。

按:本病的主要病机是"阴虚邪侵",妊娠妇人脏腑经络之血皆注于冲任,以养胎气,此时阴血偏虚,肺失滋润,燥热内生,故治疗时重在滋养阴液,以清虚火,在治疗时要注意安胎。方中首以味甘性平的百合润肺止咳;佐以生地、玄参、麦冬滋养阴液,使肺肾之阴兼顾而治本;桔梗、贝母、瓜蒌皮、法半夏能清肺祛痰而止咳;百合固金汤去当归、熟地加炙百部增加润肺之功;黄芩清肺热且能安胎。全方使肺肾之阴得补,虚火得清,而诸症悉愈。

紫菀汤

【来源】《校注妇人良方》。

【组成】紫菀 10 g，天冬 10 g，桔梗 3 g，炙甘草 3 g，桑白皮 6 g，杏仁 3 g，竹茹 9 g。

【用法】水煎去渣，加白蜜半匙，再煎温服。日 1 剂，分 2 次服用。

【功效】清火润肺，下气止嗽。

【主治】用于妊娠咳嗽之虚火上炎证。症见妊娠期间，咳逆上气，久咳不已，口渴心烦，手足心热，舌质红，苔薄黄，脉细滑数。

【方解】方中紫菀、桑白皮、杏仁宣肺止咳，天冬、竹茹清火除烦，桔梗化痰止咳，白蜜润肺。诸药协同，清火润肺，肺中清宁，则嗽症自消。

【辨证要点】临床以妊娠期间，咳逆上气，久咳不已，口渴心烦，手足心热，舌质红，苔薄黄，脉细滑数为辨证要点。

【加减化裁】热甚者，加麦冬、石膏滋阴清热；阴虚较甚，内热不甚者，加生地以助滋阴之效；火灼肺金，咽干咳嗽较甚者，可加阿胶、麦冬、五味子以养阴润肺止咳。

【使用禁忌】风寒咳嗽者忌用。

【异病同治】本方也可用于虚火上炎之妊娠感冒、经期咳嗽。

【临床验案】

平某，女，30 岁。初诊：2018 年 4 月 11 日。孕 5 个月余，咳嗽反复发作 2 个月。咽痒咽干，咳吐少量白色痰液，受凉则鼻塞、咳嗽加重，且平时怕风，易感冒，口渴心烦，恶心，纳差，口腔溃疡，舌质红苔薄黄腻，脉细。查体：双肺呼吸音清，未闻及干湿啰音，血常规示白细胞计数正常。西医诊断：中期妊娠；上呼吸道感染。中医诊断：妊娠咳嗽，辨证属虚火上炎证。治宜清火润肺，下气止嗽，自拟《校注妇人良方》紫菀汤加减：紫菀 10 g，杏仁 10 g，党参 10 g，黄芪 15 g，桑白皮 10 g，地骨皮 10 g，麻黄 3 g，陈皮 6 g，紫苏子 10 g，炒白术 10 g，法半夏 10 g，炒白芍 10 g，炙甘草 6 g，白蜜 10 g，生姜 4 片。3 剂，水煎服，日 1 剂，分 2 次服用。二诊：2018 年 4 月 14 日，患者诉服药后咳嗽减轻，口干心烦较前缓解，舌质红苔薄黄腻，脉细滑，考虑湿热未净，前方加冬瓜仁 15 g，芦根 10 g，茯苓 10 g 以增健脾清化之力，7 剂。三诊：2018 年 4 月 22 日，患者现无咳嗽，诸症悉除。

按：本病例中患者平时有受凉则鼻塞、咳嗽加重，平时怕风，易于感冒等肺虚之证，患者咳嗽因受凉则加重，同时兼有"恶心，纳差，口腔溃疡，头晕，苔薄黄腻"等热象，故用紫菀汤加减。方中紫菀、桑白皮、杏仁宣肺止咳，地骨皮清泻肺中伏火，麻黄宣肺止咳，法半夏、陈皮化痰止咳，紫苏子降气止咳，党参、黄芪、炒白术健脾益气固本，白蜜润肺，炙甘草和中。诸药共奏清火润肺，止嗽化痰之功。患者共服 10 剂，症状完全消失。

清燥救肺汤

【来源】《医门法律》。

【组成】桑叶（经霜者，去枝、梗，净叶）9 g，石膏（煅）8 g，甘草、胡麻仁（炒，研）、阿胶、枇杷叶（刷去毛，蜜涂，炙黄）各 3 g，麦冬（去心）4 g，人参、杏仁（泡，去皮尖，炒黄）各 2 g。

【用法】水煎服，日 1 剂，分 2 次服用。

【功效】清燥润肺,养阴益气。

【主治】用于妊娠咳嗽之燥热伤肺重症,气阴两伤证。症见妊娠期间,身热头痛,干咳无痰,气逆而喘,咽喉干燥,鼻燥,心烦口渴,胸满胁痛,舌干少苔,脉虚大而数。原文指出:"治诸气膹郁,诸痿喘呕。"

【方解】方中重用桑叶质轻性寒,轻宣肺燥,透邪外出,为君药。温燥犯肺,温者属热,宜清,燥胜则干,宜润,故臣以石膏辛甘而寒,清泻肺热;麦冬甘寒,养阴润肺。石膏虽沉寒,但用量轻于桑叶,则不碍君药之轻宣;麦冬虽滋润,但用量为桑叶之半,自不妨君药之外散。君臣相伍,宣中有清,清中有润,是为清宣润肺的常用组合。人参益气生津,合甘草以培土生金;胡麻仁、阿胶助麦冬养阴润肺,肺得滋润,则治节有权;杏仁、枇杷叶苦降肺气,以上均为佐药。甘草能调和诸药,是为使药。

【辨证要点】临床以妊娠期间,身热头痛,干咳无痰,气逆而喘,咽喉干燥,鼻燥,心烦口渴,胸满胁痛,舌干少苔,脉虚大而数为辨证要点。

【加减化裁】痰多者,加川贝母、瓜蒌以润燥化痰;热甚者,加羚羊角、水牛角以清热凉血。

【使用禁忌】脾虚痰湿内盛,胸膈满闷者忌用。

【异病同治】本方也可用于燥热伤肺、气阴两虚之妊娠恶阻、妊娠感冒、经期咳嗽。

【临床验案】

廖某,女,29岁。初诊:2017年9月24日。孕4个月余,咳嗽反复发作1个月。干咳无痰,身热,气逆而喘,口鼻干燥,心烦,胸满胁痛,每晚因咳嗽气喘难以入眠,咳嗽剧烈时有呕吐,纳差,小便少,大便干结,1～2日一行,舌干少苔,脉虚大而数。西医诊断:中期妊娠;上呼吸道感染。中医诊断:妊娠咳嗽,辨证属燥热伤肺、气阴两虚证。治宜清燥润肺,养阴益气,自拟《医门法律》清燥救肺汤加减:桑叶10 g,生甘草6 g,黑芝麻10 g,杏仁12 g,生石膏(先煎)30 g,阿胶(烊化)10 g,麦冬12 g,枇杷叶15 g,北沙参10 g,桔梗10 g。3剂,水煎服,日1剂,分2次服用。二诊:2017年9月27日。患者诉服药后咳嗽较前明显减轻,气喘止,觉咽喉至胸部不舒,身热心烦较前好转,睡眠亦好转,舌红苔薄黄,脉细滑,前方去阿胶、桔梗,加夜交藤12 g,茯神10 g,7剂。三诊:2017年10月4日,患者诉咳止而诸症皆愈。

按:秋令气候干燥,燥热伤肺,故头痛身热;肺为热灼,气阴两伤,失其清肃润降之常,故干咳无痰、气逆而喘、口渴鼻燥;肺气不降,故胸膈满闷,甚则胁痛。舌干少苔,脉虚大而数均为温燥伤肺佐证。治当清宣润肺与养阴益气兼顾,忌用辛香、苦寒之品,以免更加伤阴耗气。本病的治疗重点是辨证准确,属燥热伤肺、气阴两虚证。方中桑叶配伍石膏,主清宣燥热,有以宣为清之妙;在甘草体现"培土生金"之法,即"损其肺者益其气";杏仁、枇杷叶、桔梗肃降肺气,即"肺若气上逆,急食苦以泻之"。阿胶、麦冬、北沙参养阴润肺止咳。诸药共奏清燥救肺之功。二诊时咳嗽好转,仍有睡眠不安,加夜交藤、茯神宁心安神。患者共服10剂,症状完全消失。

六君子汤

【来源】《太平惠民和剂局方》。

【组成】人参一钱,白术一钱五分,茯苓一钱,甘草一钱,法半夏一钱五分,陈皮一钱。

【用法】上为细末,作一服,加大枣二枚,生姜三片,新汲水煎服。

【功效】健脾除湿，化痰止咳。

【主治】用于妊娠咳嗽之脾虚痰饮证。症见妊娠期间，咳嗽痰多，胸闷气促，甚至喘不得卧，神疲纳呆，舌质淡胖，苔白腻，脉濡滑。

【方解】方中人参、白术、茯苓、甘草健脾和胃，脾胃健运，痰湿自除；法半夏、陈皮化痰止咳，标本同治，咳嗽自愈。

【辨证要点】临床以妊娠期间，咳嗽痰多，胸闷气促，甚至喘不得卧，神疲纳呆，舌质淡胖，苔白腻，脉濡滑为辨证要点。

【加减化裁】若胸闷痰多，加紫苏子、瓜蒌仁、枇杷叶以宽胸顺气，化痰止咳；若化火，症见咳嗽咯痰不爽，痰液黄稠，面红口干，舌红，苔黄腻，脉滑数，治以清肺化痰，止咳安胎，方用清金降火汤。

【使用禁忌】痰饮实证者忌用。

【异病同治】本方也可用于脾胃气虚之妊娠恶阻、经期泄泻、经前头晕、经期咳嗽。

【临床验案】

姜某，女，25岁。初诊：2018年12月2日。孕5个月余，患者平日面色萎黄，语声低微，近半个月咳嗽痰多色白，胸闷气促，喘不得卧，伴神疲纳呆，食少便溏，舌质淡胖，苔白腻，脉濡滑。西医诊断：中期妊娠；上呼吸道感染。中医诊断：妊娠咳嗽，辨证属脾虚痰饮证。治宜健脾除湿，化痰止咳，自拟《太平惠民和剂局方》六君子汤加减：党参12 g，白术10 g，茯苓12 g，甘草6 g，陈皮6 g，法半夏6 g，紫苏子9 g，瓜蒌仁10 g，生姜3片，大枣2枚。3剂，水煎服，日1剂，分2次服用。二诊：2018年12月5日，患者诉服药后咳嗽气喘减轻，咳痰减少，纳食较前好转，睡眠可，续上方7剂。半个月后电话回访患者，诉咳嗽已愈，诸症皆消失。

按：本案的成功之处在于辨证准确。本病中患者平日面色萎黄，语声低微，咳嗽痰多色白，胸闷气促，喘不得卧，伴神疲纳呆，食少便溏，舌质淡胖，苔白腻，脉濡滑，皆为脾虚兼痰湿证。方中党参、白术、茯苓、甘草健脾和胃，法半夏、陈皮化痰止咳，紫苏子、瓜蒌仁降气化痰止咳。患者共服10剂，症状完全消失。

沙参麦冬汤

【来源】《温病条辨》。

【组成】沙参三钱，玉竹二钱，生甘草一钱，冬桑叶一钱五分，麦冬三钱，生扁豆一钱五分，天花粉一钱五分。

【用法】水煎服，日1剂，分2次服。

【功效】清养肺胃，润肺止咳。

【主治】用于妊娠咳嗽之肺胃阴虚证。症见妊娠期间，咳嗽不止，咽干口渴，或热，或干咳少痰，舌红苔少，脉弦细数。原文中指出："燥伤肺胃阴分，或热或咳者，沙参麦冬汤主之。"

【方解】方中沙参、麦冬清养肺胃，玉竹、天花粉生津解渴，生扁豆、生甘草益气培中、甘缓和胃，生甘草能生津止渴，配以冬桑叶，轻宣燥热，合而成方，有清养肺胃、生津润燥之功。

【辨证要点】临床以妊娠期间，咳嗽不止，咽干口渴，或热，或干咳少痰，舌红苔少，脉弦细数为辨证要点。

【加减化裁】余热未清者，加芦根、金银花；阴虚热盛者，加玄参、生地；咳甚痰中带血者，加白茅根；潮热、盗汗、颧红者，加炙鳖甲、青蒿。

【使用禁忌】外感咳嗽及脾胃虚寒者忌用。

【异病同治】本方也可用于肺胃阴虚之妊娠恶阻、妇人口疮。

【临床验案】

高某,女,32岁。初诊:2019年7月16日。孕6月余,患者2个月前因感冒咽痛、头昏、咳嗽、痰多,在社区医院就诊时服双黄连口服液治疗,唯咳嗽加重,余症皆停。痰多而黄,继用抗生素(头孢类)输液治疗1周,痰少而黏,仍咳嗽至今。其间曾用各种中成药(药物不详)治疗无效。现症见咳嗽,咽痒,痰少白黏,口干苦,渴欲饮凉水,纳差,舌红苔少,脉弦滑数。查体:双肺呼吸音清,未闻及干湿啰音,血常规示白细胞计数正常,腹部膨隆如孕6个月大,胎心正常。西医诊断:中期妊娠;支气管炎。中医诊断:妊娠咳嗽,辨证属阴虚肺燥证。治宜养阴润肺,止咳安胎,自拟《温病条辨》沙参麦冬汤加减:南沙参30 g,麦冬15 g,乌梅15 g,炙甘草12 g,白术15 g,桔梗12 g,黄芩15 g,紫苏子15 g,川贝母15 g,炙百合15 g,炙桑白皮15 g。3剂,水煎服,日1剂,分2次服用。二诊:2019年7月19日。患者诉服药后咳嗽明显减轻,无口干口苦,食欲较前好转,感胃脘胀满,偶有咳嗽无痰,前方加竹茹15 g,7剂。三诊:2019年7月27日。患者诉咳嗽消失,饮食恢复正常。

按:中医认为肺主气司呼吸,主宣发肃降,开窍于鼻,通调水道,朝百脉,在气为燥,其位最高,又为娇脏,不耐邪侵,故肺最易受外感内伤之邪侵袭。妊娠期间,由于生理上的特殊变化,上呼吸道黏膜增厚,轻度充血水肿,局部抵抗力减低,易发生感染,同时机体血居于下以养胎儿而体质特殊,故整个机体呈现"血感不足,气易偏盛",自身易出现阴阳平衡失调,其病咳嗽,更易致阴虚肺燥,肺气不清,肺津不布,失于清肃,故多久咳痰少。因嗽久易伤胎,妊娠咳嗽应早期干预,预防感冒。方中南沙参甘微寒,归肺、胃经,养阴清肺,清胃生津,补气化痰,麦冬甘微苦寒,归肺、胃经,养阴生津,润肺清心,二药相须为用,共奏滋肺阴、润肺燥、清肺热之功;川贝母、炙百合、炙桑白皮清热润肺化痰而止咳,乌梅养阴敛肺而止咳,桔梗、紫苏子一升一降,相反相成,以助肺气宣发肃降而止咳祛痰,黄芩主入肺经,善清泻肺热;白术、炙甘草健脾益气以土生金,去痰之源,同时黄芩、白术合用而具养胎安胎之效。诸药配伍,共奏养阴润肺、化痰止咳安胎之功。患者共服10剂,症状完全消失。

清金降火汤

【来源】《古今医鉴》。

【组成】陈皮一钱五分,半夏(泡)一钱,茯苓一钱,桔梗一钱,枳壳(麸炒)一钱,贝母(去心)一钱,前胡一钱,杏仁(去皮尖)一钱五分,黄芩(炒)一钱,石膏一钱,瓜蒌仁一钱,甘草(炙)三分。

【用法】加生姜3片,水煎,分2次服。

【功效】清金化痰,止咳安胎。

【主治】用于妊娠咳嗽之痰火犯肺证。症见妊娠期间,咳嗽不已,咯痰不爽,痰黏黄稠,心胸烦热,面红口干,舌质偏红,苔黄腻,脉滑数。

【方解】方中半夏燥湿化痰,瓜蒌仁清热化痰,并能导痰热从大便而下;黄芩、石膏清泻肺热;杏仁肃降肺气以宣上,陈皮理气化痰以畅中,枳壳破积气化痰以宽胸,茯苓健脾渗湿以杜生痰之源;伍贝母、桔梗、前胡、甘草化痰止咳,生姜为开痰之先导。诸药共用,化痰与清热、理气并进,使肺热得清,痰热得化,咳嗽得止。

【辨证要点】临床以妊娠期间,咳嗽咯痰不爽,痰黏黄稠,心胸烦热,面红口干,舌质偏红,苔黄腻,脉滑数为辨证要点。

【加减化裁】痰中带血者,加山栀、白茅根;有腰酸不适者,加川续断、杜仲、菟丝子;胎动不安者,加砂仁、苎麻根。

【使用禁忌】寒痰、湿痰咳嗽者忌用。

【异病同治】本方也可用于痰火犯肺之妊娠感冒、经期感冒。

【临床验案】

黄某,女,29岁。初诊:2020年7月7日。孕3个月余,咳嗽1周,现症见咳嗽不已,咯痰不爽,痰黄稠,心胸烦热,面红口干,偶有腰酸胀,小腹坠胀不适,舌质偏红,苔黄腻,脉滑数。西医诊断:中期妊娠;上呼吸道感染。中医诊断:妊娠咳嗽,辨证属痰火犯肺证。治宜清金化痰,止咳安胎,自拟《古今医鉴》清金降火汤加减:陈皮6 g,半夏3 g,茯苓10 g,桔梗9 g,枳壳(麸炒)10 g,贝母10 g,杏仁6 g,黄芩9 g,石膏15 g,瓜蒌仁10 g,甘草6 g,川续断12 g,杜仲10 g,桑寄生10 g。5剂,水煎服,日1剂,分2次服用。二诊:2020年7月12日。患者诉服药后咳嗽咳痰明显好转,痰色稍偏黄,口干心烦较前减轻,无腰酸不适,偶有小腹坠,续前方7剂。三诊:2020年7月20日,患者诸症均消失。

按:患者素有痰湿,郁久生热,痰热壅肺,灼肺伤津,则咳痰不爽;痰液黄稠,痰热内扰,津液不能上承,则见面红口干;舌红,苔黄腻,均为痰热内壅之象。方中半夏燥湿化痰,瓜蒌仁清热化痰;黄芩、石膏清泄肺热;杏仁肃降肺气,陈皮理气化痰,枳壳破积气化痰以宽胸,茯苓健脾渗湿;贝母、桔梗、甘草化痰止咳。诸药共奏清热化痰之效。患者有腰酸小腹坠胀感,加川续断、杜仲、桑寄生补肾安胎。患者共服用12剂,症状完全消失。

第十四节　胎水肿满

妊娠五六个月后,胎水过多,腹大异常,胸膈胀满,甚或遍身俱肿,喘不得卧者,称为"胎水肿满",亦称"子满"。与西医学之羊水过多相似。

本病的最早记载见于《诸病源候论·脏腑胎间水气子满体肿候》:"胎间水气,子满体肿者,此由脾胃虚弱,脏腑之间有停水,而挟以妊娠故也。妊娠之人,经血壅闭,以养于胎,若挟有水气,则水血相搏,水渍于胎,兼伤脏腑,脾胃主身之肌肉,故气虚弱,肌肉则虚,水气流溢受于肌,故令体肿;水渍于胞,则令胎坏。"羊水过多的发病率为0.5%～1.6%,其中18%～40%与胎儿畸形、多胎妊娠、巨大胎儿、孕妇合并症等因素有关。《妇科玉尺》指出:"妊娠五、六月间,腹大异常,胸膈胀满,名曰胎水。此胞中蓄水也,若早不治,生子手足必然软短,形体生理残瘴,或水下即死。"羊水过多合并胎儿畸形者,应及时终止妊娠。

本病的辨证重在分辨虚实。注意肢体和腹部皮肤胀满的特征,如皮薄光亮,按之凹陷为脾虚;皮色不变,按之压痕不显为气滞。本病以本虚标实证居多,治宜标本兼顾,本着治病与安胎并举的原则,以利水除湿为主,佐以益气行气,消水而不伤胎。

四 君 子 汤

【来源】《太平惠民和剂局方》。

【组成】人参9g,白术9g,茯苓9g,甘草6g。

【用法】水煎服,日1剂,分2次服用。

【功效】补气健脾,燥湿利水。

【主治】用于胎水肿满之脾胃气虚证。症见孕期胎水过多,腹大异常,下肢及足部水肿,甚或全身浮肿,神疲乏力,气短,语声低微,食少腹胀,面色萎黄,舌淡红,苔薄白,脉沉滑。

【方解】方中人参为君药,甘温益气、健脾养胃,为补气之要药;臣药以苦温之白术,健脾燥湿,加强益气助运之力;佐以甘淡之茯苓,健脾渗湿,茯苓、白术相配,则健脾祛湿之功益著;使以甘草,益气和中、调和诸药。人参、茯苓、白术、甘草皆属甘味,四药补而平淡,不偏不倚,正合君子之意。

【辨证要点】临床以孕期胎水过多,腹大异常,下肢及足部水肿,甚或全身浮肿,神疲乏力,气短,语声低微,食少腹胀,面色萎黄,舌淡红,苔薄白,脉沉滑为辨证要点。

【加减化裁】若喘不得卧,加杏仁、紫苏宣肺平喘;若下肢水肿,加防己除湿消肿。

【使用禁忌】寒湿实证、阴虚内热者忌用。

【异病同治】本方也可用于脾气虚弱之月经过多、经期延长、崩漏、带下病、妊娠呕逆、胎动不安、胎萎不长及产后病。

【临床验案】

聂某,女,27岁。初诊:2018年1月10日。孕8个月余,面色萎黄,语声低微,腹胀,憋气,下肢及足水肿,小便量少,行走困难5日,逐渐加重,纳差,便溏,气短乏力,舌淡红,苔薄白,脉沉滑。B超示羊水最深处9.5cm,产科检查腹围98cm,超过正常孕月。西医诊断:晚期妊娠,羊水过多。中医诊断:胎水肿满,辨证属脾虚湿盛证,此为脾气虚弱,失于健运,水湿留聚,浸淫胞中,发为羊水过多。治宜补气健脾,燥湿利水,拟方《太平惠民和剂局方》四君子汤加减:党参12g,白术10g,茯苓10g,甘草6g,黄芩6g,大腹皮10g,冬瓜皮10g,炒白芍6g,当归3g,菟丝子9g,杜仲9g。3剂,水煎服,日1剂,分2次服用。二诊:2018年1月13日。患者诉腹胀、下肢肿胀明显减轻,食欲较前有所好转,可进食,乏力稍好转,小便量增多,继服上方3剂。三诊:2018年1月16日,诸症安,腹围缩小2cm,续前方,10剂。四诊:2018年1月26日,复查B超示羊水最深处7cm。后定期产科产检复查,均未见胎水过多。

按:患者脾胃气虚不能运化,以致水湿停聚,浸淫胞中,发为胎水过多。胎水过多,腹大异常,下肢及足部浮肿,可伴全身浮肿,神疲乏力,气短,语声低微,食少腹胀,面色萎黄,舌淡红,苔薄白,脉沉滑,均为脾胃虚弱、水湿停聚之象。本病关键在于辨证需准确,患者三次就诊均给予四君子汤加减,理气行滞,利水除湿。方中黄芩、白术合用,首要安胎;改人参为党参,取其健脾补气之效,更适用于妊娠妇人;菟丝子、杜仲、当归固肾安胎养血;大腹皮、冬瓜皮疏利气机,气畅则水道自通,合之茯苓行水利湿;炒白芍敛阴养血。整个方药,剂量偏小,妊娠妇人,少用药调,即敏感有效,不必量大以伤胎气,只取其均衡之功即已。患者共服用16剂,症状已完全消失。

鲤 鱼 汤

【来源】《备急千金要方》。

【组成】鲤鱼1头(重1kg),白术15g,生姜、白芍、当归各9g,茯苓12g。

【用法】以水2.4L,先煮鱼熟,澄清,取1.6L,纳入药材,煎取600mL,日1剂,分5

次服。

【功效】健脾渗湿，养血安胎。

【主治】用于胎水肿满之脾气虚弱证。症见孕期胎水过多，腹大异常，腹皮发亮，下肢及阴部浮肿，甚或全身浮肿，食少腹胀，神疲肢软，面色淡黄，舌淡，苔白，脉沉缓。

【方解】方中鲤鱼善行胞中之水而消肿，白术、茯苓、生姜健脾理气渗湿以行水，当归、白芍养血安胎。全方健脾利水，使水行而不伤胎。

【辨证要点】临床以孕期胎水过多，腹大异常，腹皮发亮，下肢及阴部浮肿，甚或全身浮肿，食少腹胀，神疲肢软，面色淡黄，舌淡，苔白，脉沉缓为辨证要点。

【加减化裁】喘不得卧者，加杏仁、紫苏宣肺平喘；阳虚兼畏寒肢冷者，酌加黄芪、桂枝以温阳化气行水；腰痛甚者，酌加杜仲、续断、菟丝子固肾安胎。

【使用禁忌】寒湿者忌用。

【异病同治】本方也可用于脾气虚弱之妊娠浮肿、妇人体虚浮肿等病。

【临床验案】

王某，女，35岁。初诊：2019年9月10日。孕7个月余，形体浮肿，孕后经常头晕目眩，心悸气短，下肢酸软，食欲欠佳，日渐加剧，身中体困，腹胀气喘，走路则心悸尤甚，平卧则气喘难安，少腹坠胀，小便少，大便有时微溏，舌淡苔白，脉沉细缓。半月内腹围增加明显，由85 cm增大为90 cm，宫底亦见上升，B超示羊水过多。西医诊断：羊水过多。中医诊断：胎水肿满，辨证属脾气虚弱证，此为脾虚失运，水湿留聚，浸淫胞中，发为羊水过多。治宜健脾渗湿，拟方《备急千金要方》鲤鱼汤加减：鲤鱼1头（重1 kg），白术15 g，生姜9 g，白芍9 g，当归9 g，茯苓12 g，党参15 g，大腹皮12 g，白扁豆10 g，莲子9 g，车前子10 g，以水2.4 L，先煮鱼熟，澄清，取1.6 L，纳入药材，煎取500 mL，日1剂，分3次服，5剂。二诊：2019年9月16日。患者诉服药后小便量由少变多，腹胀显著减轻，走路能稍快，眩晕、心悸、气喘、食欲等均见好转，续前方10剂。三诊：2019年9月24日。前述症状相继消失，B超检查示羊水较前明显减少，腹围由90 cm降为84 cm。后定期产科产检复查，均未见胎水过多。

按：患者脾虚失运，水湿停聚，浸淫胞中，发展为胎水过多，腹围增长明显；水湿泛溢肌肤趋下，故下肢肿胀，全身浮肿；脾虚中阳不振，则食欲欠佳，食少腹胀，神疲肢软。面色淡黄，舌淡，苔白，脉沉缓均为脾虚湿困之征。故治以健脾渗湿为主，鲤鱼汤方中鲤鱼善行胞中之水而消肿；白术、茯苓、生姜健脾理气渗湿以行水；当归、白芍养血安胎，使水行而不伤胎；白扁豆、莲子补脾气；车前子利湿渗水。服药后二诊，患者症状明显减轻，遂继服用前方。本病的治疗关键在于辨证准确，患者二次就诊均以鲤鱼汤加减，患者共服用15剂，症状已完全消失。

茯苓导水汤

【来源】《医宗金鉴》。

【组成】茯苓三两，猪苓三两，砂仁七钱五分，木香一两，陈皮七钱五分，泽泻三两，白术三两，木瓜一两，大腹皮七钱五分，桑白皮一两，紫苏叶一两。

【用法】水煎服，日1剂，分2次服用。

【功效】理气行滞，利水除湿。

【主治】用于胎水肿满之气滞湿郁证。症见孕期胎水过多，腹大异常，胸膈胀满，甚则喘不得卧,肢体肿胀,皮色不变,按之压痕不显,舌淡,苔薄腻,脉弦滑。

【方解】方中茯苓、猪苓、白术、泽泻健脾行水,木香、砂仁、紫苏叶醒脾理气,大腹皮、桑白皮、陈皮消胀行水,木瓜行气除湿。诸药共使气机通畅,胎水自消。

【辨证要点】临床以孕期胎水过多,腹大异常,胸膈胀满,甚则喘不得卧,肢体肿胀,皮色不变,按之压痕不显,舌淡,苔薄腻,脉弦滑为辨证要点。

【加减化裁】腹胀甚者,酌加枳壳以理气消胀满;喘甚不得卧者,酌加葶苈子行水下气定喘;下肢肿甚者,加防己除湿消肿。

【使用禁忌】脾胃虚寒者忌用。

【异病同治】本方也可用于气滞湿郁之产后浮肿,喘嗽,小便不利等病。

【临床验案】

顾某,女,35岁。初诊:2019年9月13日。妊娠7月余,近20日来自觉腹部突然肿胀,小便不利,腹大如临产状,心慌、气短、不能平卧,时有头晕,口中淡腻,胸闷气促,胁痛嗳气,下肢肿胀,步履艰难,舌质淡红,苔薄腻,脉弦细滑。产科检查:腹围97 cm,大于正常孕月。B超提示:羊水9.6 cm。西医诊断:晚期妊娠,羊水过多。中医诊断:胎水肿满,辨证属气滞湿郁证。治宜理气行滞,利水除湿,拟方《医宗金鉴》茯苓导水汤加减:木香9 g,木瓜6 g,槟榔6 g,白术12 g,大腹皮12 g,茯苓15 g,猪苓9 g,泽泻9 g,桑白皮9 g,砂仁6 g,当归9 g,川芎6 g,紫苏梗6 g,陈皮6 g,防己9 g,枳壳6 g,夜交藤12 g,茯神10 g。3剂,水煎服,日1剂,分2次服用。二诊:2019年9月16日。患者诉服药后小便量增多,脘腹较舒,自觉腹内漉漉作响,夜寐较前明显好转,续前方再服3剂。三诊:2019年9月19日。患者诉服药后腹胀减轻,小便量明显增多,下肢肿胀亦减,睡眠食欲均有所增进,偶有腰酸不适,前方去夜交藤、茯神,加桑寄生12 g,补骨脂9 g,再服7剂。四诊:2019年9月27日。复查B超示羊水7.0 cm,腹围较前减小,症情好转,至足月剖宫产一正常男婴。

按:气机郁滞,水湿停聚,蓄积胞中,故胎水过多,腹大异常;湿浊上迫心肺,则胸膈胀满、心悸气短,甚则喘不得卧;气滞湿郁,泛溢肌肤,故肢体肿胀,苔薄腻,脉弦滑,均为气滞湿郁之征。本病的关键在于辨证准确,患者三次就诊均给予茯苓导水汤加减,理气行滞,利水除湿。方用木香、砂仁、紫苏梗、陈皮行气消胀,砂仁、紫苏梗还有安胎作用,胀甚者加枳壳可助宽中消胀之功;白术、茯苓、猪苓、泽泻、木瓜均可健脾利湿消肿;槟榔、大腹皮既能利水湿又能行气、宽中;桑白皮泻肺利水,又肺主治节,有通水道、下输膀胱的作用,肺气不能肃降,则在上为喘,在下为肿为胀,对于肿胀兼喘者较为适用。防己专消下肢肿胀,腿足肿甚者可加之;原方中无当归、川芎,今加当归、川芎,以和其血分,则气血两调,更能使水湿渗泄而消其肿胀。患者睡眠不安,加夜交藤、茯神养阴安神。三诊时患者睡眠恢复正常后,有腰酸不适,故加桑寄生、补骨脂,补肾强腰膝亦有安胎之效。患者共服用13剂,复查示羊水恢复正常。

(田曼)

第十五节　妊娠小便淋痛

妊娠期间,尿频、尿急、淋沥涩痛者,称为"妊娠小便淋痛",亦称"子淋"。

本病始见于《金匮要略·妇人妊娠病脉证并治》,其云:"妊娠小便难,饮食如故,当归贝母苦参丸主之。"《诸病源候论·妇人妊娠诸候》云:"淋者,肾虚膀胱热也。肾虚不能制水,则小便数也;膀胱热,则水行涩,涩而且数,淋沥不宣。妊娠之人,胞系于肾,肾患虚热成淋,故谓子淋也。"《妇人大全良方·妊娠子淋方论》云:"夫淋者,由肾虚膀胱热也。肾虚不能制水,则小便数也。膀胱热,则小便行涩而数不宣。妊娠之人胞系于肾,肾间虚热而成淋,疾甚者心烦闷乱,故谓之子淋也。"《医宗金鉴·妇科心法要诀》云:"孕妇小便频数窘涩,点滴疼痛,名曰子淋。"《女科精要》谓"由气血聚养胎元,不及敷荣渗道,遂使膀胱郁热",强调子淋的病机为妇人怀孕时气血荣养胎儿的特殊生理情况所致。总之,以上医书皆把子淋的病机归结为肾与膀胱的虚热。明代孙文胤的《丹台玉案》认为子淋为"娠妊受湿,渗于膀胱,积热不行",以湿热为子淋的病机。明代薛己在《校注妇人良方》论治子淋时提出肝经湿热、肝经虚热等病机,发展了对子淋的病机的认识。

对于子淋的治则治法,《丹溪治法心要》认为淋证"皆属热,解热利小便为主""肾虚极而淋者,当补肾精及利小便",《盘珠集胎产证治》以子淋为"气血养胎不及,宣通渗道,遂使膀胱郁热不化而为淋,法当养血为主,兼利小便"。《罗氏会约医镜》则提出"宜滋肾以清热"。总而言之,以清热利小便为主要治则,又根据不同病因病机而灵活化裁。

西医学的妊娠合并尿道炎、膀胱炎、肾盂肾炎等泌尿系统感染疾病可参照本病辨证治疗。

子 淋 汤

【来源】《沈氏女科辑要笺正》。

【组成】生地 15 g、阿胶 10 g、黄芩 10 g、山栀子 10 g、木通 10 g、甘草 5 g。

【用法】水煎服。

【功效】滋阴润燥,清热通淋。

【主治】阴虚热炽,膀胱湿热。症见尿频、尿急、尿痛,可伴有寒战、发热、口干、腰痛、腹痛等。

【方解】山栀子、黄芩清热泻火通淋;木通、甘草泻火、止淋、缓痛,并佐以生地、阿胶等养血安胎之品,使邪去而不伤正,治病而不动胎。

【辨证要点】本方为治疗妊娠小便不利之常用方。临床以妊娠期间尿频、尿急、淋沥涩痛,伴小腹坠重腰酸软,舌质红,苔薄黄,脉滑数尺弱为辨证要点。

【加减化裁】心火偏亢:除尿痛、尿频、尿急主症外又兼有口干心烦,舌红少苔,脉细数者,可加玄参、麦冬、淡竹叶等。湿热偏盛:症见尿色黄赤,艰涩痛甚,口干不欲饮,舌红苔黄腻,脉滑数者,可加车前草、连翘、白茅根等。

【使用禁忌】孕妇淋症凡有中焦虚寒或肾虚胞动者均不宜用。

【异病同治】本方也可用于癃闭。

【临床验案】

张某,女,28 岁。初诊:2020 年 8 月 1 日。主诉:停经 52 日,尿痛、尿频 10 日。现病史:停经 50 日,曾做 B 超示宫内早孕,近 10 日来感小便短赤、尿频、尿痛,伴小腹坠重腰酸软,呕吐纳差,头晕眼黑,无阴道出血,纳眠可,大便正常。既往史:2 年来曾怀孕 2 次,均因孕期淋证早产堕胎。尿常规:白细胞(＋＋＋)。望诊:舌质红,苔薄黄干。切诊:脉滑数尺弱。西医诊断:妊娠期泌尿系统感染。中医诊断:子淋。证属:湿热下注,胎动不安。治则:清热利尿,固肾安胎。方药：生地 15 g，阿胶 10 g，黄芩 10 g，山栀子 10 g，木通 10 g，甘草 5 g，车前草 10 g，玄参 10 g，麦冬 10 g，桑寄生 10 g，续断 10 g。5 剂，水煎服，日 1 剂。二诊：2020 年 8 月 6 日，服上方后尿频尿痛大减，腰酸腹坠亦减轻。查尿常规无异常。时感胃脘胀满，舌质淡红，苔薄白，脉滑稍数。上方去山栀子，加陈皮 10 g，煎服，日 1 剂，继服 5 剂。三诊：2020 年 8 月 11 日，服上方后胃脘胀满已缓解，无其他不适。B 超提示：宫内早孕。

按：妇人孕后阴血与肾精聚于养胎，致使阴血虚弱、肾精亏损。或阴不上承、心火偏亢、移热小肠、传入膀胱；或阴虚火旺，移热于膀胱造成小便灼热而痛。故子淋之证虽然多为湿热下注，但终属阴虚所致，治法则宜以清润为主，不宜过于通利，禁用瞿麦、滑石、蒲公英之类，以免损伤胎儿，而致堕胎。再者，子淋诸症易损伤胎儿，临床上许多患者就诊时已出现胎动不安诸症，还有患者曾有因子淋造成堕胎、小产病史。故临床常以固肾安胎、清利通淋兼治，滋阴、补肾、利湿并举。

导 赤 散

【来源】《小儿药证直诀》。

【组成】生地、木通、生甘草梢各 6 g，竹叶 3 g。

【用法】水煎服。

【功效】清心利水养阴。

【主治】心经火热证。症见心胸烦热，口渴面赤，意欲冷饮，以及口舌生疮；或心热移于小肠，小便赤涩刺痛，舌红，脉数。

【方解】本方原为小儿而设，小儿乃稚阴稚阳、易寒易热、易虚易实之体。方中生地甘凉而润，入心、肾经，凉血滋阴以制心火；木通苦寒，入心与小肠经，上清心经之火，下导小肠之热，两药相配，滋阴制火而不恋邪，利水通淋而不伤阴，共为君药。竹叶甘淡，清心除烦，淡渗利窍，导心火下行，为臣药。生甘草梢清热解毒，尚可直达尿道而止淋痛，并能调和诸药，且防木通、生地之寒凉伤胃，用为佐使。四药合用，共收清热利水养阴之效。《医宗金鉴》云："赤色属心，导赤者，导心经之热从小便而出……"

【辨证要点】本方为治疗心经火热证之常用方，又是体现清热利水养阴法之基础方。临床以心胸烦热，口渴，口舌生疮或小便赤涩，舌红脉数为辨证要点。

【加减化裁】本方临证应用时，应据成人、小儿及火热虚实之异，相应增减生地、木通之用量，据证之需，易其君臣，以"变"中求"精"。若心火较盛，可加黄连以清泻心火；若心热移于小肠，小便淋漓不畅，可加车前子、赤茯苓等以增强清热利水之功；若小便涩痛甚，可与八正散合用；若血淋涩痛，可加旱莲草、小蓟、白茅根以清热凉血，祛瘀通淋。

【使用禁忌】方中木通苦寒、生地阴柔寒凉，脾胃虚弱者当慎用。

【异病同治】本方也可用于口腔炎、急性泌尿系统感染、小儿鹅口疮、小儿夜啼等属心经与膀胱、小肠有热者。

【临床验案】

李某，女，32 岁。初诊：2020 年 10 月 2 日。主诉：停经 25 周，尿频、尿痛伴尿血 2 日。尿常规检查：白细胞（＋＋＋），红细胞满视野。症见尿频涩痛，小便赤热，小腹胀满，心胸烦热，口燥咽干，舌红苔黄脉数。西医诊断：妊娠合并尿路感染。中医诊断：子淋，证属心经有热，下移小肠，蕴结膀胱。治以导赤散加减：生地 10 g，木通 10 g，生甘草梢 10 g，山栀子 10

g,滑石 10 g,车前子 10 g,小蓟 10 g。3 剂,水煎服,日 1 剂。二诊:2020 年 10 月 9 日。尿频涩痛,小便赤热症状明显减轻,心胸烦热,症状有所缓解。上方继服 3 剂,症状基本消失,精神可,心情舒畅。

按:心与小肠相表里,故心热则小肠亦热,而令便赤,是方也,生地黄可以凉心,甘草梢可以泻热,佐之以木通,则直走小肠膀胱矣,名曰导赤散,导其丙丁之赤,由溺而泄也。本方加用山栀子清泄三焦湿热,滑石、车前子清热利水通淋,小蓟清热凉血止血。诸药合用,清热凉血利尿,使心火从小便而泻,所谓引火下行,邪去正自安矣。

八 正 散

【来源】《太平惠民和剂局方》。

【组成】车前子、瞿麦、萹蓄、滑石、山栀子仁、炙甘草、木通、大黄(煨)各一斤。

【用法】散剂,每服 6～10 g,灯心草煎汤送服;亦可作汤剂,加灯心草,水煎服。

【功效】清热泻火,利水通淋。

【主治】热淋。症见尿频尿急,溺时涩痛,淋沥不畅,尿色浑赤,甚则癃闭不通,小腹急满,口燥咽干,舌苔黄腻,脉滑数。

【方解】方中滑石清热利湿,利水通淋;木通上清心火,下利湿热,使湿热之邪从小便而去,共为君药。萹蓄、瞿麦、车前子均为清热利水通淋要药,合滑石、木通则利尿通淋之效尤彰,同为臣药。山栀子仁清热泻火,清利三焦湿热;大黄荡涤邪热,通利肠腑,亦治"小便淋沥"(《本草纲目》),二药合用可令湿热由二便分消,俱为佐药。炙甘草调和诸药,兼以清热缓急,故有佐使之功。兼加灯心草则更增利水通淋之力。诸药合用,既可直入膀胱清利而除邪,又兼通利大肠导浊以分消,务使湿热之邪尽从二便而去,共成清热泻火、利水通淋之剂。

【辨证要点】本方为治疗热淋之代表方。临床以尿频尿急,溺时涩痛,舌苔黄腻,脉滑数为辨证要点。

【加减化裁】若大便秘结,腹胀,原方煨大黄改用生大黄,加枳实以通腑泻热;若伴寒热往来,口苦,呕恶,与小柴胡汤合用以和解少阳;若湿热伤阴,口渴,舌红苔少,去大黄,加生地、知母以养阴清热。本方苦寒通利,凡淋证属湿热下注者均可加减用之。若属血淋,加生地、小蓟、白茅根以凉血止血;若为石淋,加金钱草、海金沙、石韦等以化石通淋;若属膏淋,加草薢、菖蒲以分清化浊。

【使用禁忌】肾虚劳淋者,本方不宜使用。

【异病同治】本方也可用于急性膀胱炎、尿道炎、肾盂肾炎、前列腺炎、泌尿系统结石等证属膀胱湿热者。

【临床验案】

张某,女,37 岁。因孕 32 周,尿频、尿痛、尿急 1 日就诊。既往曾有此病,曾用抗生素治疗,愈后复发,症见面红,面容痛苦,小便黄赤短少,尿道有灼热感,舌尖红,脉数。血常规:白细胞 $13.8×10^9$/L、中性粒细胞 78%、淋巴细胞 22%。尿常规:尿蛋白(+),白细胞(+)。西医诊断:妊娠合并尿路感染。中医诊断:子淋(湿热型)。治以清热解毒,通淋除湿。方药以八正散加减,方药:木通、车前子、萹蓄、瞿麦、栀子、甘草梢各 9 g,滑石 6 g,灯心草 6 g。

按:子淋多因肾虚,膀胱湿热,气化失调,水道不利所致。治疗本病以通淋除湿,清热解毒为主。八正散是清热解毒,通淋除湿,治疗热淋的典型代表方剂。方中的木通、瞿麦、灯心草降心火，清热利小便。祛湿热并止血的滑石、栀子、车前子，配合通淋的萹蓄、甘草梢，使湿热从小便去。

猪　苓　汤

【来源】《伤寒论》。

【组成】猪苓、茯苓、泽泻、阿胶（烊化）、滑石各 10 g。

【用法】水煎服。

【功效】利水渗湿，养阴清热。

【主治】水热互结伤阴证。症见发热，口渴欲饮，小便不利，或心烦不寐，或咳嗽，或呕恶，或下利，舌红苔白或微黄，脉细数。亦治热淋，血淋等。

【方解】方中猪苓归肾与膀胱经，淡渗利水，乃方中诸利水药中"性之最利者"（《绛雪园古方选注》），为君药。泽泻、茯苓助君药利水渗湿，泽泻兼可泻热，茯苓兼可健脾，同为臣药。滑石清热利水；阿胶滋阴止血，既益已伤之阴，又防诸药渗利重伤阴血，正如吴崑所言："四物皆渗利，则又有下多亡阴之惧，故用阿胶佐之，以存津液于决渎尔。"（《医方考》）二药并止淋证出血，俱为佐药。诸药配伍，利水渗湿，兼养阴清热，使水湿去，邪热清，阴津复，则诸症可愈。

【辨证要点】本方为治疗水热互结而兼阴虚证候之常用方。临床以小便不利，口渴，身热，舌红，脉细数为辨证要点。

【加减化裁】热伤血络，尿血者，加小蓟、白茅根以凉血止血；小便涩痛者，可加瞿麦、萹蓄以利水通淋。

【使用禁忌】阳虚尿少忌用；热淋之阴津亏甚者不宜用。

【异病同治】本方也可用于泌尿系统感染、肾炎、流行性出血热、产后癃闭等病属水热互结而兼有阴伤者。

【临床验案】

张某，女，38 岁。初诊：2019 年 12 月 30 日。主诉：孕 31 周余，尿频、尿急伴腰痛 2 日。患者诉近 2 日无明显诱因出现尿频、尿急，伴腰痛、发热。症见尿频、尿急、灼热刺痛，尿色黄赤，少腹拘急胀痛，腰痛，夜尿 10 余次，手脚心热，口苦，口干欲饮，眠差。舌光红无苔，脉沉细数。血常规：白细胞 3.85×10^9/L，中性粒细胞 49.8%。尿常规：尿蛋白（＋），潜血（＋）。尿培养：大肠埃希菌 60%，链球菌 40%。西医诊断：肾盂肾炎。中医诊断：子淋，证属水热互结下焦。治则：清热利水育阴。处方：猪苓 10 g，茯苓 10 g，滑石 10 g，阿胶 10 g，泽泻 5 g，败酱草 3 g。日 1 剂，水煎服，分 2 次服。同时嘱患者大量饮水。服药 7 剂，尿频、尿灼痛、少腹拘急感均明显缓解，睡眠好转，夜尿 2～3 次。复查血常规：白细胞 4.42×10^9/L。尿常规：白细胞（－）。连续 3 次尿培养（－）。再服 10 剂巩固疗效。

按：猪苓汤证的病机为阴虚水热互结。其主治的三大症为小便不利、渴欲饮水和心烦不得眠。临床上既有阴虚表现又具备这三大主症者，用之必效。笔者认为，尿量、尿色、尿液成分的异常均可理解为"小便不利"。湿蕴可见小便不利，伴或不伴浮肿；热结，为阴虚热蒸，可见渴欲饮水，心烦不得眠。所以对泌尿系统感染的治疗可以选用猪苓汤养阴、清热、利湿，以解水热互结之证。此时过用清热利水通淋药物，恐阴伤更重，纯用滋阴药物又恐湿热难化，唯有利水通淋与清热养阴药物并进，方切合病机。

加味五淋散

【来源】《医宗金鉴》。

【组成】黑栀子12 g,赤茯苓12 g,当归12 g,白芍12 g,黄芩12 g,甘草梢3 g,生地15 g,泽泻12 g,车前子15 g,木通12 g,滑石15 g。

【用法】水煎分服,日1剂。

【功效】清热利湿,润燥通淋。

【主治】阴肿。症见妊娠期间,小便频数,尿色黄赤,艰涩不利,灼热刺痛,口苦咽干,渴喜冷饮,胸闷食少,带下黄稠量多,舌红,苔黄腻,脉滑濡数。

【方解】黑栀子、黄芩、滑石、木通清热泻火通淋;赤茯苓、泽泻、车前子利湿通淋;白芍、甘草梢养阴清热,又可缓急止痛;当归、生地养血安胎。全方奏清热利湿、润燥通淋之功。

【辨证要点】本方为子淋常用方。临床以孕妇小便频数窘涩,点滴疼痛为辨证要点。

【加减化裁】热盛毒甚者,酌加金银花、野菊花、蒲公英、紫花地丁清热解毒;尿中带血者,酌加大蓟、小蓟、侧柏叶、地榆以凉血止血。

【使用禁忌】脾胃虚弱者慎用。

【异病同治】本方也可用于泌尿系统感染、肾炎、淋病性尿道炎等。

【临床验案】

张某,女,24岁。初诊:1987年5月24日。妊娠已3月余,4日前出现尿频、尿急、尿痛,尿色黄赤,继而发热,腰痛,全身不适,口干不多饮,胸闷纳减。经当地医院治疗不效而来诊。查体:体温38 ℃,肾区有叩击痛。舌质红,苔黄腻,脉滑数。血常规:白细胞$12×10^9$/L,中性粒细胞84%,淋巴细胞16 %。尿常规:混浊,尿蛋白(±),白细胞(++),红细胞0～4个/高倍视野,白细胞管型(+)。中医诊断:子淋。辨证属湿热下注。治以清热利湿,通淋安胎。方用加味五淋散(《医宗金鉴》)化裁:黑栀子、黄芩、当归、木通、苎麻根各10 g,茯苓、泽泻、车前子、生地、白芍、桑寄生各12 g,甘草梢6 g。服药8剂,热退,腰痛好转,尿频、尿急、尿痛减轻,胃纳增加。再服6剂,诸症消失,血、尿常规无异常。[刘胜利. 子淋治验[J]. 江西中医药,1992,23(8):62.]

按:湿热内侵,蕴结膀胱,气化不行,水道不利而成子淋。方中黑栀子、黄芩、木通清热泻火通淋,茯苓、泽泻、车前子利湿通淋,甘草梢泻火、止淋、缓痛,当归、白芍、生地养血安胎,苎麻根、桑寄生凉血固肾安胎,全方清热利湿,通淋安胎,使邪去而不伤正,治病而不动胎。

第十六节　妊娠小便不通

妊娠期间,小便不通,甚至小腹胀急疼痛,心烦不得卧,称为"妊娠小便不通",又称"转胞"或"胞转"。常见于妊娠中晚期。

本病首见于《金匮要略·妇人杂病脉证并治》:"妇人病饮食如故,烦热不得卧,而反倚息者,何也? 师曰:此名转胞,不得溺也,以胞系了戾,故致此病,但利小便则愈,肾气丸主之。"

西医学的妊娠合并尿潴留可参照本病辨证治疗。

五 苓 散

【来源】《伤寒论》。

【组成】猪苓9 g,泽泻15 g,白术9 g,茯苓9 g,桂枝6 g。

【用法】水煎服,温服取微汗。

【功效】利水渗湿,温阳化气。

【主治】①蓄水证。症见小便不利,头痛微热,烦渴欲饮,甚则水入即吐,舌苔白,脉浮。②痰饮。症见脐下动悸,吐涎沫而头眩,或短气而咳者。③水湿内停证。症见水肿,泄泻,小便不利,以及霍乱吐泻等。

【方解】方中重用泽泻为君药,利水渗湿。臣以茯苓、猪苓助君药利水渗湿。佐以白术补气健脾以运化水湿,合茯苓既可彰健脾制水之效,又可奏输津四布之功。《素问·灵兰秘典论》谓:"膀胱者,州都之官,津液藏焉,气化则能出矣。"膀胱之气化有赖于阳气之蒸腾,故又佐以桂枝温阳化气以助利水,且可辛温发散以祛表邪,一药而表里兼治。诸药相伍,共奏淡渗利湿,健脾助运,温阳化气,解表散邪之功。由于方中桂枝并非专为解表而设,故蓄水证得之,有利水而解表之功;痰饮病得之,有温阳平冲降逆之功;水湿内盛而无表证者得之,则可收化气利水之效。

【辨证要点】本方为利水化气之代表方。临床以小便不利,苔白,脉浮或缓为辨证要点。

【加减化裁】水湿壅盛而肿甚者,加大腹皮、桑白皮以行气利水;表证明显者,可加麻黄、紫苏叶以解表宣肺;肾阳不足,腰痛脚弱者,桂枝易为肉桂,或加附子以温壮肾阳。

【使用禁忌】本品渗利作用强,不宜常服。

【异病同治】本方常用于慢性肾炎、肝硬化所致的水肿,也可用于急性胃肠炎、尿潴留、脑积水、梅尼埃病等证属水湿或痰饮内停者。

【临床验案】

施某,女,26岁。初诊:1988年5月6日。患者妊娠4个月,5日来小便频数,欲解而点滴难出,每日数十次。尿常规镜检无异常,经抗炎、利尿治之如故。伴小腹胀急疼痛,坐卧不宁,神疲乏力,气短懒言,面色㿠白,大便溏而不爽,舌淡,苔白,脉虚滑。此乃肺脾气虚,气化不利。宜健脾益肺,温阳化气。五苓散化裁:猪苓、茯苓、泽泻、白术、黄芪各20 g,桂枝10 g,桑白皮、车前子各15 g,服2剂后症减大半,继进3剂而安。[王忠全.五苓散在妇科临床的运用[J].云南中医学院学报,1992,15(1):8-9.]

按:本病乃本虚标实证。肺脾气虚为本,小便不通为标,因此温阳化气行水是其治疗关键。故选五苓散加黄芪健脾益肺,又以桑白皮、车前子降肺气,利水湿,则化气行水之效更捷。药中病机,获效尤佳。

肾 气 丸

【来源】《金匮要略》。

【组成】干地黄24 g,薯蓣、山茱萸各12 g,泽泻、茯苓、牡丹皮各9 g,桂枝、炮附子各3 g。

【用法】制为蜜丸,每服6 g,日2次,白酒或淡盐汤送下;亦可作汤剂,水煎服。

【功效】补肾助阳，化生肾气。

【主治】肾阳气不足证。症见腰痛脚软，身半以下常有冷感，少腹拘急，小便不利，或小便反多，入夜尤甚，阳痿早泄，舌淡而胖，脉虚弱，尺部沉细。还可治痰饮，水肿，消渴，脚气，转胞等。

【方解】方用干地黄（今多用熟地）为君药，滋补肾阴，益精填髓。《本草经疏》谓干地黄"乃补肾家之要药，益阴血之上品"。臣以山茱萸，补肝肾，涩精气；薯蓣（即山药）健脾气，固肾精。二药与干地黄相配，补肾填精，谓之"三补"。臣以炮附子、桂枝，温肾助阳，生发少火，鼓舞肾气。佐以茯苓健脾益肾，泽泻、牡丹皮降相火而制虚阳浮动，且茯苓、泽泻均有渗湿泄浊、通调水道之功。三者配伍，与"三补"相对而言，谓之"三泻"，即补中有泻，泻清中之浊以纯清中之清，而益肾精，且补而不滞。诸药相合，非峻补元阳，乃阴中求阳，微微生火，鼓舞肾气，即"少火生气"之意。

【辨证要点】本方为补肾助阳、化生肾气之代表方。临床以腰膝酸软，腰以下冷，小便失常，舌淡而胖，脉沉无力为辨证要点。

【加减化裁】畏寒肢冷较甚者，可将桂枝改为肉桂，并加重肉桂、附子之量，以增温补肾阳之效；兼痰饮咳喘者，加干姜、细辛、半夏等以温肺化饮；夜尿多者，可加巴戟天、益智仁、金樱子、芡实等以助温阳固摄之功。

【使用禁忌】阴虚火旺之遗精滑泄者，不可使用本方。

【异病同治】本方也可用于治疗经行浮肿、慢性肾炎、糖尿病、醛固酮增多症、甲状腺功能低下、性神经衰弱、肾上腺皮质功能减退、慢性支气管炎、支气管哮喘、围绝经期综合征、慢性前列腺肥大、营养不良性水肿、老年性白内障等辨证属肾阳不足者。

【临床验案】

陆某，女，26岁。初诊：2004年3月16日。患者妊娠6个月以来，小便经常频数不畅，今日上午起突然小便点滴难解，小腹胀满而痛，用温水热敷膀胱及服用西药无效。刻下症：心烦，坐卧不宁，头晕恶心，畏寒肢冷，腰酸痛、腿软，腰及下肢有冷感，查其面色少华，舌质淡、苔薄润，脉沉细滑无力。四诊合参，此乃肾气虚弱、肾阳不足、膀胱气化不利。治拟温肾扶阳、化气行水。方选肾气丸加减。处方：干地黄15g，山药20g，山茱萸15g，肉桂5g，茯苓15g，菟丝子15g，白术15g，泽泻15g，杜仲15g，川续断15g，牡丹皮6g。水煎，日1剂，分3次服。连服5剂，患者症状逐渐好转，又服5剂痊愈，遂停药休养，后随诊未见复发，至足月顺产一男婴。

按：本例患者肾虚系胞无力，胎满压迫膀胱，命门之火衰退，不能温煦膀胱，化气行水，故小便频数不畅，甚至小便点滴不通，溺蓄脬中则小腹胀急而痛，坐卧不宁；阳气不振则畏寒肢冷，腰酸痛腿软；舌质淡、苔薄润，脉沉细滑无力，均为肾虚之候。故采用肾气丸加减治疗，方中干地黄滋阴；菟丝子、杜仲、川续断补肾；山茱萸、山药滋补肝脾；肉桂少量以温补肾中之阳，意在微微生长少火以生肾气；泽泻、茯苓、白术利水渗湿；牡丹皮清肝泻火，与温补肾阳药相配，意在补中寓泻，补而不腻。诸药合用，使肾阳振奋，气化水行，则小便自利，诸症自愈。需要注意的是，临证切不可滥用通利小便之品，以防伤及胎元；对于妊娠小便不通之轻症者，可嘱孕妇平卧床上，足端抬高，使膀胱压力减轻，小便亦可通利。［王建欣.肾气丸化裁治疗转胞验案1则［J］.江苏中医药，2005，26（9）：24.］

当归贝母苦参丸

【来源】《金匮要略》。

【组成】当归、贝母、苦参各 60 g。

【用法】上三味研为细末,炼蜜为丸,如小豆大。每服 3 丸,米饮下。渐加至 10 丸。

【功效】养血开郁,清热除湿。

【主治】主治妊娠血虚热郁,小便不利。症见妊娠期间尿频、尿急、尿痛或伴小腹坠胀、腰部酸痛。舌质红苔黄腻,脉滑数。

【方解】方中当归养血活血润燥,贝母利肺气解郁,苦参清热利湿,除热结。当归、贝母、苦参三味合用,可使血虚得养,郁热解除,膀胱通调,则小便自能爽利。

【辨证要点】本方为血虚湿热、气化不利之常用方。临床以小便短黄不爽,或尿频尿急,淋漓涩痛,伴小便灼热、小腹胀痛为辨证要点。

【加减化裁】若湿热偏重,加黄柏、黄芩、炒苍术;若阴虚偏盛,加生地、麦冬;若小便淋涩,加滑石、瞿麦、车前子;若日久气虚,加黄芪、党参等。

【使用禁忌】脾胃虚寒而饮食减少者禁用。

【异病同治】本方也可用于慢性前列腺炎、尿路感染、慢性结肠炎等,还可用于湿热带下、阴痒、皮肤病、复发性口腔溃疡等。

【临床验案】

谢某,女,38 岁。初诊:2020 年 6 月 21 日。主诉:孕 21 周,尿频、尿急 1 周。现病史:现孕 21 周,患者近 1 年来反复发作尿频、尿急、尿痛,每月发作 1～2 次,每次发作持续 7～10 天,发作时必须于附近医院接受输液及口服抗生素治疗才能缓解。半年前发现尿频、尿急、尿痛症状发作次数明显增加,经输液及口服抗生素治疗缓解后,一般数天后反复出现,最后患者失去信心。1 周前患者尿频、尿急症状反复并加重,持续不缓解而住院。入院症见:尿频、尿急、尿痛,每 20 min 即因尿急而急需如厕,稍慢即要失禁,伴有腰酸乏力,精神萎靡倦怠,舌质红暗,苔薄黄腻根厚,脉细滑。入院后予抗生素治疗 2 日后,患者尿频、尿急、尿痛症状无显著缓解,考虑患者湿热不解,小肠火热下注,久则耗伤下焦阴血导致小便淋沥涩痛,缠绵不愈,急性期予清热利湿,通淋泻火。给予当归贝母苦参丸合芪银三两三加减:当归 15 g,浙贝母 15 g,苦参 15 g,生黄芪 15 g,金银花 20 g,茯苓 15 g,桂枝 6 g,生白术 10 g,瞿麦 15 g,灯心草 6 g。取 3 剂,日 1 剂半,分 3 次服。当日晚服用半剂,次日查房患者诉尿急、尿频症状明显改善,但下午复查尿常规提示仍有大量白细胞、细菌,中药改善尿常规指标还是相对滞后,继续结合抗生素足疗程治疗后出院,出院后患者尿频、尿急症状一直未反复。

按:当归贝母苦参丸兼顾祛邪扶正,既能养阴血,又能清利膀胱湿热,透伏热,同时可以清泻小肠火热,这是其不同于其他治疗泌尿系统感染常用方剂之处,且随症加减可以治疗多种临床疾病。

葵子茯苓散

【来源】《金匮要略》。

【组成】冬葵子 500 g,茯苓 90 g。

【用法】上二味,杵为散。用米饮调服 3 g,日 3 服。小便利则愈。

【功效】通窍利水。

【主治】妊娠浮肿,身重,小便不利,洒淅恶寒,起即头眩。

【方解】方中冬葵子滑利窍道,配以茯苓健脾利水,而且以米饮调服,既可养胃扶正,亦可防冬葵子之过于滑利。

【辨证要点】本方为治疗脾虚湿盛型妊娠浮肿常用方。临床以肢体、面目浮肿,头眩,身重,小便不利,洒淅恶寒等为辨证要点。

【加减化裁】若头晕较重,加海金砂;若口苦,加用炒栀子。

【使用禁忌】本品渗利作用强,不宜常服。

【异病同治】本方还可用于产后胞衣不下、腹痛、小便不通、大便难、恶露不下、缺乳、乳痛等证。

【临床验案】

梁某,女,35 岁,工人。初诊:2015 年 1 月 22 日。妊娠 6 月余,身浮肿,头眩,近 10 日浮肿加剧,腹部隆起,小便不利,西医检查提示羊水过多,伴高血压,腹围 158 cm,血压 166/90 mmHg,脉滑数,舌淡白,苔白腻,行动气促,卧不安,当淡渗利湿,健脾导水,予以葵子茯苓散合千金鲤鱼汤加减:冬葵子 10 g,猪苓 10 g,茯苓 10 g,泽泻 10 g,焦白术 24 g,车前子(包煎) 10 g,子芩 6 g,白扁豆 10 g,赤小豆 15 g,太子参 12 g,冬瓜皮 15 g,5 剂;另用鲤鱼清蒸分食,三日一条。药后浮肿减退,腹围缩小 15 cm,头眩减轻,小便量明显增多,睡能安卧。二诊:2015 年 1 月 29 日。续服原方 7 剂,产科复查提示羊水量较前减退,药用白术、茯苓、冬瓜子、车前子,直至分娩,顺产一子,母子俱安。

按:妊娠浮肿多因妊娠中晚期,胎体增长,气机之升降易于失调,气机升降失常,三焦水道不畅。妊娠后阴血下聚于冲任以养胎,且妊娠期赖脾之运化水谷化生精血以养胎儿,若素体脾胃虚弱,孕时其脾胃运化之功更弱,水谷运化不利,以致水湿停滞。肾为先天之本,胎络系于肾,脾为后天之本,气血化生之源,肾虚则胎失所系,脾虚则胎失所养。故妊娠浮肿以脾虚气滞为本,水湿内停为标。治疗以淡渗利湿为主,兼健脾理气以化水,同时酌加安胎之品。方中冬葵子滑利通窍,茯苓淡渗利水,加猪苓、泽泻、车前子、冬瓜皮、赤小豆加强利水除湿消肿之功,使小便通利,水有去路则气化阳通,诸症可愈,白扁豆、太子参益气健脾,子芩安胎。

参 术 饮

【来源】《丹溪心法》。

【组成】当归、人参、白术、甘草、熟地、川芎、白芍、陈皮、半夏各 9 g。

【用法】加生姜,水煎服。

【功效】调养荣卫,化痰理气,升清降浊。

【主治】治妊娠转胞,脐下急痛,小便频数或不通。

【方解】方用八珍汤去茯苓再加陈皮、半夏而成。人参、熟地益气养血为君药。臣以白术健脾燥湿,当归、白芍养血和营。佐以川芎活血行气,陈皮、半夏消痰化饮。甘草益气和中,调和诸药,为使药。使气得升降,胎位正常,胞室不受压迫。

【辨证要点】孕妇气血虚弱为本方主症。痰饮壅滞,胎位压迫胞室(即膀胱)致脐下急痛,小便不利,为次症。

【加减化裁】呕吐者,加半夏以降逆止呕;心悸失眠者,加酸枣仁以宁心安神;畏寒肢冷,脘腹疼痛者,加干姜、附子以温中祛寒;伤食者,加炒神曲。

【使用禁忌】阴虚火旺者禁用。

【异病同治】本方也可用于经行浮肿、慢性肾炎、尿潴留等。

【临床验案】

张某,女,37岁。初诊:2019年11月8日。主诉:孕7月,小便不通1日。患者现妊娠7个月,因操劳过度,突然小便不通,少腹急痛,日夜不得安眠,肛门下坠胀痛,纳可,脉细滑。此为劳力过度,气虚下陷,不能自举而下坠压着膀胱,偏在一边致尿不能出。方用参术饮:当归9g,人参9g,白术9g,甘草9g,熟地9g,川芎9g,白芍15g,陈皮9g,半夏15g。水煎服,每日2次,空腹温服,服药1日后小便能自解,少腹急胀已除,肛门部坠胀,继服上药4剂,患者自诉已恢复正常,无明显不适。

按:此证多系气血不足,或痰饮阻塞,气虚下陷,水不化气,以致胎气不举,下压其胞(膀胱)。在治法上必须分辨病因,知其标本,切勿片面地看到小便不通,而皆用消利疏导之剂,需用补养气血,升扶胎系法以治疗因劳力过度、气血虚弱而引起的小便不通。

益气导溺汤

【来源】《中医妇科治疗学》。

【组成】党参15g,白术6g,白扁豆9g,茯苓9g,桂枝3g,升麻3g,桔梗4.5g,通草6g,乌药4.5g。

【用法】水煎分服,日1剂。

【功效】补中益气,导溺举胎。

【主治】妊娠气虚下陷,小便不通。症见妊娠期间,小便不通,或频数量少;小腹胀急疼痛,坐卧不安,面色苍白,神疲倦怠,头重眩晕,舌淡,苔薄白,脉虚缓。

【方解】党参、白术、白扁豆、茯苓补气健脾以载胎,升麻升提举胎,乌药温肾散寒,桂枝温阳化气,桔梗、通草化气行水而通溺。全方共奏益气导溺之效。

【辨证要点】本方为妊娠气虚下陷,小便不通常用方。临床以妊娠气虚下陷,小便不通,脐腹胀痛,面色苍白带青,心悸气短,神倦食少,舌淡苔白,脉虚缓为辨证要点。

【加减化裁】气虚甚者,加黄芪、山药;肾虚者,合六味地黄丸;阳虚者,加附子;有感染者,加金银花、蒲公英;畏寒怕冷者,加淫羊藿、肉苁蓉;腰酸者,加菟丝子、杜仲、桑寄生;脾虚湿停而见饮食减少、大便溏薄者,加砂仁、广藿香、山药;血虚见心悸、眩晕者,加阿胶、何首乌。

【使用禁忌】湿热证及实证者禁用。

【异病同治】本方也常用于产后尿潴留。

【临床验案】

张某,女,27岁。初诊:1986年10月12日。妊娠初期,早孕反应明显,呕而食少,持续月余,现妊娠7个月余,小便不通或出而甚少,小腹胀急。心悸气短,神疲乏力,头重目眩。舌淡苔薄,脉虚缓而滑。此为妊娠小便不通,因脾虚而致,治宜补气升陷举胎,方用益气导溺汤,处方:党参12g,白术15g,茯苓18g,白扁豆30g,桂枝6g,桔梗9g,通草、乌药各10g。水煎服,日1剂,分2次服。1剂症减,3剂小便如常人而痊愈,为善其后,嘱服健脾丸2周。

[李爱华,杜纪鸣. 妊娠小便不通辨治四则[J]. 光明中医,1994(1):6-7.]

按:此早孕之时,呕而食少,持续月余,中气有伤,现妊7月余。正如《女科经纶》说:"由中气虚怯,不能举胎,胎压其胞,胞系了戾,小便不通。"故选《中医妇科治疗学》益气导溺汤,方中党参、白术、茯苓、白扁豆健脾以益中气,桂枝、桔梗通心阳,宣肺气而助水之下行,通草、乌药具通利之功,诸药相伍,相得益彰,脾虚而致小便不通,必见功获效。

(明章书)

第十七节 难 产

妊娠足月临产时,胎儿不能顺利娩出者,称为"难产",古称"产难"。中医学中关于难产的论述,与西医学中产力异常、产道异常、胎位异常和胎儿异常的难产是一致的。本节论述的气血失调难产,基本相当于西医学的产力异常的难产。气血失调难产的机理主要有虚、实两方面,虚者是气虚不运而难产,实者是气滞血瘀阻滞而难产。常见分型有肾气虚弱、气血虚弱、气滞血瘀等。《经效产宝》曰:"夫产难者,内宜用药,外宜用法。盖多门救疗以取其安。"《傅青主女科》难产篇有云,"夫胎之成,成于肾脏之精;而胎之养,养于五脏六腑之血。故血旺则子易生,血衰则子难产""产母之气血足,则胎必顺;产母之气血亏,则胎必逆。顺则易生,逆则难产"等均说明了这样一个道理,即气血充足,易于养胎,也易于生产。本病的处理原则是促进和协调子宫的收缩,促进产程进展,尽量减少创伤,以恰当而安全的方式结束分娩。治疗大法是虚弱者补气行血以运胎,瘀阻者行气活血以滑胎。但补虚不可过用滋腻之药,以防滞产;化瘀不可过用破血耗气之品,以防伤胎。

黑 神 散

【来源】《太平惠民和剂局方》。

【组成】黑豆(去皮)炒半升,熟地(酒浸)四两,当归(酒制)四两,肉桂(去粗皮)四两,干姜(炮制)四两,甘草(炙)四两,芍药四两,蒲黄四两。

【用法】每服二钱,酒半盏,童子小便半盏,同煎调下,急患不拘时候,连进二服。

【功效】养血温经,化瘀止痛。

【主治】产后恶露或胞衣不下,腹痛拒按,手足不温,舌暗,脉沉涩等。原文指出:"妇人产后恶露不尽,胞衣不下,攻冲心胸痞满,或脐腹坚胀撮疼,及血晕神昏,眼黑口噤,产后瘀血诸疾,并皆治之。"

【方解】黑豆有解死胎腐毒之功。蒲黄可化瘀止血,促进子宫收缩,催生助产。黑豆、蒲黄活血祛瘀,专下恶露、胞衣。熟地、当归、芍药补气养血,滋阴和营,促进气血运行,调和冲任。肉桂、干姜辛热善行,温通血脉,温暖胞宫,温散瘀滞。甘草缓中益气,调和诸药。童子小便以散瘀逆,黄酒引药入血行血。全方配伍适宜,祛邪不伤正,共奏活血祛瘀下胎之功。

【辨证要点】本方是《太平惠民和剂局方》治妇人诸疾篇的著名方剂。临床以产后恶露或胞衣不下,腹痛拒按,手足不温,舌暗,脉沉涩为辨证要点。

【加减化裁】虚热内盛者,酌加旱莲草、女贞子、生地清热滋阴;出血明显者,加仙鹤草、地榆炭收敛止血;心悸失眠、多梦者,加酸枣仁、远志养心安神;腹冷痛拒按者,可加乌药、吴茱萸温阳散寒。

【使用禁忌】妊娠期妇女禁用。

【临床验案】

刘某,女,28岁。初诊:2020年7月10日,因"停经60余日,彩超提示胎停5日"就诊,平素月经不规律,30～40日一行,5～7日净,经量中等,无痛经。LMP:2020年5月10日。2020年7月5日我院门诊彩超提示"宫内妊娠(胚胎停育)",遂前来我科就诊。G1P0A1。中医望诊:神清,面色㿠白,舌质暗红有瘀斑,苔薄白。闻诊:无异常。问诊:无异常。切诊:脉沉涩。妇科检查:外阴,正常,已婚式;阴道,通畅;宫颈,光滑,有少许咖啡色分泌物自颈管流出;子宫、附件均未见明显异常。实验室检查:血β-HCG 237 mIU/L,血常规、CRP、肝肾功能均正常。彩超提示:宫内妊娠(胚胎停育)。西医诊断:稽留流产。中医诊断:胎死不下。辨证:瘀血内阻,气血亏虚证。治宜补气养血,祛瘀下胎。拟方《太平惠民和剂局方》黑神散加减:黑大豆18 g,熟地、当归、赤芍、蒲黄各12 g,肉桂、干姜各6 g,甘草3 g,10剂,水煎服,日1剂。二诊:2020年8月1日,诉宫内妊娠物排出,彩超示宫腔宽约0.4 cm,未见异常血流信号。三诊:2020年8月15日,彩超检查示子宫声像图未见明显异常。

按:本病多属虚实夹杂,多为气血亏虚,兼有瘀血阻滞,无力使胎娩出。下胎之法,不宜峻猛攻邪,损伤正气,宜养血补气,推动血液运行,兼以祛瘀。

催 生 饮

【来源】《万病回春》。

【组成】当归、川芎、大腹皮(洗)、枳壳(麸炒)、白芷各等份。

【用法】水煎,温服,日1剂,分早晚2次服。

【功效】理气活血,催生下胎。

【主治】燥涩紧敛,生产难者。症见临产血亏气滞,不能荣润其胎,故生产艰难,脉涩滞者。

【方解】当归、川芎养血活血;大腹皮、枳壳理气散结下胎;白芷芳香通窍,诸药共奏养血润胎、理气活血、化瘀催产之效。《医略六书》曰:"方中当归养血,以荣胎气;川芎活血,以行血气;白芷通经散滞;枳壳泻滞化气;大腹皮泻滞气,以推送胎元。水煎温服,使血活气行,则胎元运动而无阻遏之患,何致生产艰难不顺哉!"

【辨证要点】本方是《万病回春》产育篇的著名方剂,临床以产时腰腹胀痛剧烈,按之痛甚,宫缩虽强但间隙不匀,久产不下,阴道下血量少,色暗红,面色青紫,精神紧张,烦躁不安,胸闷脘胀,时欲呕恶,舌质暗红,脉涩滞为辨证要点。

【加减化裁】出血量多者,可加仙鹤草、茜草、地榆炭凉血止血;气血亏虚者,加党参、黄芪补气养血;腹部刺痛拒按者,加桃仁、益母草活血祛瘀;胸胁脘闷者,可加郁金、柴胡疏肝理气。

【使用禁忌】妊娠期妇女、虚劳病者禁用。

【异病同治】本方也可用于月经量少,经行不畅,或痛经等证属气血瘀滞者。

【临床验案】

王某,女,27岁。初诊:2020年11月14日,因"孕42⁺³周,催产后宫口未开2 h"就诊。昨日羊膜腔已破,遂前来我院产科住院待产。住院后予催产素治疗,2 h仍宫口未开,宫缩节律不一,腹部疼痛拒按,面色青紫,精神紧张,烦躁不安。建议患者剖宫产,患者及家属拒绝。中医望诊:神清,面色青紫,舌质暗红有瘀斑,苔薄白。闻诊:无异常。问诊:无异常。切诊:脉弦。妇科检查:外阴,正常,已婚式;阴道,通畅;宫颈,光滑,有少许咖啡色分泌物自颈管流出;子宫有压痛;附件未见明显异常。彩超提示单活胎。西医诊断:过期妊娠。中医诊断:产难。辨证:气滞血瘀证。治宜理气活血,催生下胎。拟方《万病回春》催生饮加减:醋龟板 6 g,益母草 15 g,白芷 15 g,大腹皮 15 g,当归 12 g,川芎 9 g,山楂 15 g,川牛膝 10 g,枳壳 15 g,水煎服,顿服。服用 1 剂后出现均匀宫缩,并正式进入产程,之后顺利娩出一女婴。

按:本病多为难产,属气滞血瘀。中医认为过期妊娠乃因"气血虚弱,无力运胎"或"气滞血瘀,气血逆乱,胎运受阻"所致。本方养血润胎下行,理气活血,促使子宫收缩兴奋,必要时可加用白芍、党参、五味子以补中益气,促进气血运行,提高阴道分娩力,缩短产程,是治疗产妇产程停滞、胎儿难娩的一剂良方。

保产无忧散

【来源】《傅青主女科》。

【组成】当归(酒洗)半钱,黑芥穗八分,川芎半钱,艾叶(炒)七分,面炒枳壳六分,炙黄芪八分,菟丝子(酒炒)一钱四分,厚朴(姜炒)七分,羌活五分,川贝母(去心)一钱,白芍(酒炒)一钱二分,甘草五分,姜 3 片,温服。

【用法】取井水 500 mL,姜 3 片为引煎服。上方保胎,每月三五服,临产热服,催生如神。

【功效】补气养血,理气安胎,顺产催生。

【主治】妊娠胎动不安,腰疼腹痛,势欲小产,或临产时交骨不开,横生逆下,或胎死腹中,脉弦细滑。

【方解】当归、白芍、川芎、黄芪补气养血活血;菟丝子补益肾气,安胎而止腰痛。艾叶温经暖宫安胎,川贝母运胎顺产,黑芥穗升举胎元,亦为产后血晕要药;枳壳、厚朴宽中下气除满,羌活条达肢体,通畅血脉;甘草通经脉,利血气,解百药毒。本方补而不滞,疏而无过,药性平淡,构思周到。全方奏活血化瘀、行气益气、缓急护胎之功,使气血流畅,机能活泼,有利于临床分娩,故可防治难产。现代多用本方纠正胎位异常,亦常用于安胎。

【辨证要点】本方是《傅青主女科》补集篇的著名方剂。临床以胎位不正,或孕妇偶伤胎气,胎动不安,腰疼腹痛,或临产时交骨不开,横生逆下,或胎死腹中,脉弦细滑为辨证要点。

【加减化裁】气血虚弱者,加人参、杜仲、白术、熟地,以补气养血;肾虚不足者,去生姜,加生地、黄芩、阿胶,以滋补肾阴;外伤损胎者,加桑寄生、续断、阿胶,以补肝肾、强腰膝;血多不止者,可加旱莲草、仙鹤草,以收敛固涩、安胎止血。

【使用禁忌】月经量多、经期延长、经间期出血、崩漏、子宫脱垂者禁用。

【异病同治】本方也可用于习惯性流产,先兆流产,胎位异常,小产,早产,难产,胎死不下等属气血两亏者;亦可用于胃脘痛,妊娠咳嗽,腹痛,小便不通等。

【临床验案】

陈某,女,23 岁。初诊:2020 年 6 月 7 日,因"孕 3 月余,阴道出血伴腹痛 2 h"就诊。LMP:2020 年 2 月 23 日。2020 年 6 月 7 日,我院门诊彩超提示"宫内妊娠(胚胎存活)、绒毛膜下血肿",遂前来我科就诊。G1P0A0。中医望诊:神清,舌质淡,暗红,苔薄白。闻诊:无异常。问诊:无异常。切诊:脉弦。妇科检查:外阴正常,因保胎要求拒绝内诊。实验室检查:

血 β-HCG 187280 mIU/L,P 23.37 ng/mL,血常规、CRP、肝肾功能均正常。彩超提示宫内妊娠(胚胎存活)、绒毛膜下血肿。西医诊断:先兆流产。中医诊断:胎动不安病。辨证:瘀血内阻,气血亏虚证。治宜补气养血,理气安胎。拟方《傅青主女科》保产无忧散加减:黄芪、菟丝子各 12 g,当归、白芍各 10 g,枳壳、厚朴各 9 g,炙甘草、艾叶、川贝母、荆芥穗、川芎、羌活各 6 g,苎麻根 10 g,仙鹤草 6 g,生姜 1 片。水煎服,日 1 剂,14 剂。并予地屈孕酮片口服、黄体酮注射液肌内注射等常规保胎治疗。二诊:2020 年 6 月 21 日。诉血止 3 日,目前无明显阴道出血及腹痛,彩超示宫内妊娠(胚胎存活)。

按:保产无忧散具有防治难产,治疗先兆流产、早产之效,可将晚期妊娠臀位、横位转为头位,以利于阴道分娩,缩短产程,对于孕妇胎产诸病具有奇效。

达 生 饮

【来源】《丹溪治法心要》。

【组成】大腹皮三钱,人参半钱,陈皮半钱,白术一两,白芍一钱,紫苏茎叶一钱,炙甘草三分,当归身尾一钱,或加枳壳、缩砂。

【用法】上作一剂,入青葱 5 叶,黄杨树叶梢 7 个,煎,食前服,于第八九个月服十数剂,甚得力。

【功效】调养气血,安胎利产。

【主治】孕妇气血不足,胎气不调。

【方解】人参、白术健脾益气,当归身尾养血和血,白芍敛阴益营,紫苏茎叶理气宽中以助胎行,陈皮、大腹皮理气导滞以利产运胎,炙甘草调和诸药,或加枳壳、缩砂以下气除满。全方虚中有实,补养气血与运气活血祛瘀之效共存,以助产妇顺利娩胎而达生。

【辨证要点】本方是《丹溪治法心要》胎孕篇的著名方剂,临床以产道紧涩、胎位异常、胎儿过大、交骨不开、胎头下降缓慢、产力不足等所致生产难,气血亏虚瘀滞,脉沉涩为辨证要点。

【加减化裁】春季加川芎;夏季加黄芩;气虚,倍人参、白术;气实,加香附,倍陈皮;血虚,倍当归,加地黄;形实,倍紫苏茎叶;性急,加黄连;有热,加黄芩;湿痰,加滑石、半夏;食积,加山楂;食后易饥,倍黄杨树叶;有痰,加半夏;腹痛,加木香、肉桂。

【使用禁忌】脾虚不摄型崩漏、经量过多,肾虚不固所致胎漏病、子宫脱垂等禁用。

【异病同治】本方也可用于气滞血瘀型痛经,产后血瘀所致恶露排出不足、腹痛等。

【临床验案】

张某,女,33 岁。初诊:2019 年 3 月 9 日,因"孕 39^{+2} 周,宫口未开伴乏力 3 h"就诊。羊水流出,宫口 3 h 未开,伴乏力、疲劳,皮肤有瘀斑,腹部阵痛,在我院产科住院待产。中医望诊:神清,面色苍白,皮肤多处瘀斑,舌质淡红,苔薄白。闻诊:无异常。问诊:无异常。切诊:脉弦。妇科检查:外阴正常,因保胎要求拒绝内诊。彩超提示单活胎。西医诊断:过期妊娠。中医诊断:产难。辨证:瘀血内阻,气血亏虚证。治宜调养气血,安胎利产。拟方《丹溪治法心要》达生饮加减:大腹皮 15 g,人参 30 g,陈皮 10 g,白术 30 g,紫苏茎叶 9 g,炙甘草 6 g,当归 15 g,枳壳 15 g,木香 10 g。水煎服,1 剂,分 2 次服。服用 1 剂后顺利进入产程,娩出一男婴。

按:临产气血亏虚,瘀滞于内,不能营养推动胎元,故生产艰难,脉沉涩。《医方考》曰:

"产难之故，多是气血虚弱，营卫涩滞使然。是方也，人参、白术、甘草益其气，当归、芍药益其血，紫苏、腹皮、陈皮流其滞，气血不虚不滞，则其产也，犹之达矣。""妊娠临月，此方服之，令人易产。"

第十八节　异位妊娠

凡孕卵在子宫体腔以外着床发育，称为"异位妊娠"，亦称"宫外孕"。但两者含义稍有不同，宫外孕指子宫以外的妊娠，如输卵管妊娠、卵巢妊娠、腹腔妊娠、阔韧带妊娠；异位妊娠指孕卵位于正常着床部位之外的妊娠，除宫外孕所指妊娠类型外，还可包括宫颈妊娠、间质部妊娠及子宫残角妊娠。因此异位妊娠的含义更广。中医学文献中没有"异位妊娠"和"宫外孕"的病名，但在"停经腹痛""少腹瘀血""经漏""经闭"及"癥瘕"等病证中有类似症状的描述。异位妊娠中以输卵管妊娠为最常见，占90%～95%，故本节以其为例叙述。输卵管妊娠破裂后，可造成急性腹腔内出血，发病急，病情重，处理不当可危及生命，是妇产科常见急腹症之一。发病机理与少腹宿有瘀滞，冲任不畅，或先天肾气不足等有关。由于孕卵未能移行胞宫，在输卵管内发育，以致胀破脉络，阴血内溢于少腹，发生血瘀、血虚、厥脱等一系列证候。宫外孕辨证主要为少腹血瘀之实证，治疗以活血化瘀为主。本病分为已破损期和未破损期。未破损期指输卵管妊娠尚未破损者，已破损期又分为休克型、不稳定型、包块型。其中休克型指输卵管妊娠破损后引起急性大量出血，临床有休克征象者；不稳定型指输卵管妊娠破损后时间不长，病情不够稳定，有再次发生内出血可能者；包块型指输卵管妊娠破损时间较长，腹腔内血液已形成血肿包块者。本病治疗的重点是随着病情的发展，动态观察治疗，并在有输血、输液及手术准备的条件下进行服药。

宫外孕方

【来源】《方剂学》。

【组成】丹参五钱，赤芍五钱，桃仁三钱，此为宫外孕Ⅰ号方。丹参五钱，赤芍五钱，桃仁三钱，三棱、莪术各五分至二钱，此为宫外孕Ⅱ号方。

【用法】水煎服，日1剂，分早晚2次服。

【功效】活血祛瘀、消瘀止痛。

【主治】血瘀气滞之异位妊娠。

【方解】丹参祛瘀生新、活血止痛，赤芍清热凉血、活血祛瘀，桃仁祛瘀散结消痈，宫外孕Ⅰ号方全方奏活血祛瘀、消癥止痛之效；宫外孕Ⅱ号方在此基础上加用三棱、莪术以破血行气、消积止痛，全方消癥杀胚之力更强。

【辨证要点】本方是《方剂学》理血剂章节的著名方剂。临床以异位妊娠包块破裂，突发性小腹刺痛或隐痛，阴道出血，血色暗红等为辨证要点。

【加减化裁】瘀血凝滞，包块内结者，加用乳香、没药，以活血通经止痛、消肿生肌、杀胚消癥；偏气滞者，加用枳壳、川楝子，以增行气活血之效；血热内盛者，加用紫草清热解毒，天花粉清热生津、消肿排脓；气血亏虚者，加用当归、党参、黄芪，以健脾益气、养血活血。

【使用禁忌】妊娠期妇女及虚劳病、崩漏病、月经量多者或经期延长者禁用。

【异病同治】本方也可用于胎死不下所致稽留流产、子宫肌瘤、子宫腺肌瘤、气滞血瘀型痛经等。

【临床验案】

王某,女,30岁。初诊:2020年4月1日,因"停经42日,阴道出血1日,腹痛1 h"就诊。LMP:2020年2月19日。2020年4月1日来我科就诊,门诊查血β-HCG 580 mIU/L,P 11.20 ng/mL,彩超提示"宫外孕待排,左附件区包块(左侧附件区可见0.4 cm×1.2 cm×0.9 cm的混合性回声,其内可见卵黄囊,未见胚芽)"。中医望诊:神清,舌质淡红有瘀点,苔薄白。闻诊:无异常。问诊:无异常。切诊:脉沉涩。妇科检查:外阴,正常;阴道,通畅,后穹窿处饱满有触痛;宫颈,光滑,有少许暗红色血液自颈管流出,有举摇痛;子宫,前位,质中,正常大小,无压痛;左侧附件区可扪及包块,轻压痛;右侧附件区未触及明显异常。实验室检查:血常规、CRP、凝血常规均正常。西医诊断:异位妊娠。中医诊断:癥瘕病。辨证:气滞血瘀证。治宜活血祛瘀、消癥杀胚。拟方《方剂学》宫外孕Ⅱ号方:丹参、赤芍各15 g,桃仁9 g,三棱、莪术各6 g。水煎服,日1剂,14剂。并予米非司酮片、金刚藤胶囊口服联合治疗。二诊:2020年4月13日。患者诉目前无明显腹痛及阴道流血,彩超示子宫声像图未见明显异常,血β-HCG 2.56 mIU/L。

按:宫外孕方为桃红四物汤合活络效灵丹加减而成,具活血祛瘀、消癥杀胚之效。宫外孕Ⅰ号方适用于已破损期休克型和不稳定型宫外孕;宫外孕Ⅱ号方适用于未破损期和已破损期包块型异位妊娠。

下 瘀 血 汤

【来源】《金匮要略》。

【组成】大黄9 g,桃仁20枚,䗪虫(熬,去足)20枚。

【用法】上药三味为末,炼蜜和为4丸,以酒一升,煎一丸,取八合顿服之。现代用法:研末,炼蜜为丸,每服10~15 g,日服1次,黄酒一两送服。或作汤剂,水煎顿服。

【功效】破血下瘀。

【主治】包块型或不稳定型宫外孕,或产妇瘀阻腹痛。症见腹中有干血着脐下,及瘀血阻滞,经水不利,腹中癥块,脉沉迟或弦或涩等。

【方解】大黄入血分,荡热逐瘀,推陈致新;桃仁活血化瘀润燥;䗪虫善攻干血,破结逐瘀,并开血闭;三味合用,破血之力峻猛。以蜜为丸,一可顾护胃气,以防伤正;二可缓䗪虫腥臊之味。以酒煎丸,取其通脉之功以助诸药逐瘀而达病所。短时煎煮,大黄短煎则荡逐瘀血力强;䗪虫短煎则逐瘀破结力猛。该方连渣顿服,有利于药材有效成分的吸收。

【辨证要点】本方是《金匮要略》的著名方剂。临床以少腹刺痛,固定不移,拒按,按之有硬块,舌质青紫或有瘀斑、瘀点,脉沉迟或弦或涩为辨证要点,也可用于包块型异位妊娠。

【加减化裁】气滞血瘀者加川楝子、乌药、蒲黄、五灵脂等;热郁血瘀者加败酱草、蒲公英等;气虚血瘀者加黄芪、党参、广木香等;脾肾两虚者加杜仲、枣皮、川续断、狗脊、菟丝子等;肥胖痰湿者,加法半夏、陈皮等。

【使用禁忌】妊娠期妇女及虚劳病、崩漏病、月经量多者或经期延长者禁用。

【异病同治】本方也可用于痛经、子宫肌瘤、子宫腺肌病、卵巢囊肿、产后胎盘不下、癫狂症、肝硬化、下肢深静脉血栓形成、脑外伤后遗症、中风后遗症等属于瘀血内结等。

【临床验案】

苏某,女,22岁。初诊:2020年6月21日,因"停经50日,阴道出血伴腹痛2日"就诊。2020年6月21日来我科就诊,门诊查血β-HCG 237 mIU/L,P 9.20 ng/mL,彩超提示"宫外孕待排,右侧附件区包块(右侧附件区可见1.3 cm×1.7 cm×1.6 cm的混合性回声,其内可见卵黄囊,未见胚芽)"。中医望诊:神清,舌质淡红,舌下有瘀青脉络,苔薄白。闻诊:无异常。问诊:无异常。切诊:脉沉涩。妇科检查:外阴,正常;阴道,通畅,后穹隆处饱满有触痛;宫颈,光滑,有少量暗红色血液自颈管流出,有举摇痛;子宫,前位,质中,正常大小,轻压痛;右侧附件区可扪及包块,轻压痛;左侧附件区未触及明显异常。实验室检查:血常规、CRP、凝血常规均正常。西医诊断:异位妊娠。中医诊断:癥瘕病。辨证:瘀血内结证。治宜破血下瘀。拟方《金匮要略》下瘀血汤加减:大黄9 g,桃仁15 g,䗪虫20枚,蒲黄10 g,蜈蚣6条,党参15 g。水煎服,日1剂,7剂。并予米非司酮片、散结镇痛胶囊口服联合治疗。二诊:2020年6月28日。患者阴道有少许出血,无明显腹痛,复查彩超示"宫外孕待排,右侧附件区包块(右侧附件区可见0.2 cm×0.5 cm×0.3 cm的低回声,其内未见卵黄囊,未见胚芽)",血β-HCG 7.32 mIU/L,再予下瘀血汤7剂口服。三诊:2020年7月4日,无阴道出血,无腹痛,彩超示"子宫声像图未见明显异常",血β-HCG 1.21 mIU/L,予生化汤加减5剂口服。1个月后电话随访正常。

按:《金匮要略》中妇人产后病脉证治篇有云:"产妇腹痛,法当以枳实芍药散,假令不愈者,此为腹中有余血著脐下,宜下瘀血汤主之;亦主经水不利。"《金匮玉函经二注》曰:"血之干燥凝着者,非润燥荡涤,不能去也。芍药、枳实不能治,须用大黄荡逐之。桃仁润燥,缓中破结;䗪虫下血;用蜜补不足,止血,和药,缓大黄之急,尤为润也。"全方为破瘀逐结基本方,功效显著。

第四章 产 后 病

产妇在产褥期内发生与分娩或产褥有关的疾病,称为"产后病"。常见的产后病有产后血晕、产后痉证、产后发热、产后腹痛、产后自汗、盗汗、产后身痛、产后大便难、缺乳、乳汁自出等。上述诸病多数发生在"新产后",目前根据临床实际,倾向于将产后7日以内称为"新产后"。产后病的发病机理可以概括为三个方面:一是失血过多,亡血伤津,虚阳浮散,或血虚火动,导致产后血晕、产后痉证、产后发热、产后大便难等;二是瘀血内阻,气机不利,血行不畅,或气机逆乱,可致产后血晕、产后腹痛、产后发热、产后身痛、恶露不绝等;三是外感六淫或饮食、房劳所伤等,导致产后腹痛、产后痉证、产后发热、产后身痛、恶露不绝等。总之,产后脏腑伤动,百节空虚,腠理不实,卫表不固,摄生稍有不慎便可发生各种产后疾病。产后疾病的诊断在运用四诊的基础上,根据新产特点,还须注意"三审":一审小腹痛与不痛,以辨有无恶露的停滞;二审大便通与不通,以验津液之盛衰;三审乳汁的行与不行及饮食之多少,以察胃气的强弱。同时,参以脉症及产妇体质运用八纲进行综合分析,才能做出正确的诊断。古代医家对新产疾病颇为重视,不但论述了亡血伤津的情况下产生的"新产三病",即《金匮要略》所云"新产妇人有三病,一者病痉,二者病郁冒,三者大便难",而且指出了急重症"三冲""三急"的危害性,如《张氏医通》所论的"三冲",即冲心、冲肺、冲胃,其临床表现:冲心者,心中烦躁,卧起不安,甚则神志不清,语言颠倒;冲肺者,气急,喘满,汗出,甚则咳血;冲胃者,腹满胀痛,呕吐,烦乱。书中还指出:"大抵冲心者,十难救一;冲胃者,五死五生;冲肺者,十全一二。"该书又提出产后"三急",曰:"产后诸病,惟呕吐、盗汗、泄泻为急,三者并见必危。"

产后病的治疗应根据亡血伤津、瘀血内阻、多虚多瘀的特点,本着"勿拘于产后,亦勿忘于产后"的原则,结合病情进行辨证论治。《景岳全书》说:"产后气血俱去,诚多虚证,然有虚者,有不虚者,有全实者,凡此三者,但当随证随人,辨其虚实,以常法治疗,不得执有诚心,概行大补,以致助邪。"即产后多虚应以大补气血为主,但其用药须防滞邪、助邪之弊;产后多瘀,当以活血行瘀之法,然产后之活血化瘀,又须佐以养血,使祛邪而不伤正,化瘀而不伤血。选方用药,必须照顾气血。开郁勿过于耗散,消导必兼扶脾,祛寒勿过于温燥,清热勿过用苦寒。同时,应掌握产后用药。三禁,即禁大汗,以防亡阳;禁峻下,以防亡阴;禁通利小便,以防亡津液。

第一节　产后血晕

产妇分娩后突然头晕眼花,不能坐起,或心胸满闷,恶心呕吐,或痰涌气急,甚则神昏口噤,不省人事,称为"产后血晕"。本病相当于西医学产后出血引起的虚脱、休克,妊娠合并心脏病产后心衰,或羊水栓塞等病证,是产后危急重症之一,若救治不及时,往往危及产妇生命,或因气血虚衰而变生他疾。主要病机不外虚实两端,阴血暴亡,心神失养,血虚气脱,或瘀血停滞,气逆攻心,而致晕厥。产后血晕的治疗,首当辨其虚实,分清脱证与闭证。本病属产后"三冲"范围,无论虚实都属危急重症,均须及时救治,必要时,中西医结合抢救。

补气解晕汤

【来源】《傅青主女科》。

【组成】人参一两,生黄芪一两,当归(不酒洗)一两,黑芥穗三钱,姜炭一钱。

【用法】水煎服。1剂而晕止,2剂而必定,3剂而血生,4剂而血旺,再不晕矣。

【功效】补气生血解晕。

【主治】产后气亏所致血晕。

【方解】人参、生黄芪大补气以固君心,使气壮而生血也;当归补血,血盛而养气,气血两旺,而心自定矣;使以黑芥穗引败血归经,姜炭行瘀引阳,瘀血去则正血归,不必解晕而晕自解矣。

【辨证要点】本方是《傅青主女科》的著名方剂。临床以妇人产后失血过多,突然出现头晕目眩,面色苍白,心悸不安,渐至昏不知人,甚而四肢厥冷,冷汗淋漓,手撒眼闭口开,呼吸微弱,舌淡无苔,六脉微细欲绝或浮大而虚为辨证要点。

【加减化裁】兼手足厥逆者,加制附子、干姜以回阳救逆;心悸、汗出过多者,加龙骨、牡蛎、五味子以敛阴止汗。

【使用禁忌】邪气内闭或痰蒙心包之神昏、痰湿瘀邪阻滞脑络所致癫痫等禁用。

【异病同治】本方亦可用于崩漏、贫血眩晕、低血压等属气血不足者。

【临床验案】

刘某,女,25岁。初诊:2020年2月16日,因"顺产后2月余,头晕乏力半月"就诊。LMP:2019年3月9日。G1P1A0,P1:2019年12月25日外院顺产一胎,顺产时大出血,予输血治疗(具体不详)。2020年2月16日在我科就诊,行专科检查。中医望诊:神清,精神疲乏,面色苍白,舌质淡红,苔薄白。闻诊:无异常。问诊:无异常。切诊:脉沉细。妇科检查:外阴,正常;阴道,通畅;宫颈,光滑;子宫,前位,质中,正常大小,无压痛;双侧附件区未触及明显异常。实验室检查:血 β-HCG <0.1 mIU/L,血常规示血红蛋白104 ng/mL,余正常。彩超提示子宫声像图未见明显异常。西医诊断:轻度贫血。中医诊断:产后血晕病。辨证:气血亏虚证。治宜补气生血解晕,拟方《傅青主女科》补气解晕汤加减:人参30 g,生黄芪30 g,当归30 g,熟地30 g,黑芥穗9 g,姜炭3 g。21剂,水煎服,日1剂。并予尤尼雪片、生血宁片口服,以纠正贫血。二诊:2020年3月9日,患者诉目前无明显头晕,无乏力,精神尚可,复查血常规正常。

按:产妇素体阳气亏虚,况心血已荫胎,胎下亦随胎虚,则心无血养,君心无护,所剩残血欲奔回救主,但此非正血,不能归经,故上冲于心,成血晕之证。本方以补气为主,补血为次,再以引阳行瘀、引血归经合之,故效果佳。

参 附 汤

【来源】《重订严氏济生方》。

【组成】人参15 g,附子(炮,去皮、脐)30 g。

【用法】分作三服,每服以水300 mL,加生姜10片,煎至240 mL,去滓,空腹时温服。

【功效】回阳,益气,救脱。

【主治】治阴阳气血暴脱等证。

【方解】人参甘温大补元气,益气固脱,有"回阳气于垂绝,却虚邪于俄顷"之能,故为君药;附子大辛大热,温壮元阳,回阳救逆,补火散寒,可"引补气药行十二经,以追复散失之元阳",故为臣药。参附配伍,功效有二:其一,减毒增效是其配伍内涵的精妙之处,附子大毒,人参制约,彼此相畏为用;其二,能上助心阳,下补肾阳,中健脾气,气阳同救,起到温而兼润,补而能固的功效,为气衰微欲脱之要方。二药相配,共奏回阳固脱之功。

【辨证要点】本方是《重订严氏济生方》的著名方剂。临床以元气大亏,阳气暴脱,汗出黏冷,四肢不温,呼吸微弱,或上气喘急,或大便自利,或脐腹疼痛,面色苍白,脉微欲绝为辨证要点。

【加减化裁】表虚自汗者,以附子易黄芪,名人参黄芪汤,补气兼止汗;失血阴亡者,以附子易生地,名地黄人参汤,固气兼求阴;寒湿厥汗者,以人参易白术,名术附汤,除湿兼温里;阳虚厥汗者,以人参易黄芪,名芪附汤,补阳兼固表。

【使用禁忌】神昏、癫狂、半身不遂等属肝风内动、邪气内闭或痰阻心包脑络者禁用。

【异病同治】本方也可用于产后大出血、心源性休克、创伤性休克症见气血大亏者。

【临床验案】

秦某,女,35岁。初诊:2020年7月15日,因"顺产后1 h,晕厥5 min"就诊。2020年7月15日在我院产科住院顺产,顺产后1 h,突然头晕眼花,之后神志模糊,呼吸微弱,四肢冰凉,冷汗大出,持续5 min,产科急送ICU,并请多学科联合会诊。我科受邀会诊患者,西医诊断:产后休克。中医诊断:产后血晕病。辨证:阴阳气血暴脱证。治宜回阳,益气,救脱。拟方《重订严氏济生方》参附汤加减:人参30 g,附子15 g,黄芪15 g,生地15 g。水煎服,1剂,顿服。之后予氧气吸入、参附注射液及葡萄糖静滴等急诊处理。患者意识清醒,呼之能应答,四肢回温。

按:《删补名医方论》中有云:"二药相须,用之得当,则能瞬息化气于乌有之乡,顷刻生阳于命门之内。"《医宗金鉴》曰:"补后天之气无如人参,补先天之气无如附子,此参附汤之所由立也。"参附汤可大补元气,回阳固脱,药简效宏,用于阳气虚脱之证,其效甚捷;即或阳气不足、脏腑虚寒者,亦每用基础方剂以加减治之,故备受后世医家所推崇。

夺 命 散

【来源】《妇人大全良方》。

【组成】没药、血竭各等份。

【用法】上细研为末。才产下,便用童子小便与细酒各半盏,煎一二沸,调下二钱,良久再服。其恶血自循下行,更不冲上,免生百疾。

【功效】行血逐瘀。

【主治】产后血晕,血入心经,语言颠倒,健忘失志及产后百病属瘀阻气闭者。

【方解】没药苦平,入十二经,消瘀定痛、消肿生肌、散血祛瘀;血竭甘咸,入心包、肝经,散瘀生新;两药配伍,共奏活血祛瘀、开闭定痛之效。

【辨证要点】本方是《妇人大全良方》的著名方剂。临床以产后恶露不下或量少,少腹阵痛拒按,突然头晕眼花,不能起坐,甚则心下急满,气粗喘促,神昏口噤,不省人事,两手握拳,牙关紧闭,面色青紫,唇舌紫暗,脉涩为辨证要点。

【加减化裁】大便秘结兼瘀热者,可酌加大黄、枳实以行气泻热;胸满呕恶痰涎较盛者,加姜半夏、陈皮化痰除满;腹部胀痛,气郁明显者,加延胡索、郁金行气止痛。

【使用禁忌】妊娠期妇女及虚劳病、崩漏病、月经量多者或经期延长者禁用。

【异病同治】本方也可用于痛经、子宫内膜异位症、子宫肌瘤、子宫腺肌瘤、包块型宫外孕、卵巢巧克力样囊肿、脑外伤后遗症、中风后遗症等属瘀血内结者。

【临床验案】

谢某,女,25岁。初诊:2018年6月3日,因"产后恶露量少1周,头晕眼花2日"就诊,LMP:2017年5月11日。G2P1A1。P1:2018年5月27日于本院顺产一胎,产后至今恶露量少,时有时无。2日前患者与家人争吵后,突然呛咳气促,口唇发绀,恶心呕吐,之后出现明显头晕眼花,视力下降,至今未缓解,急来我科就诊。2018年6月3日在我科就诊,行专科检查。中医望诊:神清,精神疲乏,面色青紫,皮肤多处可见瘀斑,舌质淡红,苔薄白。闻诊:无异常。问诊:无异常。切诊:脉沉细。妇科检查:外阴,正常;阴道,通畅;宫颈,光滑,有少许暗红色血丝自颈管流出;子宫,前位,稍大,质软,轻压痛;双侧附件区未触及明显异常。实验室检查:血β-HCG<0.1 mIU/L,血常规、CRP均正常。彩超提示子宫声像图未见明显异常。西医诊断:产后眩晕。中医诊断:产后血晕病。辨证:瘀阻气闭证。治宜行血逐瘀,拟方《妇人大全良方》夺命散加减:没药、川芎、姜半夏各10 g,血竭、胆南星各5 g,全当归15 g。5剂,水煎服,日1剂,分早晚2次服。二诊:2018年6月8日。患者自诉恶露量中,色红,无腹痛,现无明显恶心呕吐,仍有轻微头晕,视物偶有模糊,纳眠可,二便调,拟于初诊方基础上去胆南星、半夏,水煎服,5剂。三诊:2018年6月13日。患者视物如常,无头晕、恶心,予生化汤加减7剂。3个月后电话随访,自诉正常。

按:《妇人大全良方》引《产宝方》序论曰:"气血者,人之神也,不可不谨调护。然妇人以血为基本,气血宣行,其神自清。"今妇人产后,"败血不尽",百病丛生,是以"首当逐瘀生新""常令恶露快利为佳"。夺命散全方配伍精妙,共奏活血祛瘀,开闭定痛之效,为瘀血内结、上攻脑络所致产后血晕的经典治疗方。

清 魂 散

【来源】《济生方》。

【组成】泽兰叶、人参各一钱,炙甘草三分,川芎五分,荆芥三钱。

【用法】上为末,每服一至二钱,温酒、热汤各半盏调服。同时可用醋喷在炭火上,取烟熏鼻。

【功效】益气血,散外邪。

【主治】产后恶露已尽,气血虚弱,感冒风邪,忽然昏晕不知人事。

【方解】产后气血虚弱致血晕为本方主证。方中人参大补元气,炙甘草补气,泽兰叶活血通经,川芎和血行气,共为君药。臣以荆芥疏散风邪、清透头目。佐以炙甘草调和诸药,使以温酒引药入血分。诸药共奏益气理血、疏散风邪之效。

【辨证要点】本方是《济生方》的著名方剂。临床以产后恶露量多或恶露已排尽,头晕眼花,自汗畏风,短气乏力,鼻塞,甚至神昏、气冷,面色苍白,脉浮细无力或脉涩为辨证要点。

【加减化裁】失眠者,加夜交藤、远志、酸枣仁;虚劳咳嗽痰多者,加半夏、神曲、杏仁、北细辛、紫菀、款冬花;气壅盛于肺者,加紫苏叶;口干者,加五味子;呕者,加藿香;冷气胀痛者,加吴茱萸、良姜;四肢不温者,加桂枝、附子。

【使用禁忌】邪气内闭或痰蒙心包之神昏、痰湿瘀邪阻滞脑络所致癫痫等禁用。

【异病同治】崩漏、贫血眩晕、低血压等属气血不足证,复感风邪者,亦可加减用之。

【临床验案】

李某,女,22 岁。初诊:2019 年 9 月 26 日,因"产后 1 月余,头晕流涕 7 日"就诊。2019 年 8 月 21 日于本院顺产一胎,现恶露已干净。7 日前患者在家洗头后未吹干头发,之后自觉咽干、鼻塞,出现流涕、咳嗽、打喷嚏、头晕目眩、短气乏力,至今未缓解,急来我科就诊。中医望诊:神清,精神疲乏,面色无华,舌质淡,暗红,苔薄白。闻诊:无异常。问诊:无异常。切诊:脉弱。妇科检查:外阴,正常;阴道,通畅;宫颈,光滑;子宫,前位,稍大,质软,无压痛;双侧附件区未扪及明显异常。实验室检查:血 β-HCG <0.1 mIU/L,血常规示白细胞、中性粒细胞均偏高,CRP 正常。彩超提示子宫声像图未见明显异常。西医诊断:上呼吸道感染。中医诊断:产后血晕病。辨证:气血虚弱、外感风邪证。治宜益气血,散外邪。拟方《济生方》清魂散加减:泽兰 10 g,人参 15 g,炙甘草 6 g,川芎 10 g,荆芥 15 g,黄芪 15 g。14 剂,水煎服,日 1 剂,分早晚 2 次服。二诊:2019 年 10 月 9 日,患者自诉无明显头晕,视物清楚,无发热、鼻塞、流涕等不适,纳眠可,二便调。

按:《三因极一病证方论》云:"第四论曰:产后血晕者何?答曰:产后气血暴虚,未得安静,血随气上,迷乱心神,故眼前生花。极甚者,令人闷绝不知人事,口噤、神昏、气冷。医者不识,呼为暗风,若作此治之,病必难愈,但服清魂散自愈。"

远 志 汤

【来源】《备急千金要方》。

【组成】远志、麦冬、人参、甘草、当归、桂心各二两,芍药一两,茯苓五两,生姜六两,大枣二十枚。

【用法】上十味咀,以水一斗煮取三升,去滓,分三服。赢者分四服。

【功效】滋养气血,宁心安神。

【主治】产后忽苦心中怔悸不定,志意不安,言语错误,惚惚愦愦,情不自觉。

【方解】远志安神益智,祛痰开窍。麦冬养阴生津,清心除烦。人参补气安神,补五脏,安精神,定魂魄,止惊悸,除邪气,明目,开心益智。当归补血养血,益智。桂心益精明目,补劳伤,暖腰膝,续筋骨,可除头风痛。芍药养血敛阴,柔肝且平抑肝风。茯苓健脾渗湿、宁心安神。生姜温中除烦。大枣补中益气,养血安神。甘草调和诸药。全方共奏滋阴温阳,补益气血,宁心安神定志之效。

【辨证要点】本方是《备急千金要方》的著名方剂。临床以产妇产后气血大亏,心气不足,心悸怔忡,头晕,精神恍惚,健忘不安,语无伦次,思维迟缓,甚至神昏、休克,脉沉细或涩为辨证要点。

【加减化裁】多梦者,加五味子、夜交藤;头痛明显者,加桑叶、白蒺藜;汗多者,加煅牡蛎、浮小麦;肌肉关节疼痛者,加黄芪、桂枝。

【使用禁忌】邪气内闭、肝火上亢之神昏、癫狂,瘀血内结、邪阻脑络所致癫痫等禁用。

【异病同治】本方也可用于阿尔茨海默病、抑郁症、慢性疲劳属气血亏虚者。

【临床验案】

叶某,女,40 岁。初诊:2020 年 11 月 3 日,因"产后 3 日,头晕心慌 2 日"就诊。2020 年 10 月 31 日于本院顺产一胎,现有中量恶露。近 2 日患者无明显诱因出现情绪低落,继而头晕心慌,短气,精神恍惚,自言自语,呼之不理旁人。中医望诊:神志模糊,精神不佳,面色无华,舌质淡红,苔薄白。闻诊:无异常。问诊:无异常。切诊:脉沉细。妇科检查:外阴,正常;

阴道,通畅;宫颈,光滑;子宫,无压痛;双侧附件区未触及明显异常。实验室检查:血β-HCG<0.1 mIU/L,血常规、CRP均正常。彩超提示子宫声像图未见明显异常。西医诊断:产褥期抑郁症。中医诊断:产后血晕病。辨证:气虚血亏,心神失养证。治宜滋养气血,宁心安神,拟方《备急千金要方》远志汤加减:远志30 g,麦冬15 g,人参30 g,甘草6 g,当归15 g,肉桂10 g,白芍12 g,茯苓15 g,生姜6 g,五味子10 g,郁金6 g,大枣(对半劈开)8枚。21剂,水煎服,日1剂,分早晚2次服。二诊:2020年11月24日,患者情绪稳定,应答自如,思维清晰,无明显心慌胸闷,无头晕等不适,纳眠可,二便调。半年后电话随访,可正常生活。

按:中医理论认为,产妇产后气血大亏,阴伤阳耗,心气得不到正常濡润,神失所养,故神窍不清,表现为神情痴呆,心悸怔忡,语无伦次,头晕健忘。本方从气虚血亏致病入手,数药合用,补血益气,滋阴敛营,温中除烦,使心气得以濡养而神志自清。

(尹璐)

第二节　产后痉症

产褥期内突然发生四肢抽搐,项背强直,角弓反张者,称为"产后痉症",又称为"产后发痉""产后痉风"。本病与西医学的产后抽搐症和产后"破伤风"类似。属产后三大病之一,临床少见,但属产后急、重证候,必须抓紧治疗。本病的病因病机主要是亡血伤津,筋脉失养,或感染邪毒,直入经络。产后痉症首见于张仲景的《金匮要略》:"新产妇人有三病,一者病痉……何谓也?师曰:新产血虚,多汗出,喜中风,故令病痉。"并认为此病的原因多为产后血虚,风邪乘虚而入,可推理出产后痉病以养血祛风为法。隋朝《诸病源候论》认为:"产后中风痉者,因产伤动血脉,脏腑虚竭,饮食未复,未满日月,荣卫虚伤,风气得入五脏,伤太阳之经,复感寒湿,寒搏于筋,则发痉。其状口急噤,背强直,摇头马鸣,腰为反折,须臾十发,气急如绝,汗出如雨,手拭不及者,皆死。"宋代《妇人大全良方》指出"产后汗出多而变痉者何?答曰:产后血虚,肉理不密,故多汗,因遇风邪搏之则变痉",方以小续命汤速灌之。明代张景岳的《景岳全书》中讲到:"凡遇此证,速当查其阴阳,大补气血。用大补元煎或理阴煎及十全大补汤之类,庶保其生,若认为风痰而用发散消导等剂,则死无疑。"《傅青主女科》提出生化汤加减可治疗此病。由于现代医学的发展,多采用中西医结合方法治疗,必要时联合抢救,以提高患者的治愈率。

本病的辨证应首辨虚实,主要是亡血伤津,筋脉失养,或感染邪毒,直入经络所致。后者病情特别危急,应严密地观察病情变化,采取相应的抢救措施。

三甲复脉汤

【来源】《温病条辨》。

【组成】炙甘草六钱,干地黄六钱,生白芍六钱,麦冬(不去心)五钱,阿胶三钱,麻仁三钱,生牡蛎五钱,生鳖甲八钱,生龟板一两。

【用法】水煎分服,日1剂,分2次服。

【功效】滋阴清热,潜阳息风。

【主治】用于产后津伤,肝肾阴虚型痉症。症见产后失血过多,面色苍白,骤然发痉,项背强直,牙关紧闭,甚则角弓反张,四肢抽搐,舌淡红,苔少或无苔,脉虚细。

【方解】方中白芍柔肝止痛止痉;干地黄甘寒质润,能清热生津养阴;麦冬养阴生津;阿胶滋阴养血,四药合用,养阴柔肝,取"治风先治血"之意。生龟板、生牡蛎、生鳖甲滋阴潜阳,善于镇痉厥,均为臣药。炙甘草补心气以复脉,与生白芍配伍酸甘化阴,以增强滋阴息风之力,麻仁养阴润燥,共为使药。诸药配伍,共奏育阴养血,柔肝息风之功。

【辨证要点】本方是《温病条辨》中的著名方剂。临床以产后面色苍白,项背强直,牙关紧闭,甚则角弓反张,四肢抽搐,舌淡红,苔少或无苔,脉虚细为辨证要点。

【加减化裁】抽搐较重者加天麻、钩藤、石菖蒲。

【使用禁忌】痰湿者忌用。

【异病同治】本方也可用于围绝经期综合征、心律失常、中风后遗症等病证。

【临床验案】

王新芝选取产后津伤血虚痉病患者19例,均给予三甲复脉汤加减治疗。观察三甲复脉汤加减治疗产后津伤血虚痉病的临床疗效。结果:临床治愈6例,显效8例,有效4例,无效1例,总有效率为94.74%。并得出结论:三甲复脉汤加减治疗产后津伤血虚痉病疗效显著。[王新芝.三甲复脉汤加减治疗产后津伤血虚痉病19例[J].河南中医,2014,34(10):2004-2005.]

按:王新芝所用的三甲复脉汤加减方中党参甘平,归脾、肺经,既能补气生津,又能补血;生白芍酸苦微寒,养血敛阴,柔肝止痛止痉,药理研究表明生白芍中的主要成分芍药苷具有较好的解痉作用;干地黄甘寒质润,归心、肝、肾经,能清热生津养阴;麦冬微苦而甘、微寒,善于养阴生津;阿胶为血肉有情之品,甘平质润,为补血要药,多用于血虚诸证,尤以治疗出血而致血虚者为佳,本品养阴以滋肾水,常与龟甲等养阴息风药同用,治阴虚风动,手足瘛疭;钩藤甘凉,入肝、心包二经,有和缓的息风止痉作用,现代药理研究表明钩藤水煎剂有明显的镇静作用,乙醇浸出液能防止实验性癫痫的发作,并有一定的抗戊四氮致惊厥作用;生牡蛎咸寒质重,入肝经,有平肝潜阳,益阴之功,用于治水不涵木,阴虚阳亢,头目眩晕,亦治真阴亏虚,虚风内动,四肢抽搐之症,现代药理研究发现,牡蛎粉末有镇静、抗惊厥作用,并有明显的镇痛作用;生鳖甲甘寒而咸,归肝、肾经,能滋养肝肾之阴,适用于肝肾阴虚所致阴虚风动、手足瘛疭者,常与阿胶、生地黄、麦冬等品同用;生龟甲甘寒,归肾、肝、心经,长于滋补肾阴,兼能滋养肝阴,适用于肝肾阴虚所致的阴虚阳亢、阴虚内热、阴虚风动、神倦瘛疭证,宜与阿胶、鳖甲、生地黄等品同用,现代药理研究表明龟甲能改善"阴虚"证动物机能状态,使之恢复正常,能增强免疫功能;麻仁,甘平质润多脂,能润肠通便,兼有滋养补虚作用,适用于产妇体弱津血不足的肠燥便秘证;炙甘草味甘能缓急,善于缓急止痛,对阴血不足之四肢挛急者,常与白芍同用,药理研究表明炙甘草有缓解胃肠平滑肌痉挛及镇痛作用,并与芍药的有效成分芍药苷有协同作用。诸药同用,共奏育阴滋液,柔肝息风之功。三甲复脉汤加减能改善产后津伤血虚痉病临床症状,加速产后"阴血亏少动风"病理状态的恢复。

撮 风 散

【来源】《仁斋小儿方论》。

【组成】赤脚蜈蚣(炙)半条,钩藤二钱五分(7.5 g),朱砂一钱(3 g),直僵蚕(焙)一钱(3 g),血蝎梢一钱(3 g),麝香一字(0.25 g)。

【用法】上为末。每服一字(0.25 g),用竹沥调下。病情较重而无法自行饮食者,可鼻饲或直肠给药。

【功效】息风,除痰,止痉。

【主治】用于产后感染邪毒,循经入里,正邪相争而角弓反张,手足搐搦者。症见产后头项强痛,发热恶寒,张口困难,牙关紧闭,面呈苦笑面容,继而项背强直,角弓反张,舌暗红,苔薄白,脉弦大而浮。

【方解】本方是《仁斋小儿方论》中的方剂,方中血蝎梢、赤脚蜈蚣性微温,味辛、咸,有小毒,善搜风通络;钩藤、直僵蚕又为止痉定痉要药;更以麝香芳香开窍,朱砂镇心宁神,二者一开一阖,配伍精当。

【辨证要点】本方是《仁斋小儿方论》的方剂,现已证明用于产后感染邪毒而发痉症者疗效显著。临床以产后头项强痛,发热恶寒,牙关紧闭,面呈苦笑面容,继而项背强直,角弓反张,舌暗红,苔薄白,脉弦大而浮为辨证要点。

【加减化裁】高热者,重用蝉蜕、全蝎,加地龙;口渴者,加葛根;抽搐频繁者,重用钩藤,加木瓜、白芍、甘草;出汗多者,加党参、玉竹、黄芪。

【使用禁忌】若邪毒内传攻心,病情急重,伴高热不退,抽搐频繁者,当急以中西医结合抢救,控制抽搐。

【异病同治】本方也可用于新生儿脐风、三叉神经痛等病症。

【临床验案】

宁明县人民医院曾在20世纪70年代,采用撮风散加减结合西医对症支持治疗方法,在医疗条件受限的情况下,治疗破伤风20例,治愈率为80%,治疗过程中有效地控制了抽搐的发生,降低了死亡率。而且数据表明使用撮风散加减的患者,应用小剂量或者不用西药即可达到镇静的目的,使多数患者保持在清醒状态,能自己咳痰,便于护理及预防并发肺炎。[宁明县人民医院.中西医结合治疗破伤风20例疗效观察[J].广西卫生,1973(6):44-45.]

按:中医学认为,破伤风是因风冷水湿秽毒之邪入侵(破伤风杆菌感染)所致,其病机为外邪壅滞经络,营卫气血闭阻不运,引动肝风。治当祛风解毒辟秽,宣通经络营卫,镇痉开窍。用撮风散加减能息风定惊,宣通经络,加麝香辟秽散结开窍,朱砂清心化痰安神,故本方有祛风止痉之效。

滋荣活络汤

【来源】《傅青主女科》。

【组成】川芎4.5 g,当归、熟地、人参各6 g,黄芪、茯神、天麻各3 g,炙甘草、陈皮、荆芥穗、防风、羌活各1.2 g,黄连(姜汁炒)2.4 g。

【用法】水煎分服,日1剂,分2次服。

【功效】益气滋阴,活血通络。

【主治】妇人产后血虚,四肢百骸不得濡养,腠理不密多汗,遇风邪抟之,变为痉症。症见产后突发口噤牙紧,项强,抽搐或手足筋脉挛搐,头晕目眩,自汗,神疲气短,或低热。舌质淡或舌红无苔,脉细数。

【方解】方中重用人参、黄芪大补元气,当归养血活血,川芎走窜,行气活血,活血祛瘀而通络,天麻、防风、羌活、荆芥穗四药皆为祛风通络之药,专治筋急项强之症。熟地滋阴养血,茯神健脾渗湿,陈皮理气健脾。佐以黄连清痰火,炙甘草调和诸药。全方奏益气滋阴、活血通络之功。

【辨证要点】本方是《傅青主女科》中治疗产后痉症的方剂,文中指出本方主治产后血虚、口噤、抽搐等症。临床以产后突发口噤牙紧,项强,抽搐或手足筋脉拘挛,头晕目眩,自汗,神疲气短,或低热,舌质淡或舌红无苔,脉细数为辨证要点。

【加减化裁】有痰有火者,加竹沥、姜汁、半夏;口渴者,加麦冬、葛根;兼食积者,加山楂、砂仁以消肉食,神曲、麦芽以消饭食;便秘者,加肉苁蓉 4.5 g;汗出者,加麻黄根 3 g;惊悸失眠者,加酸枣仁 3 g。

【使用禁忌】感染邪毒急症者忌用。

【异病同治】本方也可用于产后身痛等病证。

【临床验案】

胡某,女,29 岁。初诊:1992 年 12 月 4 日。自诉产后出院时,因衣着单薄感受风寒,出现两手指关节痛,继而跖趾关节痛,背痛及项,经某医院两次检测排除类风湿关节炎和风湿性关节炎,求治于中医(药方不详),患者诉服药后汗出遍身,关节疼痛似减,4 日后疼痛亦然但无定处,仍以手指关节疼痛为甚,又增手足抽动一症,舌淡苔薄,脉沉细。产后血虚气亏,互感外邪而发病,以汗法治之似有"虚虚"之嫌,服药后汗出遍身,手足抽动则可佐证之,故宜滋血益气、活络祛邪,滋荣活络汤去黄连,加独活 10 g,川牛膝 10 g,葛根 10 g,木瓜 10 g,薏苡仁 10 g。水煎服,日 1 剂,分 2 次服用。服药 16 剂后疼痛有所减轻,再未见手足抽搐,药已中的,继服 10 剂后疼痛大减,但仍感肌肉关节痛无定处,前方加全蝎一条,研粉,汤药冲服,服药 20 余剂后患者告知已愈,要求配丸药以巩固疗效,嘱其服人参养荣丸 3 个月,半年后随访未见复发。[李应寿,华红.滋荣活络汤治疗产后关节痛、身痛 30 例临床观察[J].甘肃中医,1994,7(24):12-13.]

按:滋荣活络汤出自《傅青主女科》,主治产后血虚、口噤、抽搐等症,该方为八珍汤去白芍、白术,加黄芪、荆芥穗、防风、羌活等组成,"有形之血难复",故而加黄芪以使无形之气迅速恢复而生血,从而达到滋荣活络之功效;用荆芥穗、防风、羌活等表药以清散外感之邪气,可谓补、散并用。组方精细,补中有散,散中有补,补而不峻,散而不过,用于产后无过之弊。分娩由于创伤、出血、感受外邪,皆可导致产后痉症。滋荣活络汤治疗阴血俱虚,用于产后痉症切中病机,使津血得复,外邪得散,故而奏效。本例中加葛根以通太阳经脉,无热象故去黄连。总之产后体质变化使得本证具有多虚夹外邪夹瘀的特点,故不能按一般杂症(痹症)论治。

葛 根 汤

【来源】《伤寒论》。

【组成】葛根四两,麻黄(去节)三两,桂枝(去皮)二两,生姜(切)三两,甘草(炙)二两,芍药二两,大枣(擘)十二枚。

【用法】水煎分服,每日 1 剂,分 2 次服。

【功效】温经散寒,解肌止痉。

【主治】用于产后体虚,受凉后寒邪侵入人体,风寒湿邪阻滞经络,而发痉症。症见头痛,项背强急,肢痛拘挛,恶寒发热,无汗,肢体酸重,甚至口噤不能语,四肢抽搐,舌苔薄白或白腻,脉浮紧。

【方解】本方是桂枝汤加葛根、麻黄而成。方中葛根解肌散邪,生津通络;辅以麻黄、桂枝疏散风寒,发汗解表;芍药、甘草生津养液,缓急止痛;生姜、大枣调和脾胃,鼓舞脾胃生发之气。诸药配伍,共奏发汗解表、升津舒经之功。

【辨证要点】本方是《伤寒论》太阳病的著名方剂,原文指出:"太阳病,项背强几几,无汗恶风,葛根汤主之。"临床以头痛,项背强急,恶寒发热,无汗,肢体酸重,甚至口噤不能语,四肢抽搐,舌苔薄白或白腻,脉浮紧为辨证要点。

【加减化裁】项背痛甚者,倍葛根,加白芷、藁本;外证致恶心呕吐兼见下利者,加半夏、陈皮;四肢痛者,酌加羌活、独活;反复汗出发热,易于感受外邪而身苦痛者,加苍术、防己等;腹泻者,加白术、茯苓;呕吐者,加半夏、陈皮。

【使用禁忌】痉病感染邪毒急证者忌用。

【异病同治】本方也可用于高血压、颈椎病等病证。

【临床验案】

周某,女,46 岁,行政办公人员,因"反复颈项强痛伴头晕 3 年余,加重 1 周"于 2020 年 5 月 21 日来诊。患者 3 年前开始出现颈项强痛不适,伴轻微头晕及后枕部酸胀痛,每因久坐伏案劳累或受凉后上述症状加重,并伴双肩胛部酸胀痛,头晕症状时轻时重,偶有头痛症状,1 周前患者因产后受凉而致颈强及头晕症状加重,并偶有头痛、出汗、恶风等症状。方以葛根汤加减。药用:桂枝 10 g,葛根 20 g,白芍 15 g,甘草 6 g,生姜 9 g,大枣 7 枚,羌活 12 g,丹参 15 g,天麻 10 g,当归 12 g,全蝎粉(装胶囊吞服)6 g。水煎取汁,分 3 次服,每日 1 剂,并以药渣热敷颈部,5 剂为 1 个疗程。5 日后患者复诊诉颈项强痛症状基本消失,仍感轻微头晕,余未诉不适,舌淡红,苔薄白,脉细涩。在上方的基础上去生姜、大枣,加茯苓 20 g,党参 15 g,白术 15 g。水煎取汁,分 3 次服,每日 1 剂,并以药渣热敷颈部,患者再服 5 剂后临床诸症消失。

按:本例患者久坐伏案而致颈部劳损,加之产后受凉而发病,根据患者发病情况并结合临床症状及体征,采用葛根汤加减治疗,一方面可以解肌祛风,另一方面可以疏经通络,解除经脉气血的凝滞。方中用桂枝、当归、羌活、丹参、白芍以益气通阳、活血通脉、驱寒除湿。葛根能升达阳明津液,滋津润燥,以缓解经脉的拘急,天麻、全蝎息风止痉,通络镇痛,从而解除颈项强痛及头晕症状。

第三节 产后发热

产褥期出现发热,体温高于 38 ℃,持续不退,或突然高热寒战,并伴有其他症状者,称为产后发热。如产后 2 日内见轻微发热,体温低于 38 ℃,且无其他症状,为产后阴血骤虚,阳气外浮,营卫失调,一般可自行消退。西医学的"产褥感染""产褥中暑"皆属于此病范畴,重症可危及生命。

产后发热的病因很多,但致病机理与产后"正气易虚,易感病邪,易生瘀滞"的特殊生理状态息息相关,产后胞脉空虚,外邪乘虚而入,正邪交争可致发热。常见的有感染邪毒、外感、血瘀和血虚。感染邪毒者类似于西医学的产褥感染，产后血室正开，胞脉空虚，若产时或产后护理不当，邪毒乘虚而入直犯胞宫，正邪交争而发热，症见产后高热寒战，持续不退，恶露紫暗秽臭，小腹疼痛拒按，心烦口渴，舌红苔黄，脉数有力。外感者为产后气血骤虚，元气受损，腠理疏松，外邪乘虚而入，营卫不和，而致发热，症见产后恶寒发热，头痛身痛，苔薄白，脉浮。血瘀者为产后恶露不畅，当下不下，瘀血停滞，阻碍气机，营卫不通，郁而发热，如《女科经纶》云："败血为病，乃生寒热，本于营卫不通，阴阳乖格之故。"症见产后寒热时作，恶露不下或下之甚少，色紫暗有块，小腹疼痛拒按，舌质紫暗或有瘀点，脉弦涩。血虚者为产时或产后失血过多，阴血骤虚，以致阳浮于外而发热，血虚伤阴，相火偏旺，亦致发热，如《医宗金鉴》云："产后发热，多因阴血暴伤，阳无所附"，症见产后低热不退，腹痛绵绵，喜按，恶露量或多或少，色淡质稀，自汗，头晕心悸，舌质淡苔薄白，脉细数。产后发热的病因复杂多样，中医认为主要责之于伤食、外感、瘀血、血虚、蒸乳等，正如《医宗金鉴·妇科心法要诀》云："产后发热之故非止一端，如食饮太过，胸满呕吐恶食者，则为伤食发热；若早起劳动，感受风寒，则为外伤发热；若恶露不去，瘀血停留，则为瘀血发热；若去血过多，阴血不多，则为血虚发热。亦有因产时伤力劳乏发热者，三日蒸乳发热者。"

本病的辨证，虚实轻重有别，临证应根据发热的特点、恶露、小腹疼痛情况以及伴随症状，综合辨证分析。治疗以调气血、和营卫为主，同时注重产后多虚多瘀的特点，实证也不可过于发表攻里，也不可不加辨证，忽视外感邪毒和里实之证，片面强调补虚。

解毒活血汤

【来源】《医林改错》。

【组成】连翘二钱，葛根二钱，柴胡三钱，当归二钱，生地五钱，赤芍三钱，桃仁八钱，红花五钱，枳壳一钱，甘草二钱。

【用法】水煎服，日1剂。

【功效】清热解毒，凉血活血。

【主治】用于产后正气亏损，或产时不洁，感染邪毒，侵犯胞宫，恶露不下，瘀血阻滞，久则化热，表现为汗多、高热、烦渴，伴口苦、小便灼热、口渴。症见产后高热寒战，或发热恶寒，小腹疼痛，大便干结，恶露气臭秽，心烦不宁，小便短赤，色紫暗，舌红苔黄，脉数有力。

【方解】方中桃仁、红花为君药，佐当归补血活血，祛瘀而通壅，以缩宫复旧；连翘、赤芍为臣药，兼以生地清热凉血，以清热解毒；气为血之帅，气行则血行，故复佐枳壳理气，以助活血之力；柴胡、葛根解肌，退热而拒邪，邪除则病愈；甘草调和诸药。全方共奏清热解毒、凉血活血、缩宫生新之效。

【辨证要点】本方在《医林改错》中常用于"活其血，解其毒"。临床以产后高热寒战，小腹刺痛，大便干结，恶露气臭秽，心烦不宁，小便短赤，舌暗有瘀点，苔黄，脉数为辨证要点。

【加减化裁】热毒和瘀血皆轻者，使用原方可愈，即"治病以本病为重，标病为轻。此症热毒本也，瘀血标也，而标实与本同重，故标本未甚者，原方可愈"。若体本虚寒，症见发热轻，加重当归的用量，减轻柴胡、葛根的用量；高热烦渴者，加石膏、知母；胎盘胎膜残留引起感染者，加川牛膝、瞿麦、冬葵子；纳谷不馨，苔厚腻者，加红藤、薏苡仁、苍术。

【使用禁忌】虚症发热者忌用。

【异病同治】本方也可用于血瘀血热型产褥期感染，产后腹痛，产后恶露不绝等病症。

【临床验案】

彭某,女,26岁。初诊:2018年6月10日。既往月经规律,28日一行,经期7日,经量中等、色红,无痛经,1个月前初产,3日前因产褥感染开始出现发热症状,高烧持续不退,伴寒战、身体忽冷忽热,小腹刺痛,心烦。舌红苔黄,舌下静脉曲张(十),脉数。情绪烦躁,眠差易醒,纳可,大便干,小便黄。于外院常规抗生素治疗后无明显改善(具体用药不详)。妇科检查:外阴,已婚式;阴道,畅,可见血性分泌物自宫颈管流出;宫颈,光滑;子宫,后位,常大,质中,活动,压痛明显;双侧附件区轻压痛。G1P1A0。LMP:2017年8月1日,7日净。西医诊断:产褥感染。中医诊断:产后发热,辨证属产后感染邪毒。此为产后气血亏虚,邪毒侵犯胞宫,故发热寒战,腹痛拒按。治宜清热活血,拟方《医林改错》解毒活血汤加减:金银花、生地、赤芍、当归各12 g,桃仁、枳壳、红花、柴胡各15 g,天花粉、牡丹皮各10 g,甘草、川芎各6 g。7剂,水煎服,日1剂。二诊:2018年6月17日,服4剂后发热即明显减轻,昨日无发热,无腹痛,神疲乏力,胃口差,睡眠可,二便调。予健脾养胃,补益气血巩固体质。

按:患者为产后正气亏损,邪毒乘虚而入,侵犯胞宫,滞于胞脉、冲任,发为热。本病的关键在于辨证准确,予以清热解毒活血,本案重用红花、桃仁活血,加用金银花透邪外出,热退后健脾养胃,补后天之本。

柴胡四物汤

【来源】《素问病机气宜保命集》。

【组成】川芎、熟地、当归、白芍各一两半,柴胡八钱,人参、黄芩、甘草、半夏曲各三钱。

【用法】水煎服,日1剂。

【功效】和解少阳,补气养血。

【主治】用于产后阴血亏虚,复感外邪而发热。症见产后寒热往来,或日晡发热甚,头晕目眩,胸闷呕吐,默默不欲饮食,或伴周身不适,腹痛拒按,恶露不尽、有血块,或咳,或乳汁不通,乳房红肿胀痛,舌红,苔薄白或腻,或光剥少苔,脉浮数或弦细数。

【方解】本方由小柴胡汤去大枣、生姜,加上四物汤组成。方中以小柴胡汤调和气机,加以四物汤补血调血,主治微有寒热,日久虚劳,脉沉而浮。后世医家也多在此方基础上加减变化用于产后发热证。方中柴胡、白芍疏肝解郁,养肝体而助肝用;熟地、当归助白芍滋阴养血而补肝,可防柴胡之辛散而伤阴血;川芎助柴胡之疏泄,又可助当归活血,使补血而不留瘀;黄芩苦寒清血分之热;人参、甘草、半夏曲合用可调和脾胃,资生化之源。

【辨证要点】临床以产后寒热往来,或日晡发热甚,头晕目眩,胸闷呕吐,默默不欲饮食,或伴周身不适,腹痛拒按,恶露不尽有血块,或咳,或乳汁不通,乳房红肿胀痛,舌红,苔薄白或腻,或光剥少苔,脉浮数或弦细数为辨证要点。

【加减化裁】实际运用中,考虑其病位在肝,郁滞易于化火伤阴灼血,用人参恐温补助阳,多弃而不用,故常用清热凉血、养阴生津的生地代性温腻滞的熟地;兼血瘀者,去白芍加赤芍代之,或配以桃仁、红花、丹参等活血散瘀;伴乳胀者,加橘核、荔枝核通络散结;肝郁化火者,酌加夏枯草、炒川楝子疏肝泻热;疼痛甚者,合金铃子散、郁金等活血行气止痛;头晕者,加石菖蒲醒神开窍;虚热者,熟地改为生地,加青蒿、地骨皮、鳖甲、秦艽;食滞者,加神曲、山楂、莱菔子。

【使用禁忌】实热证者忌用。

【异病同治】本方也可用于治疗肝郁血虚之痛经、月经后期、闭经、不孕、围绝经期综合征、产后郁冒、痤疮、黄褐斑、乳腺病等。

【临床验案】

陈某,女,33岁。初诊:1979年11月3日。产后第2日感受风寒,头痛,恶寒发热,体温40.5℃,白细胞12.9×10⁹/L,中性粒细胞84%,淋巴细胞13%,口苦咽干,胸闷欲呕,不思饮食,恶露未尽,苔薄黄,脉弦数。治拟和解少阳,凉血祛瘀。予柴胡四物汤加减:柴胡18 g,黄芩、生地各15 g,半夏、太子参、牡丹皮各9 g,甘草3 g,当归尾6 g,青蒿10 g,赤芍12 g。服药2剂后,体温降至正常,诸症告愈。[曾文长·柴胡四物汤加减治疗产后发热153例观察和体会[J].江苏中医,1990(6):11-12.]

按:本例西医疑诊为"上呼吸道感染"。患者系因产后气血两虚,外邪乘虚而入,正邪交争,久羁少阳,迁延未愈。邪正交争,则寒热交作,邪在腠理,与阳气相争则发热,外邪内侵与阴气相争则恶寒。邪胜正则恶寒,正胜邪则发热,故见寒热往来。胁下为少阳经脉循行之处,胸胁又与隔膜相连,邪入少阳,热邪侵扰隔膜,少阳失于枢转之机,热郁胸中,气机不宣,因而口苦咽干。肝胆相表里,肝胆郁热侵扰胃腑,胃失和降,故见纳差。胆火犯胃,胃气上逆,则恶心、呕吐、口干苦。本案中抓住少阳证的主要特点,以和解少阳为主,佐以清化肺热为法。方用柴胡四物汤加减。柴胡能疏散少阳半表之邪,使之外达,取其升阳解郁之功,解表和里;黄芩清热,使半里之邪内彻,一外一内,使少阳得以枢转;四物汤使补血而不留瘀。总之,在辨证时要抓住证候的特点,在治疗用药上层次分明。

荆防四物汤

【来源】《医宗金鉴》。

【组成】荆芥6 g,防风3 g,熟地15 g,当归12 g,白芍(酒)9 g,川芎3 g。

【用法】水煎服,日1剂。

【功效】养血祛风,散寒解表。

【主治】用于产后元气虚弱,卫阳不固,腠理不实,风寒袭表,正邪交争。症见产后发热恶寒,头痛,肢体酸痛,鼻塞流涕,苔薄白,脉浮紧。

【方解】方中熟地、川芎、当归、白芍之四物汤为调血养血之剂,治营血虚滞之证,产后失血,营血虚损,以熟地甘温以滋阴养血填精,当归补血活血,白芍和营养肝,川芎活血行滞,再加荆芥、防风祛风以解表。

【辨证要点】本方出自《医宗金鉴》,经临床灵活变通,使其补中有通,补而不滞,营血周流无阻,瘀除毒解,营卫调和,其热自退。临床以产后发热恶寒,头痛,肢体酸痛,鼻塞流涕,苔薄白,脉浮紧为辨证要点。

【加减化裁】外感者,加紫苏叶;咳甚痰多者,酌加杏仁、前胡以宣肺化痰止咳;气短乏力比较明显者,加党参、黄芪以益气扶正解表。

【使用禁忌】实热者忌用。

【异病同治】本方也可用于产后头痛、经行发热、妊娠感冒、荨麻疹等病证。

【临床验案】

患者,32岁,经产妇。1992年7月14日在我院顺产一男婴,产后6h患者开始发热,体

温 38.5 ℃。给予扑感片、感冒通等治疗,病情无好转。7 月 15 日查血常规:白细胞 10.8×
10^9/L,嘱用柴胡注射液 4 mL、安痛定 2 mL 肌内注射,10％葡萄糖液 500 mL、洁霉素 2.4
g、卡那霉素 1 g 静脉滴注,每日 1 次,体温仍然不降。7 月 17 日患者诉腹痛但不甚,恶露少,
舌暗,苔薄黄,脉弦紧。查心肺正常,下腹压痛拒按,考虑瘀血内阻、复感外邪而致发热。治
宜清热解毒、活血化瘀。处方荆防四物汤加减:荆芥 9 g,羌活、独活各 9 g,川芎 9 g,前胡、柴
胡各 6 g,桔梗 6 g,防风 6 g,枳壳、茯苓各 12 g,甘草 3 g,当归、桃仁各 10 g,水煎服,日 1 剂。
服药 3 剂后体温在 37～37.8 ℃,患者自诉腹痛减轻,恶露量增加,纳食香,夜寐安,大便干,
小便正常,舌淡体胖、边有齿痕,脉细数。上方柴胡加量至 10 g,白术 10 g,当归 5 g,女贞子
10 g,复进 3 剂,患者临床症状消失,体温降至正常并稳定,于 7 月 22 日出院,随访体温正常。
[冯伟华. 荆防四物汤加减治疗产后发热[J]. 现代中西医结合杂志,2006,15(16):
2231-2232.]

按:产后发热见于《金匮要略·妇人产后病脉证治》及《医宗金鉴·妇科心法要诀》,“产
后发热之故,非之一端”指出本病因外感、血瘀、伤食、蒸乳等所致。笔者认为本病的发生主
要是产后气血骤虚,阳气浮散,易感外邪;或瘀血内阻,壅遏气机而致。荆防四物汤出于《医
宗金鉴》,方中四物汤为调血养血之剂,治营血虚滞之证,产后失血,营血虚损,荆芥、防风祛
风以解表。本方经临床灵活变通,补中有通,补而不滞,使营血周流无阻,瘀除毒解,营卫调
和,其热自退。

竹 叶 汤

【来源】《金匮要略》。

【组成】竹叶一把,葛根三两,防风、桔梗、桂枝、人参、甘草各一两,附子(炮)一枚,大枣
十五枚,生姜五两。

【用法】上十味,以水一斗,煮取二升半,分温三服,温覆使汗出。现代用法:水煎服,日
1 剂。

【功效】扶正解表,调和营卫。

【主治】用于产后阳气大量消耗,人体正气亏虚,汗出感受风邪,闭郁不得发散所造成的
产后发热。症见恶寒发热,头痛,自汗出,面红,气喘,咽痛,烦躁,项背拘急,苔薄白而润,
脉浮。

【方解】本方以竹叶、葛根、桂枝、防风、桔梗祛风解表;人参益气解表;配附子助阳解表,
温通经脉;其中人参配附子共奏扶阳解表之效,生姜、甘草、大枣调和营卫。诸药相合,表里
双解,扶正祛邪。

【辨证要点】竹叶汤出自《金匮要略·妇人产后病脉证治》,原文为“产后中风,发热面正
赤,喘而头痛,竹叶汤主之”。临床以恶寒发热,头痛,自汗出,面红,气喘,咽痛,烦躁,项背拘
急,苔薄白而润,脉浮为辨证要点。

【加减化裁】由于本方解表力弱,服药后可加被增温取汗,以彻表邪,畏寒而项背强者,
增加附子用量,增强助阳解表之力;呕吐者,加半夏和胃止呕;里虚不重,风邪有化热之势者,
竹叶用量可增大;头痛甚者,加细辛、川芎、当归。

【使用禁忌】阳盛实热证者忌用。

【异病同治】本方也可用于妊娠感冒、皮肤病、口疮等病证。

【临床验案】

高某,女,27岁。初诊:1988年9月10日。分娩5日,发热恶寒、头痛2日,体温38.5℃,伴咳嗽咽痛,面赤汗出,体倦懒言,大便正常,小便黄赤,纳谷欠馨,恶露量少,色红,小腹胀痛。舌淡红,苔薄白微黄,脉浮虚而数。化验:血常规正常。证属阳气不固,风邪外淫。治宜温阳益气以固里之脱,祛风散邪以解外之风热,活血祛瘀以通经脉。药用:竹叶10克,粉葛根15 g,桂枝6 g,防风6 g,桔梗6 g,太子参15 g,淡附片6 g,生甘草6 g,生姜6 g,大枣5枚,荷叶10 g,益母草10 g。3剂后,热退,头痛恶寒、咳嗽咽痛、面赤汗出俱减,纳增,精神好转,腹胀痛亦消失,原方去益母草,再进3剂后告愈。[陈锐.竹叶汤临床新用[J].中国社区医师,2011.27(48):14.]

按:本例患者素体虚弱,产后营血更虚,阳气不固,风热之邪乘虚而外袭。选用竹叶汤加味,方中竹叶、粉葛根、桂枝、防风、桔梗以疏解在外之表邪;太子参、淡附片以固在里阳气之虚脱;甘草、生姜、大枣以调阴阳之气而使其平,共收扶正祛邪、表里兼济之效;加益母草能活血祛瘀,促进子宫收缩,又能清热利尿消炎;加荷叶能清热散瘀。近代名医朱小南认为荷叶善治产后发热而兼恶露不下。诸药合用祛邪而不伤正,扶正而不碍邪。

加味四物汤

【来源】《医宗金鉴》。

【组成】熟地,川芎,当归,白芍,炮姜。

【用法】水煎服,日1剂,分2次服。

【功效】养阴补血,和营退热。

【主治】用于产后阴血骤虚,阴不敛阳,虚阳外浮,而致发热。表现为产后低热不退,腹痛绵绵,喜按,恶露色淡质稀,面色㿠白,唇淡无华,头昏眼花,心悸,短气乏力,舌淡,脉沉细弱。

【方解】方中当归补血养肝,和血调经,为君药;熟地滋阴补血,为臣药;白芍养血柔肝和营,为佐药;川芎活血行气,畅通气血,为使药。四药合用,补而不滞,滋而不腻,养血活血,可使营血调和。配以炮姜温经止血,使爆脱之阴血得以固摄,上浮之虚阳得以回纳。诸药共奏养阴补血、和营退热之功。

【辨证要点】本方是治疗营血亏虚、血行不畅的常用方剂。临床以产后低热不退,腹痛绵绵,喜按,恶露色淡质稀,面色㿠白,唇淡无华,头昏眼花,心悸,短气乏力,舌淡,脉沉细弱为辨证要点。

【加减化裁】阴虚火旺,症见午后潮热,舌红少苔者,加地骨皮、鳖甲、知母;头疼恶寒而发热者,属外感,去炮姜,加柴胡、葱白;伴气虚者,加白术、党参、茯苓、甘草;脾胃虚弱,大便溏者,加砂仁、六神曲;失眠明显者,加酸枣仁、合欢皮、远志。

【使用禁忌】邪毒炽盛发热者禁用。

【异病同治】本方也可用于血虚型痛经、月经后期、闭经、产后汗证、产后不寐等病症。

【临床验案】

曲某,女,29岁,孕41⁺⁵周,行剖宫产手术,产后20日发热不退(37.6～38.7℃),伴面色苍白,畏寒,肢冷,出冷汗,头晕目眩,心悸,少气,动则尤甚,食欲不振,口渴少饮,精神萎靡,舌淡,苔白腻,脉细数无力。查体:外阴及腹部正常。西医按产褥感染治疗无效。治以补益气血,滋阴清热。方药:加味四物汤加知母 15 g,地骨皮 20 g,鳖甲 10 g,大枣 5 枚。服药 2 剂后热退,原方加龙眼肉 15 g,酸枣仁 15 g,丹参 25 g,白术 20 g,黄芪 50 g。又服 3 剂后,上述症状明显改善。继服此方 2 剂,诸症消失。[关桂霞,张平.四物汤加味治疗产后血虚发热 15 例[J].吉林中医药,2003,23(9):27.]

按:产后血虚发热,即薛立斋所云"新产妇人阴血暴亡,阳无所附而外热"。治以补益气血,滋阴清热,使阴血有所摄,阳气有所附。方中当归、熟地、白芍、川芎补血调经,知母、地骨皮、鳖甲清虚热而养阴,大枣、炮姜、白术健脾益气,黄芪、丹参补气活血。上药合用,使气血有生化之源,气血调、营卫和而病自愈。

第四节 产后腹痛

产后以小腹疼痛为主的疾病称为产后腹痛,又称"儿枕痛",西医称为产后痛。产后 1～2 日仅见小腹微微疼痛,持续 3 日左右自行消失,是产后的常见反应,因为产妇分娩后由于子宫收缩而引起的腹痛,也叫宫缩痛,多见于经产妇,尤其在哺乳时疼痛加重,一般 3～4 日后气血恢复,疼痛可自愈,无需治疗。若疼痛较重,腹痛阵阵加剧,难以忍受,或腹痛绵绵,疼痛不已,影响产妇的康复,则属病态,需治疗。

产后腹痛首见于《金匮要略·妇人产后病脉证治》,文中表示产后腹痛分为血虚里寒、气血郁滞、瘀血内结三种证治类型。对于疾病的认识,《景岳全书·妇人规》说:"凡新产之后,多有儿枕腹痛者,摸之亦有块,按之亦微拒手,做古方谓之儿枕。"《证治准绳·女科》说:"由母胎中原有血块,产后不与儿俱下,而仍在腹作痛,谓之儿枕,其恶露下不快而作痛者,胎中原无积聚,不为而儿枕也。"历代医家对产后腹痛的病因病机以及辨证论治积累的丰富理论和经验,至今仍然对临床实践有重要的意义。

本病的病因病机主要为血虚和血瘀。血虚可因产时出血过多所致,也可因产前血虚体质,加之产时耗血所致。血虚则胞脉失养,形成所谓的"不荣则痛";又可因生化不足而致气虚,气虚则不能温行血脉,血液运行不畅,以致迟滞而痛。血瘀可由情志过激、肝气郁结、经气不利,而致气滞血瘀;也可因产后胞脉空虚,血室正开,起居不慎,感寒饮冷,以致寒凝血瘀,血瘀阻滞经脉,从而形成"不通则痛"。此病的治疗原则为实则通之,虚则养之,稍加止痛。中医药治疗本病效果较好,大多能痊愈。

生 化 汤

【来源】《傅青主女科》。

【组成】当归八钱,川芎三钱,桃仁(去皮尖,研)十四粒,炮姜五分,炙甘草五分。

【用法】加入黄酒、童子小便各半煎服(童子小便现已不用,一般是水煎服或者是水加黄酒煎服),日 1 剂。

【功效】养血祛瘀,温经止痛。

【主治】妇人在生产后气虚血亏,血虚不能濡养冲任,胞脉失养,寒邪乘虚而入,而致寒凝血瘀,不通则痛,或胎盘、胎衣残留,或情志所伤,肝气郁滞。表现为产后小腹冷痛拒按,或得热痛缓,恶露少而不畅,色紫有块,或伴胸胁胀痛,或畏寒肢冷,面色青白,舌质紫暗或见瘀斑,苔薄白,脉弦涩。

【方解】方中重用当归为君药,补血和血,调经止痛,使瘀血去而新血生。川芎和桃仁共为臣药,川芎活血化瘀行气,上行可达颠顶,下行可入血分,为血中之气药,气行则血行,桃仁活血祛瘀,两者相辅相成。炮姜温经散寒,止痛,亦有止血的功效;黄酒温通血脉,共为佐药。炙甘草可以调和诸药,和中缓急。此方可补血活血、化瘀生新,使行中有补,补中有化,故曰"生化"。

【辨证要点】本方出自《傅青主女科》。临床以产后发热,汗多、高热、烦渴,伴口苦、小便灼热、口渴,产后小腹疼痛拒按,或得热痛缓,恶露少而不畅,色紫有块,或伴胸胁胀痛,或畏寒肢冷,面色青白,舌质紫暗或见瘀斑,苔薄白,脉弦涩为辨证要点。

【加减化裁】恶露已行而腹微痛者,可减去破瘀的桃仁;瘀滞较甚,腹痛较剧者,可加蒲黄、五灵脂、延胡索、益母草等以祛瘀止痛;小腹冷痛甚者,可加肉桂以温经散寒;气滞明显者,加木香、香附、乌药等以理气止痛;兼肝郁气滞者,加制香附、青陈皮、炒枳壳;气虚者,加黄芪、党参。

【使用禁忌】产后血热而有瘀滞者不宜使用;恶露过多、出血不止,甚则汗出气短神疲者,当禁用。

【异病同治】本方也可用于血虚血瘀型产后发热、恶露不尽、产后缺乳等病证。

【临床验案】

某患者,女,28岁。初诊:2019年2月8日。主诉:产后少腹疼痛15日,伴有恶露少量。现患者小腹疼痛,拒按,得热痛减,恶露色暗有块,面色苍白,四肢不温,神疲乏力,偶有头晕,睡眠可,二便可。舌脉:舌质淡白,边有瘀点、瘀斑,脉弦细涩。腹部触诊:腹部疼痛,按压痛甚,小腹可触及包块。B超检查:子宫内有少量残留物。中医诊断:产后腹痛,证属寒凝血瘀兼气血两虚。治宜活血化瘀、温经止痛兼补益气血。方用生化汤加减:当归10 g,川芎8 g,桃仁6 g,盐小茴香6 g,官桂4 g,炒蒲黄8 g,酒炒延胡索8 g,炮姜4 g,炙甘草4 g,5剂,日1剂,水煎服。二诊:2019年2月13日。患者诉少腹疼痛以及恶露消失,仍感神疲乏力,上方去桃仁、盐小茴香、官桂、酒炒延胡索、炒蒲黄,加炒白术10 g、黄芪15 g、党参15 g,继服7剂。服药后神疲乏力消失。

按:患者产后气血亏虚,易感寒邪,寒凝血瘀引发腹痛。本例患者有寒有瘀,而非纯虚之证,故先用生化汤加减养血活血、温经止痛,待瘀血祛除后考虑补益气血。正如《傅青主女科》"产后总论篇"所言:"大抵新产后,先问恶露如何,块痛未除,不可遽加参术;腹中痛止,补中益气无疑。"故首诊时在生化汤基础上加盐小茴香、官桂温经散寒,加酒炒延胡索、炒蒲黄增强止痛化瘀的功效,全方祛瘀止痛、温经补虚,使瘀去而新血生,血行通畅,通则不痛。二诊时瘀去痛消,面色有所好转,但仍神疲乏力,故去桃仁、盐小茴香等温经活血药,加炒白术、黄芪、党参益气补血以固本,最终诸症皆消。

肠 宁 汤

【来源】《傅青主女科》。

【组成】当归(酒洗)一两,熟地(九蒸)一两,人参三钱,麦冬(去心)三钱,阿胶(蛤粉炒)三钱,山药(炒)三钱,续断二钱,甘草一钱,肉桂(去粗,研)二分。

【用法】水煎分服,日1剂,分2次服。

【功效】补血益气。

【主治】用于妇人产后亡血过多,血虚少腹疼痛。症见产后小腹疼痛,按之痛缓,头晕目眩,心悸怔忡,恶露量少,色淡,大便干结,舌淡红,苔薄白,脉细。

【方解】方中当归补血和营,活血行滞,既补虚又止痛;熟地、阿胶滋阴养血,以助当归补养阴血而调理冲任;麦冬养阴润燥;人参、山药、甘草补气健脾,以资阴血之生化;续断补肾养肝,强壮腰膝;肉桂温通血脉,散寒止痛。诸药合用,共奏补益气血,温行止痛之效,使血气旺盛,冲任得养,则诸症可除。

【辨证要点】本方是《傅青主女科》调经门的著名方剂,原文指出:"妇人产后少腹疼痛,按之即止,人亦以为儿枕之疼也,谁知是血虚而然矣!夫产后亡血过多,血室空虚,原能腹痛,十妇九然……惟是血虚之疼,必须用补血之药,而补血之味,多是润滑之品,恐与大肠不无相碍;然产后血虚,肠多干燥,润滑正相宜也,何碍之有。方用肠宁汤……一剂而疼轻,二剂而疼止,多服更宜。"临床以产后小腹疼痛,按之痛缓,头晕目眩,心悸怔忡,恶露量少,色淡,大便干结,舌质淡红苔薄白,脉细为辨证要点。

【加减化裁】腹痛重者,多因气滞血瘀所致,故加川楝子、延胡索、乌药、香附活血行气止痛;血虚兼寒而见面色青白、腹中冷痛、得温则舒者,加干姜、吴茱萸以温中散寒;兼脾虚食少、气短者,加黄芪、白术以补气健脾;血瘀明显者加桃仁、红花、赤芍加强活血化瘀作用,并于活血中养血;兼有便秘者,加桃仁、火麻仁活血润肠通便。

【使用禁忌】产后腹痛属于血瘀气滞实证者忌用。

【异病同治】本方也可用于功能性腹泻、肠易激综合征等病证。

【临床验案】

吴礼兰用肠宁汤加减治疗血虚型产后腹痛36例,36例患者均为本院妇产科住院患者。年龄20~35岁,其中20~28岁者9例,29~35岁者27例;初产妇8例,经产妇28例;中医辨证为血虚型产后腹痛,其中兼寒者11例,兼热者4例,兼气滞者5例,兼瘀血者10例,单纯血虚型6例。治愈33例,其中1剂治愈者12例,2剂治愈者14例,3剂治愈者7例;有效3例,无效0例,总有效率为100%。得出结论:肠宁汤治疗血虚型产后腹痛疗效满意。[吴礼兰.肠宁汤治疗血虚型产后腹痛36例[J].河南中医,2011,31(8):934.]

按:产后腹痛指由子宫强烈地阵发性收缩而引起的小腹疼痛。多见于经产妇和剖宫产患者,为分娩后常见并发症之一。由于产程过长或剖宫产致失血过多者,虽然疼痛不甚剧烈,但往往会延长数日或更长时间。吴礼兰认为,本型患者多为素体虚弱,加之产时伤血耗气,冲任血虚,胞脉失养,则脉涩不荣而痛。因气随血耗,运血无力,血行更加不畅,则瘀滞不通而痛。或因寒邪乘虚入侵,寒凝胞宫而痛;或因素体阳虚,邪毒内侵,热与血结,阻滞胞脉,血浊不行而痛。治应辨证求因,灵活加减。方用《傅青主女科》之肠宁汤,此汤专为血虚胞脉失养之腹痛而设。

(张晓燕)

当归建中汤

【来源】《千金翼方》。

【组成】当归四两,桂枝三两,芍药六两,生姜三两,甘草二两,大枣十二枚。

【用法】水煎温服,日1剂,每日3次。

【功效】温补气血,缓急止痛。

【主治】用于中焦虚寒、营血不足型产后腹痛。症见产后腹中隐痛不已,或小腹拘急,痛引腰背,时痛时止,喜温喜按揉,时自汗出,面色无华,舌质淡,苔白,脉细弦而缓。原文指出:"治妇人产后虚羸不足,腹中刺痛不止,吸吸少气,或苦小腹拘急,痛引腰背,不能饮食。"

【方解】方中当归、芍药同用,补血活血、柔肝滋阴;桂枝可温通经脉,祛腹中冷痛,助阳化气,配合滋补之当归、芍药,有阴中求阳之妙;生姜、大枣补中益气、顾护气血生化之源,并有辛甘化阳之效;芍药合甘草缓急止痛,同时酸甘化阴,滋阴补血。全方气血双补,尤重在和血止痛,且温煦平和、补而不滞。

【辨证要点】本方是《千金翼方》中治疗产后虚羸腹痛的著名方剂。临床以产后脘腹挛痛,喜温喜按,时自汗出,舌淡苔白,脉细弦为辨证要点。

【加减化裁】若产后去血过多,崩伤内衄不止,加地黄六两,阿胶二两,合八味,汤成纳入阿胶;若无当归,以川芎代之;若无生姜,以干姜代之;若大虚,加饴糖六两;若寒甚,重用桂枝、生姜温阳散寒;若虚损甚而偏气虚,加黄芪、党参益气补虚;若营阴不守,见自汗心悸,虚烦不寐,可加酸枣仁、柏子仁等宁心安神;若便溏,可加白术健脾燥湿止泻。

【使用禁忌】阴虚内热及湿盛中满者忌用。

【异病同治】本方也可用于经后腹痛、产后寒疝、虚寒性崩中带下、血虚腰痛、久积寒气腹痛、血虚自汗、虚劳等病证。

【临床验案】

薛某,女,26岁。初诊:2003年10月12日。患者结婚3年,流产2次,此次顺产一男婴。自诉产后半年出现腹中绵绵作痛,喜温喜按,纳食后觉舒,前医予附子理中汤、当归生姜羊肉汤治疗稍有好转,但未痊愈,停药后仍感腹痛不适。刻诊:精神萎靡,形体消瘦,全身无力,四肢怠倦,面色萎黄,唇淡,心悸烦躁,口舌干燥,脘腹痛而不胀,大便正常,小便清,月经推后、量少、色淡、质稀、无血块,舌质淡、舌体胖大,苔薄白,脉弱稍沉。触诊:腹软,无痞块。辨证属脾胃虚寒,虚劳里急。治宜温中补虚,缓急止痛,拟方《千金翼方》当归建中汤加减:当归12 g,桂枝10 g,白芍20 g,炙甘草6 g,生姜3片,大枣5枚,饴糖30 g。水煎,日1剂,分3次饭后缓缓服之。服药20剂后,症状逐渐好转,腹痛明显减轻。嘱其继续服药巩固疗效以善其后,至1年后腹痛痊愈,随诊半年,亦未复发。[王小龙.经方治疗妇人产后诸症验案3则[J].江苏中医药,2008,40(12):69-70.]

按:本案患者既往有数次流产史,复因产重虚,气血伤甚,加之产后摄养不当,体质更虚,气血不足,气虚失于温煦,血少失于濡养,营卫失调,脘腹失于温养,故而出现腹中绵绵作痛。气血营卫不足取治于中,前医虽知其治在脾,而不知其用在脾,选用附子理中汤、当归生姜羊肉汤等治气血虚里寒之重剂,有伤脾之阴血阳气之嫌。故宗"虚则补之""劳则温之"之旨,予当归建中汤加减,此方是温补气血虚损之极虚之体的良方,取其寒热并调、和中缓急之效,合饴糖以加强补虚及甘缓止痛之力,使中气健,气血足,五脏有所养,则虚劳里急诸症可解。

枳实芍药散

【来源】《金匮要略》。

【组成】枳实(烧令黑,勿太过)、芍药各等份。

【用法】上二味,杵为散,每服方寸匕,以麦粥下之。

【功效】行气散结,和血止痛。

【主治】用于气血郁滞型产后腹痛。症见产后脘腹疼痛,拒按,满闷烦躁,不能睡卧,或伴胸胁胀痛,舌质暗红,苔白,脉沉弦。原文指出:"产后腹痛,烦满不得卧,枳实芍药散主之。"

【方解】方中枳实理气散结,炒黑入血分,能行血中之滞气;芍药和血缓急止痛。二药均性寒,亦可清热,相伍使用,一散一敛,气血得畅,则腹痛烦满诸症可除。二味为散,以麦粥下之,和胃安中,使破气之品不耗气伤中。二药合用使气血得以宣通,有气结散而血亦行,郁既解则腹痛自除之妙用。

【辨证要点】本方是《金匮要略》妇人产后病篇的著名方剂。临床以产后腹痛拒按,满闷烦躁,不能睡卧,舌质暗红,苔白,脉沉弦为辨证要点。

【加减化裁】若有寒凝气滞,加乌药、小茴香等温中散寒;痛有热感,加川楝子、连翘行气泻热;若脘腹胀痛,攻窜不定,痛引两胁,加柴胡、香附、木香等疏肝理气止痛;若痛如针刺、痛有定处,加丹参、乳香、没药等化瘀通络止痛;若腹痛即泻,泻下急迫,泻而不爽,肛门灼热,口干渴,加黄芩、黄连、马齿苋等清肠化湿。

【使用禁忌】本方所治系里实证,纯虚或虚实夹杂证,不宜单独使用。

【异病同治】本方也可用于肠功能紊乱、不全性肠梗阻、肠易激综合征、结肠炎、胆囊炎、胰腺炎、阑尾炎、肠系膜淋巴结炎等病证。

【临床验案】

杨某,女,27 岁。初诊:1981 年 4 月 15 日。患者产后 7 日,恶露已尽,小腹隐痛。刻诊:小腹疼痛剧烈,拒按,面色苍白带青,痛苦面容,烦躁满闷,不能睡卧,舌质淡紫,苔薄白,脉沉弦。辨证属气血壅结。此为气血凝滞,气机不通而致产后腹痛,治宜破气散结,和血止痛,拟方《金匮要略》枳实芍药散:枳实(烧令黑)、芍药各 12 g。水煎服,当晚即安,一剂而愈。[尹光侯. 枳实芍药散治疗产后腹痛[J]. 四川中医,1986(11):38.]

按:患者产后失调,气血失和,气结血凝,气机郁滞,不通则痛故而出现腹痛、烦满不得卧。病机为气郁化热则烦,气机不畅则满,气血阻滞则痛,故用调气和血之法治之。治疗上当行气和血,调畅气机,方可使之通则不痛,然产后正虚,破泄不可过猛,故用枳实烧令黑,使破气不致太过,调气而行血分之滞;芍药养血和营以缓急止痛,两药相合,使气血畅达,气机调畅,故腹痛烦满可除。本方药虽仅两味,却立法森严,寓意深刻,临床灵活运用,为治疗急性脘腹痛的一则良方。

当归生姜羊肉汤

【来源】《金匮要略》。

【组成】当归三两,生姜五两,羊肉一斤。

【用法】水煎分服,日 1 剂,佐餐温服。

【功效】温中补虚,祛寒止痛。

【主治】用于血虚内寒型产后腹痛。症见产后腹中疼痛,喜温喜按,或痛及胁肋,筋脉拘急,面色㿠白,四肢不温,舌质淡,苔薄白,脉虚缓或沉细。原文指出:"寒疝,腹中痛,及胁痛里急者,当归生姜羊肉汤主之。"

【方解】方中当归养血活血而行血滞,生姜温中散寒而行气滞,重用羊肉兼补兼温,补虚而生血,益气而温中,所谓"形不足者,温之以气;精不足者,补之以味",则血自散而痛止矣。全方攻补兼施,补虚养血,温中止痛。如《金匮要略心典》所云:"此治寒多而血虚者之法,血虚则脉不荣,寒多则脉绌急,故腹胁痛而里急也。当归、生姜温血散寒,羊肉补虚益血也。"

【辨证要点】本方是《金匮要略》治疗血虚寒疝的著名方剂。临床以产后腹胁引痛,喜温喜按,面色㿠白,舌质淡,脉细为辨证要点。

【加减化裁】若见寒甚,加重生姜剂量,或加肉桂、附子温阳散寒止痛;若痛而呕,加橘皮、白术健脾行气,和胃止呕;若痛剧,加乌药、沉香、川楝子行气止痛;若气虚,加黄芪、党参等益气补虚;若瘀血内阻,加桃仁、红花、丹参等活血化瘀止痛;若肝肾不足,加枸杞子、何首乌、菟丝子等滋补肝肾,养血填精。

【使用禁忌】阴虚火旺者忌用。

【异病同治】本方也可用于血虚寒疝、虚劳腹痛、虚寒性产褥热、产后恶露不绝、原发性痛经、久泻、低血压性眩晕等病证。

【临床验案】

张某,女,23岁。初诊:1989年3月6日。患者分娩时产程较长,出血量多。产后第2日,自觉少腹隐隐作痛,喜按,伴头晕,心烦胸闷。查体:体温36℃,脉率100次/分,血压98/60 mmHg。语声低怯,面色㿠白,恶露量少色淡,舌质淡,苔薄白,脉虚细。辨证属产后伤血,冲任空虚,血少气虚,血行迟滞而痛。治宜养血益气,拟方《金匮要略》当归生姜羊肉汤加减:炒白芍30 g,当归、麦冬各12 g,生姜、党参各15 g,羊肉500 g。炖服。1剂腹痛大减,2剂后腹痛消失。[史爱国,苏华荣.史怀春治疗产后腹痛验案举隅[J].山西中医,1996,12(6):2-3.]

按:患者因分娩失血过多,营血耗损,冲任空虚,经脉失去气血的温煦濡养故而出现少腹隐痛。因其证为虚寒,故喜温喜按,治用当归生姜羊肉汤补虚养血,散寒止痛,体现了《黄帝内经》"形不足者,温之以气;精不足者,补之以味"之旨。方中羊肉为血肉有情之品,既补血又补气,补虚温中止痛,得当归主活血,使血中之滞通;得生姜主利气,使气中之滞通;合白芍、麦冬养血滋阴;合党参益气补中,有"阴中求阳、阳中求阴"之意。妇人产后体质虚弱,此方药性平和,现多用作食疗强身,特别适合产后及失血后的调养。

大 承 气 汤

【来源】《伤寒论》。

【组成】大黄(酒洗)四两,厚朴(去皮,炙)八两,枳实五枚,芒硝三合。

【用法】水煎,先煮厚朴、枳实,大黄后下,芒硝溶服。

【功效】峻下热结。

【主治】用于阳明腑实型产后腹痛。症见产后大便不通,频转矢气,脘腹痞满,腹痛拒按,按之硬,甚或潮热谵语,手足溅然汗出,舌苔黄燥起刺或焦黑燥裂,脉沉实;或热结旁流证之下利清水,色纯青,其气臭秽,脐腹疼痛,按之坚硬有块,口舌干燥,脉滑实;或里热实证之热厥、痉病或发狂等。

【方解】方中大黄泻热通便,荡涤肠胃,为君药;芒硝助大黄泻热通便,并能软坚润燥,为臣药,二药相须为用,峻下热结之力甚强;积滞内阻,则腑气不通,故以厚朴、枳实行气散结,消痞除满,并助芒硝、大黄推荡积滞以加速热结之排泄,共为佐使。全方四药合用,共奏峻下热结之功。《医方考》云:"伤寒阳邪入里,痞、满、燥、实、坚全俱者,急以此方主之。"产后体虚,当中病即止,防攻伐太过。

【辨证要点】本方是《伤寒论》治疗阳明腑实证的著名方剂。临床以产后腹痛,大便不通,痞、满、燥、实及苔黄、脉实为辨证要点。

【加减化裁】若痞、满、实而燥不明显,去芒硝;若有燥、实而无痞、满,去厚朴、枳实;若有瘀血内结,枳实应炒黑使其能入血分,或加桃仁、赤芍活血祛瘀;若兼气虚,宜加人参补气,防泻下气脱;若兼阴津不足,加玄参、生地等以滋阴润燥。

【使用禁忌】本方为泻下峻剂,凡气虚阴亏、燥结不甚,以及年老、体弱者应慎用;孕妇忌用。

【异病同治】本方也可用于急性单纯性肠梗阻、粘连性肠梗阻、蛔虫性肠梗阻、幽门梗阻、急性胆囊炎、急性胰腺炎、急性菌痢等病证。

【临床验案】

石某,女,29 岁。1978 年 12 月 9 日入院。患者诉腹部疼痛、便秘 5 日,恶心,纳呆,溲赤,恶露已尽,舌质淡稍胖,苔薄白,脉略弦。病属湿热阻滞中焦,腑气不通致腹痛。治宜荡涤腑实,理气止痛,拟方《伤寒论》大承气汤加味:大黄、枳实、厚朴、延胡索、川楝子各 10 g,芒硝、槟榔各 15 g,1 剂。次日复诊:自觉恶心已解,腹痛减轻,大便未通,原方再进 1 剂。三诊:服药后通便 5 次,腹痛消失,进食知馨,予异功散加味,调理善后,病愈出院。[许振宜. 大承气汤在产后腹痛的应用[J]. 福建中医药,1984(3):22.]

按:产后气血俱去,诚多虚证,然产后调补失当,过食温补滋腻、辛燥厚味之品,致食滞不化,湿热内蕴,腑气不通,浊气不降,亦可出现便秘腹痛,此非润肠通便所能奏效,故产后腹痛当随证随人,不可一概而论,均投补益以免助邪。本案患者产后腹痛属阳明里实证,法当攻下,予大承气汤泻其热而通其便,加槟榔行气利水,兼以导滞通便,合延胡索、川楝子加强行气止痛之功,药证相符,故获桴鼓之效。大承气汤虽然不是治疗产后腹痛的专方,但有阳明腑实证的表现,即可使用,以免犯虚虚实实之戒。

大黄牡丹汤

【来源】《金匮要略》。

【组成】大黄四两,牡丹皮一两,桃仁五十个,冬瓜子半升,芒硝三合。

【用法】水煎分服,日 1 剂,芒硝溶服。

【功效】泻热破瘀,散结消肿。

【主治】用于湿热瘀滞型肠痈初起产后腹痛。症见产后右下腹疼痛拒按,按之其痛如淋,甚则局部肿痞,或右侧腿足屈而不伸,伸则痛剧,小便自调,或时时发热,自汗恶寒,舌苔黄腻,脉滑数。

【方解】方中大黄苦寒攻下,泻热逐瘀,荡涤肠中湿热瘀结之毒;牡丹皮苦辛微寒,能清热凉血,活血散瘀,两药合用,泻热破瘀,共为君药;芒硝咸寒,泻热导滞,软坚散结,助大黄荡涤实热,使之速下,桃仁活血破瘀,合牡丹皮散瘀消肿,共为臣药;冬瓜子甘寒滑利,清肠利湿,引湿热从小便而去,并能排脓消痈,为治内痈要药,为佐药。综观全方,合泻下、清利、破瘀于一方,湿热得清,瘀滞得散,肠腑得通,则痈消而痛止。

【辨证要点】本方是《金匮要略》治肠痈脓未成证的著名方剂。临床以产后右下腹疼痛拒按,苔薄黄腻,脉滑数为辨证要点。

【加减化裁】若气滞重,腹胀明显,可加厚朴、木香、槟榔等以宽肠行气,破积去滞;若血瘀较重,加红藤、赤芍、乳香、没药等以活血祛瘀,和血止痛;若热毒较重,加金银花、紫花地丁等加强清热解毒之力;若局部时有灼痛感,加薏苡仁、败酱草、蒲公英等清肠化湿;若腹壁紧张疼痛,加延胡索、青皮、川楝子以行气止痛。

【使用禁忌】肠痈溃后者及孕妇忌用。

【异病同治】本方也可用于急性单纯性阑尾炎、肠梗阻、急性胆道感染、胆道蛔虫、胰腺炎、急性盆腔炎、输卵管结扎后感染等属湿热瘀滞者。

【临床验案】

王某,女,32岁。初诊:1985年4月20日。现病史:患者现产后5日,发热恶寒1日,小腹痛甚拒按,恶露量多,色暗臭秽,心烦口渴,大便燥结,小便赤涩,舌质红,苔黄燥,脉数有力。查体:体温39℃,心肺正常,肝脾未及,子宫收缩不良,宫底有压痛。血常规:白细胞11×10⁹/L,中性粒细胞80%,淋巴细胞20%。辨证属瘀热互结,胞脉壅滞。治宜清热解毒,逐瘀行滞,拟方《金匮要略》大黄牡丹汤加减:大黄、牡丹皮、芒硝、桃仁各10 g,冬瓜子15 g,败酱草、益母草各30 g。水煎服,日1剂,芒硝冲服。服药3剂后,大便通畅,恶露减少,腹痛消失,体温37.6℃。6剂后体温正常,恶露不臭,上方去芒硝,大黄改为6 g,共服12剂,诸症消失,复查血常规正常,病愈。[崔淑梅,马玉珍.大黄牡丹皮汤在妇科临床的应用[J].陕西中医,1995,16(6):276.]

按:患者新产后血室正开,胞脉空虚,邪毒乘虚直犯胞宫,与瘀血互结,阻滞胞脉故小腹疼痛拒按;热毒熏蒸,迫血妄行则恶露量多,气味臭秽;正邪交争则发热恶寒;热扰心神故心烦;热灼津液则口渴,大便燥结,小便赤涩;舌质红,苔黄燥,脉数有力均为热毒内燔之征。急则治其标,故以通腑攻下为治疗大法,予大黄牡丹汤加减。方中大黄、芒硝通腑攻下为主,荡涤实热而速下,配合桃仁、牡丹皮、冬瓜子,清热解毒,活血化瘀,散结消痈,加败酱草、益母草加强清热逐瘀之力,诸药合用,热结通而痈自散,血行畅而肿痛消,使瘀热之邪从下而解,诸症自愈。

第五节　产后自汗、盗汗

产妇于产后出现涔涔汗出,持续不止者,称为"产后自汗";寐中汗出湿衣,醒来即止者,称为"产后盗汗"。自汗、盗汗均是以产褥期汗出过多,日久不止为特点,统称产后汗证。不少妇女产后汗出较平时为多,尤以进食、活动后或睡眠时为著,此因产后气血骤虚、腠理不密所致,可在数日后营卫自调而缓解,不作产后汗证病论。本病的病因病机主要为气虚和阴虚。气虚者,如《校注妇人良方》云:"阳气频虚,腠理不密而津液妄泄也。"产时气随血伤,气虚益甚,卫阳不固,腠理不实,阳不敛阴,阴津外泄,乃至自汗不止,患者产后白昼汗多,动则益甚,身疲肢倦,舌淡,脉细弱。阴虚者,如《诸病源候论》云:"夫汗由阴气虚,而阳气加之,里虚表实,阳气独发于外,故汗出也。血为阴,产则伤血,是为阴气虚也,气为阳,其气实者,阳加于阴,故令汗出。"营阴素亏,加之因产失血伤津,阴血益虚,阴虚内热,寐时阳乘阴分,迫津外泄,致令盗汗;醒后阳气卫外,充腠理,实皮毛而汗自止,患者产后寐中汗出,醒后即止,面色潮红,五心烦热,舌红少苔,脉细数。

本病的辨证,着重于产后出汗的时间、汗量、持续时间,结合形、气、色、脉,辨其属气虚或属阴虚,治疗原则建立在辨证准确的情况下,或益气或养阴,并酌加敛汗之品,以调和营卫、固表止汗为主,本节所列经方未涵盖所有证型,部分散在于其他章节,病机一致时即可应用。因产后自汗、盗汗严重者可致阴损及阳,甚则发展为亡阴亡阳,应当及时治疗。

生 脉 散

【来源】《医学启源》。

【组成】人参、麦冬各三钱,五味子十五粒。

【用法】水煎分服,日1剂,不拘时服。

【功效】益气生津,敛阴止汗。

【主治】用于气阴两伤型产后盗汗。症见产后睡中汗出,甚则湿透衣衫,醒后即止,面色潮红,头晕耳鸣,口燥咽干,或五心烦热,腰膝酸软,舌质红,苔少,脉细数。

【方解】方中人参甘温,益元气,补肺气,生津液,故为君药;麦冬甘寒养阴清热,润肺生津,故为臣药;人参、麦冬合用,则益气养阴之功益彰;五味子酸温,敛肺止汗,生津止渴,为佐药。三药合用,一补一润一敛,益气养阴,生津止渴,敛阴止汗,使气复津生,汗止阴存,气充脉复,故名"生脉"。《温病条辨》云:"汗多而脉散大,其为阳气发泄太甚,内虚不可留恋可知。生脉散酸甘化阴,守阴所以留阳,阳留,汗自止也。"

【辨证要点】本方是《医学启源》治疗气阴两虚证的著名方剂。临床以产后汗多神疲,体倦气短,口燥咽干,舌红脉虚为辨证要点。

【加减化裁】属阴虚有热者,可用西洋参代替人参;心悸失眠、多梦者,加柏子仁、酸枣仁等以养心安神;气短、神疲较重者,可加党参、黄芪、白术等以健脾益气;肺阴虚较甚,见干咳少痰,或痰少而黏不易咳出等症状者,加北沙参、川贝母、百合等以滋阴润肺,化痰止咳;出现亡阳证,突然冷汗淋漓,四肢厥冷,呼吸微弱,面色苍白,脉微欲绝者,可选用红参,并加用附子、肉桂、龙骨、牡蛎、山茱萸等回阳救逆固脱。

【使用禁忌】实证汗出者忌用。

【异病同治】本方也可用于冠心病、心律不齐、心绞痛、肺心病、肺结核、慢性支气管炎、低血压、神经衰弱、心力衰竭、休克等病证。

【临床验案】

李某,女,37岁。初诊:2021年1月7日。主诉:产后汗出过多2个月,加重1周。现病史:患者2个月前足月顺产,自诉产时出血较多,产后盗汗明显,睡中汗出,醒后即止,觉神疲气短,四肢倦怠乏力,口干,近1周入夜即盗汗淋漓,湿透衣被,纳差,惊悸多梦,舌红苔少,脉虚弱。此为营阴素亏,加之因产失血伤津,阴虚内热致盗汗。治宜补气养阴敛汗,拟方《医学启源》生脉散加减:人参10 g,麦冬15 g,五味子10 g,黄芪15 g,山茱萸10 g,浮小麦30 g,煅龙骨、煅牡蛎各30 g。7剂,水煎服,日1剂。二诊:2021年1月15日,诉夜间盗汗较前明显好转,食欲改善,眠可。效不更方,再予生脉散加减方14剂,随访诸症悉除。

按:汗乃阴之液,汗血同源。患者产时耗气伤血,血为阴,阴虚则阳盛,寐时阳乘阴分,迫津外出,气随津泄,气虚益甚,故寐中汗出;醒后阳气卫外,充腠理,实皮毛则汗自止。本病的关键在于辨证准确,此患者属气阴两虚,然以气虚为主,故两次就诊均予生脉散加减,益气养阴,兼以固涩,加黄芪、山茱萸、浮小麦加强益气健脾敛汗之力,合煅龙骨、煅牡蛎镇惊安神,全方药证相符,固本为主,治标为辅,使气阴得复,营卫调和,盗汗自止。

黄 芪 汤

【来源】《济阴纲目》。

【组成】黄芪二钱,白术、防风、熟地、牡蛎(煅为粉)、白茯苓、麦冬(去心)、炙甘草各五分,大枣一枚。

【用法】水煎分服,日 1 剂,食后温服。

【功效】益气固表,和营止汗。

【主治】用于气虚不固型产后自汗。症见产后汗出过多,不能自止,动则加剧,时有恶风身冷,气短懒言,面色㿠白,倦怠乏力,舌质淡,苔薄白,脉细弱。

【方解】方中黄芪、白术、白茯苓、炙甘草健脾益气固表,熟地、麦冬、大枣养血滋阴,牡蛎固涩敛汗,防风走表,助黄芪、白术以益气御风,黄芪得防风,则其功益彰。全方共奏补气固表止汗之效。

【辨证要点】本方是《济阴纲目》产后门的著名方剂。临床以产后自汗,动则加剧,时有恶风身冷,气短懒言,舌质淡,脉细弱为辨证要点。

【加减化裁】汗出量多者,加浮小麦、麻黄根等以收敛止汗;表虚外感风寒,头痛鼻塞,汗出恶风,表证明显者,可与桂枝汤合用,以益气固表,调和营卫。

【使用禁忌】实热证大汗出或阴虚盗汗者忌用。

【异病同治】本方也可用于气虚感冒、小儿体虚多汗、慢性荨麻疹、支气管哮喘、过敏性鼻炎、皮肤瘙痒症、原发性多汗症等病证。

【临床验案】

刘某,女,26 岁。初诊:1988 年 4 月 26 日。产后 6 日汗出不止,动则益甚,恶风乏力,面色苍白,纳呆口渴,乳汁稀少,舌淡苔薄白,脉沉弱。此为因产耗气伤血,气虚卫阳不固致自汗不止。治宜益气固表止汗,拟方《济阴纲目》黄芪汤加减:黄芪 40 g,牡蛎 30 g,白术 10 g,防风 10 g,茯苓 10 g,麦冬 10 g,熟地 15 g,党参 15 g,神曲 10 g,甘草 6 g。水煎服,日 1 剂。服 3 剂后,汗出减少,乳汁亦增,诸症亦减,效不更方,继服 3 剂而愈。[金栋.产后病验案四则[J].河北中医,1991,13(5):36-37.]

按:患者因分娩伤血,气随血耗,卫阳不固,腠理不实,阳不敛阴,阴津外泄,故汗出不止,动则气耗,故出汗加剧;乳汁为血所化,因产伤血,气血亏虚,乳汁生化乏源,因而乳汁稀少。本案重用黄芪补肺气实皮毛,固表止汗,四君子汤健脾益气,防风走表祛风,熟地、麦冬滋阴养血,牡蛎收敛止汗,加神曲开胃消食,以助气血生化之源,全方以益气和营为主,并酌加敛汗之品,标本兼治,故获捷效。

牡 蛎 散

【来源】《太平惠民和剂局方》。

【组成】黄芪(去苗土)、麻黄根(洗)、煅牡蛎(米泔浸,刷去土,火烧通赤)各一两。

【用法】上为粗散,每服三钱,小麦百余粒,同煎去渣,不拘时服。

【功效】敛阴止汗,益气固表。

【主治】用于产后体虚自汗、盗汗。症见产后常自汗,夜卧更甚,久而不止,心悸惊惕,短气烦倦,舌淡红,脉虚弱。《成方便读》指出:"夫自汗、盗汗两端,昔人皆谓自汗属阳虚,盗汗属阴虚而立论。然汗为心液,心主血,故在内则为血,在外则为汗,不过自汗、盗汗虽有阳虚、阴虚之分,而所以致汗者,无不皆由郁蒸之火逼之使然。故人之汗以天地之雨名之,天地亦必郁蒸而后有雨。但火有在阴在阳之分,属虚属实之异,然二证虽有阴阳,其为卫虚不固则一也。"

【方解】方中煅牡蛎咸涩微寒,敛阴潜阳,固涩止汗,为君药;黄芪味甘微温,益气实卫,固表止汗,为臣药;君臣相配,是益气固表、敛阴潜阳的常用组合;麻黄根甘平,功专收敛止汗,小麦甘凉,专入心经,养气阴,退虚热,俱为佐药。合而成方,补敛并用,兼潜心阳,使气阴得复,汗出自止。

【辨证要点】本方是《太平惠民和剂局方》固表止汗的著名方剂。临床以产后身常汗出,心悸,舌淡红脉弱为辨证要点。

【加减化裁】气虚甚而见气短神疲、自汗甚者,可重用黄芪,再加人参、白术益气补虚;盗汗甚者,加糯稻根、山茱萸等收敛止汗;偏于阳虚见汗出畏寒肢冷者,加附子、肉桂益气助阳;兼阴虚而见潮热、手足心热、舌红少苔者,可加生地、白芍、五味子等滋阴生津;失眠者,加远志、酸枣仁宁心安神;食欲欠佳者,加陈皮、苍术健脾和胃。

【使用禁忌】阴虚火旺之盗汗忌用。

【异病同治】本方也可用于病后或手术后身体虚弱、植物神经功能失调、肺结核等所致自汗、盗汗属体虚卫外不固,又复心阳不潜等病证。

【临床验案】

赵某,女,23岁。现病史:患者产后30日汗出不止,尤以食后周身汗出,头发均被汗湿,日更换数件衣服,恶风怕冷,身覆厚被,不敢外出,面色苍白,精神萎靡,四肢酸软,不思食,乳汁少,大便数日未行,舌质淡,苔薄而干,脉细虚。证属产后体虚,气血两亏,加之汗出太过,耗气伤阴,致阳气虚衰,营卫不和,虚汗不止。治宜补益气血,调和营卫,固表止汗,拟方《太平惠民和剂局方》牡蛎散加减:炙黄芪20 g,麻黄根5 g,煅牡蛎、浮小麦各30 g,人参、桂枝、当归、白术、白芍各10 g,炙甘草6 g。水煎服,日1剂。连服3剂后,头额出汗减半,继服3剂,汗出已止,诸症皆失,精神转佳,调治半月痊愈。[符成杰.江映青治疗产后病验案二则[J].北京中医,2003,22(1):10-11.]

按:营卫之气,一阴一阳,卫气温分肉、肥腠理、司开阖;阳气,卫外而为固。患者产时产后伤血,营阴耗损,营卫不和,气虚卫外不固,腠理疏松,开阖失司致津液外泄,久汗不止则气阴益伤;汗为心之液,汗出久而不止,心液外泄,心神失养;汗血同源,汗出血虚则乳汁少。因此,固涩止汗是治疗原则,予牡蛎散加减,方中炙黄芪益气实卫,与煅牡蛎配伍,益阴潜阳,补虚敛汗,标本兼顾,麻黄根功专收敛止汗,浮小麦养心气而敛心阴,加人参、白术助黄芪益气固表,加当归、白芍养阴血,桂枝合白芍又可调和营卫。全方益气血、和营卫,使阴阳平衡,阴平阳秘则汗出得止。

当归六黄汤

【来源】《兰室秘藏》。

【组成】当归、生地、熟地、黄芩、黄柏、黄连各等份,黄芪加一倍。

【用法】上为粗末,每服五钱,水煎,食前温服。

【功效】滋阴泻火,固表止汗。

【主治】用于阴虚火旺型产后盗汗。症见产后发热盗汗,面赤心烦,口干唇燥,大便干结,小便黄赤,舌红苔黄,脉数。

【方解】方中当归养血增液,血充则心火可制;生地、熟地入肝肾而育阴;三药合用,使阴血充则水能制火,共为君药。盗汗因水不济火,火热熏蒸,故臣以黄连清泻心火,合以黄芩、黄柏泻火以除烦,清热以坚阴;君臣相合,热清则火不内扰,阴坚则汗不外泄。汗出过多,导致卫虚不固,故倍用黄芪为佐,一以益气实卫以固表,一以固未定之阴,合当归、熟地益气养血。全方育阴泻火为本,益气固表为标,标本兼顾,以使营阴内守,卫外固密,盗汗自止。

【辨证要点】本方是《兰室秘藏》"盗汗之圣药"。临床以产后盗汗面赤,心烦口干,便干溲赤,舌红脉数为辨证要点。

【加减化裁】阴虚而实火较轻者,可去黄连、黄芩,加知母,以使泻火而不伤阴;阴虚阳亢,潮热颧赤突出者,可加白芍、龟板滋阴潜阳;汗出甚者,加浮小麦、麻黄根、五味子等增强收敛止汗之功;津液亏乏,口干便干较甚者,加麦冬、玄参等生津养液。

【使用禁忌】脾胃虚弱者忌用。

【异病同治】本方也可用于结核病、甲状腺功能亢进、干燥综合征、白塞氏病、围绝经期综合征、糖尿病等以发热、盗汗为主症,证属阴虚火扰等病。

【临床验案】

李某,女,30岁。初诊:2006年5月10日。患者诉现产后1个月,一直多汗,昼夜衣衫潮湿,伴烦热,口干口苦,自服黄芪、红枣,诸症更甚,每晚须更衣2～3次,舌红苔黄腻,脉细。证属产后气阴两虚,伴内生湿热致盗汗不止。治宜滋阴益气,清热除湿,拟方《兰室秘藏》当归六黄汤加减:黄芪、生地、熟地各12g,当归、黄芩、黄柏、青龙齿、炙远志各10g,黄连6g,煅龙骨、煅牡蛎各30g,生山栀15g,滑石17g,甘草3g,车前子15g。水煎服,日1剂。连服7剂,汗量明显减少,烦热口苦好转,原方去黄连,加麻黄根10g,续进7剂,汗止。[周云.浅谈清法在产后盗汗证中的应用[J].内蒙古中医药,2007(7):26.]

按:患者素体湿浊较甚,汗出调补失当,反复服用黄芪、红枣等味甘性温之品,兼以脾运欠佳,助长湿浊,蕴而生热,湿热蒸腾;产时气血伤甚,血属阴类,血去阴伤,阴液不足,阴不制阳,虚火内灼,与湿热交合,迫津外溢,故致盗汗淋漓。本病的关键在于辨证准确,遵循"有是证,用是方,选是药"原则,患者内有湿热蕴蒸,急则治标,首当清利,予当归六黄汤加减,加用六一散、车前子以清热利湿,合栀子加强清热燥湿之力,虽苦寒之药用于产后亦无妨,待湿热清、虚火平则酌情减少苦寒清利之品,加强滋阴益气以善其后;同时,务必注意心理疏导和饮食宣教。

第六节 产后身痛

产妇在产褥期内,出现肢体或关节酸楚、疼痛、麻木、重着者,称为"产后身痛"。又称"产后遍身疼痛""产后关节痛""产后痹证""产后痛风",俗称"产后风"。本病的病因病机主要为血虚、风寒、血瘀、肾虚。血虚者,如《傅青主女科》云:"产后百节开张,血脉流散,气弱则经络间血多阻滞,累日不散,则筋牵脉引,骨节不利,故腰背不能转侧,手足不能动履。"产时产后失血过多,或产后虚损未复,血少气弱,运行无力,筋脉关节失去濡润,不荣则痛,患者产后遍身关节酸楚、疼痛,肢体麻木,面色萎黄,头晕心悸,舌淡苔薄,脉细弱。风寒者,如《黄帝内经》云:"风寒湿三气杂至,合而为痹。"产后百脉空虚,腠理不密,若起居不慎,风寒湿邪乘虚而入,稽留关节、肢体,气血运行不畅,患者产后肢体关节疼痛,屈伸不利,或痛无定处,或冷痛剧烈,宛如针刺,得热则舒,或关节肿胀、麻木、重着,伴恶寒怕风,舌淡苔薄白,脉濡细。血瘀者,《叶天士女科》指出:"产后遍身疼痛,因气血走动,升降失常,留滞于肢节间,筋脉引急,或手足拘挛不能屈伸,故遍身肢节走痛……若瘀血不尽,流于遍身,则肢节作痛。"产后余血未净,流滞经脉,或因难产手术,伤气动血,或因感受寒热,寒凝或热灼致瘀,瘀阻经脉、关节,不通则痛,患者产后身痛,尤以下肢明显,屈伸不利,小腿压痛,舌暗苔白,脉弦涩。肾虚者,《诸病源候论》提出:"肾主腰脚,而妇人以肾系胞,产则劳伤肾气,损动胞络。"素体肾虚,复因产伤动肾气,耗伤精血,腰为肾之府,膝属肾,足跟为肾经所过,肾之精气血亏虚,失于濡养,患者产后腰膝、足跟疼痛,头晕耳鸣,舌黯淡,脉沉细弦。

本病的辨证,着重于产后身痛部位、性质的情况,结合兼证与舌脉,辨其属血虚、风寒、血瘀、肾虚,治疗原则建立在辨证准确的情况下,或补或泻,或清或养,以养血益气补肾为主。本节所列经方未涵盖所有证型,部分散在于其他章节,辨证一致时即可应用。因产后身痛日久不愈,重者可致痿痹残疾,应当及时治疗。

黄芪桂枝五物汤

【来源】《金匮要略》。

【组成】黄芪三两,芍药三两,桂枝三两,生姜六两,大枣十二枚。

【用法】水煎温服,日1剂,每日3次。

【功效】益气温经,和营通痹。

【主治】用于产后营卫虚弱之血痹。症见产后肌肤麻木不仁,或肢节疼痛,或汗出恶风,舌淡苔白,脉微涩而紧。原文指出:"血痹阴阳俱微,寸口关上微,尺中小紧,外证身体不仁,如风痹状,黄芪桂枝五物汤主之。"

【方解】方中黄芪为君药,甘温益气,补在表之卫气;桂枝散风寒而温经通痹,与黄芪配伍,益气温阳,和血通经;桂枝得黄芪,益气而振奋卫阳,黄芪得桂枝,固表而不致留邪;芍药养血和营而通血痹,与桂枝合用,调营卫而和表里,两药为臣药;生姜辛温,疏散风邪,以助桂枝之力,大枣甘温,养血益气,以资黄芪、芍药之功,与生姜为伍,又能和营卫,调诸药,共为佐使药。全方固表而不留邪,散邪而不伤正,邪正兼顾。

【辨证要点】本方是《金匮要略》治疗血痹病的著名方剂。临床以产后肌肤麻木不仁,肢节疼痛,或汗出恶风,脉微为辨证要点。

【加减化裁】气虚甚者,重用黄芪,再加党参、白术等益气固表;阳虚肢冷者,加附子、肉桂以温阳散寒;风邪偏盛者,加防风、防己以祛风通络;血行不畅见舌质紫暗、脉沉细涩者,可加当归、川芎、红花、鸡血藤以养血和血通络;下肢痛者,加独活、牛膝、木瓜;上肢痛者,加防风、秦艽、羌活;腰疼重者,加杜仲、川续断、狗脊等以补肝肾、强筋骨。

【使用禁忌】血痹属热者忌用。

【异病同治】本方也可用于雷诺病、风湿性关节炎、周围神经损伤、重症肌无力、小儿麻痹症、中风后遗症等病证。

【临床验案】

沈某,女,35 岁。产后半个月,先觉上肢麻木,后觉下肢麻木,有时酸楚。现病史:上下肢常觉麻木不仁、酸楚,恶风怕冷,时已初夏,棉衣着而不能脱,多汗,面无华色,精神疲倦,头眩心慌,脉象虚大,舌淡苔白。病属产后气血亏虚,风邪外袭,经脉痹而不畅。治宜益气通阳,和血行痹,拟方《金匮要略》黄芪桂枝五物汤加减:黄芪 12 g,芍药 10 g,桂枝 10 g,生姜 3 片,大枣 3 枚,当归 10 g,川芎 5 g。水煎服,日 1 剂。连服 10 剂后,上下肢麻木酸楚基本消失,病即痊愈。[张谷才.从《金匮》方来谈痹症的治疗[J].辽宁中医杂志,1980(9):17-21.]

按:患者素体气血虚弱,产时产后失血过多,百骸空虚,血虚筋脉失养,复感外邪,留滞经络关节,痹阻不通,故肢体麻木酸楚,血虚不能上荣,则面色无华,头眩心悸,因产伤血,气随血耗,腠理不密,卫阳不固,故恶风怕冷,气不摄津则多汗,神疲,舌淡苔白,脉象虚大,均为气虚血弱之象。治以黄芪桂枝五物汤化裁,以调营卫、益气血、温经通脉、活血通痹。治风先治血,血行风自灭;治血先行气,气行血亦行。药用当归养血活血,川芎为血中气药,行血中之滞气,使气畅血行,补而不滞、祛邪而不伤正,达到机体气血阴阳调和、筋脉舒畅、诸痛皆消的目的。

桂枝芍药知母汤

【来源】《金匮要略》。

【组成】桂枝四两,芍药三两,甘草二两,麻黄二两,生姜五两,白术五两,知母四两,防风四两,炮附子二枚。

【用法】水煎温服,日 1 剂,每日 3 次。

【功效】祛风除湿,温经散寒,滋阴清热。

【主治】用于产后感受风湿,化热伤阴之痹证。症见产后发热恶寒,遍身关节疼痛、肿大或变形并伴有灼热感,身体消瘦,舌质红,苔薄白,脉滑数。原文指出:"诸肢节疼痛,身体魁羸,脚肿如脱,头眩短气,温温欲吐,桂枝芍药知母汤主之。"

【方解】方中桂枝与炮附子通阳宣痹,温经散寒;桂枝配麻黄、防风,祛风而温散表湿;白术、炮附子助阳除湿;知母、芍药益阴清热;甘草和胃调中。诸药相伍,表里兼顾,具温散而不伤阴,养阴而不碍阳之妙。

【辨证要点】本方是《金匮要略》治疗风湿历节病的著名方剂。临床以产后身体消瘦,关节疼痛、肿大或变形,舌质红,脉滑数为辨证要点。

【加减化裁】风邪偏胜者,加秦艽、独活等祛风除湿;掣痛难以屈伸,得热痛减者,重用麻黄、炮附子温阳通痹;湿邪偏胜者,重用白术;关节红肿热痛甚者,重用知母、芍药,可加薏苡仁、车前子、泽泻等渗湿泻热;湿热下注者,加防己、萆薢、海桐皮;胸胁满闷者,加柴胡、香附以疏肝理气;热化火伤津,口渴欲饮者,可加生地、玄参、麦冬、石斛、天花粉等养阴生津。

【使用禁忌】里热亢盛者忌用。

【异病同治】本方也可用于类风湿关节炎、风湿性关节炎、痛风性关节炎、肩关节周围炎、坐骨神经痛、膝关节骨性关节炎等病证。

【临床验案】

梁某,女,36 岁。初诊:2017 年 12 月 11 日。主诉:关节疼痛 1 周。现病史:患者于 2017 年 11 月 16 日顺产,近 1 周来全身多处关节疼痛,尤以双手桡侧桡骨粗隆处疼痛明显,精神疲倦,不欲言语,恶寒怕风,汗出多,产后初期便秘,进食温补后虽可解大便,但大便黏滞不爽,纳差,腹胀,少许恶心,少许恶露,色黄,唇红干暗,舌偏红,苔黄厚腻,脉浮滑。辨证:风寒湿夹热证。病属外感风寒湿化热,痹阻经络,不通则痛。治宜温经散寒,祛风清热除湿,拟方《金匮要略》桂枝芍药知母汤加减:桂枝 20 g,白芍 20 g,炙甘草 10 g,麻黄 9 g,土炒白术 20 g,知母 20 g,防风 20 g,熟附子(先煎)10 g,苍术 10 g,黄柏 10 g,薏苡仁 30 g,土牛膝 10 g,自备生姜 3 片。服用 3 剂后于 2017 年 12 月 15 日二诊:诉服药后关节疼痛明显减轻,疲倦感较前好转,周身较前舒畅,现仍遗留手关节疼痛,余处关节无明显疼痛,恶寒基本消失,汗出减少,眠欠佳,大便稍黏但较前好转,纳一般,矢气多臭,舌偏红,苔薄白,脉浮滑。效不更方,守上方,加煅龙骨(先煎)、煅牡蛎(先煎)各 30 g 及首乌藤 20 g 镇静安神。服用 14 剂后于 2017 年 12 月 27 日三诊:患者诉现日间已无明显关节疼痛,仅黎明前觉右手桡骨处酸痛,大便成形,眠好转,舌偏暗红,苔薄白,脉滑。继服 5 剂后,疼痛消失。[董伦燕.产后身痛风寒湿夹热证的治疗体会[J].心血管外科杂志(电子版),2017,6(4):379-381.]

按:患者产后元气虚损,气血不足,卫表不固,风寒湿邪乘虚而入,稽留关节、经络,气血受阻,痹阻不通故全身关节疼痛。温补之品多属燥热,过早过多进食温补之品,脾胃运化不及,湿浊内生,故腹胀、纳差。湿邪亦可损伤人体的阳气,阻碍气机的升降,困遏清阳,阳气不升,故精神疲倦,不欲言语,气虚不摄,则汗出多,风寒湿久而化热,恶寒怕风,舌偏红,苔黄厚腻,脉浮滑,均为外感风寒湿,郁久化热之症。治疗强调养血活血,通络止痛,方选桂枝芍药知母汤,祛风除湿散寒,行痹通阳,合四妙丸清热燥湿。诸药合用,标本同治,攻补兼施,使痹宣经通,则诸症可愈。

(徐小芳)

独活寄生汤

【来源】《千金要方》。

【组成】独活三两,桑寄生、杜仲、牛膝、细辛、秦艽、茯苓、桂心、防风、川芎、干地黄、人参、甘草、当归、白芍各二两。

【用法】上十五味咀,以水一斗,煮取三升,分三服,温身勿冷。

【功效】祛风湿,止痹痛,益肝肾,补气血。

【主治】痹证日久,肝肾两虚,气血不足证。症见腰膝疼痛、痿软,肢节屈伸不利,或麻木不仁,畏寒喜温,心悸气短,舌淡苔白,脉细弱。

【方解】方中重用独活为君药,辛苦微温,善治伏风,除久痹,且性善下行,以祛下焦与筋骨间的风寒湿邪。臣以细辛、防风、秦艽、桂心,细辛入少阴肾经,长于搜剔阴经之风寒湿邪,又除经络留湿;秦艽祛风湿,舒筋络而利关节;桂心温经散寒,通利血脉;防风祛一身之风而胜湿,君臣相伍,共祛风寒湿邪。本证因痹证日久而见肝肾两虚,气血不足,遂佐以桑寄生、杜仲、牛膝以补益肝肾而强壮筋骨,且桑寄生兼可祛风湿,牛膝尚能活血以通利肢节筋脉;当归、川芎、干地黄、白芍养血和血,人参、茯苓、甘草健脾益气。以上诸药合用,具有补肝肾、益气血之功。且白芍与甘草相合,尚能柔肝缓急,以助舒筋。当归、川芎、牛膝、桂心活血,寓"治风先治血,血行风自灭"之意。甘草调和诸药,兼使药之用。

【辨证要点】本方为治疗久痹而致肝肾两虚,气血不足证之常用方。临床应用以腰膝冷痛,肢节屈伸不利,心悸气短,脉细弱为辨证要点。

【加减化裁】痹证疼痛较剧者,可酌加制川乌、制草乌、白花蛇等以助搜风通络,活血止痛;寒邪偏盛者,酌加附子、干姜以温阳散寒;湿邪偏盛者,去干地黄,酌加防己、薏苡仁、苍术以祛湿消肿;正虚不甚者,可减干地黄、人参。

【使用禁忌】痹证属湿热实证者忌用。

【异病同治】本方也可用于治疗慢性关节炎、类风湿性关节炎、风湿性坐骨神经痛、腰肌劳损、骨质增生症、小儿麻痹等属风寒湿痹日久,正气不足者。

【临床验案】

陈某,女,28 岁,印刷工人。初诊:2014 年 11 月 10 日。主诉:产后身痛半年。2013 年 4 月份顺产后,即开始全身疼痛怕凉,上肢及膝、踝关节疼痛明显,恶风怕冷,劳累后加重,局部无红肿,伴口干,二便正常。舌质红,苔薄微黄,脉弦细。血沉、抗"O"正常。证属血虚受寒兼有化热之象。治宜养血散寒,佐以宣痹通络。方用独活寄生汤加减:当归 15 g,生地 20 g,白芍 15 g,防风 15 g,羌活、独活各 15 g,桑寄生 15 g,桂枝 10 g,豨莶草 15 g,黄芪 15 g,柴胡 15 g,桑枝 15 g,甘草 6 g。服上方 5 剂后,周身疼痛减轻,恶风怕冷亦瘥,去柴胡,加养血活血通络之鸡血藤、牛膝各 15 g,继服 10 余剂,诸症悉除。

按:产后身痛是产褥期常见病,本病始见于《诸病源候论》,该书卷之四十三云:"产者伤动血气,劳损脏腑,其后未平复,起早劳动,气虚而风邪乘虚伤之,致发病者,故曰中风。若风邪冷气,初客皮肤经络,疼痹不仁,若之少气。"其发病原因有二:一是产后血虚,关节肌肉得不到足够营养,以致肢体麻木疼痛;二是产褥期出汗较多,身体抵抗力下降,毛孔张开,容易感受风寒邪气,使气血运行不畅,肢体疼痛。病程日久,肝肾失养,气血失调。本病以内伤气血为主,而兼风寒湿瘀,临床往往表现为本虚标实,故与一般痹证不同。根据治病求本的原则,以养血益气、补肾为主,兼以祛邪。但祛邪之时,不可峻投风药,过量必耗伤气血,犯虚虚实实之戒。独活寄生汤出自《备急千金要方》,原治痹证日久,肝肾两亏、气血不足之证。本案中,方中当归、生地、白芍养血和血,黄芪、甘草益气固表;独活、羌活、防风除湿止痛;桂枝温经散寒止痛;牛膝、桑寄生补益肝肾,强筋壮骨;柴胡和解表里;桑枝、豨莶草祛风通络;鸡血藤活血通络。现代药理研究表明,上述诸药有扩张血管、促进血液循环、提高机体免疫力及抗菌消炎镇痛作用。综观全方,扶正祛邪,标本兼顾,可使气血充而风湿除,肝肾强而痹病愈,故临床以此方治疗产后身痛能收到满意的效果。

桂枝新加汤

【来源】《伤寒论》。

【组成】桂枝(去皮)三两,芍药四两,甘草(炙)二两,生姜(切)四两,大枣(擘)十二枚,人参三两。

【用法】上六味,以水一斗二升,煮取三升,去滓,温服一升。

【功效】解肌祛风,益气和营。

【主治】发汗后,身疼痛,脉沉迟者。脉沉迟,或痹,或四肢拘挛、心下痞塞者。

【方解】本方即桂枝汤加芍药、生姜各一两,人参三两组成。方用桂枝汤解肌、调和营卫;加重生姜之量,以通阳和卫,散外邪;加重芍药之量以增强和营养血;加人参补卫气,益营血,以顾汗后里虚。本方既益气和营补虚损,又解太阳未净之邪气,为扶正祛邪、补散结合、表里同治之方。

【辨证要点】临床以桂枝汤证身痛明显,胃气虚、脉沉迟者为辨证要点。

【加减化裁】气虚者,加黄芪、白术;阴血虚甚者,加当归、熟地;身痛甚者,加鸡血藤、川芎、秦艽等。

【使用禁忌】喜冷思饮者,忌之。

【异病同治】临床用本方治疗感冒、风湿性关节炎等疾病。

【临床验案】

王某,女,29岁,因"产后半月余周身疼痛不适1周"就诊。自诉产后1周出现周身疼痛不适,给予发汗治疗后大汗淋漓,感周身疼痛减大半,然次日周身疼痛如故,遂来诊。现周身疼痛不适,乏力,恶风怕冷,纳眠可,二便通畅,舌质淡,苔白,脉沉细。中医诊断为产后身痛。证属营卫不和,营血不足,肌肤失养。治宜调和营卫、祛风除湿、通经活络。药用桂枝新加汤加减:桂枝10 g,白芍30 g,炙甘草8 g,人参15 g,大枣12枚,生姜20 g,当归18 g,鸡血藤30 g,秦艽12 g,鹿衔草12 g。5剂,水煎服,日1剂。5剂后疼痛明显减轻。继服上方7剂,周身疼痛之症状完全消失。随访半年无复发。

按:桂枝新加汤出自《伤寒论·辨太阳病脉证并治》:"发汗后,身疼痛,脉沉迟者,桂枝加芍药生姜各一两,人参三两,新加汤主之。"原方主治营气不足而致身痛之证。刘渡舟曾解读该条文:本方用于发汗后,或妇女产后,或流产后,或行经后,血虚而营气不足,不能充养肢体而出现的身体疼痛,脉沉涩而无力。《灵枢·营卫生会》曰:"人受气于谷,谷入于胃,以传与肺,五脏六腑,皆以受气,其清者为营,浊者为卫。"《灵枢·邪客》说:"五谷入于胃也,其糟粕津液宗气,分为三隧……营气者,泌其津液,注之于脉,化以为血,以荣四末,内注五脏六腑,以应刻数焉。"脾胃为气血生化之源,营气与卫气皆由脾胃水谷精气所化生,脾胃居中央而灌四旁,脾胃功能正常,则营卫化生有源,营卫和谐而玄府通畅。因此,营卫运行不和或气化不和,其本源于中焦脾胃化源不足。《傅青主女科·产后编上卷·产后总论》提出"凡病起于血气之衰,脾胃之虚。而产后尤甚"。女子孕期易饮食失节,或情志失调、肝气乘脾,导致脾胃受损,营卫化源不足,致营卫不和;孕期需用大量气血孕育胎儿,气血相对不足,产妇分娩时用力过度、汗出过多、产伤等均能耗伤气血,形成气血亏虚、营卫不和的证候。同时本例患者产后又自行发汗致大汗出,从而导致汗后营血进一步损伤,肌肤筋脉失养,不荣则痛,与营气不足致身痛之病机相符,故给予桂枝新加汤加减,方中桂枝汤调和营卫、调理脾胃,加重生姜的剂量,借其辛散之力而走于外,使全方的益气养血作用达于体表,补而不滞。

趁 痛 散

【来源】《校注妇人良方》。

【组成】牛膝、当归、官桂(去皮)、白术、黄芪、独活、生姜各半两,薤白、炙甘草各一分。

【用法】上为粗末。每服半两,水五盏,煎至二盏,去滓热服。

【功效】益气补血,温经止痛。

【主治】产后气血虚弱,瘀血阻滞,筋脉失养,腰背拘急,头身疼痛,脉虚弦而涩者。

【方解】产后气弱血亏,寒邪袭经络,不能统运营气于一身,故遍身疼痛不休。方中当归养血,营一身之经脉;黄芪补气,运一身之卫阳;白术健脾补气以生血;官桂温通经脉以散寒;独活通经络;牛膝壮筋脉;炙甘草益胃和中;生姜温胃散邪;薤白温通阳气,以活血脉,使脉气流通,寒邪外解,经脉融和,身痛蠲除。

【辨证要点】本方以腰背拘急,头身疼痛,脉虚弦涩为辨证要点。

【加减化裁】风寒甚者,加防风、细辛祛风散寒;血瘀甚者,加桃仁、红花、干益母草活血祛瘀;肾虚甚者,酌加杜仲、续断片等补肾药物。

【使用禁忌】服药后禁食辛辣、寒凉之物。

【异病同治】临床还可用于治疗痛风,或瘀滞络阻引起的筋脉、关节疼痛。

【临床验案】

李某,女,29岁。初诊:2010年11月13日。患者于2010年9月顺产一女婴,产后半日受凉后自觉腰酸痛,恶露2周净,现哺乳,乳汁少,恶寒,遍身关节疼痛,痛处不温,遇风寒疼痛加重,伴自汗、乏力,面色萎黄,血沉、类风湿因子等化验均无异常。舌淡红,苔少,脉细弱无力。诊断:产后身痛。辨证:气血亏虚兼寒凝。治以益气养血,佐以温通止痛之法。方药:当归12 g,黄芪60 g,白术15 g,牛膝20 g,桂枝15 g,炙甘草10 g,薤白10 g,炮姜10 g,独活15 g。7剂,水煎服,日1剂。二诊:2010年11月20日。药后无恶寒,偶有犯寒冻,身楚不适,乳汁稍增,仍汗出,观其面色渐有血色,舌淡红,苔薄白,脉细稍有力。患者症状改善,效不更法,前方去炮姜,加鹿角片、路路通养血通络通乳,浮小麦敛汗,继服7剂。三诊:2010年11月27日。药后无汗出,身痛明显减轻,乳量可,面色红润,舌淡红苔薄白,脉略滑。嘱其继服上方7剂,以巩固药效,后随访半年未发作。

按:产后身痛是产妇在产褥期内起居不慎,当风感寒,出现筋骨关节肌肉酸楚、疼痛、重着甚或屈伸不利的疾病。西医多采用非甾体抗炎药物,但此药会影响产妇哺乳,临床上亦不能获得满意的疗效。中医学早在《诸病源候论》就对其有记载:"产者伤动血气,劳损脏腑,其后为平复,起早劳动……若风邪冷气,初客皮肤经络,疼痹不仁,若之少气。"《素问·调经论》云:"血气不和,百病乃变化而生。"故治疗上应遵循《丹溪心法》"产后无得令虚,当大补气血为先,虽有杂证,以末治之"之原则。趁痛散是治疗妇女产后身痛之名方,历代医家皆用此方治疗此证,效果颇佳。本案方中当归养血和营,黄芪、白术、炙甘草温阳益气、助脾运化,以资气血生化之源,鼓行血之能,而黄芪用量五倍于当归为君,取当归补血汤益气养血之意。以独活、牛膝养肝补肾,使肝血得生,肾精得充,则筋骨自健,关节络利。薤白少少与之,取"少火生气"之意,以温阳益气,行血止痛。以桂枝易肉桂,防肉桂大辛大热,耗伤阴血,用桂枝辛散温通,外行肌表而奏解表之效,内行血脉而有祛瘀之功。全方奏养血和营、温阳益气、活血止痛之功。

身痛逐瘀汤

【来源】《医林改错》。

【组成】秦艽一钱,川芎二钱,桃仁三钱,红花三钱,甘草二钱,羌活一钱,没药二钱,当归三钱,五灵脂(炒)二钱,香附一钱,牛膝三钱,地龙(去土)二钱。

【用法】水煎服。

【功效】活血祛瘀,通经止痛,祛风除湿。

【主治】痹症有淤血者。

【方解】方中秦艽、羌活祛风除湿,桃仁、红花、当归、川芎活血祛瘀,没药、五灵脂、香附行血气、止疼痛,牛膝、地龙疏通经络以利关节,甘草调和诸药。

【辨证要点】临床以肢体或全身痹痛、日久不愈、舌紫暗或有瘀斑为辨证要点。

【加减化裁】若微热,加苍术、黄柏;若虚弱,加黄芪一二两。

【使用禁忌】孕妇禁用。

【异病同治】现代常用于治疗腰扭伤、坐骨神经痛、脑外伤后遗症、面神经麻痹、末梢神经炎、三叉神经痛、雷诺病、丘脑综合征、泌尿系统结石等。

【临床验案】

陈某,女,29岁。初诊:2017年12月8日,因"产后四肢关节疼痛及腰酸痛4月余"就诊。患者于2017年7月26日剖宫产后出现四肢关节疼痛、腰酸痛、恶风,行针灸及拔罐等治疗后疗效甚微,近1周出现足跟及膝酸痛。产后恶露42日净。现产后4月余,月经尚未来潮。纳可,睡眠多,大小便正常。舌淡苔白,脉沉细。诊断:产后身痛(肾虚血瘀)。治法:补肾养血活血,祛风通络止痛。组方如下:红花9 g,川芎9 g,白芍9 g,当归9 g,醋香附12 g,醋没药9 g,醋延胡索12 g,秦艽9 g,地龙9 g,羌活9 g,桂枝9 g,槲寄生9 g,怀牛膝15 g,盐续断15 g,葛根30 g。7剂,水煎服。二诊:2017年12月16日。现足跟及膝部酸痛较前减轻,四肢关节疼痛遇阴雨天加重,下肢发凉,喜温。纳眠可,二便调。舌淡苔白,脉沉细。予上方加肉桂10 g,桑枝10 g,14剂,水煎服。三诊:2017年12月23日。上述症状明显缓解,继服上方7剂以巩固。嘱患者平时注意饮食起居,勿受寒凉,加强营养,适当活动,增强体质。

按:《陈素庵妇科补解·产后众疾门》:"产后气血俱虚,气虚则气之行于脉外也多壅,而不能周通一身,血虚则血之行于脉中也常滞,而不能滋荣于一体,外风乘虚而入,余血因虚而阻,遍身筋脉时作疼痛,甚则腰背强硬,不能俯仰,手足拘挛,不能屈伸。"《傅青主女科》:"由女人肾位系胞,腰为肾府,产后劳伤肾气,损动胞络,或虚未复而风乘之也。"遵循产后"亡血伤津,瘀血内阻,多虚多瘀易寒"的病机特点,本着"勿拘于产后,亦勿忘于产后"原则,用药宜平和,切勿过于攻逐,多以身痛逐瘀汤为基础方加减运用,该方出自清代王清任《医林改错》,原方治瘀血痹阻经络之周身疼痛者。在临床应用中注重辨证论治,以气血亏虚为主证者,加党参、黄芪、炒白术、炒山药大补脾气,正所谓"血有形之物,难以速生,气乃无形之物,易于迅发,补气以生血,尤易于补血以生血耳",脾为气血化生之源,使有形之血生于无形之气,于补气养血中行逐瘀之法;以外感风寒为主证者,加炙黄芪、防风、桂枝、肉桂、干姜,正所谓"治其内寒,而外寒自散",于温经散寒中行逐瘀之法;以肾虚为主证者,加桑寄生、盐续断、菟丝子以补肾强骨,于补肾活血中行逐瘀之法。

养荣壮肾汤

【来源】《傅青主女科》。

【组成】当归二钱,防风四分,独活、桂心、杜仲、续断、桑寄生各八分。

【用法】加生姜三片,水煎服。

【功效】补肾强腰,养血祛风,壮筋骨。

【主治】主治产后感受风寒,腰痛不可转侧。

【方解】方中桑寄生、续断、杜仲补肾强腰壮筋骨,当归养血活血,桂心温经散寒补命门,独活、防风祛风胜湿止痛。

【辨证要点】本方以产后腰痛,乏力,易疲劳,舌淡苔白,脉细弱为辨证要点。

【加减化裁】二服后痛不止,虚也,加熟地三钱;失血过多者,加当归二钱,黄芪、白芍各一钱五分;乍热乍寒,加当归、白芍、川芎、人参、炙甘草各八分,炮姜一钱。

【使用禁忌】热证者慎用。

【异病同治】临床还可用于风寒湿型骨关节炎、男性性功能障碍等疾病。

【临床验案】

王某,女,40岁。主诉:第三次剖宫产、产后腰痛较甚,现产后4个月。晨起腰痛最甚、起床困难,活动后稍好转,易感乏力,易疲劳,偶有头晕。哺乳中,口渴多饮,恶心。体型中等,面色一般,舌淡苔白,脉细软。诊断:产后身痛(肾虚血虚型)。治法:补肾强腰,补血祛风。组方:当归6g,防风1.5g,独活、桂心、杜仲、续断、桑寄生各2.5g,生姜3片,4剂。并嘱喝完汤药后,改吃补中益气丸。连服4日后,腰痛好转,精神可,四肢有力。

按:《妇科秘书八种》提出:"产后腰痛者,由肾位系胞,腰为肾府,产则劳伤肾气,损动胞络,或虚未平复,而风冷乘之者,皆致腰痛。若寒冷邪气连滞背脊,痛久未已,后忽有孕,必致损动,宜养荣壮肾汤主之。""养荣壮肾汤治产后腰痛,属劳伤,或风寒所来。"养荣壮肾汤见于《傅青主女科·产后篇》,主治产后感受风寒,腰痛不可转侧。患者症状、舌脉等均无热像,产后腰痛主症突出,而本方药性偏温,故此选用,疗效肯定。

第七节　产后大便难

产后大便困难是孕妇产后常见疾病,产妇新产后大便艰涩或数日不解,或排便时干燥疼痛,难以解出,中医称为产后大便难,是新产三病之一。《金匮要略·妇人产后病脉证治》指出"新产妇人有三病:一者病痉,二者病郁冒,三者大便难",并明确指出本病的成因乃"亡津液,胃燥"。《诸病源候论》提出"肠胃本夹于热,因产又水血俱下,津液竭燥,肠胃痞涩,热结肠胃",认为血虚肠燥兼内热为其主要病因。《万氏妇人科》做了进一步阐述:"产后气虚而不运,故糟粕壅滞而不行,血虚而不润,故沟渎干涩而不流,大便不通,乃虚秘也。"其认识到不但产后营血骤虚,津液亏耗,肠道失润可导致便艰,而且气虚失运,大肠传导无力,亦能导致便秘。《陈素庵妇科补解》特别指出"此症有因血虚火燥而致者"。综合历代医家所论,本病病机概括为以下三个方面:一是产后亡血伤津,肠道失润;二是产伤血耗气,无力推动大便;三是素体阴亏,复因产后阴液亦亏,虚热内生,灼烁津液,津少液竭,肠道失于滋润。血虚、气虚、阴虚三者可互为因果。总之,本病的病机应着眼于一个"虚"字。

本病的病位在大肠,其致病原因,或因分娩失血,营血骤虚,津液亏耗,不能濡润肠道,以致肠燥便秘;或因阴虚火旺,内灼津液,津亏液少所致;或因素体脾胃虚弱,加之产后气随血失,导致大肠传送无力引起便秘等。临证因根据大便坚硬与否,腹部有无胀满,以及伴随的兼症,综合分析,详加明辨。治疗则根据产后体虚津亏的特点,以养血润肠为主,随气虚、血虚、内热的程度加以变通。但产后大便难,以虚者为多,不宜妄投苦寒通下之品,以免徒伤中气。

麻子仁丸

【来源】《伤寒论》。

【组成】火麻仁二升,白芍半斤,炙枳实半斤,大黄(去皮)一斤,炙厚朴一尺,杏仁(去皮、尖,熬,别作脂)一升。

【用法】上六味,以蜂蜜和丸,如梧桐子大,饮服十丸,日三服,渐加,以知为度。

【功效】润肠通便。

【主治】肠胃燥热之便秘证。症见大便干结,小便频数,舌红少津,脉细数。

【方解】本方证为肠胃燥热,脾津不布所致。其证在《伤寒论》中称为"脾约便秘"。系由肠胃燥热,脾受约束,津液不布,但输膀胱,则小便频数;肠失濡润,致大便秘结。治宜润肠药与泻下药同用。方中火麻仁润肠通便,为君药。杏仁入肺与大肠经,上肃肺气,下润大肠,以降肺润肠;白芍养阴敛津,柔肝理脾,共为臣药。大黄苦寒泻热,攻积通便;枳实下气破结;厚朴行气除满,共用以加强降泄通便之力,同为佐药。本方以蜂蜜和为丸,取其甘缓润肠之力,既助火麻仁润肠通便,又缓小承气汤攻下之力,兼为使药。本方特点:泻下药与润肠药并用,攻润结合,体现润下之法;用丸小量渐加,意在缓下,故为缓下之剂。

【辨证要点】本方是润肠通便的常用方。临床以大便干结难下,时间较久,病势较缓为辨证要点。

【加减化裁】痔疮便秘者,可加桃仁、当归以养血和血,润肠通便;痔疮出血属胃肠燥热者,可酌加槐花、地榆以凉血止血;燥热伤津较甚者,可加生地、玄参、石斛以增液通便。

【使用禁忌】本方虽属润肠缓下之剂,但仍有一定的攻下破气作用,故对老人、体虚而内无邪热的便秘者,以及孕妇及血虚津亏便秘者,均应慎用。

【异病同治】本方常用于治疗习惯性便秘、老人与产后便秘、痔疮便秘等属肠胃燥热者。

【临床验案】

张某,女,30 岁,产后 1 个月,大便 2～3 日一行,大便干结,腹部胀满,症见:口干,舌质红,苔薄黄,脉细数。治宜养血润燥,佐以泻热。处方:麻子仁丸加麦冬 12 g,生地 15 g,炼蜜为丸,如梧桐子大,每日 2 次,每次 10 丸,连服 5 日后,无便秘之苦。

按:本方由小承气汤加火麻仁、杏仁、白芍组成,火麻仁质润多脂,润肠通便,为主药,辅以杏仁降气润肠;白芍养阴和里,佐以小承气汤之枳实破结,厚朴除满,大黄通下,以蜂蜜为丸意在缓下,炼蜜为丸,取其泻而不峻,润而不腻之意。由于产后便秘以虚者为多,固本方宜小剂量开始逐渐加大,且用量不宜太过及长期服用,但也不可拘泥于产后多虚,畏用攻下药,即"勿拘于产后,勿忘于产后也",胃中无燥热及由血少津亏引起的产后便秘则非本方所宜。

济 川 煎

【来源】《景岳全书》。

【组成】当归9～15 g,牛膝6 g,肉苁蓉(酒洗去咸)6～9 g,泽泻4.5 g,升麻1.5～3 g,枳壳3 g。

【用法】水一盏半,煎七分,食前服。

【功效】温肾益精,润肠通便。

【主治】肾阳虚弱,精津不足证。

【方解】本证多由肾虚开阖失司所致。治疗以温肾益精,润肠通便为主。肾主五液,司开阖。肾阳不足,气化无力,津液不布,故小便清长;肠失濡润,传导不利,故大便不通;肾虚精亏,故腰膝酸软;清窍失养,则头目眩晕;肾阳亏损,故舌淡苔白、脉象沉迟。方中肉苁蓉味甘咸性温,能温肾益精,暖腰润肠,为君药。当归补血润燥,润肠通便;牛膝补益肝肾,壮腰膝,性善下行,共为臣药。枳壳下气宽肠而助通便;泽泻渗利小便而泄肾浊;妙用升麻以升清阳,清阳升则浊阴自降,相反相成,以助通便之效,以上共为佐药。诸药合用,既可温肾益精治其本,又能润肠通便以治标。

【辨证要点】临床以大便秘结,小便清长,腰膝酸软,舌淡苔白,脉沉迟为辨证要点。

【加减化裁】气虚者,加人参、黄芪;有火者,加黄芩;肾虚者,去枳壳,加熟地;肠燥便秘日久者,去泽泻,加锁阳、火麻仁。

【使用禁忌】凡热邪伤津及阴虚者忌用。

【异病同治】本方临床常用于治疗习惯性便秘、老年便秘、产后便秘等肾虚津亏肠燥者。

【临床验案】

张某,女,25岁,产后出血量大,出现昏迷,不省人事,经抢救后转危为安,刻下症:大便秘结,4日未行,面色㿠白无华,精神萎靡,时有头晕,倦怠乏力,四肢不温,腰酸如折,不思饮食,小腹不适,恶露量少、色淡,口唇、指甲淡白,舌淡白少苔,脉沉细无力。辨证:脾肾阳虚便秘。治以补肾益气,润肠通便。方用济川煎加减:肉苁蓉、锁阳、泽泻各8 g,当归、酒白芍各10 g,黄芪12 g,升麻6 g,枳壳5 g,生肉豆蔻4 g,炙甘草3 g,另红参15 g,每剂调冲7.5 g。服上方1剂大便即通。现大便调,精神可,纳食可,无头晕,腰酸减轻,腹部不适消失。原方去泽泻,加枸杞子10 g,2剂后,未再秘结,乃以温补脾肾法调治,服6剂后,诸症康复。

按:患者素体羸弱,脾肾不足,复因产后失血过多,气随血脱,大伤元气,脾肾益虚。脾肾阳虚则温煦无权,不能蒸化津液,温润肠道,遂致阴寒内结,糟粕不行而成便秘。故方中用肉苁蓉、锁阳既温补肾阳,又润肠通便;红参合黄芪、炙甘草补脾益气;当归、酒白芍养血润肠;枳壳、肉豆蔻温中行气,肉豆蔻生用不去油,意在削减其固涩之性;泽泻入肾而泄浊,合升麻、枳壳以升清降浊。不用牛膝是因阳气已衰,不宜再下泄潜降。如此则温润之中寓有通意,切中病机,故疗效卓著。

五 仁 丸

【来源】《世医得效方》。

【组成】桃仁半两,麸炒杏仁(去皮尖)一两,柏子仁一钱二分五厘,炒郁李仁一钱,松子仁一钱,陈皮(另研末)四两。

【用法】将五仁别研为膏,入陈皮末同研匀,炼蜜为丸,如梧桐子大。每服五十丸,食前米饮下。

【功效】润肠通便。

【主治】津枯肠燥证。症见大便艰难，舌燥少津，脉细涩。

【方解】五仁丸有润肠通便之功，其中麸炒杏仁入肺、大肠经，滋肠燥、降肺气，而利大肠传导之职；桃仁入肝、大肠经，破血行瘀、润燥滑肠，主治血燥便秘；炒郁李仁入脾、大肠经，润肠通便，利水消肿；柏子仁味甘，主滋补，润可去枯，养心宁神；松子仁润五脏，专治大便虚秘；陈皮理气行滞，使气行则大肠得以运化；炼蜜为丸，更能助其润下之功。

【辨证要点】临床应用以大便艰难，以及产后血虚便秘，舌燥少津，脉细涩为辨证要点。

【加减化裁】津液亏损较甚者，加玄参、生地、麦冬。

【使用禁忌】孕妇慎用。

【异病同治】本方也可用于治疗便秘型肠易激综合征、老年性便秘、小儿厌食等病。

【临床验案】

钱某，女，40岁，产后排便困难1个月，大便干燥，艰涩难出，3～5日一行，伴汗多，口干，舌红，苔微黄，脉沉细。治以养阴润肠通便。方用五仁汤加当归20 g，生地15 g，白芍15 g，水煎服。3剂后大便不干，排便次数增加。5剂后，大便每2日一行，大便软，排便通畅，2周内未见复发。

按：《金匮要略·妇人产后病脉证治》提出："新产妇人有三病，一者病痉，二者病郁冒，三者大便难。"病机系新产血虚、自汗出，亡血津伤，胃中燥结。五仁丸出自《世医得效方》，由桃、杏、松、柏、郁李五种植物种子组成，五子质重滋润，滑肠通便，且能活血安神，肺与大肠相表里，陈皮行宣肺气，使三焦畅达故大便得下。

第八节 缺 乳

产后缺乳也称"乳汁不足"或"乳汁不行"。巢元方的《诸病源候论》列有"产后乳无汁候"，认为其病因"即产则血水俱下，津液暴竭，经血不足"。《经效产宝》则认为"气血虚弱，经络不调"为缺乳的病因。《三因极一病证方论》分虚实论缺乳："产妇有两种乳脉不行，有气血盛而壅闭不行者，有血少气弱涩而不行者，虚当补之，盛当疏之。"《儒门事亲·卷五》又说："妇人有天生无乳者不治，或因啼哭、悲怒、郁结、气溢闭塞，以致乳脉不行。"傅青主曾说："妇人产后绝无点滴之乳，人以为乳管之闭也，谁知是气与血之两涸乎，夫乳乃气血之所化而成也，无血固不能生乳汁。"

产后缺乳的病因病机不外气血双亏，乳汁生化之源不足与肝气郁结，乳汁运化受阻。然妇人产后气血俱伤，元气受损为必然，故补气补血为治法大要。

通 乳 丹

【来源】《傅青主女科》。

【组成】人参一两，生黄芪一两，当归（酒洗）二两，麦冬（去心）五钱，木通三分，桔梗三分，七孔猪蹄（去爪壳）二个。

【用法】水煎服。

【功效】益气养血，催乳通乳。

【主治】产后气血不足,乳汁点滴皆无,乳房柔软而无胀感。

【方解】通乳丹主要用于治疗产后气血两虚,乳汁短少。方中人参、生黄芪大补元气,当归、麦冬养血滋液,七孔猪蹄补血通乳,木通宣络通乳,桔梗载药上行。

【辨证要点】临床应用以产后气血两虚,症见乳汁不下,面色㿠白,乏力气短,舌淡苔薄,脉濡细为辨证要点。

【加减化裁】乳汁不通者,可加王不留行;肝郁气滞者,加柴胡、青皮;肝郁化热者,加蒲公英、夏枯草。

【使用禁忌】乳管闭塞不通之缺乳者疗效不佳。

【临床验案】

陈某,女,26岁。患者产后5日,乳汁分泌少,乳汁清稀,乳房柔软,无胀满感,面色无华,神倦食少,头昏自汗,舌淡苔少脉细弱。治拟补气养血,佐以通乳。方用党参30 g,生黄芪20 g,炒白芍10 g,生地10 g,当归20 g,麦冬15 g,通草10 g,桔梗5 g,王不留行10 g。用纱布包好,用新鲜猪蹄2只,炖烂食肉喝汤,日1剂,2日后产妇乳汁分泌增多,双乳略胀,胃纳有所改善。再用1剂巩固疗效。

按:本方选自《傅青主女科》,主治产后气血两虚,乳汁不下。新产之妇,血已大亏,血本自顾不暇,又何能化乳?故治宜补气而生血,乳汁自下,不必利窍以通乳也。通乳丹用人参、生黄芪大补元气;当归、麦冬养血滋液;七孔猪蹄补血通乳;木通宣络通乳;桔梗载药上行,全方奏补气养血、宣络通乳之效。本方适用于产后气血虚弱型产妇之缺乳,对于产后乳管闭塞不通之缺乳,疗效不佳。

通肝生乳汤

【来源】《傅青主女科》。

【组成】白芍(醋炒)五钱,当归(酒洗)五钱,白术(土炒)五钱,熟地三分,甘草三分,麦冬五钱,通草一钱,柴胡一钱,远志一钱。

【用法】水煎服。

【功效】疏肝解郁,养血通乳。

【主治】产后郁结,乳汁不通。

【方解】方中用当归以补气和血,以创生乳之源,白芍以养血柔肝,白术、甘草以健脾和胃,柴胡以疏肝解郁;少加熟地补血而不腻,加麦冬以养胃生津,通草以通乳管之闭,远志助交通心肾之气,助补血药以生化乳汁。综观全方,具有疏肝通乳之效,故用于实证缺乳为宜。

【辨证要点】临床以乳汁行而不畅、乳房虽胀但乳汁较稀、面黄纳少而精神抑郁为辨证要点。

【加减化裁】乳房胀硬热痛、触之有块者,加路路通、夏枯草、丝瓜络以通络散结;兼发热、口苦者,加蒲公英、金银花、黄芩以清热泻火;产后出血过多而见眩晕、脱发者,加黄精、枸杞子、熟地以补血止眩。

【使用禁忌】虚症缺乳者慎用。

【异病同治】临床上本方也可以治疗乳腺小叶增生症。

【临床验案】

胡某,女,产后10日。乳汁量少、质清稀。患者乳房柔软,不痛不胀,面色少华,神疲食少,舌淡少苔,脉虚细。治法:补气养血,通络下乳,用通肝生乳汤加减治疗。处方:当归、漏芦各 10 g,人参、白芍、白术、麦冬、通草各 9 g,柴胡、远志、熟地各 12 g,王不留行、黑芝麻、黄芪、建曲各 15 g。日 1 剂,另炖猪蹄 2 个,吃肉喝汤,连服 5 剂,乳房有胀感,纳食增加,乳汁增多。再服 5 剂,乳汁正常。

按:通肝生乳汤出自《傅青主女科》,原用以治疗产后郁结而成的乳汁不通。中医认为乳汁为血所化,赖气运行,气血来源于水谷精微,若产妇脾胃素弱,气血生化之源不足,复因分娩失血过多,以致气血亏虚,不能化为乳汁。或产后乳汁已行,因情志不遂,乳汁突然不下或下乳渐少,肝郁气滞,阻碍乳汁运行。本案方中当归、熟地、白芍活血通络,通草、王不留行、漏芦通络下乳,白术健脾,柴胡解郁,麦冬生津,远志宁心。诸药合用,共奏补气养血、疏肝解郁、通络下乳之功。所以傅青主谓该方"大舒其肝木之气,而阳明之气血自通,而乳亦通矣"。

下乳涌泉散

【来源】《清太医院配方》。

【组成】当归、川芎、天花粉、白芍、生地、柴胡各 30 g,青皮、漏芦、桔梗、木通、白芷、通草各 15 g,王不留行 90 g,甘草 7.5 g(原方中含穿山甲,现已不用)。

【用法】水煎服,日 1 剂,早晚分服。

【功效】养血催乳。

【主治】用于产后少乳,产后乳汁不行。

【方解】乳汁乃气血所化,方中当归、白芍、川芎、生地养血活血,培其本源;用柴胡疏肝理气,通其经脉;用天花粉、桔梗散结导滞,助其药力;用白芷、漏芦、木通、通草、王不留行活血通经,散其瘀滞。此方立意巧妙,兼顾表里,有补有通,服后乳汁自通,如泉水涌,顾名之。

【辨证要点】以产后乳汁不行、乳房胀硬作痛、胸闷胁胀为辨证要点。

【加减化裁】乳汁清稀,面色无华者,可加党参、黄芪;乳房胀甚者,加橘络、丝瓜络、香附;身有微热者,酌加黄芩、蒲公英;乳房胀硬结块者,宜加夏枯草、赤芍。

【使用禁忌】服药期间忌食辛辣、过食咸味、酸味食物,多食用富有营养的食物;产后恶露过多者不宜服用;感冒时不宜服用;如果乳房红肿热痛,或乳汁突然减少,应去医院就诊;对本品过敏者或中药过敏者禁用,过敏体质者慎用。

【异病同治】临床亦可用于乳腺增生的治疗。

【临床验案】

沈某,女,26 岁。产后 5 日由其丈夫陪同来我院求诊。自诉因家庭琐事与家人发生争吵后,乳汁骤少且浓稠。来院时,乳房胀硬而痛,拒按,身有微热,精神抑郁,胸胁胀痛,食欲减退。舌红苔薄黄,脉弦细数。中医辨证属肝郁气滞型。予下乳涌泉散加减治疗。处方:当归、炒白芍、川芎各 20 g,生地、天花粉各 15 g,青皮、柴胡、香附、桔梗各 6 g,白芷、通草、漏芦、王不留行、橘络、丝瓜络、黄芩、蒲公英、夏枯草、赤芍各 10 g。5 剂,日 1 剂,水煎,分早晚 2 次温服。并嘱患者保持情绪乐观,心情舒畅,加强产后营养,同时配合局部按摩及热熨,以助散结通乳。服药 5 剂后回访,患者自诉乳汁增多,乳汁排出顺畅,乳房胀痛明显减轻,热度消退,能基本满足婴儿需乳量。

按:《儒门事亲》曰:"妇人有天生无乳者不治,或因啼哭、悲怒、郁结、气溢闭塞,以致乳脉不行。"傅青主曾言:"妇人产后绝无点滴之乳,人以为乳管之闭也,谁知是气与血之两涸乎,夫乳乃气血之所化而成也,无血固不能生乳汁,无气亦不能生乳汁。"临床上本病以肝郁气滞夹血虚型为多见,故治疗应以疏肝解郁、通络下乳兼养血为治疗原则。本案中,当归、炒白芍、川芎补血养血行血,生地、天花粉补血滋阴,柴胡、青皮疏肝散结,白芷散风通窍,通草、桔梗理气通络,王不留行、漏芦通络下乳,橘络、丝瓜络、香附合用增强行气通络下乳之力,黄芩、蒲公英、夏枯草、赤芍四药清热活血散结。诸药合用,共奏疏肝理气、通络行乳、补血养血之功效。

(刘诗琴)

益源涌泉饮

【来源】《何子淮妇科经验选》。

【组成】党参、黄芪、当归、羊乳各 30 g,熟地 15 g,焦白术 12 g,天花粉、王不留行各 9 g,通草 5 g。

【用法】水煎分服,日 1 剂,日服 2 次。

【功效】壮脾胃,滋化源,补气血,通乳下。

【主治】用于气血虚亏而乳汁稀少者。症见乳汁量少或无,无乳胀感,以手揉之濡软,挤之仍无乳汁泌出或仅见点滴,色淡质稀,面色无华,神疲乏力,头晕目眩,耳鸣心悸,盗汗,食欲不振,脉虚细,或细数。

【方解】方中以党参、黄芪、当归、熟地、焦白术壮脾胃,补气血,以滋化源;配以天花粉养胃阴而生乳源;羊乳强壮补气而通乳;加王不留行、通草宣通乳络,促乳分泌。总之,气血充沛,则乳汁自生,故用之效佳。

【辨证要点】根据乳房有无胀痛,乳汁的稀或稠,结合全身证候和舌脉辨其虚实,乳汁清稀,乳房柔软无胀感,产后乳汁稀少属虚证。

【加减化裁】肝郁而乳汁不行者,加青皮、橘络、通草、柴胡、炒白芍、郁金、八月扎、漏芦、路路通等;食少便溏者,加炒白术、茯苓、炒扁豆健脾渗湿;头晕心悸者,加阿胶、白芍、何首乌养血安神。

【临床验案】

蒋某,26 岁,女。初产后 20 日,乳汁不行,挤而仅见数滴。恶露 10 日全净,面色憔悴,眼花目眩,脉虚细。治宜补气血,充乳源。处方:党参、炙黄芪、当归、羊乳各 30 g,熟地、黄精各 15 g,焦白术 12 g,通草 5 g,天花粉、王不留行各 9 g,5 剂。复诊:充养后,乳房作胀,乳汁能下少许,但腰酸脚软。佐补肾填充之品,处方:党参、炙黄芪、当归、玉竹、羊乳各 30 g,熟地 15 g,甜苁蓉、枸杞子、川续断各 12 g,狗脊 24 g,炙甘草 5 g,5 剂。药后腰酸减轻,乳汁增多,原法调理。

按:虚则乳房不实,乳汁难下,硬挤之可见点滴,色淡黄而质清稀,整体多见虚弱征象,此气血亏损,中州不旺,化源匮乏。故用党参、炙黄芪、当归、熟地、黄精、白术等大补气血,健脾益源;配以天花粉、羊乳生津养液;王不留行、通草引乳而下,则乳汁自通。

第九节 乳汁自出

哺乳期内,产妇乳汁不经婴儿吸吮而自然流出者,称"乳汁自出",亦称"漏乳"。若乳母身体健壮,气血旺盛,乳汁充沛,乳房饱满,由满而溢,或断乳之时乳汁难断而自出者,均不作乳汁自出病论。本病主要病机为虚实两端,虚者胃气不固,气虚失摄;实者肝经郁热,迫乳外溢。气虚失摄者,如《校注妇人良方》"产后乳汁自出,乃胃气虚"之故,气虚失摄因产耗气失血,中气不足,或饮食劳倦伤脾,脾胃虚弱,摄纳无权,而致乳汁随化随出。肝经郁热者,如《胎产心法》曰:"肝经怒火上冲,乳胀而溢。"《校注妇人良方》则进一步提出本病除"气血俱虚"外,"肝经血热""肝经怒火"亦可引起乳汁自出,产后情志抑郁,郁久化火;或大怒伤肝,肝火亢盛,火盛令肝疏泄太过,迫乳外溢,而致本病。

本病辨证分虚实两端,根据乳房有无胀痛、是否柔软及乳汁稀稠进行辨证。乳汁清稀,乳房柔软者,为气虚失摄,虚证以补气为主,养血为辅,但补血不宜过于滋腻,以防碍胃伤脾;乳汁浓稠,乳房胀痛者,为肝经郁热,实者疏肝清热,凉血敛乳。本病一般预后良好。及时治疗,加强营养,多可痊愈。但若溢出为血性液,乳房有块,应警惕乳腺癌。

丹栀逍遥散

【来源】《内科摘要》。

【组成】当归、白芍、茯苓、白术、柴胡各一钱(各 3 g),牡丹皮、栀子、炙甘草各五分(各 1.5 g)。现代用法:加薄荷 6 g、生姜 3 片。

【用法】水煎分服,日 1 剂,日服 2 次。

【功效】疏肝解郁,清热敛乳。

【主治】用于产后乳汁自出。症见乳汁量多,质稠,乳房胀痛;胸胁胀满,情志抑郁或烦躁易怒,口苦咽干,便秘尿黄;舌质红,苔薄黄,脉弦数。原文指出:"加味逍遥散治肝脾血虚发热,或潮热,晡热,或自汗盗汗,或头痛,目涩,或怔忡不宁,或颊赤口干,或月经不调,肚腹作痛,或小腹重坠,水道涩痛,或肿痛出脓,内热作渴等症。"

【方解】方中牡丹皮、栀子、柴胡疏肝解郁,清热凉血;当归、白芍养血柔肝;白术、茯苓、炙甘草健脾补中;薄荷助柴胡疏达肝气。诸药合用,使肝气畅达,肝热得清,热清血宁,主治肝郁血虚、化火生热之证。

【辨证要点】临床以乳汁稠,胸胁胀满,乳房胀痛,烦躁易怒,口苦咽干,便秘尿黄。舌质红,苔薄黄,脉弦数为辨证要点。

【加减化裁】肝火犯胃,口干舌燥者,加知母、生地以养阴生津;胸胁、乳房胀痛严重者,加郁金、橘核以疏肝通络。

【使用禁忌】服药期间忌食寒凉食物,以防伤及脾胃,忌食辛辣刺激性食物,以防影响药性。感冒期间不宜服用,以防加重感冒症状。月经过多的患者不能服用。服药期间忌气恼、劳碌。

【异病同治】本方常用于肝郁血虚有热所致的月经不调、经量过多、日久不止、经期吐衄等,此外还可以治疗功能性低热、慢性肝炎、胃炎、胃及十二指肠溃疡、慢性盆腔炎、月经不调、乳泣、中心性视网膜炎等病,及症见发热,胸胁胀闷,或自汗盗汗,头痛目涩,或月经不调而肚腹作痛,或小便涩痛,或带下赤白,兼见稠黏臭秽、脉弦数者。

【临床验案】

黎某,女,24岁。初诊:1976年4月22日。患者产后1个月,头痛时作,乳汁自行喷出已3日,今日发作更甚而晕倒1次,邀余往诊。诊见:头痛时作,时轻时重,痛剧时则胸胁胀满,两乳胀痛,随后乳汁自行喷射而出,待乳胀减轻后则乳喷自止,伴口苦口渴,心烦易怒,时自汗出,精神疲惫,大便干,小便黄,苔薄黄,脉沉、寸关弦劲。病乃肝经郁热所致。治以疏肝解郁清热,方用丹栀逍遥散加减。处方:牡丹皮、焦栀仁、白芍、茯苓、白术各9g,当归身、蒲公英各12g,柴胡、佛手片各7g,甘草5g。日1剂,水煎,2次分服。4剂后乳汁已不再射出,头痛胸胁乳胀亦大减,以上方去佛手片,再进2剂,病痊愈。[黄梅春.丹栀逍遥散治疗妇科杂症举隅[J].江西中医药,2000,31(1):27.]

按:产后乳汁自涌,以虚证居多。本例患者发作时乳汁喷射而出,综观脉症,乃由肝经郁热所致,属实证无疑。《胎产心法》云:"肝经怒火上冲,乳胀而溢。"是以方用丹栀逍遥散去生姜、薄荷,加蒲公英、佛手片以疏肝解郁,清热宁乳。由于药中病机,故进服6剂,诸恙悉除。

第五章　妇科杂病

凡不属经、带、胎、产和前阴疾病范畴,而又与女性解剖、生理特点有密切关系的妇科疾病,统称为"妇科杂病"。

常见的妇科杂病有不孕症、癥瘕、阴挺、阴痒、脏躁、妇人腹痛、阴疮、盆腔炎性疾病、子宫内膜异位症和子宫腺肌病、多囊卵巢综合征等。妇科杂病范围广,临床证候不同,病因病机各异。就病因而论,总结有三:其一,起居不慎,感受外邪;其二,脏腑气血阴阳失调;其三,禀赋不足,或情志因素、心理因素、环境刺激等导致疾病的产生。由于机体的脏腑、经络、气血功能失调,各种疾病趁机而生,妨碍健康。

妇科杂病病情多变,治疗必须以脏腑、经络、气血为核心辨证施治。其治疗要点:不孕症以温养肾气、调理冲任气血为主;癥瘕宜理气散结,破血消瘀,然必察正气盛衰,酌用攻补;阴挺以补气升提为主,夹湿热者又宜清热渗湿;阴痒、阴疮因湿而致病者宜健脾化湿,或清热利湿;盆腔炎性疾病宜根据病情的急慢性不同,分别施以清热化湿,活血化瘀等,必须按寒、热、虚、实证的不同辨证用药;子宫内膜异位症和子宫腺肌病、多囊卵巢综合征属于妇科现代疾病谱的疑难杂症,临证则辨证论治,随症加减,灵活变通。

妇科杂病大多病程日久,经年累月,治疗困难,治疗难图速愈,必须坚持服药调治,并配合心理治疗,方能显效,总之,对妇科杂病的治疗,从整体观念出发,辨证治疗,可以收到满意疗效。

第一节　不　孕　症

女子未避孕,性生活正常,与配偶同居 1 年而未孕者,称为不孕症。从未妊娠者为原发性不孕,称为"全不产";曾经有过妊娠者继而未避孕 1 年以上未孕者为继发性不孕,称为"断绪"。

历代医家重视对不孕的研究,不孕之名首载于《周易》,其曰:"妇三岁不孕。"《素问·骨空论》指出"督脉者……此生病……其女子不孕",阐述其发病机理。《神农本草经》中有紫石英治疗"女子风寒在子宫,绝孕十年无子"。《金匮要略·妇人杂病脉证并治》温经汤条下说:"亦主妇人少腹寒,久不受胎。"温经汤是现有文献记载的第一条调经种子方,被称为调经祖方。《诸病源候论》列"月水不利无子""月水不通无子""子脏冷无子""带下无子""结积无子"等"夹疾无子"病源。《备急千金要方·求子》称"凡人无子,当为夫妻俱有五劳七伤、虚羸百病所致,故有绝嗣之患",明确指出夫妇双方均可导致不孕,在历史上有重要的学术和社会价值。《格致余论·受胎论》谓:"男不可为父,得阳气之亏者也;女不可为母,得阴气之塞者也。"首先提出"女涵男"的真假阴阳人不能生育。《丹溪心法·子嗣》中述肥盛妇人痰湿闭塞子宫和怯瘦妇人子宫干涩不能妊娠的证治。《广嗣纪要·择配篇》提及"五不女"和"五不男"不能生育。《景岳全书·妇人规》"种子之方,本无定轨,因人而药,各有所宜"强调治疗不孕症应辨证论治,还提出"情怀不畅,则冲任不充,冲任不充则胎孕不受"的七情内伤导致不孕的机理。《傅青主女科·种子》列有种子十条,注重从肝肾论治不孕症,创制的养精种玉汤、温胞饮、开郁种玉汤、宽带汤等至今为临床常用。

本病主要根据月经、带下、全身症状及舌脉等综合分析,审脏腑、冲任、胞宫之病位,辨气血、寒热、虚实之变化。重视辨病与辨证相结合。本病主要病机为肾气不足,冲任气血失调,治疗以温养肾气,调理气血为主。调畅情志,择"的候"而合阴阳,以利于受孕。常见证型有肾虚、肝郁、痰湿内阻、瘀滞胞宫。

不孕病因复杂,临床表现纷繁多样,可由多囊卵巢综合征、子宫内膜异位症、高泌乳素血症及盆腔炎性疾病后遗症等妇科疾病导致,亦与多种内、外科疾病密切相关。另外临床还要重视男方因素,提倡夫妇同诊。助孕是中医妇科的优势与特色之一。"求子之道,莫如调经",种子必先调经。中医注重局部与整体相结合,形成了特色鲜明的临证思路与治疗方案,突出体现于两点:一是病证结合治疗,中医辨证与西医辨病相结合,加强治疗的针对性;二是中西结合治疗,关键在于把握结合治疗的切入点。不孕症会影响夫妇双方身心健康,患者求子心切,常合并心理疾病,辅以心理治疗,建立良好的医患合作关系,可提高受孕率。

毓 麟 珠

【来源】《景岳全书》。

【组成】人参、白术(土炒)、茯苓、芍药(酒炒)各 60 g,川芎、炙甘草各 30 g,当归、熟地(蒸,捣)、菟丝子(制)各 120 g,杜仲(酒炒)、鹿角霜、川椒各 60 g。

【用法】上药为末,炼蜜为丸,弹子大。每服 1～2 丸,空腹时用酒或白汤送下。亦可为小丸吞服。

【功效】益气补血,温肾养肝,调补冲任。

【主治】用于妇人血气俱虚,经脉不调,不受孕者。症见妇人气血俱虚,月经不调,或断续,或带浊,或腹痛,或腰酸,或饮食不甘,瘦弱不孕,舌淡苔白,脉沉细或沉迟。原文指出:"妇人气血俱虚、经脉不调,或断续,或带浊,或腹痛,或腰酸,或饮食不甘,瘦弱,不孕,服一、二斤即可受胎。凡种子诸方,无以加此。"

【方解】由八珍汤加菟丝子、杜仲、鹿角霜、川椒组成。方中四物汤(熟地、当归、白芍、川芎)养血活血,调补结合,养血而不滞血,行血而不伤血;四君子汤(人参、白术、茯苓、甘草)益气健脾。八珍汤温而不燥,补而不峻。鹿角霜温补肝肾,益精养血;菟丝子平补肾阴肾阳;杜仲补肾,虽温而不助火;川椒入脾胃肾经,补命门而壮阳。全方温补先天肾气以化肾精,培补后天脾气以化气血,致精足血充,任通充盛,月事调和,胎孕乃成。

【辨证要点】临床以婚久不孕,月经不调或停闭,量多或少,色黯淡,质稀;腰酸膝软,头晕耳鸣,精神疲倦,小便清长;舌淡,苔薄白,脉沉细,两尺尤甚为辨证要点。

【加减化裁】经来量多者,加阿胶、炒艾叶固冲止血;经来量少不畅者,加丹参、鸡血藤活血调经;心烦少寐者,加柏子仁、夜交藤养心安神;腰酸腿软甚者,加续断、桑寄生补肾强腰;妇人宫寒甚者,加制附子、炮姜;带多腹痛者,加补骨脂、醋煅龙骨、北五味子;如男子不育,可加枸杞子、胡桃肉、鹿角胶、山药、山茱萸、巴戟天。

【使用禁忌】阴虚火旺者忌服,外感热病者忌服。

【异病同治】有文献报道,毓麟珠可用于治疗各种原因所致的不孕症,如卵巢功能性不孕症(包括卵巢低反应和卵巢功能降低)、多囊卵巢综合征引起的排卵障碍性不孕症、黄体功能不全不孕症、子宫内膜过薄性不孕症和女性性功能障碍性不孕症,同时,毓麟珠在辅助生殖取卵前调理、胚胎移植后安胎等方面也有相应的对症化裁应用。

【临床验案】

患者,女,37 岁。初诊:2012 年 6 月。主诉:顺产后 10 年未孕。患者子宫输卵管造影检查提示双侧输卵管堵塞,男方精液常规检查正常,患者夫妇 2012 年 2 月来原广州军区广州总医院辅助生殖中心行体外受精-胚胎移植助孕一周期,取卵数 4 个,优质胚胎数 2 个,移植后未孕,要求中药调理。患者形体偏瘦,面色晦暗,怕冷,月经规则,量中等,色暗红,夹少许血块,无痛经,有经前下腹坠胀感,纳可,大小便调,舌淡苔白,脉沉弦细。诊断:继发性不孕症。中医诊断:不孕症。辨证:肾阳亏虚兼肝郁气滞。治以温肾填精,调养气血。处方:党参15 g,炒白术 10 g,茯苓 15 g,白芍 10 g,川芎 6 g,当归 15 g,熟地 20 g,山茱萸 15 g,菟丝子15 g,杜仲 10 g,鹿角霜 15 g,川椒 6 g,制香附 10 g,炙甘草 10 g。20 剂,日 1 剂。来月经前 1~2 日复诊,经期给予活血理气,温经通脉,因势利导,处方:守上方去熟地、鹿角霜,加五灵脂 10 g,乌药 10 g,桃仁 10 g,月经后继续服用毓麟珠加减。服用 2 个月后,患者自诉经前无下腹坠胀感,月经颜色鲜红,已无血块,服药 4 个月后,患者自然受孕。[张荣.邓伟民教授临证应用毓麟珠经验举隅[J].环球中医药,2013,6(1):47-48.]

按:治疗不孕症,在辨证的基础上,如属虚证,擅长用毓麟珠加减,本案中女子不孕,身体过于羸瘦,子宫无血而精不聚,方中四君健脾益气,四物补血行血,其中白芍有柔肝缓急止痛的效果,由于患者无痛经,且为肾阳虚,此处白芍用量为 10 g。鹿角霜、菟丝子、杜仲、川椒温肝肾,助元阳,填精血,五脏气血充盛则满而能溢,任冲盛,精满则子宫易于摄精,血足则子宫易于容物,精血充足,自然受孕。现代临床研究表明,毓麟珠可以改善黄体期血清白血病抑制因子、瘦素的水平,同时毓麟珠可以改善子宫内膜容受性,促进胚胎着床。毓麟珠益气血,填肾精,血海满盈后,在肾气的作用下定时排出,月经期经血的排泄,实际上是阳气下泄,让位于阴,方中去熟地、鹿角霜滋腻收涩之品,加五灵脂、乌药、桃仁活血调经,因势利导,以通为主,使经血顺利排出,冲任经脉气血和畅,以达去旧布新的效果。

温 冲 汤

【来源】《医学衷中参西录》。

【组成】生山药八钱,当归身四钱,附子二钱,肉桂(去粗皮后入)二钱,补骨脂(炒捣)三钱,小茴香(炒)二钱,核桃仁二钱,紫石英(研)八钱,鹿角胶(另炖,同服)二钱。

【用法】水煎分服,日 1 剂,日服 2 次。

【功效】填肾精,温肾阳,固冲任。

【主治】用于妇人血海虚寒型不孕。症见婚久未孕,月经延后,经血量少且色淡,白带清稀,无异味,性冷淡,形寒肢冷,神疲乏力,腰膝酸软,四肢不温,舌淡,脉沉细。原文指出:"女子不育,多责之冲脉。郁者理之,虚者补之,风袭者祛之,湿胜者渗之,气化不固者固摄之,阴阳偏胜者调剂之。冲脉无病,未有不生育者。而愚临证实验以来,凡其人素无他病,而竟不育者,大抵因相火虚衰,以致冲不温暖者居多。因为制温冲汤一方,其人若平素畏坐凉处,畏食凉物,经脉调和,而艰于生育者,即与以此汤服之。"

【方解】方中用附子、肉桂、小茴香温中散寒;生山药、紫石英、核桃仁、补骨脂补肾填精;当归身、鹿角胶养血。全方用药精当,紧扣冲寒不孕病机,用之对证,确有良效。

【辨证要点】临床上凡辨证属于寒湿凝滞、胞宫中寒、冲任失司、血行失畅所致的痛经,皆可用温冲汤治疗。

【加减化裁】腰痛者，加杜仲、续断；少腹冷痛者，加巴戟天；绞痛拒按、有瘀块者，加蒲黄、五灵脂；畏寒肢冷者，加细辛；脾气虚者，加人参、白术；痛经发作时加延胡索；月经过少者，加熟地、枸杞子。

【使用禁忌】阴虚火旺者忌服，外感热病者忌服，性欲亢进者慎服。

【异病同治】温冲汤具有补肾活血通阳助孕之功，用于不孕。临床上也用于治疗痛经、月经不调以及产后腹痛等下元虚寒所致者。

【临床验案】

李某，女，30岁。初诊：2012年4月15日。主因"婚后不孕3年"来诊。患者3年前一直未孕，妇科检查未见明显异常，平素畏寒怕冷，下腹部如受凉后常有腹痛，月经尚调。现症：不孕，畏寒，腹部受凉后隐痛，时有腰痛不舒。舌黯淡，苔白，脉弦细。辨证：下焦虚寒，宫寒不孕。治法：温阳散寒，温宫促孕。处方：炮姜10 g，小茴香10 g，山药30 g，当归15 g，肉桂6 g，鹿角片（先煎）10 g，补骨脂10 g，川续断15 g，杜仲10 g。15剂，水煎600 mL，分早、中、晚3次温服。二诊：2012年4月29日。腹部畏寒好转，腰痛亦好转。上方加紫石英15 g，又服15剂。前方未做加减，又服30剂后，诸症皆失，再取30剂后，月经未至，医院检查已受孕。之后又用张锡纯创制的寿胎丸巩固疗效。2年后随访得知生一健康女婴。[寇子祥.温冲汤治妇人虚寒不育[N].中国中医药报，2016-12-22(4).]

按：婚后不孕3年，平素畏寒怕冷，下腹受凉后常有腹痛，又加之月经后期，腰痛不舒，结合舌黯淡，苔白，脉弦细，此患者应辨证为下焦虚寒，宫寒不孕。治疗之法当以温阳散寒、温宫促孕为主，即取温冲汤加减。方中炮姜、肉桂、小茴香温阳散寒，山药、补骨脂、川续断、杜仲益肾暖宫，当归、鹿角片补肾养血。证对药准，故收佳效。

养精种玉汤

【来源】《傅青主女科》。

【组成】熟地（九蒸）一两，当归（酒洗）五钱，白芍（酒炒）五钱，山茱萸（蒸熟）五钱。

【用法】用水煎服，日1剂。

【功效】滋补肝肾，填精益血。

【主治】用于身瘦水亏火旺型不孕。症见婚久不孕，月经后期，量少色淡，或暗褐，形体瘦弱，头晕目眩，口燥咽干，心中烦热，舌质淡红，少苔或苔薄，脉虚细或细数。原文指出："妇人有瘦怯身躯，久不孕育，一交男子，即卧病终朝，人以为气虚之故，谁知是血虚之故乎。或谓血藏于肝，精涵于肾，交感乃泄肾之精，与血虚何与？殊不知肝气不开，则精不能泄，肾精既泄，则肝气亦不能舒……治法必须大补肾水而平肝木，水旺则血旺，血旺则火消，便成水在火上之卦。方用养精种玉汤。"

【方解】方中当归、白芍养血柔肝，熟地补益肾精，山茱萸滋养肝肾。全方具滋肾养血填精之功。

【辨证要点】临床以婚久不孕，月经先期，量少，色红质稠，甚或闭经，或带下量少，阴中干涩；腰酸膝软，头晕耳鸣，形体消瘦，五心烦热，失眠多梦；舌淡或舌红，少苔，脉细或细数为辨证要点。

【加减化裁】胞宫虚热者，加地骨皮以滋阴清热；血虚者，加女贞子、阿胶（烊化）、党参、黄芪以益气养血；胁肋隐痛，两目干涩者，加女贞子、旱莲草柔肝养阴；面色萎黄，头晕眼花者,加龟甲、紫河车填精养血;五心烦热,午后潮热者,加地骨皮、牡丹皮、知母滋阴清热。

【使用禁忌】脾胃虚寒者忌用。

【异病同治】也可用于肝肾精血不足,阴虚火旺型月经后期、月经量少等病。

【临床验案】

陈某,女,31岁。婚后11年未孕,1973年4月初诊。症见形体略瘦,两颧潮红,五心烦热,口干心悸,月经无定期,色深红而量多,腰腿酸痛,行经时少腹疼痛,纳谷不香,舌质红而少苔,脉细数兼涩。证乃肾阴不足,精血虚少,冲任失于濡养,阴虚火旺,内热血枯而致不能凝精成孕。法当滋肾清热、养血活络。方用养精种玉汤加味,熟地20 g,山茱萸15 g,当归6 g,白芍6 g,牡丹皮6 g,黄柏8 g,鸡血藤9 g,党参9 g,白术8 g,甘草6 g,香附4 g。加刺双阴谷(补)、然谷(泻)、血海、三阴交。嘱以此方在月经前后各服3剂,2个月后复诊:诸症迭减,月经按期而至,饮食渐进;又以此方出入,继服2个月,经期准时,烦热消失,精神健旺,后加黑芝麻、大枣、菟丝子、枸杞子、红糖、蜂蜜炼蜜为丸,于1973年10月而孕,1974年7月产一男婴。[余伦文.原发性不孕症两案[J].中医药研究杂志,1986(3):12.]

按:不孕之因,在女子可概括为两类:一是先天性生理缺陷,有螺、纹、鼓、角、脉五种,古人认为这类女子没有生育能力,故称为"五不女";二是后天因病理所致,如肾气不足,或冲任气血失调。缘受孕必赖肾气旺盛,真阴充足,任脉通,太冲脉盛,月经以时下,两精相搏,才能成孕,如因肾虚、痰湿、肝郁等因素引起冲任失调,则不能摄精受孕矣。由于肾阴不足,阴虚则火旺,致使内热血枯而不孕,故用养精种玉汤加味清滋精血。全方有滋肾、养血、清热、活络、健脾、理气之功。阴谷为肾经合穴,五行属水,补阴谷有补肾水之功;然谷为肾经荥穴,可泻肾经之火;血海有养血调血之功;三阴交有调理三阴之效。针、药合用故收到较好疗效。

并 提 汤

【来源】《傅青主女科》。

【组成】熟地(九蒸)一两,巴戟天(盐水浸)一两,白术(土炒)一两,人参五钱,黄芪(生用)五钱,山茱萸(蒸)三钱,枸杞子二钱,柴胡五分。

【用法】水煎服,服药3个月后肾气旺盛,再服药1个月,受孕概率大大增加。

【功效】补肾滋阴,健脾益气。

【主治】用于肾气不足,脾胃虚弱型不孕。症见形体消瘦,白带量多,神疲乏力,少气懒言,不思饮食,食则胸胃满闷不舒,嗳气时作,嗜睡,舌淡,苔薄白,脉沉细弱。原文指出:"妇人有饮食少思,胸膈满闷,终日倦怠思睡。一经房事,呻吟不已,人以为脾胃之气虚也,谁知是肾气不足乎。夫气宜升腾,不宜消降。升腾于上焦则脾胃易于分运,降陷于下焦则脾胃难于运化。人乏水谷之养,则精神自尔倦怠,脾胃之气可升而不可降也明甚……治法必以补肾气为主,但补肾而不兼补脾胃之品,则肾之水火二气不能提之至阳之上也。方用并提汤。"

【方解】方中以山茱萸、巴戟天温肾补气,配熟地、枸杞子益肾填精;以人参、黄芪大补元气升阳,配白术健运中土,土能旺而精自生,以后天养先天。稍佐柴胡疏肝理气,不使肝木侮土。以健脾益气药与温补肾阳药为主,同时配伍滋阴养血药。

【辨证要点】并提汤主治肾气不足、脾胃虚弱不孕之证。临床以胸满不思食,倦怠思卧,形体瘦弱,月经量少为辨证要点。

【加减化裁】经来量多者,加阿胶、炒艾叶固冲止血;经来量少不畅者,加丹参、鸡血藤活血调经；心烦少寐者，加柏子仁、夜交藤养心安神；腰酸腿软甚者，加续断、桑寄生补肾强腰。

【使用禁忌】久服或使用过量会造成气血壅塞难行的副作用。千万不能服用过量。

【异病同治】糖尿病早期，罹病尚浅，应用中药并提汤，结合非药物疗法治疗有一定疗效。不仅降糖，还可以明显改善症状，副作用少。

【临床验案】

韩某，女，30岁。初诊：1978年10月23日。婚后4年未孕，月经17岁初潮，经期、经色、经量均正常。形体消瘦，白带量多，神疲乏力，少气懒言，不思饮食，食则胸胃满闷不舒，嗳气时作，嗜睡，舌淡、苔薄白，脉沉细弱。诊断为不孕症（脾胃气虚证），拟补脾益肾。以并提汤加味：熟地30 g，巴戟天10 g，炒白术15 g，黄芪30 g，党参12 g，山茱萸12 g，枸杞子6 g，菟丝子12 g，柴胡10 g。2剂。二诊：1978年10月26日。服药后未见明显变化，舌脉同前诊，嘱患者按原方续服10剂。三诊：1978年11月18日。药毕，诸症减轻，原方加狗脊12 g，服10剂。四诊：1978年11月29日。诸症又减，但仍腰部酸痛，前方加续断30 g，再服10剂。1979年1月12日告知，停药后无不适感，停经60余日，经西医妇科检查诊断为早孕。［郑桂英.女子不孕症治验[J].江西中医学院学报，1992，4(2)：16.］

按：患者不思饮食，白觉胸膈满闷，倦怠乏力，久不受孕，其病位似在脾胃，实属肾精气不足，不能为脾胃升腾化气所致。肾中水火两衰，脾胃运化无权，纳呆食少，精微无所化生，冲任失养，不能摄精成孕。治疗上重点在补益肾中阴阳，兼补脾胃精气，先后天并治，肾中水火自足而脾胃之气升腾，则胸满得舒，食欲增进，气血充盈，胞脉通调，方可受孕。

温 胞 饮

【来源】《傅青主女科》。

【组成】白术（土炒）一两，巴戟天（盐水浸）一两，人参三钱，杜仲（炒黑）三钱，菟丝子（酒浸，炒）三钱，山药（炒）三钱，芡实（炒）三钱，肉桂（去粗，研）三钱，附子（制）二分，补骨脂（盐水炒）二钱。

【用法】水煎服，日1剂。可连服1个月。亦可将药量按比例增大，改为丸剂，效果尤好。

【功效】温补心肾，调补冲任，暖宫促孕。

【主治】用于妇人胞宫寒冷型不孕。症见小腹、阴中冰冷发凉，四肢不温，白带量多而清稀，无特殊气味，性欲淡漠，夜尿频多。舌质淡嫩，舌边齿痕明显，舌苔薄白，脉沉无力，两尺沉微或沉细。原文指出："妇人有下身冰冷，非火不暖，交感之际，阴中绝无温热之气。人以为天分之薄也，谁知是胞胎寒之极乎！夫寒冰之地，不生草木；重阴之渊，不长鱼龙。今胞胎既寒，何能受孕……胞胎之寒凉，乃心肾二火之衰微也。故治胞胎者，必须补心肾二火而后可。方用温胞饮。"

【方解】方中巴戟天、补骨脂、菟丝子、杜仲温肾助阳，肉桂、附子补益命门，人参、白术益气健脾，山药、芡实补肾涩精。全方共奏温肾助阳、暖宫助孕之效。

【辨证要点】温胞饮用于辨证属阳虚宫寒征象者，临床以形寒肢冷，头晕耳鸣，腰膝酸软，周身乏力，性欲淡漠，夜尿频多，大便时溏，面色晦暗，舌淡苔白，脉沉迟无力为辨证要点。

【加减化裁】若畏寒腹冷，腰骶酸楚，倍用肉桂，加黑附片、紫石英；若头晕目眩，面色萎黄，精神倦怠，加紫河车、枸杞子、女贞子、旱莲草，调肝补肾填精；若痛经挟瘀，经行小腹胀痛，经血块多，加血竭、红花、香附、川芎以行气活血行瘀；若胁痛乳胀，经期紊乱，经行不畅，加柴胡、香附、丹参、郁金、路路通、合欢皮以疏肝理气，温肾调肝，理气助孕；若带下量多，质稠而黏，面色萎黄，伴头晕心悸，加半夏、苍术、陈皮、香附之类，以温肾壮阳化痰祛湿等。

【使用禁忌】此方为宫寒患者而设，若胞宫有热则不宜服用。

【异病同治】可治疗多种妇科疾病，如不孕症、痛经、妇人腹痛、带下病、经行泄泻等；还可治疗男子精少症。

【临床验案】

周某，女，30岁。初诊：1980年1月。婚后8年未孕。夫妇双方曾于1976年进行检查，结果男方一切正常，女方子宫偏小、宫体后位，余无异常。后经中、西医多方诊治，一直未孕。刻诊：面色憔悴、㿠白，发枯不荣、易脱。月经后期，4～6个月一行，色淡量少，行经时腰部坠胀、少腹疼痛，平时少腹连及下肢经年发凉。白带量多而清稀，无特殊气味。性欲淡漠，夜尿频多。周身乏力，四肢不温。舌质淡嫩，舌边齿痕明显，舌苔薄白。脉沉无力，两尺沉微似无。证缘心肾二火衰微，胞宫冲任失煦。诊为宫寒不孕。法宜补益心肾二火、温煦胞宫冲任。以"温胞饮"原方缓图。取药10剂，依法炮制，水煎，日1剂。嘱1个月内忌房事。二诊：药后少腹及下肢发凉减轻，脉象沉缓，尺脉沉微无力，经水未行，余症同前。沉寒病冷，虽非短时可化，但已现阳生春回佳兆。再守法、守方服药10剂。三诊：少腹及下肢凉感已无，且已有温热之觉，脉象和缓从容，尺脉略显沉缓，经水还未行，余症均明显好转。仍守法、守方服药10剂，以收全功。四诊：诸症均愈，唯经水仍未行。嘱停药观察。3个月后，患者以胃部不适、恶心呕吐、不思食就诊。询之，经水至今未行。妊娠试验阳性。诊为早孕。患者停药后经水始终未行，为行经期间受孕。后足月顺产一男婴，母子均健。［刘兴武.温饱饮与宫寒不孕证治初探［J］.山西中医，1993，9（3）：30-31.］

按：《傅青主女科》云："夫妇人受妊，本于肾气之旺也，肾旺是以摄精。"此例患者属肾阳不足，命门火衰，冲任失于温煦，不能摄精成孕，导致多年不孕，并出现怕冷乏力，四肢不温，性欲淡漠，夜尿频多等一系列脾肾阳虚证候。阳虚气弱，不能生血行血，血海空虚，月经表现为量少色黯淡，冲任胞宫失于濡养，血行迟滞，故出现经行腰酸腹痛；肾阳虚，气化失常，水湿内停，伤及任带，故带下量多。方用温胞饮，以温补心肾为主，调补冲任，暖宫促孕，使心肾之火充足，兼以养精益气，养精助孕。

温土毓麟汤

【来源】《傅青主女科》。

【组成】巴戟天（去心，酒浸）一两，覆盆子（酒浸，蒸）一两，白术（土炒）五钱，人参三钱，怀山药（炒）五钱，神曲（炒）一钱。

【用法】水煎服，日1剂。

【功效】温肾暖胞，健脾益气。

【主治】用于脾肾虚寒不孕。症见不思饮食，食多易恶心呕吐、胸膈胃脘胀满，大便溏泄，舌体微胖，有齿痕，苔白或腻，脉沉缓。原文指出："妇人有素性恬淡，饮食少则平和，多则难受，或作呕泄，胸膈胀满，久不受孕，人以为赋禀之薄也，谁知是脾胃虚寒乎……治法可不急温补其脾胃乎？然脾之母原在肾之命门，胃之母原在心之包络。欲温脾胃，必须补二经之火。盖母旺子必不弱，母热子必不寒，此子病治母之义也。方用温土毓麟汤。"

【方解】方中巴戟天、覆盆子温肾暖胞以养胚胎；人参、白术、怀山药健脾益气，以滋化源,使源盛流畅;神曲醒胃以畅纳谷之用。

【辨证要点】温土毓麟汤为脾肾双补气阳的方剂,用于心肾亏虚、脾胃虚弱。临床以不思饮食,食多易恶心呕吐、胸膈胃脘胀满,大便溏泄,久不受孕,舌体微胖,有齿痕,苔白或腻,脉沉缓为辨证要点。

【加减化裁】小便清长,夜尿多者,加益智仁、桑螵蛸补肾缩小便;性欲淡漠者,加紫石英、肉苁蓉温肾填精;血肉有情之品如紫河车、龟甲、鹿茸等,具补肾阴阳、通补奇经之效,可适时加味。

【使用禁忌】有实热、阴虚火旺的患者禁用。

【异病同治】温土毓麟汤对孕前及孕期有脾肾阳虚、气血表现的不孕症、经前期漏红及胎萎不长均有治疗效果,不拘泥于病,而着重证型的对应。

【临床验案】

妊娠早期妇女合并消化性溃疡病例临床较少见,因此易忽视对本病的诊断与治疗,致使妊娠晚期或分娩后由于肾上腺皮质功能增强,胃液内盐酸及蛋白酶含量的逐渐增高而使溃疡病情加重。近年来,徐嵘采用温土毓麟汤加减(巴戟天 20 g,覆盆子 18 g,太子参、白术、山药、白芍、海螵蛸各 15 g,紫苏梗、百合、茯苓、陈皮各 10 g,郁金、当归、甘草各 6 g)治疗妊娠合并消化性溃疡 35 例,取得较满意疗效。[徐嵘.温土毓麟汤加减治疗妊娠合并消化性溃疡疗效观察[J].湖北中医杂志,2008,30(11):33-34.]

按:临床上用于妊娠合并消化性溃疡时,由于胃为阳土,喜润而恶燥,为多气多血之腑,病久胃之气血耗伤,气滞络瘀,故配白术、百合养胃阴、润胃燥,白芍柔肝止痛,陈皮、郁金疏肝理气、和胃止痛;佐以紫苏梗宽中安胎、行气止痛,当归补血活血止痛,茯苓、海螵蛸健脾渗湿、制酸止痛,以防主药滋腻太过,使阴滋燥润而不腻,甘草缓急止痛为使药。

宽　带　汤

【来源】《傅青主女科》。

【组成】白术(土炒)一两,巴戟天(酒浸)五钱,补骨脂(盐水炒)一钱,人参三钱,麦冬(去心)三钱,杜仲(炒黑)三钱,熟地(九蒸)五钱,肉苁蓉(洗净)三钱,白芍(酒炒)三钱,当归(酒洗)二钱,五味子(炒)三分,建莲子(不去心)二十粒。

【用法】水煎服,日 1 剂。

【功效】健脾益气缓带。

【主治】用于肝郁脾虚型不孕。症见婚久不孕,自觉腰腹之间有什么东西缠着,少腹急迫不适,松解衣带不能缓解,头晕倦怠,食少纳呆,胸闷善太息,小腹胀痛,便溏,面色无华,舌体胖大,舌淡,苔白或腻,脉弦缓或弦细。原文指出:“妇人有少腹之间自觉有紧迫之状。急而不舒,不能生育,此人人之所不识也,谁知是带脉之拘急乎。夫带脉系于腰脐之间,宜弛而不宜急。今带脉之急者,由于腰脐之气不利也。而腰脐之气不利者,由于脾胃之气不足也。脾胃气虚,则腰脐之气闭,腰脐之气闭,则带脉拘急……治法宜宽其带脉之急。而带脉之急,不能遽宽也,宜利其腰脐之气。而腰脐之气,不能遽利也,必须大补其脾胃之气与血,而腰脐可利,带脉可宽,自不难于孕育矣。方用宽带汤。”

【方解】方中人参、白术、建莲子益气健脾,利腰脐之气;当归、白芍、麦冬养血育阴;杜仲、熟地、巴戟天、补骨脂、肉苁蓉益肾固本。方中用白芍之酸以平肝木,使肝不侮脾;用五味子之酸化生肾水,使肾能益带。

【辨证要点】此方乃大补脾胃之剂,临床上少腹拘急不孕者,排除器质性病变,辨证属肝郁脾虚,带脉拘急者,可以应用本方,往往会收到意料之外的效果。

【加减化裁】本方大补脾胃气血,用之多感滋腻,可酌情加木香、砂仁之品;若兼有肝郁,胸闷善太息,少腹胀痛,可加香附、川楝子。

【使用禁忌】若出现实证、热证、感冒发热、食积等,不宜服用。

【异病同治】本方也可用于带下病,经行腰痛等病证。

【临床验案】

王某,女,65岁,农民。初诊:1994年7月18日。患者素有高血压、冠心病史,平素婆媳不睦,性格内向,不善言谈。其诉近1个月来自觉腰脐之间紧束不舒,少腹急迫,宽衣后仍不能有丝毫缓解,苦不堪言。纳少,腹胀,尿少,便溏,且觉头晕、胸闷憋气,颜面及下肢浮肿,舌胖大、色淡,苔厚腻,脉弦数,面色黧黑。西医查体:血压180/110 mmHg,心率96次/分,心肺听诊(一),腰间无皮疹及破损,双下肢可见指凹性浮肿。心电图:心肌缺血,右束支传导阻滞。中医辨证为肝郁脾虚,带脉拘急,治则以疏肝健脾,益肾缓带,方用宽带汤加味:党参20 g,白术10 g,巴戟天10 g,五味子10 g,补骨脂10 g,麦冬10 g,建莲子10 g,肉苁蓉10 g,当归10 g,白芍15 g,杜仲10 g,熟地10 g,牛膝10 g,车前子10 g,白茅根20 g,甘草6 g。服药1剂即觉带脉拘急症状大减,尿量增多,3剂后少腹急迫症状消失,精神状态明显好转,浮肿消退,自觉身轻气爽,继服3剂巩固疗效。停药后至今未复发。[张景江.宽带汤临证举隅[J].天津中医学院学报,2000,19(4):54.]

按:根据患者病症分析属肝郁脾虚,带脉拘急所致,治以疏肝健脾,益肾缓带。患者肝郁脾胃虚弱,带脉不利引起腰间紧束不舒,用宽带汤加减,通过补益脾胃气血,使带脉畅达,傅青主用此方原治疗"少腹急迫不孕",然临床运用不拘泥于此,反见此症状,均可运用,临床应用傅青主方药,需深谙其用药思路,方可活学活用,举一反三。

清骨滋肾汤

【来源】《傅青主女科》。

【组成】地骨皮(酒洗)一两,牡丹皮五钱,沙参五钱,麦冬(去心)五钱,玄参(酒洗)五钱,五味子(炒,研)五分,白术(土炒)三钱,石斛二钱。

【用法】水煎服,日1剂。

【功效】清骨滋肾。

【主治】用于阴虚内热型不孕。症见婚久不孕,月经先期,量少,色红质稠,甚或闭经,或带下量少,阴中干涩;腰酸膝软,头晕耳鸣,口干舌燥,形体消瘦,五心烦热,失眠多梦;舌淡或舌红,少苔,脉细或细数。原文指出:"妇人有骨蒸夜热,遍体火焦,口干舌燥,咳嗽吐沫,难于生子者。人以为阴虚火动也,谁知是骨髓内热乎。夫寒阴之地固不生物,而干旱之田岂能长养?然而骨髓与胞胎何相关切,而骨髓之热,即能使人不嗣,此前贤之所未言者也……治法必须清骨中之热。然骨热由于水亏,必补肾之阴,则骨热除,珠露有滴濡之喜矣。壮水之主,以制阳光,此之谓也。方用清骨滋肾汤。"

【方解】方中沙参、麦冬滋水之上源,五味子清热生津,益气养阴;地骨皮、牡丹皮、玄参、石斛退虚热,除骨蒸;白术健脾燥湿。诸药共奏清骨滋肾之功。

【辨证要点】治妇人阴虚火旺不孕。临床以骨蒸夜热,月经不调,经量减少,口干舌燥,咳嗽吐沫,久不怀孕,脉细数为辨证要点。

【加减化裁】胁肋隐痛,两目干涩者,加女贞子、旱莲草柔肝养阴;面色萎黄,头晕眼花者,加龟甲、紫河车填精养血;五心烦热,午后潮热者,加地骨皮、知母滋阴清热。

【使用禁忌】傅青主提出治疗骨髓热病不能用熟地,熟地过于滋腻,如用此方不要加减。凡是用峻补的药物,病去七分就要停止使用。此方重在滋补肾阴,兼清虚热。临床应用时忌苦寒直折以伐胃阴,滋腻之品以碍胃气。

【异病同治】本方多用于治疗不孕、不育、肺痨等症见五心烦热、潮热盗汗、口干舌燥、舌红苔薄、脉细数等一派阴虚内热之象的疾病。

【临床验案】

马某,女,25岁。初诊:1990年3月10日。结婚3年未孕,几经妇科检查无异常。其夫曾患精液不液化症,已治愈半年多。刻诊:月事正常,惟量偏少,头晕沉,易怒,五心烦热,口干舌燥,常因烦热不能眠,即使冬日亦须将足伸出被外,夜间、经期尤甚,近有加重之势,舌红少津,脉细数。此为阴虚火旺所致。方用清骨滋肾汤加知母、黄柏:地骨皮15 g,牡丹皮10 g,玄参10 g,沙参10 g,麦冬10 g,五味子3 g,白术10 g,石斛5 g,知母10 g,黄柏5 g。水煎服,日1剂,连服5剂。二诊:1990年3月18日。正值月经来潮第2日,量可,无痛经。诉服药2剂后诸症有减,至5剂病已减半。药既对证,法守上方去知母、黄柏,加生地10 g,继服10剂。三诊:1990年3月30日。服药后诸症皆失,嘱以六味地黄丸常服巩固疗效。1990年6月因停经50日,且有恶心呕吐而来诊,经妇科检查及尿妊娠试验诊断为早孕。后随访足月顺产一女婴。[王大生.身热不孕治验1例[J].国医论坛,1992(3):21.]

按:本医案为傅青主之"骨蒸夜热不孕"证。胞宫属于五脏之外的一个脏器,具有脏藏而不泻和腑泻而不藏的功能,胞宫与肾相通,肾主骨生髓,患者骨髓内蕴热,热邪灼烁阴津,致肾精暗耗,水不足则火旺,火热之邪迫近胞宫,烧灼精子,难以成孕。遂采用"壮水之主,以制阳光"之法,用清骨滋肾汤更加知母、黄柏以助滋阴降火之力,以补其肾中之精血为主,凉骨中之虚火,药证相符,终受孕成功。

升 带 汤

【来源】《傅青主女科》。

【组成】白术(土炒)一两,人参三钱,沙参五钱,肉桂(去粗研)一钱,荸荠粉三钱,鳖甲(炒)三钱,茯苓三钱,半夏(制)一钱,神曲(炒)一钱。

【用法】水煎服,日1剂。连服30剂而任督之气旺,再服30剂而疝瘕之症除。

【功效】消疝除瘕,健脾益气。

【主治】用于妇人任督脉虚,带脉下坠,腰酸背楚,胸满腹胀,倦怠欲卧,不能受孕。原文指出:"妇人有腰酸背楚,胸满腹胀,倦怠欲卧,百计求嗣不能如愿。人以为腰肾之虚也,谁知是任督之困乎?夫任脉行于前,督脉行于后,然皆从带脉之上下而行也。故任脉虚,则带脉坠于前;督脉虚,则带脉坠于后。虽胞胎受精,亦必小产。况任督之脉既虚,而疝瘕之症必起。疝瘕碍胞胎而外障,则胞胎缩于疝瘕之内,往往精施而不能受,虽饵以玉燕,亦何益哉?治法必须先去其疝瘕之病,而补其任督之脉,则提挈天地,把握阴阳,呼吸精气,包裹成形,力足以胜任而无虞矣。外无所障,内有所容,安有不能生育之理?方用升带汤。"

【方解】方中肉桂温经散寒，流通血脉，莪荗粉化痰消积去积滞，鳖甲软坚散结消癥块，人参、白术、沙参益气，茯苓、半夏、神曲健脾渗湿，全方攻补兼施，使疝瘕除而脾气健运。

【辨证要点】本方是《傅青主女科》种子门的著名方剂。临床以妇人有腰酸背楚，胸满腹胀，倦怠欲卧，百计求嗣不能如愿为辨证要点。

【加减化裁】腰酸腹胀者加杜仲、泽泻、枸杞子。

【使用禁忌】本方为有癥瘕积聚而不能受孕者所设，方中沙参、莪荗粉、鳖甲软坚散结理气。若无癥瘕积聚，则去沙参、莪荗粉、鳖甲，鳖甲有破气之效，妊娠期间不可乱用，只有癥瘕积聚和肝郁者可用之。

【异病同治】现代临床当中，常见的子宫肌瘤、卵巢囊肿、子宫内膜异位症等导致的不孕，可运用本方。

【临床验案】

王某，女，32岁。初诊：2017年6月12日。既往月经周期25～28日，经量中等，经期5～6日，无明显痛经，诉结婚2年，2015年妊娠50余日行人工流产1次，此后一直未避孕而未孕。LMP：2017年6月6日。5日净，量中，色暗红，伴有较多血块，经期腹痛明显，平素情绪烦躁易怒，胸闷气胀，善太息，小腹胀伴隐痛，腰骶酸痛，白带量偏多，色淡黄，质黏稠，无异味瘙痒，纳一般，多梦易醒，大便溏，小便调，平素四肢怕冷，舌质偏红，苔黄，脉弦数。盆腔超声提示陶氏腔内可见3.5 cm×2.3 cm液性暗区；2017年2月行子宫输卵管造影示右侧输卵管伞端不通，左侧上举通而不畅。妇科检查：外阴，已婚式；阴道，畅；宫颈Ⅰ°糜烂；子宫，后位，常大，质中，活动，无压痛；附件未触及明显异常。西医诊断：继发性不孕。中医诊断：不孕，辨证属气虚血瘀证。此为任督虚弱，带脉不举，腹中有癥瘕积聚，阻碍气血运行所致，治宜消疝除瘕，健脾益气。拟方《傅青主女科》升带汤加减：三棱10 g，莪术10 g，白术30 g，茯苓10 g，鱼腥草15 g，连翘15 g，白头翁15 g，皂角刺10 g，川楝子15 g，白芍15 g，丹参15 g，肉桂3 g，怀牛膝15 g，鳖甲20 g，狗脊15 g，甘草5 g。10剂，水煎服，日1剂，早晚分服。二诊：2017年7月7日。LMP：2017年7月1日。5日净，色暗红，少量小血块，经期轻微小腹隐痛，腰骶酸痛稍缓解，纳眠可，二便调，复查盆腔超声陶氏腔积液明显减少，嘱其月经干净3日行子宫输卵管通液术。守上方加桂枝10 g，地龙15 g，日1剂，共15剂。三诊：2017年8月3日。LMP：2017年7月27日。5日净，量中，色暗红，少量小血块，诉下腹隐痛及腰骶酸痛消失。白带量、色、质正常，无不适。子宫输卵管通液术提示双侧输卵管通畅，效不更方，再予上方10剂后停药，拟下月开始受孕。2017年9月31日患者来电告知，做尿妊娠试验为阳性。

按：患者平素腰背酸痛，胸满小腹胀伴隐痛，未避孕2年未孕，任督二脉同起于胞中，出于会阴，任脉行身前而主一身之阴，督脉行身后而主一身之阳，任督二脉均受带脉约束，癥瘕积聚位于胞宫之外成为障碍，不能摄精而受孕，治疗本病当先去除腹内癥瘕，再补任督二脉，从而体内上下平衡，阴阳协调，方能受精成孕，方中寒热并用，攻补兼施，使经脉之气血旺盛，气旺则血生，血旺则有助于气化，然而腰脐得畅，带脉得固。体现了傅青主治疗本病的独特之处，其治法值得借鉴和学习。

（何若晗）

开郁种玉汤

【来源】《傅青主女科》。

【组成】白芍(酒炒)一两,香附(酒炒)三钱,当归(酒洗)五钱,白术(土炒)五钱,牡丹皮(酒洗)三钱,茯苓(去皮)三钱,天花粉二钱。

【用法】水煎服。

【功效】疏肝解郁,调畅气血。

【主治】用于肝气郁结型不孕。症见婚久不孕,月经或先或后,经量多少不一,或经来腹痛;或经前烦躁易怒,胸胁乳房胀痛,精神抑郁,善太息;舌暗红或舌边有瘀斑,脉弦细。原文指出:"妇人有怀抱素恶不能生子者,人以为天心厌之也,谁知是肝气郁结乎……治法必解四经之郁,以开胞胎之门,则几矣。方用开郁种玉汤。"

【方解】方中重用白芍养阴柔肝为君药;当归养血活血,酒洗开郁,香附疏肝解郁,共为臣药;白术培土健脾,制约肝木,茯苓健脾宁心,牡丹皮泻郁火,天花粉生津润燥。全方开郁疏肝,调畅气血,方似平平无奇,却能解妒种子,不可忽视。正如原文云:"此方之妙,解肝气之郁,宣脾气之困,而心肾之气亦因之俱舒,所以腰脐利而任带通达,不必启胞胎之门,而胞胎自启。"

【辨证要点】本方是《傅青主女科》中治疗嫉妒不孕的著名方剂。临床以婚久不孕,月经或先或后,经量多少不一,或经来腹痛;或经前烦躁易怒,胸胁乳房胀痛,精神抑郁,善太息;舌暗红或舌边有瘀斑,脉弦细为辨证要点。

【加减化裁】若经行腹痛明显,夹瘀块,酌加川芎、丹参、红花、泽兰活血调经,延胡索行气活血止痛;若胸胁胀满严重,情志抑郁不畅,酌加柴胡、青皮、郁金、川楝子理气行滞解郁;若多梦睡眠不安,加酸枣仁、夜交藤以养血安神。

【使用禁忌】脾胃虚寒者忌用。

【异病同治】本方也可用于肝郁型月经先期、月经后期、月经先后无定期、经行乳房胀痛等。

【临床验案】

陈某,女,31岁。初诊:1973年9月12日。患者婚后5年未孕,屡经治疗无效,近又经妇产科检查亦无异常发现。诉月经周期正常,量中等,色暗红。LMP:1973年9月9日。经前心烦不安,经期少腹痛甚。平素情志抑郁,经常恶心呕吐。舌淡红,苔薄白,脉弦细。参合脉证,系肝郁不舒,气血不调,冲任不能相资,以致不孕。法以疏肝解郁,调和气血。方取傅青主开郁种玉汤加减。处方:杭白芍6 g,牡丹皮6 g,川芎6 g,秦当归(后入)9 g,制香附9 g,茯苓9 g,煮半夏6 g,吴茱萸6 g,旧艾叶3 g,小桂枝(后入)6 g。3剂。二诊:药后腹痛大减,呕恶亦少,本日月经将净。舌脉如上。仍照上方,续服6剂,隔日1剂。三诊:此次月经于10月7日来潮,并无腹痛,四肢乏力,仍有恶心呕吐。舌苔薄白,脉弦细。治仍以疏肝养血为主。处方:杭白芍6 g,牡丹皮6 g,川芎9 g,秦当归(后入)9 g,制香附9 g,茯苓9 g,煮半夏6 g,小桂枝(后入)6 g,旧艾叶3 g,吴茱萸6 g,熟地9 g,潞党参9 g,15剂。四诊:月经已逾期2个月。LMP:1973年10月7日。觉眩晕腰酸,恶心呕吐,口干憎寒,四肢无力,舌苔薄白,脉弦滑。经妇检:子宫增大如妊娠2个月大小。治以疏肝和胃,佐以安胎。处方:紫苏梗4.5 g,茯苓9 g,煮半夏6 g,盐陈皮3 g,杭白芍6 g,漂白术6 g,黄芩3 g,盐砂仁(后入)3 g,生杜仲9 g,桑寄生9 g。3剂。并嘱其细心调养。[肖承悰,吴熙.中医妇科名家经验心悟[M].北京:人民卫生出版社,2009.]

按:患者情志不畅,肝郁不舒,气血不调,致婚后不孕,经期腹痛,舌淡红,苔薄白,脉弦细,均为肝气郁滞,气血不和之征。治以疏肝解郁,调和气血后诸证消失,冲任充盛,不久孕成。方中煮半夏为妊娠禁忌药,是取"有故无殒,亦无损也"之意。

启 宫 丸

【来源】《医方集解》。

【组成】川芎、白术、半夏曲、香附各一两,茯苓、神曲各五钱,橘红、甘草各一钱。

【用法】水煎服。

【功效】燥湿化痰,开郁活血。

【主治】用于痰湿气虚型不孕。症见妇人形体肥胖,子宫脂满,婚久不孕,经期延后,甚或闭经,带下量多质黏稠,面色㿠白,头晕心悸,胸脘痞闷,恶心犯呕,舌苔白腻,脉沉滑。

【方解】方中白术、半夏曲、橘红理气健脾、燥湿化痰为君药,香附、神曲疏肝理气、健脾和胃为臣药,佐以川芎散郁和血,使以茯苓、甘草健脾祛湿和中,以助生气,且甘草调和诸药。故壅者通,塞者启,痰湿气虚不孕能愈。

【辨证要点】本方是《医方集解》中主治肥胖而不孕的专方。临床以妇人形体肥胖,子宫脂满,婚久不孕,经期延后,甚或闭经,带下量多质黏稠,面色㿠白,头晕心悸,胸脘痞闷,恶心犯呕,苔白腻,脉沉滑为辨证要点。

【加减化裁】月经过多者去川芎,加黄芪、续断益气固肾止血;月经后期或闭经者,可加鹿角片、淫羊藿、巴戟天温肾之品;心悸者,可加远志宁心安神。

【使用禁忌】脾胃虚寒者忌用。

【异病同治】本方也可用于痰湿型多囊卵巢综合征、月经过少、闭经等。

【临床验案】

杨某,女,37岁。初诊:2016年10月12日。患者诉夫妇同居3年,性生活正常,未避孕至今未孕,2015年7月于当地医院诊断为多囊卵巢综合征,男方精液检查正常。患者14岁月经初潮,月经周期28~32日,经期4日,近2年月经推迟,35~60日一行,2日净,量少,色淡红,近1年体重明显增加,常感疲乏倦怠,脘腹胀闷不适,舌质淡,苔白腻,脉沉滑。LMP:2016年9月25日。辨证:脾虚痰湿证。方用启宫丸加减:川芎12 g,当归12 g,赤芍9 g,甘草6 g,茯苓15 g,麸神曲12 g,陈皮12 g,清半夏9 g,醋香附12 g。7剂。二诊:2016年10月19日。脘腹胀闷感稍减轻,舌淡,苔白,脉沉滑。处方:上方去当归、赤芍,加党参9 g,续断9 g,7剂。三诊:2016年10月29日。LMP:2016年10月28日。经量较前明显增多,诸症减。处方:二诊方去续断、党参,加赤芍9 g,益母草12 g。5剂。守方继服3个月,未再复诊,2017年3月10日随访,已孕。[周冠伦,李菲,张宁.启宫丸临床验案举隅[J].中医药通报,2017,16(3):63-64.]

按:患者脾失健运,气血化生不足,导致月经后期,量少,色淡红;患者脾虚湿盛,气机阻滞,故见体重增加,感疲乏倦怠,脘腹胀闷不适。脾气虚弱,湿浊内停而生痰,痰湿阻遏气机,气血冲任运行不畅,卵子发育缓慢,难以摄精成孕。方用启宫丸,方中清半夏、陈皮理气健脾、燥湿化痰,醋香附、麸神曲疏肝理气、健脾和胃,当归、川芎散郁活血,茯苓、甘草健脾祛湿和中,以助生气。

归芍地黄汤

【来源】《症因脉治》。

【组成】熟地 24 g,山药、山茱萸各 12 g,牡丹皮、茯苓、泽泻各 9 g,当归、白芍各 6 g。

【用法】水煎服。

【功效】滋肝肾,补阴血,清虚热。

【主治】用于肝肾阴虚型不孕。症见妇人婚久不孕,头晕目眩,耳鸣,午后潮热,骨蒸盗汗,腰膝酸软,足跟痛,口干咽燥,烦躁不宁,舌红少苔,脉细数。

【方解】本方由六味地黄丸加当归、白芍而成,六味地黄丸为小儿禀赋不足之"肾怯失音,囟门不合,神不足"而设,后世用于肾阴精不足之证。方中重用熟地为君药,补肾益精,填精益髓。山茱萸滋补肝肾,山药脾肾双补,二者共为臣药。熟地、山药、山茱萸三者补益脾肝肾,即所谓"三阴并补"。熟地用量独重,故佐以泽泻利水渗湿泄浊,以防熟地滋腻太过;牡丹皮清泄相火,并制山茱萸之温涩;茯苓健脾利湿,配山药补脾以助健运。泽泻、牡丹皮、茯苓三者利湿泄浊而降相火,即所谓"三泻"。当归补血养血活血,白芍养血柔肝敛阴。全方补泻兼施,滋补肝肾,降火养阴。

【辨证要点】临床以婚久不孕,头晕目眩,耳鸣,午后潮热,骨蒸盗汗,腰膝酸软,足跟痛,口干咽燥,烦躁不宁,舌红少苔,脉细数为辨证要点。

【加减化裁】若腰膝疼痛,加牛膝、杜仲、桑寄生;若小便频数,去泽泻,加益智仁、覆盆子。

【使用禁忌】肾阳虚者禁用。

【异病同治】本方也可用于肝肾阴虚型月经后期、月经过少、闭经、崩漏、卵巢储备功能低下、围绝经期综合征等。

【临床验案】

杨某,女,30 岁。初诊:2018 年 6 月 26 日。患者未避孕未孕 1 年余。平素月经周期规律,28～32 日一行,3～4 日净,量中偏少,色红,无痛经,无血块。平素感疲乏,腰膝酸软,工作压力大,情绪烦躁易怒,舌质红苔薄白,脉细数。辅助检查排除输卵管因素、免疫性不孕、排卵障碍型不孕及子宫解剖学异常,男方精液常规未见明显异常。辨证:肝肾阴虚证。方用归芍地黄汤加减:当归 10 g,赤芍、白芍各 10 g,熟地 10 g,山茱萸 6 g,山药 10 g,茯苓 10 g,牡丹皮 10 g,泽泻 10 g,川续断 10 g,菟丝子 10 g。日 1 剂,水煎分 2 次口服。月经第 5 日开始,治疗 3 个月经周期后受孕,后顺产一男婴。

按:患者肝肾阴虚,表现为婚久不孕,月经量少,色红,平素腰膝酸软,易感疲乏,情绪波动大,烦躁易怒,舌质红苔薄白,脉细数。治法宜滋补肝肾。归芍地黄汤中熟地、山药、山茱萸、茯苓、牡丹皮、泽泻滋补肾阴,填精益髓,当归养血活血,赤芍凉血散瘀,白芍养血敛阴、平抑肝阳,川续断、菟丝子补益肝肾,全方补泻兼施,养血敛阴。

调经种玉汤

【来源】《万氏女科》。

【组成】当归身八钱,川芎四钱,熟地一两,香附(炒)六钱,白芍(酒炒)六钱,茯苓(去皮)

四钱,陈皮三钱,吴茱萸(炒)三钱,牡丹皮三钱,延胡索三钱。

【用法】上锉,作四贴。每剂加生姜三片,水一碗半,煎至一碗,空腹温服;滓再煎,临卧时服,经至之日服起,每日1剂,药完经止,则当入房,必成孕矣,纵未成孕,经当对期,俟经来再服。

【功效】养血活血,行气调经。

【主治】血虚夹滞型不孕症。症见妇人无子,七情所伤致使血衰气盛,经水不调,或前或后,或多或少,或色淡如水,或色紫如块,或崩漏带下,或肚腹疼痛,或子宫虚冷,不能受孕,舌质黯淡或有瘀点,脉弦涩。

【方解】方中当归身、川芎补血调经,行气活血止痛,熟地、白芍补血养阴柔肝,当归身、川芎、熟地、白芍是补血圣方四物汤,专补妇人血虚之候,妇人孕育,全赖冲任气血,气血不足,孕育无源,故当补血为先。香附、延胡索疏肝解郁、行气止痛,茯苓、陈皮理气健脾、燥湿化痰,吴茱萸温中散寒,既可化中焦湿浊之气,又可使肝血得以温通。全方补血活血,行气止痛,理气健脾,调畅冲任,故能有子。

【辨证要点】临床以妇人无子,血衰气盛,经水不调,或前或后,或多或少,或色淡如水,或色紫如块,或崩漏带下,或肚腹疼痛,或子宫虚冷,不能受孕,舌质黯淡或有瘀点,脉弦涩为辨证要点。

【加减化裁】若过期而经水色淡,加官桂、炮姜、艾叶等;若月经先期而经水色紫,加黄芩。

【使用禁忌】脾胃虚寒者忌用。

【异病同治】本方也可用于月经先期、月经后期、月经先后无定期、月经量少、闭经、痛经等。

【临床验案】
王某,女,28岁。初诊:1998年5月9日。患者4年前怀孕50日时,因不慎跌倒致难免流产行人工流产术。1个月后月经来潮,量少色暗。此后月经先后不定,经来腹痛,行而不畅,量少色暗,夹小血块,经前常有乳房胀痛,腰酸头昏,心悸神倦,烦躁易怒,带下较多,至今未再怀孕。舌暗红,苔薄白,脉弦。证属肝郁气滞,治以疏肝解郁,佐以健脾益肾。方用调经种玉汤加减:当归、白芍、香附各20 g,白术、牡丹皮、熟地、延胡索、益母草、党参、陈皮各15 g,吴茱萸6 g,川芎、天花粉、茯苓、桂枝、甘草各10 g。2日1剂,水煎服。随症加减:胸胁疼痛或胀满去白术,加青皮15 g,玫瑰花10 g;梦多寐欠安者加炒枣仁20 g,夜交藤30 g;乳房作胀有块,酌加王不留行10 g,橘核15 g,路路通12 g。调治3个月后即受孕,后顺产一男婴。[张贵忠.调经种玉汤治疗继发性不孕症验案举例[J].浙江中医杂志,2011,46(7):475.]

按:患者情志不畅,肝郁气滞,冲任气血失调,故多年不孕。气血瘀滞,故出现行而不畅,量少色暗,夹小血块,经前常有乳房胀痛。肝气郁滞,气郁化火,故可见烦躁易怒。舌暗红,苔薄白,脉弦均为肝气郁结之征。方中四物汤补血活血调经,党参、茯苓、白术、甘草、陈皮健脾益气和中;香附、牡丹皮、益母草、延胡索疏肝解郁,活血化瘀,行气止痛;吴茱萸善解厥阴肝经之郁,且能行气;天花粉清热生津;桂枝温通经脉。全方养血活血,行气调经。

第二节 癥 瘕

癥瘕是指妇人下腹结块,伴有或胀、或痛、或满、或异常出血者。癥瘕病名见于《神农本草经》及《金匮要略·疟病》。癥者有形可征,固定不移,痛有定处;瘕者假聚成形,聚散无常,推之可移,痛无定处。《诸病源候论》记载:"其病不动者,直名为癥;若病虽有结瘕而可推移者,名为癥瘕,瘕者假也。"一般以癥属血病,瘕属气病,但临床上常难以划分,故统称癥瘕。西医学的子宫肌瘤、盆腔炎性包块、卵巢囊肿、子宫内膜异位症结节包块、陈旧性宫外孕血肿等均属于癥瘕范畴。

本病的病因病机,主要是脏腑虚弱,机体正气不足,外感六淫侵袭,或情志内伤、经产不慎、劳逸失宜、饮食不节,导致脏腑功能失常,气机阻滞,瘀血、湿浊、痰饮等有形之邪凝结不散,停聚下腹胞宫,日积月累,逐渐形成。《三因极一病证方论·妇人女子众病论证治法》有云:"多因经脉失于将理,产褥不善调护,内作七情,外感六淫,阴阳劳逸,饮食生冷,遂致荣卫不输,新陈干忤,随经败浊,淋露凝滞,为癥为瘕。"由于病程日久,正气虚弱,气、血、痰、湿相互影响,故多见于相互夹杂而有所偏重,极少见于单纯的气滞、血瘀或痰湿。

本病的治疗,在遵循"虚则补之""实则泻之"的基础上辨证论治。根据患者体质强弱、病之缓急,酌用攻补。新病多实,宜攻宜破;久病多虚,或术后,以补益气血为主。若正气已复,肿块未除,复以攻破为主。但攻伐太过易损伤正气,故不可一味猛攻峻伐;滋补太过易关门留寇,也不可一味补益扶正。如《医宗金鉴》记载:"凡治诸癥积,宜先审身形之壮弱,病势之缓急而治之。如人虚,则气血衰弱,不任攻伐,病势虽盛,当先扶正气,而后治其病;若形证俱实,宜先攻其病也。经云:大积大聚,衰其半而止,盖恐过于攻伐,伤其气血也。"

香 棱 丸

【来源】《济生方》。

【组成】木香(不见火)、丁香各半两,京三棱(细锉,酒浸一宿),枳壳(去瓤,麸炒),莪术(细锉,用去壳巴豆三十粒,同炒巴豆黄色,去巴豆不用)一两,青皮(去白),川楝子(锉,炒),茴香(炒)。

【用法】上为细末,醋煮面糊为丸,如梧桐子大,以朱砂研极细为衣,每服二十丸,炒生姜盐汤下,温酒亦得,不拘时候。

【功效】行气活血,化瘀消癥。

【主治】用于气滞血瘀型癥瘕。症见下腹部结块,触之有形,按之痛或不痛,小腹胀满,月经先后不定,经血量多有块,经行难净,经色暗;精神抑郁,胸闷不舒,面色晦暗,肌肤甲错;舌质紫暗,或有瘀斑,脉沉弦涩。

【方解】方中木香、丁香、茴香温经理气止痛,青皮疏肝破气,枳壳行滞消胀,川楝子行气止痛,清下焦郁热,佐京三棱破血中之滞,莪术逐气分之血瘀,加强行气导滞之功。全方以行气散结止痛见长,以行气导滞为主,理气机、助运化、活血消癥积。

【辨证要点】本方在《济生方》中主治五积、破痰癖、消癥块及冷热积聚。临床以下腹部结块,触之有形,按之痛或不痛,小腹胀满;精神抑郁,胸闷不舒,面色晦暗,肌肤甲错;舌质紫暗,或有瘀斑,脉沉弦涩为辨证要点。

【加减化裁】若经行量多,或经漏淋漓不止,加炒蒲黄、五灵脂、血余炭;若月经后期量少,加牛膝、泽兰、川芎;若经行腹痛,加延胡索。

【使用禁忌】有出血倾向者慎用;孕妇禁用。

【异病同治】本方也可用于气滞血瘀型盆腔瘀血综合征、子宫内膜异位症等。

【临床验案】

汪某,女,47岁。初诊:2005年5月。患者诉阴道下血量多有块,经行难净,经色暗;情志抑郁,经行前胸胁乳房胀痛,乳头灼痒,面色晦暗,舌质紫暗有瘀斑,脉沉弦涩。当地医院B超报告:子宫前壁有2.3 cm×1.4 cm×1.3 cm的肌瘤。中医辨证属于癥瘕气滞血瘀型,治以《济生方》的香棱丸加味,行气活血,化瘀消积。处方:青皮、赤芍各10 g,木香、茴香、枳壳、川楝子各6 g,丁香、焦艾叶各3 g,三棱、莪术各8 g,丹参、炙鳖甲(先煎)、牡蛎(先煎)各15 g,浙贝母12 g,杜仲炭10 g。日1剂,分早、中、晚3次服,每服6剂歇1日,20剂为一个疗程。服药期间嘱患者忌辛辣肥腻之品,注意保暖,畅情志。以上方加减治疗连服2个月,症状消失,病情稳定,2005年8月患者于当地医院做B超复查,结果示子宫及盆腔未见异常回声。此患者服药60剂子宫肌瘤消失。[卢双运.香棱丸加味治疗子宫肌瘤60例[J].陕西中医,2010,31(11):1510-1511.]

按:子宫肌瘤在妇科临床较常见,属于中医"癥瘕"等范畴。中医认为本病的病因病机关键在于机体正气不足,外感六淫侵袭,或情志内伤、积劳所累,引起脏腑功能失调,气血运行失和,以致气滞血瘀,新血、旧血凝结成块,结于胞宫,日益增大而成。故行气活血、软坚散结是治疗该病的主要方法。

香棱丸一方出自《济生方》,用于治疗气滞血瘀型癥瘕。本案方中青皮疏肝破气;木香、丁香、茴香、川楝子温经行气止痛;三棱、莪术、赤芍、丹参活血化瘀,根据现代药理分析,行气活血化瘀能通过改善血液循环,促进炎症渗出物的吸收,促进血肿包块的消散和吸收,因而起消炎、消肿、化瘀消积作用;炙鳖甲、浙贝母、牡蛎软坚散结,杜仲炭、焦艾叶止血,全方具有行气活血、化瘀消癥之功。

桂枝茯苓丸

【来源】《金匮要略》。

【组成】桂枝、茯苓、牡丹皮(去心)、桃仁(去皮尖,熬)、芍药各等份。

【用法】上五味,末之,炼蜜为丸,如兔屎大,每日食前服1丸;不知,加至3丸。现代用法:共为末,炼蜜为丸,每日服3~5 g;亦可作汤剂,水煎服。

【功效】活血化瘀,缓消癥块。

【主治】用于瘀阻胞宫型癥瘕。症见妇人素有癥块,妊娠漏下不止,或胎动不安,血色紫黑晦暗,腹痛拒按,或经闭腹痛,或产后恶露不尽而腹痛拒按者,舌质紫暗或有瘀点,脉沉涩。

【方解】方中桂枝温通经脉,促血脉运行而散瘀,为君药;桃仁、牡丹皮活血化瘀、散结消癥,且牡丹皮能凉血以清郁热,共为臣药;芍药敛阴柔肝、缓急止痛,使破瘀而不伤正,茯苓利水渗湿,以助消癥,健脾益气,以助扶正,共为佐药。炼蜜为丸,取白蜜之甘缓,以缓和诸药破血之功,为使药。全方消补并行,寒温相宜,达缓消癥块之功。

【辨证要点】本方是《金匮要略》中缓消癥块法之代表方。临床以少腹素有癥块,腹痛拒按,或血色紫黑晦暗夹有瘀块,舌质紫暗或有瘀点,脉沉涩为辨证要点。

【加减化裁】气滞血瘀明显者,加当归尾、益母草、香附、青皮、延胡索;腹痛剧烈者,加蒲黄、五灵脂、乳香、没药;崩漏者,可酌加乌贼骨、金樱子、党参。

【使用禁忌】脾胃虚寒者忌用。

【异病同治】本方也可用于血瘀型胎漏、胎动不安、盆腔炎等。

【临床验案】

燕某,女,44岁。初诊:1983年7月13日。经某医院检查确诊为子宫肌瘤(大小9 cm×8 cm),建议手术切除。患者畏惧,刻下诊:少腹胀大如孕5个月状,脐下有拳头大之圆形肿物。痛经5个月,每月经行不畅,色黑黏稠,块屑甚多,淋漓不断,常延续10日以上不止。面色暗,舌淡红,脉弦。予桂枝茯苓丸加虫类搜剔缓攻之:茯苓45 g,桂枝、牡丹皮、赤芍、桃仁各15 g,红参(另炖)、柴胡、五灵脂、土鳖虫、甘草各10 g,炮甲珠[①]、生水蛭各6 g,浙贝母15 g,蜈蚣2条研粉黄酒冲服,10剂。二诊:1983年8月11日。前投桂枝茯苓丸缓攻癥积,红参、五灵脂扶正化瘀,虫类入络搜剔,迭进10剂,少腹膨隆之状大减,胀势已松。今时值经期,腹未痛,黑块已少,舌色暗,脉沉滑,因势利导,通经化瘀为治:茯苓45 g,桂枝15 g,桃仁、牡丹皮各15 g,赤芍25 g,益母草、当归须、丹参各30 g,酒香附、柴胡、泽兰叶各12 g,川牛膝30 g,生水蛭、炮甲珠各6 g,蜈蚣1条(研粉黄酒冲服),甘草10 g,鲜姜5片,大枣10枚。三诊:1983年8月16日。上方连服3剂,经行通畅,下瘀块甚多,少腹如孕之状已消,腹痛已除。近日白带多,舌脉如前。予初诊方5剂,加生山药30 g,车前子(包煎)10 g。四诊:1983年8月31日。少腹平软如常人,丸方缓攻:桂枝茯苓丸中五种药各30 g,土鳖虫、浙贝母、当归须、炮甲珠各30 g,五灵脂30 g,太子参60 g,生水蛭15 g,蜈蚣30条,制成10 g蜜丸,每次1丸,3次/日。五诊:1983年9月16日。丸药服约过半,超声探查肌瘤基本消失。1984年3月15日追踪复查,超声提示一切正常。[宋伟.李可应用桂枝茯苓丸治疗子宫肌瘤重症经验撷要[J].山西中医学院学报,2017,18(4):59-60.]

按:患者瘀滞胞宫,有形癥积,已非一日。予桂枝茯苓丸缓消癥块,余药缓消癥积而不伤正,瘀血去而经脉自和,中气旺则升降复其常,病去而人安。生水蛭为破瘀第一要药,破瘀血不伤新血,可视瘤体之大小,病程之长久,用3~6 g。炮甲珠穿透走窜之性无处不至,凡血瘀血凝皆能开,且有升高人血白蛋白的作用,寓补于攻,妙用无穷。血瘀气滞加柴胡,效佳。消痰软坚,缩短病程,加浙贝母。

大黄䗪虫丸

【来源】《金匮要略》。

【组成】大黄(蒸)十分,黄芩二两,甘草三两,桃仁一升,杏仁一升,芍药四两,干地黄十两,干漆一两,虻虫一升,水蛭百枚,蛴螬一升,䗪虫半升。

【用法】上十二味,末之,炼蜜为丸,如小豆大,酒饮服五丸,日三服。现代用法:共为细末,炼蜜为丸,重3 g,每服1丸,温开水送服;亦可作汤剂,水煎服。

【功效】活血消癥,祛瘀生新。

【主治】用于气滞血瘀型癥瘕。症见下腹部结块,触之有形,按之痛或不痛,小腹胀满,月经先后不定,经血量多有块,经行难净,经色暗,精神抑郁,胸闷不舒,面色晦暗,肌肤甲错;

---

① 注:2020年6月,穿山甲被列为国家一级保护野生动物,故炮甲珠在临床应用中应灵活处理。

舌质紫暗,或有瘀斑,脉沉弦涩。

【方解】方中大黄苦寒,泻下攻积,逐瘀通经;蟅虫咸寒,破血逐瘀,散结消癥,二者共为君药。桃仁、干漆、虻虫、水蛭、蛴螬破血通经,助君药加强祛瘀消癥之功,共为臣药。黄芩清热燥湿,泻火解毒;杏仁入肺经,通利气机;芍药、干地黄养阴生津、滋阴养血,使破血而不伤正,共为佐药。甘草、白蜜缓急止痛、调和诸药;以酒饮服,活血助药效通达全身,共为使药。全方破血逐瘀力强,攻中有补,使瘀血除,瘀热清,阴血补。《金匮心典》有云:"润以濡其干,虫以动其瘀,通以去其闭。"

【辨证要点】本方是《金匮要略》中治疗"干血痨"之代表方。临床以下腹部结块,触之有形,按之痛或不痛,小腹胀满,月经先后不定,经血量多有块,经行难净,经色暗;面色晦暗,肌肤甲错;舌质紫暗,或有瘀斑,脉沉弦涩为辨证要点。

【加减化裁】若兼见食少、神疲乏力、头晕、心悸等症,酌加白术、黄芪、茯苓、远志、龙眼肉、大枣等补益心脾之品;若见食少、神疲、便溏等症,可加人参、茯苓、白术、砂仁等;若见胸胁胀痛,可酌加当归、白芍、柴胡、茯苓、白术等;若经行腹痛,加延胡索。

【使用禁忌】方中破血逐瘀之品较多,补虚扶正不足,在干血去后,还应施以补益剂以收全功;有出血倾向者慎用;孕妇禁用。

【异病同治】本方也可用于气滞血瘀型月经后期、月经过少、闭经、黄褐斑、乳腺增生等。

【临床验案】

孙某,女,33岁。初诊:2017年5月29日。患者于2017年3月经妇科彩超检查示子宫肌瘤(8 cm×7 cm×7 cm)。患者身体健硕,就诊时未诉其他特殊不适,睡眠及大小便正常。舌质淡红,苔薄白,脉弦。辨证为气滞血瘀。宜用活血消癥之法。方用:熟大黄300 g,土鳖虫(炒)30 g,水蛭(制)60 g,虻虫(去翅足,炒)45 g,蛴螬(炒)45 g,干漆(煅)30 g,桃仁120 g,苦杏仁(炒)120 g,黄芩60 g,地黄300 g,白芍120 g,甘草90 g。水飞制丸。日服2次,早晚各3 g。服药3个月后复查彩超示子宫肌瘤(4 cm×3 cm×4 cm)。

按:子宫肌瘤是妇科常见良性肿瘤,该病发病率较高,且呈现上升趋势,会严重影响患者的身心健康。中医认为子宫肌瘤属于"癥瘕"等范畴,病因病机主要为脏腑虚弱,机体正气不足,外感六淫侵袭,或情志内伤、经产不慎、劳逸失宜、饮食不节,导致脏腑功能失常,气机阻滞,瘀血、湿浊、痰饮等有形之邪凝结不散,停聚下腹胞宫,日积月累,逐渐形成,治以活血祛瘀、软坚散结之法。目前临床治疗子宫肌瘤的方法主要基于患者的年龄、肌瘤大小和部位、生育要求、症状轻重等方面。大黄蟅虫丸有活血消癥,祛瘀生新之功效,全方破血逐瘀力强,攻中有补,使瘀血除,瘀热清,阴血补,对临床症状起到改善作用。

理 冲 汤

【来源】《医学衷中参西录》。

【组成】生黄芪三钱,党参二钱,白术二钱,生山药五钱,天花粉四钱,知母四钱,三棱三钱,莪术三钱,生鸡内金(黄者)三钱。

【用法】用水三盅,煎至将成,加好醋少许,滚数沸服。

【功效】益气行血,调经祛瘀。

【主治】用于气虚血瘀型癥瘕。症见妇女经闭不行或产后恶露不尽,结为癥瘕,以致阴虚作热,阳虚作冷,食少劳嗽,虚证沓来。亦治室女月闭血枯。并治男子劳瘵,一切脏腑癥瘕、积聚、气郁、脾弱、满闷、痞胀、不能饮食。舌质暗,苔白腻,脉细滑。

【方解】方中三棱、莪术活血化瘀、破气消积。生黄芪、党参健脾益气，气能生血且气能行血，则祛瘀不伤正。正如原文云："用三棱、莪术以消冲中瘀血，参、芪诸药以保护气血，则瘀血去而气血不致伤损，且参、芪能补气，得三棱、莪术以流通之，则补而不滞，而元气愈旺。"天花粉、知母滋阴退热。白术、生山药健运脾气、益气和中。生鸡内金健脾消食。全方补中益气、清退虚热、活血消癥。

【辨证要点】本方为《医学衷中参西录》中通治气虚有实之证之名方。以妇女经闭不行或产后恶露不尽，结为癥瘕，以至阴虚作热，阳虚作冷，食少劳嗽，虚证沓来。亦治室女月闭血枯。临床以舌质暗，苔白腻，脉细滑为辨证要点。

【加减化裁】服之觉闷者，减去白术，觉气弱者，减去三棱、莪术各一钱；泻者，以白芍代知母，白术改用四钱；热者，加生地、天冬各数钱；凉者，知母、天花粉各减半，或皆不用；凉甚者，加肉桂（捣细冲服）、附子各二钱；瘀血坚甚者，加生水蛭（不用炙）二钱；若其人健壮无他病，惟用以消癥瘕积聚者，宜去生山药；室女与妇人未产育者，若用此方，三棱、莪术宜斟酌少用，减知母之半，加生地数钱，以濡血分之枯；若其人血分虽瘀，而未见癥瘕，或月信犹未闭者，虽在已产育之妇人，亦少用三棱、莪术；若身体羸弱，脉象虚数，去三棱、莪术，将生鸡内金改为四钱，因此药能化瘀血，又不伤气分也，待气血渐壮，瘀血未尽消，再用三棱、莪术未晚。

【使用禁忌】有出血倾向者慎用；孕妇禁用。

【异病同治】本方也可用于气虚血瘀型月经后期、月经过少、闭经、慢性盆腔炎、不孕症、卵巢早衰等。

【临床验案】

曾某，女，30岁。初诊：2013年7月23日。经行腹痛4年余，逐渐加剧。LMP：2013年7月8日。量少，色暗红，有血块。伴头晕，乏力，恶心，纳差，面色萎黄，睡眠及大小便正常。B超提示：子宫肌瘤、子宫腺肌症。舌质黯淡，苔薄白，脉弦细。辨证为脾虚气弱，气滞血瘀，宜用益气补血，活血消癥之法，方用理冲汤合桂枝茯苓丸化裁：黄芪，三棱，莪术，鸡内金，桂枝，茯苓，牡丹皮，桃仁，焦山楂，当归，没药，龙血竭，琥珀末，蒲黄，五灵脂，延胡索，小茴香，7剂。二诊：痛经较前减轻。效不更方，仍采用益气补血，活血消癥，在原方基础上去桂枝、小茴香，14剂。三诊：痛经消失，舌脉同前。守二诊方16剂，巩固治疗。[张季林.周士源教授理冲汤妇科医案举隅[J].光明中医，2017，32（18）：2627-2629.]

按：患者素体脾虚，气血运行不畅，瘀血阻滞胞宫，久积成癥，形成子宫肌瘤、子宫腺肌症，"本虚标实"是其病机关键。治疗上以健脾益气、活血消癥为主。方中黄芪、茯苓健脾益气，利水渗湿，当归养血活血，三棱、莪术、鸡内金、牡丹皮、桃仁、焦山楂、龙血竭、琥珀末、没药、蒲黄、五灵脂、延胡索行气化瘀，散结止痛，桂枝、小茴香温经散寒止痛。全方益气养血以促气血运行，以达缓消癥块之功。

鳖甲煎丸

【来源】《金匮要略》。

【组成】鳖甲（炙）十二分，射干（烧）、黄芩、鼠妇（熬）、干姜、大黄、桂枝、石韦（去毛）、厚朴、紫葳、阿胶（炙）各三分，柴胡、蜣螂（熬）各六分，芍药、牡丹皮（去心）、䗪虫（熬）各五分，蜂房（炙）四分，赤硝十二分，桃仁、瞿麦各二分，人参、半夏、葶苈子各一分。

【用法】上二十三味，取煅灶下灰一斗，清酒一斛五斗，浸灰，候酒尽一半，着鳖甲于中，煮令泛烂如胶漆,绞取汁,内诸药,煎为丸,如梧桐子大。空心服七丸,日三服。

【功效】软坚消癥,行气活血,祛湿化痰。

【主治】用于瘀血内停型癥瘕。症见胁下癖块,触之硬痛,推之不移,舌暗无华,脉弦细。

【方解】方中重用鳖甲,且取煅灶下灰,用清酒浸,以软坚散结消癥。柴胡、黄芩、干姜、人参、半夏为小柴胡汤去大枣、甘草,以干姜取代生姜,以和解少阳治疟。射干、鼠妇、大黄、紫葳、蜣螂、芍药、牡丹皮、䗪虫、蜂房、桃仁逐瘀破坚、散结消癥。厚朴、瞿麦、葶苈子化痰下水,大黄、赤硝逐饮破结。黄芩清热燥湿、泻火解毒,阿胶补血滋阴。全方祛痰破血消癥,并辅以益气补血。

【辨证要点】本方在《金匮要略》中主治疟母及寒热痰湿与气血相搏所形成的癥瘕。临床以胁下癖块,触之硬痛,推之不移,舌暗无华,脉弦细为辨证要点。

【加减化裁】久病体弱者,可与补益剂结合使用,如人参、黄芪、白术、熟地、当归等益气养血之品;若疼痛较剧,酌加三七、延胡索、川芎以活血行气止痛;若胀满甚,加三棱、莪术、香附、大腹皮以行气消胀;若纳食难消,加山楂、神曲、鸡内金等以消食和胃。

【使用禁忌】本方长于消癥散结,但扶正之力不足,正气虚甚者慎用。

【异病同治】本方也可用于气滞血瘀型月经后期、月经过少、闭经、黄褐斑、乳腺增生等。

【临床验案】

曾某,女,39岁。初诊:1996年6月9日。患者于1994年初经B超检查诊断为"肌壁间肌瘤",子宫增大如一月妊;并伴月经量多,经期延长。现偶感头晕,乏力,纳差,面色萎黄,睡眠及大小便正常。舌质黯淡,苔薄白,脉弦细。辨证为脾虚气弱,气滞血瘀,宜用益气补血,活血消癥之法。经期以少腹逐瘀汤加减:失笑散(包)10 g,牡丹皮10 g,炮姜5 g,马齿苋24 g,莲房15 g,酒大黄9 g,鹿衔草24 g,生地榆24 g,生黄芪15 g,生甘草5 g,生地炭15 g。行经第1日起服,日1剂,早晚水煎服,连服5~7剂。经净后服鳖甲煎丸:炙鳖甲15 g,赤芍10 g,酒大黄9 g,蜂房12 g,牡丹皮10 g,皂角刺12 g,莪术9 g,猫爪草24 g,半枝莲15 g,鹿衔草24 g,生黄芪12 g。经净起服,日1剂,早晚水煎服,连服15~20日。3个月为1个疗程。患者1个疗程结束后月经量多及经期延长症状明显改善,其余自述症状均有显著缓解。复查B超子宫声像图未见明显异常。[付萍.少腹逐瘀汤合鳖甲煎丸加减治疗子宫肌瘤[J].浙江中医学院学报,1995,19(4):42.]

按:子宫肌瘤是妇科常见良性肿瘤,属中医"癥瘕"范畴。《三因极一病证方论》言其病因为"经脉失于将理,产褥不善调护,内作七情,外感六淫,阴阳劳逸,饮食生冷,遂致营卫不输,新陈干忤,随经败浊,淋露凝滞,为癥为瘕"。胞宫癥积,冲经失司,故经行量多或崩或漏。采用逐瘀消癥为大法,经期用少腹逐瘀加减化瘀血,寓止血活血化瘀之中,瘀去新生,血可循经;经净用鳖甲丸化裁,扶正软坚消癥从本图治,临床观察远期疗效亦较好。

开郁二陈汤

【来源】《万氏女科》。

【组成】陈皮、白茯苓、苍术、香附、川芎各一钱,半夏、青皮、莪术、槟榔各七分,甘草、木香各五分。

【用法】生姜引,水煎服。

【功效】理气化痰,破瘀消癥。

【主治】用于痰瘀互结型癥瘕。症见下腹包块时或作痛,按之柔软,带下较多,色白质黏腻,形体畏寒,胸脘痞闷,小便不多,舌质紫暗,舌苔白腻,脉细濡或沉滑。

【方解】本方由二陈汤加苍术、香附、川芎、青皮、莪术、槟榔、木香而成。陈皮、白茯苓、半夏、甘草合为二陈汤燥湿化痰、理气和中,配合苍术加强燥湿化痰之功。香附、青皮、木香疏肝解郁、行气止痛。川芎、槟榔行气消积,莪术破瘀消癥。

【辨证要点】素有脾肾不足或感受湿热之邪病史,临床以下腹包块时或作痛,按之柔软,带下较多,色白质黏腻,形体畏寒,胸脘痞闷,小便不多,舌质紫暗,苔白腻,脉细濡或沉滑为辨证要点。

【加减化裁】若脾胃虚弱,神疲纳差,可去槟榔,加白术、党参以健脾益气;若胸脘痞闷食少,加鸡内金、神曲;若形体壮实,可加金礞石、葶苈子攻逐之品;若腰痛,加台乌药、桑寄生、续断。

【使用禁忌】孕妇慎用。

【异病同治】本方也可用于痰瘀互结型月经过少、闭经、绝经前后诸证、慢性盆腔炎、乳癖、妊娠恶阻等。

【临床验案】

刘某,女,38岁。初诊:2018年10月19日。患者于外院经妇科彩超发现子宫肌瘤(4.6 cm×3.5 cm×4.4 cm),平素月经40～45日一行,3～4日净,量少,色暗红,伴痛经,伴小血块,平素体胖倦怠,纳果泛恶,胸闷善太息,伴乳胀,情绪易烦躁,大便不成形,小便正常。舌质淡,暗红,苔白腻,脉弦滑。辨证为痰瘀互结证,治宜理气化痰,破瘀消癥,方用开郁二陈汤加味:半夏10 g,陈皮10 g,茯苓15 g,苍术10 g,香附10 g,当归15 g,川芎10 g,鸡血藤20 g,三棱10 g,莪术10 g,青皮10 g,木香10 g,橘核10 g,槟榔6 g,神曲10 g,甘草6 g,生姜3片。7剂。诉服药后经量较前增多,痛经、乳胀较前缓解,纳果泛恶较前减轻。调理3个月后复查妇科彩超示子宫肌瘤(2.2 cm×1.5 cm×1.8 cm)。

按:患者素体痰湿内蕴,气机运行不畅,痰湿内阻胞宫,气血相搏形成癥瘕。平素月经量少,色暗红,伴痛经,伴小血块,体胖倦怠,纳果泛恶,胸闷善太息,伴乳胀,易烦躁,大便不成形,小便正常。舌质淡,暗红,苔白腻,脉弦滑均为痰瘀互结之证。方中二陈汤燥湿化痰、理气和中。当归、川芎、鸡血藤、三棱、莪术行气活血,破瘀消癥。香附、青皮、木香疏肝解郁,行气止痛。橘核、槟榔行气散结止痛。全方既理气健脾、燥湿化痰,又行气活血、破瘀消癥。

牡 丹 皮 散

【来源】《妇人大全良方》。

【组成】牡丹皮、桂心、当归、延胡索各一两,莪术、牛膝、赤芍各二两,荆三棱一两半。

【用法】上为粗末。每服三钱,水一盏,酒半盏,煎七分,温服。

【功效】行气活血,化瘀消癥。

【主治】用于气滞血瘀型癥瘕。症见妇人久虚羸瘦,血块走疰,心腹疼痛,不思饮食,舌质暗或有瘀点,脉沉弦涩。

【方解】方中牡丹皮、赤芍凉血活血,散瘀止痛。当归、延胡索养血活血,行气止痛。三棱、莪术化瘀消癥。牛膝活血并引血下行。桂心温通经脉。酒引药入血分。全方可行血中气滞、气中血滞,使气行血活、经脉通畅、瘀血可散。

【辨证要点】本方在《妇人大全良方》中主治瘀血凝集而成的血瘕证。临床以妇人久虚羸瘦，血块走痄，心腹疼痛，不思饮食。舌质暗或有瘀点，脉沉弦涩为辨证要点。

【加减化裁】若兼见食少、神疲乏力、头晕、心悸等症，酌加白术、黄芪、茯苓、远志、龙眼肉、大枣等补益心脾之品；若见食少、神疲、便溏等症，可加人参、茯苓、白术、砂仁等；若疼痛较剧，酌加乳香、没药。

【使用禁忌】有出血倾向者慎用，孕妇禁用。

【异病同治】本方也可用于气虚血瘀型月经后期、月经过少、闭经、痛经、慢性盆腔炎等。

【临床验案】

吕某，女，28岁。闭经1年余，曾多处求治，仅一次月经来潮，经色紫黑，有血块，后又闭经近1年，遂来门诊求治。患者性格内向，多愁善感，少腹、胸胁常感胀痛，乳房时胀，喜叹气，精神不振，面色微暗，舌体薄消，边有瘀点，脉沉涩。辨证为气郁血滞证，治宜理气活血、化瘀通经。方用牡丹皮散加味：牡丹皮15 g，醋延胡索15 g，桂心（后下）12 g，赤芍15 g，酒当归30 g，牛膝15 g，醋三棱15 g，醋莪术15 g，郁金15 g，姜黄12 g，3剂。服药后少腹胀痛减轻，嘱其宽心，配合治疗，再配5剂。服药后胁下少腹胀痛消失，患者精神好转，又配5剂。服3剂月经来，少腹胀痛，经色紫黑，有小血块。嘱其不必停药，经后25日再来诊治。经后25日患者腹微胀，无疼痛，按上方再配3剂。药后月经来，色微紫，无血块，无胀痛。后月经正常。[白焕新.牡丹皮散临床运用举隅[J].内蒙古中医药，1997（s1）：78-79.]

按：患者情志抑郁，肝气郁结，气机不畅，导致冲任气血瘀滞而致闭经，少腹、胸胁胀痛，舌体薄消，边有瘀点，脉沉涩均为气郁血滞之征。牡丹皮散加味方中牡丹皮、赤芍凉血活血，散瘀止痛。酒当归、姜黄、郁金、醋延胡索养血活血，行气解郁，通经止痛。醋三棱、醋莪术化瘀消癥。牛膝活血并引血下行。桂心温通经脉。全方可行血中气滞、气中血滞，使气行血活、经脉通畅，瘀血可散。

（张硕）

第三节 阴　挺

子宫沿阴道从正常解剖位置下降至宫颈外达坐骨棘水平以下，甚至全部经阴道外口脱出，称子宫脱垂，常合并阴道壁膨出，中医统称为"阴挺"，也称"阴脱"，俗称"茄子疾""阴痔""阴菌"，又因多发生在产后，又有"产肠不收"之称。本节所述以子宫脱垂为主，少数患者持续存在腹部下坠、腰酸、白带增多、月经紊乱或伴排尿困难、压力性尿失禁等膀胱症状，严重影响正常生活。

本病的病因病机以气虚下陷和肾虚不固多见。晋代《脉经·卷九》云："少阴脉浮而动，浮则为虚，动则为痛，妇人则阴脱下。"首次从脉证角度提出"因虚致脱"的理论。隋代巢元方在《诸病源候论·妇人杂病诸候·阴挺出下脱候》中云："胞络伤损，子脏虚冷，气下冲则令阴挺出，谓之下脱。"指出本病与气虚、肾虚密不可分。气虚指中气虚，脾主中气，脾气虚弱，中气下陷，升举无力，内脏失于举托，或脾虚生化乏源，气血不足，不能濡养肌肉筋脉，以致胞络松弛无力维系胞宫，故见子宫下垂，食少纳呆便溏，小便浑浊，面白少华，气短乏力等症。肾虚者，因"胞络者，系于肾"（胞络主要是指悬系子宫的韧带及骨盆组织），肾主生殖，若肾虚，则生殖机能减退、胞络功能减退,胞络无力维系子宫而致下脱;若产育过度、房事频繁亦可致肾虚,如宋代陈言《三因极一病证方论·阴脱证治》云:"阴下挺出,逼迫肿痛,举重房劳,皆能发作。清水续续,小便淋露。"故肾虚者可见子宫脱垂,小腹坠胀,小便频数清长或余沥不尽。此外,若子宫脱出,调护不慎,受邪气病虫侵淫,则引起并发症,如清代吴谦《医宗金鉴·妇科心法要诀》云:"阴挺下脱即㿗疝,突物如蛇或如菌,湿热肿痛,溺赤数。"湿热内蕴,可致子宫表面溃烂,红肿疼痛,尿频尿痛尿黄赤。现代医学认为子宫脱垂与分娩时用力太过,或产后劳动过早,或有慢性咳嗽、习惯性便秘病史,或长期从事蹲站工作,迫使腹压增加,引起子宫向下移位有关。

阴挺病机总为"正虚",可兼有湿热之标,本节重点论述气虚下陷型阴挺,治疗遵循"虚者补之,陷者举之,脱者固之"之理,若气虚下陷为主,则"补中益气,升阳举陷";若夹湿热令生变证,如脱垂处子宫继发红肿溃烂、黄水淋漓,带下色黄如脓伴臭,尿灼热发黄或发赤,口渴发热等症,则需先清湿热,后扶正固脱。

升 陷 汤

【来源】《医学衷中参西录》。

【组成】生黄芪六钱,知母三钱,柴胡一钱五分,桔梗一钱五分,升麻一钱。

【用法】水煎服,日1剂。

【功效】益气升陷。

【主治】用于中气下陷型阴挺。症见子宫下移或脱出于阴道口外,或伴阴道壁膨出,卧则内收,或脱出不收,面色无华,气短神疲,舌淡苔薄白、脉象沉迟微弱。原文:"治胸中大气下陷,气短不足以息,或努力呼吸,有似乎喘;或气息将停,危在顷刻……其脉象沉迟微弱。"

【方解】生黄芪补气扶阳;升麻、柴胡引补气药上升,桔梗载诸药上行,三药合用举陷之力尤佳。知母苦寒,可防生黄芪温燥之性,又能益气清热,与桔梗合用能润肠通便。《医学衷中参西录》云:"若用黄芪补气之方,恐其有热不受者,亦恒辅以知母。"

【辨证要点】临床可见子宫下移或脱出于阴道口外,或伴阴道壁膨出,卧则内收,或脱出不收,面色无华,气短神疲,舌淡苔薄白、脉象沉迟微弱。

【加减化裁】若便秘,加重知母,或加紫菀;若腹泻,减少知母用量或不用,加白芍;若腹痛畏寒,加桂枝;若白带色黄质浓稠,子宫表面红肿溃烂,加黄柏、薏苡仁、苍术、败酱草等。

【使用禁忌】阴虚发热及内热炽盛者忌用。

【异病同治】本方可用于绝经前后诸证,产后气虚血瘀型恶露不绝,闭经等。

【临床验案】

刘某,女,38岁,已婚。初诊:2018年5月6日。主诉:阴中自觉有脱出物10余日。现病史:10日前为第二胎顺产后四十日,因参加长跑比赛,近10日来感阴中有物脱出,未曾内收,晨起活动或咳嗽、乏力时突出尤甚,形状如鸡蛋大,伴有小腹坠痛,面色无华,气短乏力,精神不振,带下量多,便秘,舌质淡红,苔薄白,脉沉细无力。曾于某医院妇科检查诊为子宫脱垂Ⅱ°,建议手术治疗,因恐惧手术,而要求中医保守治疗。既往史:G2P2A0,月经尚未来潮,混合喂养。妇科检查:外阴经产型,会阴无明显裂伤,阴道通畅,黏膜正常,阴道前壁轻度膨出,子宫前位,露于阴道口。辨证属中气下陷,治以升阳举陷,拟方升陷汤。处方:党参60g,黄芪60g,升麻15g,桔梗20g,柴胡15g,知母12g。5剂,水煎成600mL,分3次温服,日1剂。嘱注意休息,避免过劳。二诊,诉服上方3剂后即平卧时子宫可收进,白带减少,觉全身轻松,精神明显好转。再予原方加红参10 g,共7剂,每日红参另煎后兑入煎药服用。三诊,诉上药至第2剂即阴挺内收,一般行走、站立亦无阴挺,白带进一步减少,大便通畅。遂与上方再7剂。3个月后随访,无复发。

按:患者产伤未复,又剧烈运动,导致中气下陷,带脉失约,系胞无力而阴挺下脱。"虚者补之,陷者举之",升陷汤专为大气下陷证而设,其关键在于补气要补足、补到位,所以此案党参、黄芪均用到60 g,升麻和桔梗用量也较大,是一个寒温并用、攻补兼顾、散敛结合、升降相因的方剂。人参是张锡纯使用升陷汤时的常用加味药,《医学衷中参西录》原书中有云:"气分虚极下陷者,酌加人参数钱。"所以二诊加用红参(功同人参),能进一步提升下陷之中气。

补中益气汤和升陷汤在功效上于属于同类方,都能补益中气,主治气虚下陷的病证,但可从病机和药物组成上加以细分。从病机来说,"气陷"是"气虚"的特殊类型,"气虚"未必"气陷",而"气陷"必有"气虚",若论症状严重程度,升陷汤主证更重。在药物组成上,两方均有黄芪、升麻、柴胡,但升陷汤无人参、白术、炙甘草、陈皮、当归,所以若论健脾益气,补中益气汤更胜一筹;升陷汤中黄芪用量是补中益气汤的数倍,此外还有桔梗载药上行,增强提举之力,知母又能制约黄芪的温燥之性,所以升陷汤补气和举陷的作用均强于补中益气汤。因此,临床上若见到兼脾胃虚弱者,可选补中益气汤,脾胃虚弱不明显但"大气下陷"明显者可选升陷汤。

补中益气汤

【来源】《内外伤辨惑论》。

【组成】黄芪(病甚、劳役热甚者一钱)五分,炙甘草五分,人参(去芦)三分,当归(酒焙干或晒干)二分,橘皮(不去白)二分或三分,升麻二分或三分,柴胡二分或三分,白术三分。

【用法】水煎服,日1剂;或作丸剂,日2~3次,每服10~15 g,温开水或姜汤送服。

【功效】补中益气,升阳举陷。

【主治】用于中气亏虚型阴挺。症见子宫下移或脱出于阴道口外,卧则内收,或脱出不收,或伴阴道壁膨出,阴中滞碍坠胀,劳则加剧,小腹下坠,食少纳呆便溏,小便浑浊,面白少华,气短神疲,月经量多色淡,或带下量多色白质稀,舌淡苔薄白、脉缓弱。

【方解】方中黄芪味甘性温,补中益气兼能扶阳固脱为君药,辅以少量升麻、柴胡补气药上升,助君药提升下陷之中气,人参气血双补,炙甘草补脾和胃,补气养阴,白术、橘皮理气和胃,使诸药补而不滞共为臣药,其中炙甘草调和诸药,亦为使药,当归养血和营,活血补血,与升麻、柴胡共为佐药。全方以"黄芪、柴胡、升麻"三药为补气升阳的基本结构,诸药合用,虚气得补,气陷得升,内脏举托复而有功。

【辨证要点】本方是《内外伤辨惑论》中"补气升阳,甘温除热"的著名方剂,在本病中取其"补中益气,升阳举陷"之意。临床以子宫下脱,或伴阴道壁膨出,面色少华,纳呆便溏,月经量多色淡,舌淡,苔薄白,脉缓弱为辨证要点。

【加减化裁】若带下量多、色白质稀,加山药、芡实、桑螵蛸等止带固脱;若小便清长频数或失禁,加覆盆子、桑螵蛸等固缩小便;若纳少便溏,加炒白术、茯苓、砂仁等健脾祛湿;若带下量多、色黄质浓稠、子宫表面红肿溃烂、小便灼热黄赤,加苍术、黄柏、薏苡仁、败酱草等清利湿热。

【使用禁忌】阴虚发热及内热炽盛者忌用。

【异病同治】本方也可用于月经先期量多，经行后期量少，经期延长，经行发热，产后发热，崩漏，带下病，逆经，胎漏，转胞（妊娠小便不通）等。

【临床验案】

徐某，女，32岁，已婚。初诊：2020年3月8日。主诉：自觉阴中有脱出物2个月。现病史：诉3个月前人工流产术后未休息即前往外地务工，劳累过度，近2个月渐觉阴中似有物脱出，卧则内收，行走或劳累时脱出加剧，小腹坠胀不适，大便不畅，形体消瘦，面色少华，少气懒言，四肢无力，带下量多，质稀色白，舌淡白，苔薄，脉沉细，现来就诊。LMP：2020年2月18日。G5P2A3。妇科检查提示子宫脱垂Ⅰ°，辨证属中气亏虚型，治以补中益气，升阳举陷，拟方补中益气汤加减。处方：炙黄芪20 g，党参20 g，白术15 g，陈皮10 g，升麻10 g，柴胡10 g，炙甘草10 g，当归10 g，枳壳10 g，金樱子15 g，乌梅15 g。7剂，水煎成600 mL，分3次服用，日1剂。嘱注意休息，避免过劳。二诊服上方7剂后，阴中坠胀感减轻，效不更方，继服上方14剂。三诊诸症悉除，嘱以上方搓丸口服，连用1个月以巩固疗效。3个月后患者来告，病已愈。

按：中医学认为阴挺的发生多由产伤未复，中气不足，或肾气不固，带脉失约，或长期咳嗽、便秘、年老体衰、冲任不固、带脉提摄无力所致。《诸病源候论》云："胞络伤损，子脏虚冷，气下冲则令阴挺出，谓之下脱。亦有因产而用力偃气，而阴下脱者。"本案患者小产后过早参加重体力劳动，劳累过度，且素体虚弱，中气不足，致带脉失约，冲任不固，系胞无力而阴挺下脱。方中大量的黄芪、白术、党参、炙甘草大补中气，辅以少量升麻、柴胡升阳举陷，提升下陷之中气，陈皮、枳壳理气和胃，使诸药补而不滞，当归养血和营，活血补血，金樱子、乌梅收敛固脱，诸药共用，使虚气得补，气陷得升，内脏得以举托。本病的发生与过度劳累有关，初期可见子宫脱垂Ⅰ°，进而可能逐渐加重，所以注意适当休息，避免劳累过度，对本病的康复也是很重要的。

第四节 阴 痒

妇女外阴、阴道内瘙痒，或伴带下量增多，搔破流水，痒痛难忍，坐卧不宁，甚或波及肛门周围或大腿内侧称"阴痒"，又称"阴门瘙痒""阴虱"。

本病的病因病机主要为肝经湿热下注，浸淫作痒或湿热生虫，虫蚀阴中作痒或寒湿生虫、外阴不洁。肝经湿热下注者，如陈自明《校注妇人良方·卷十三》云："妇人阴内痛痒，内热倦怠，饮食少思，此肝脾郁怒，元气亏损，湿热所致。"暴怒伤肝，肝郁化热，木旺侮土，脾虚生湿，日久化热，足厥阴肝经环阴器抵小腹，湿热互结于下焦，阴部浸淫，而作痒发痛。湿热生虫者，如《诸病源候论》云："妇人阴痒，是虫蚀所为……食于阴，其虫作势，微则痒，重者乃痛。"《女科经纶》云："妇人阴痒，多属虫蚀所为，始因湿热不已。"湿热流注下焦，蕴积生虫，虫蚀阴中，可导致阴痒。寒湿生虫作痒者，如《外科正宗·杂疮毒门》谓："一妇人肝经风湿下流阴器，浮肿痒甚，致抓出血不痛……外以蛇床子汤熏洗……十余日痒止肿消而愈。"

本病以阴部瘙痒为特点，结合带下的量、色、质、气味及全身症状进行辨证，治疗以止痒为主,治则主要为清肝泻热,除湿止痒或清热利湿,解毒化浊,或暖宫燥湿,杀虫止痒,内服与外洗相结合疗效显著。

龙胆泻肝汤

【来源】《医方集解》。

【组成】龙胆草(酒炒)6 g,黄芩(酒炒)9 g,山栀子(酒炒)9 g,泽泻 12 g,木通 6 g,车前子 9 g,当归(酒炒)3 g,生地(酒炒)9 g,柴胡 6 g,生甘草 6 g。

【用法】水煎服,日 1 剂;或作丸剂,日 2 次,每服 6～9 g,温开水送服。

【功效】清泻肝胆实火,清利肝经湿热。

【主治】用于肝经湿热下注型阴痒。症见阴部瘙痒,甚则灼痛,带下量多,色黄如脓,质稠秽臭,多数伴有口苦咽干,头晕目眩,心烦易怒,夜卧不宁,瘙痒多自小阴唇内侧开始,蔓延到外阴部,大便干结,小便短赤,舌红,苔黄腻,脉弦数。

【方解】龙胆泻肝汤是清利肝经湿热之要方,方中龙胆草苦寒,泻火除湿,利肝经湿热,为君药;黄芩、山栀子苦寒泻火,泽泻、车前子、木通渗湿泻热,引湿热之邪从小便而出,五药共用上清肝火,下除湿热,清泻并举为臣药;火热之邪燔灼,易伤阴血,佐以当归、生地养血滋阴,肝喜条达而恶抑郁,大剂量运用苦寒降泄之药恐伤肝胆气机,以柴胡疏肝利胆,并为肝胆经引经之药,使诸药归于肝胆之经,以上三味药使肝体得养,肝用得疏共为佐药;甘草顾护胃气、调和诸药,为使药。诸药合用,共奏清热利湿、扶正祛邪之功。全方配伍特点:泻中有补,降中有升,利中有滋,祛邪而不伤正,泻火而不伐胃。

【辨证要点】本方是肝胆实火上炎证及肝经湿热下注证的常用方,凡循经所发之症皆可用。临床以阴部瘙痒,口苦口干,心烦易怒,带下质稠秽臭,尿黄赤,舌红,苔黄腻,脉弦数有力为辨证要点。

【加减化裁】热重于湿者,加牡丹皮、大黄等清热凉血;湿重热轻者,去黄芩、生地,加茯苓、苍术、滑石、薏苡仁等增强利湿之功;阴痒较重者,可加地肤子、白鲜皮、徐长卿等祛风止痒;外阴溃烂者,加黄连、连翘、红藤、败酱草等清热解毒;阴肿者,配紫草、赤芍、白芷等;阴挺者,配升麻、五味子等。

【使用禁忌】脾胃虚寒和阴虚阳亢之证多服、久服皆非所宜。

【异病同治】本方也可用于肝经湿热下注型带下病,妇人腹痛,痛经,经前期综合征,经行发热,经行吐衄,倒经等。

【临床验案】

徐某,女,32 岁,已婚。初诊:2018 年 6 月 20 日。主诉:阴道瘙痒伴白带增多 1 个月,外阴部红肿灼热 3 日。诉近 1 个月阴道瘙痒,白带增多,色黄,质黏稠,伴有腥臭味,头晕目眩,口苦咽干,心烦失眠,大便秘结,小便短涩,近 3 日来,又见外阴部红肿灼热,加上白带刺激,痛痒加剧。曾服中药数剂(具体不详),效果欠佳,始来就诊。舌红苔黄腻,脉弦而有力。LMP:2018 年 6 月 10 日。G3P2A1。西医诊断:阴道炎。中医诊断:阴痒,辨证属肝经郁热,湿热下注型,拟方龙胆泻肝汤加减。处方:龙胆草 10 g,黄芩 10 g,柴胡 6 g,泽泻 10 g,车前子 10 g,生地 20 g,木通 8 g,栀子 10 g,黄柏 6 g,怀牛膝 10 g,当归 10 g,土茯苓 15 g,败酱草 30 g,白鲜皮 15 g,生甘草 6 g,土槿皮 8 g,地肤子 15 g,白花蛇舌草 20 g。7 剂,水煎成 600 mL,分 3 次服用,日 1 剂。外用方:蛇床子、苦参各 30 g,龙胆草、黄柏各 20 g,白矾 15 g,共 7

剂,以纱布包裹水煎,先熏后洗,每日 3 次。治疗期间禁性生活,忌生冷、辛辣刺激之品。第 2 周复诊,阴痒、口苦咽干、心烦不宁较前明显好转,二便通畅,外阴肿痛基本消失,白带减少,色微黄,故内服方不变,继服 7 剂,停用外洗药。治疗期间禁性生活,忌辛辣刺激性食物。2 月后随访未复发。

按:本证系肝胆湿热所致,足厥阴肝经,入阴毛中,绕阴器,患者湿热循肝经下注,损伤带脉,故见阴痒,带下量多,色黄、质稠臭秽;胆火上炎,则头晕目眩,口苦咽干;热扰心神,则心烦不宁;湿热伤津,故见大便秘结,小便短涩;舌红,苔黄腻,脉象弦而有力,是典型的湿热之象。治以清泻肝胆实火,清利肝经湿热,本案在龙胆泻肝汤基础上加用败酱草、黄柏、土茯苓、白鲜皮、土槿皮、地肤子、白花蛇舌草等增强清热解毒、除湿止痒之力,怀牛膝引药下行,导湿热外出,加用外用药熏洗阴部,内外合治,事半功倍。

临床上湿热下注型阴痒可见于霉菌性阴道炎、滴虫性阴道炎、细菌性阴道炎等,但也有部分患者白带常规找不到明显的致病微生物,阴道炎反复发作,但如果见到口苦口干,心烦易怒,带下质稠秽臭,尿赤,舌红,苔黄腻,脉弦数有力等湿热之象,或辨证属于湿热体质,用龙胆泻肝汤治之,皆可相应而愈,值得推广。

萆薢渗湿汤

【来源】《疡科心得集》。

【组成】萆薢、薏苡仁各 30 g,赤茯苓、黄柏、牡丹皮、泽泻各 15 g,滑石 30 g,通草 6 g。

【用法】水煎服,日 1 剂。

【功效】清热利湿,解毒化浊。

【主治】用于湿热下注,虫毒侵蚀型阴痒证。症见阴部瘙痒,奇痒难忍,灼热疼痛,有虫行感,带下量多,色黄如泡沫或色白如豆腐渣,臭秽难闻,肢身疲倦困重,小便黄赤,伴性交痛,舌红,苔黄腻,脉滑数。原文指出:"萆薢渗湿汤治湿热下注,疮漏蹄等证。"

【方解】萆薢渗湿汤中萆薢渗利水湿,分清化浊为君药;薏苡仁健脾渗湿,利水排脓,解毒散结为臣药;赤茯苓与泽泻相须为用,渗湿泻热,利窍行水;黄柏清热燥湿,泻肾经相火,牡丹皮清热凉血,活血化瘀共为佐药;滑石、通草利水通淋,使湿热之邪从小便排出为使药。诸药合用,共奏清热利湿、解毒化浊之功。

【辨证要点】临床以阴部瘙痒,带下色黄如泡沫或色白如豆腐渣,臭秽难闻,小便黄赤,舌红,苔黄腻,脉滑数为辨证要点。

【加减化裁】若瘙痒、虫行感重,加苦参、白头翁、防风、土茯苓等祛风止痒,解毒杀虫;若带下臭秽难闻重,加败酱草、红藤、白花蛇舌草、蒲公英等清热解毒,化浊除秽;若脘腹胀闷,食少纳呆,加苍术、藿香、砂仁等行气化湿,健脾开胃;若小腹疼痛,加川楝子、延胡索、香附、川芎等行气止痛;若口干、口苦、口臭,加柴胡、龙胆草、黄芩、栀子等清肝泻火;若病程长,加黄芪、白术等补益正气,健脾祛湿;若偏于热盛,加栀子、龙胆草、柴胡等;若偏于湿盛,加猪苓、苍术、藿香等。

【使用禁忌】寒湿、阴虚发热者不宜使用。

【异病同治】湿热下注型带下病。

【临床验案】

王某,女,36 岁,已婚。初诊:2019 年 5 月 10 日。主诉:外阴、阴道瘙痒难忍 2 日。现病史:患者诉近 2 日来外阴、阴道瘙痒难忍,有虫行感,夜间无法入睡,带下量多,色白如豆腐渣,纳差,小便黄赤,舌红,苔黄腻,脉滑数。曾使用洁尔阴洗液外洗,瘙痒未见缓解,现来就诊。LMP:2019 年 4 月 28 日。G4P1A3。有霉菌性阴道炎病史。妇科检查:外阴红斑可见抓痕,小阴唇内侧及阴道黏膜度附有白色块状物,擦除后露出红肿黏膜面,宫颈口可见少许浅表溃疡。白带常规:清洁度Ⅳ度,假丝酵母菌(+)。西医诊断:霉菌性阴道炎。中医诊断:阴痒病,辨证为湿热下注、虫毒侵蚀型。拟方草薢渗湿汤加减,处方:草薢 15 g,薏苡仁 20 g,黄柏 12 g,茯苓 12 g,牡丹皮 10 g,泽泻 10 g,滑石 15 g,通草 5 g,车前草 10 g,冬瓜仁 15 g,苦参 15 g,防风 10 g,土茯苓 10 g,败酱草 10 g,红藤 10 g,白花蛇舌草 15 g。10 剂,水煎成600 mL,分 3 次饭前温服,日 1 剂。熏洗坐浴:每晚睡前取以上药渣加水 1500 mL,煎沸后15~20 min,取汁倒入洁净的盆中,趁热蹲其盆口熏蒸阴部,待药液稍微温凉后坐浴 3~5min。洗后将 2 片制霉菌素片放入阴道深处,10 日为 1 个疗程。治疗期间禁性生活,忌生冷、辛辣刺激之品。二诊:2019 年 5 月 20 日,诸症基本消失,舌淡红、苔薄,脉象正常,二便正常。妇科检查:未见明显异常。白带常规:清洁度Ⅰ度,霉菌(一)。

按:《景岳全书·妇人规》云:"妇人阴痒者,必有阴虫,微则痒,甚则痛,或为脓水淋沥,多由湿热所化。"湿为阴邪,其性趋下,易袭阴位,湿热蕴积,化热生虫,虫蚀阴部,故见阴痒、带下量多;湿邪濡滞、黏腻,致病情缠绵难愈,易反复。本案为霉菌性阴道炎急性发作,方中草薢、泽泻、滑石清利下焦湿热;薏苡仁、冬瓜仁、茯苓健脾益气,化湿止带;苦参、防风、土茯苓、败酱草、红藤、白花蛇舌草清热解毒、杀虫止痒;牡丹皮清热凉血;黄柏清热燥湿;通草、车前草利水通淋,给湿热之邪以出路。上药煎汤热熏蒸、浸泡,使药物直接作用于病灶处,可促进溃疡面的愈合,减少分泌物对患者的刺激;制霉菌素片为局部抗真菌药,能有效抑制念珠菌的生长,但临床上单纯使用西药抗真菌易造成耐药性,复发率高。本案采用中西医结合,中药内服清热利湿、解毒化浊,西药外用抗真菌,使药力直达病所,加用中药熏洗,增强了抗真菌效果,标本兼治,有利于临床症状迅速缓解、降低疾病复发率。

蛇 床 子 散

【来源】《金匮要略》。

【组成】蛇床子,白粉(原书未注明用量)。

【用法】外用洗剂或坐药。

【功效】暖宫燥湿,杀虫止痒。

【主治】用于寒湿型阴痒。症见外阴、阴中瘙痒难忍,自觉阴中或少腹寒冷,遇寒加重,有虫行感,带下清稀,腰酸困重,坐卧不安,舌淡润,苔薄白,脉沉迟。

【方解】方中蛇床子性温,味辛、苦,杀虫止痒,暖宫燥湿。白粉,有米粉、铅粉两说。米粉可用作赋形剂,铅粉杀虫解毒,收敛生肌,现代用法以铅粉偏多,两药合用可助阳暖宫,逐寒祛湿,杀虫止痒。

【辨证要点】临床以外阴或阴中瘙痒,自觉阴中或少腹寒冷,带下清稀,腰酸困重,舌淡润,苔薄白,脉沉迟为辨证要点。

【加减化裁】若瘙痒重,加防风、徐长卿、苦参、鹤虱等祛风杀虫止痒;若偏于湿,带下量多、色白质稠,可加茯苓、车前子、泽泻、猪苓等祛湿止带;若寒凝腹痛重,加艾叶、乌药、香附等温经止痛。

【使用禁忌】外阴疮疡者不宜用。

【异病同治】本方也可用于寒湿型带下过多,外阴色素减退性疾病,产后会阴水肿。在各种类型的阴痒病中,均可配伍适量蛇床子、铅粉,取其杀虫解毒止痒之用。

【临床验案】

刘某,女,35 岁,已婚。初诊:2019 年 3 月 5 日。既往月经规律,经量适中,经期 5～6 日,色暗红,无痛经,无血块。主诉:外阴反复瘙痒半年,再发加重 4 日。6 个月前因居于乡间寒湿之地,生活起居不便,天气时常阴雨不断,行经换洗衣物难见阳光,渐感外阴瘙痒,自用洁尔阴、妇炎洁外洗及抗生素治疗后症状略有好转,停药后症状反复。4 日前月经干净后外阴及阴道口瘙痒难忍,伴小腹寒冷,阴道分泌物质稠色白量多,腰酸,情绪烦躁,难以入眠,前来就诊,舌淡润,苔薄白,脉沉迟。LMP:2019 年 2 月 24 日。经量适中,经期 5 日,色暗红,痛经(＋),少许指甲盖大小血块。G1P1A0。妇科检查:外阴红肿,阴道壁充血,可见少许乳凝状分泌物附着于宫颈口。附件未触及明显异常。白带常规示白细胞(＋＋),霉菌(＋),上皮细胞(＋),清洁度Ⅲ度。西医诊断:霉菌性阴道炎。中医诊断:阴痒,辨证属寒湿型,治宜暖宫燥湿,杀虫止痒。处方:蛇床子 30 g,白矾 4 g,地肤子 15 g,苦参 15 g,蒲公英 15 g,紫花地丁 15 g,白鲜皮 15 g,徐长卿 15 g,荆芥 15 g,黄柏 10 g,百部 10 g,水煎坐浴洗,每次 30 min,每日 2～3 次,共 10 日。洗后将 2 片制霉菌素片放入阴道深处。治疗期间患者忌生冷、辛辣食物、房事,保持外阴清洁干燥,及时更换内裤。10 日后复诊,外阴瘙痒明显减轻,已能入睡,继用上方外用。2019 年 5 月电话随访,外阴瘙痒未复发。

按:患者久居寒湿之地,阴雨不断,湿生滋虫,外阴不洁,摄生不慎,发为寒湿型阴痒。蛇床子、白矾、地肤子能助阳散寒、解毒杀虫、燥湿止痒;白鲜皮、荆芥、徐长卿助其祛风止痒之功;蒲公英、紫花地丁、黄柏提升杀菌效果,利于局部炎症消散,加快炎症吸收;苦参燥湿解毒,百部杀虫灭虱,诸药合用,共奏暖宫燥湿、解毒杀虫止痒之效。

本病病因主要在于久居湿地、湿虫滋生,或外阴不洁、虫侵阴部。蛇床子散有暖宫燥湿、杀虫止痒的功效,常用于熏洗、坐浴等外用法,且实际临床实践中,单纯使用蛇床子散两味药治疗阴痒较少见,所以对于寒湿型阴痒多加用杀虫解毒、清热祛湿、祛风止痒之品,对于湿热型、肝肾阴虚型及其他证型阴痒可配伍少量蛇床子、白粉为佐使,取其杀虫止痒之功,现代多用于细菌性阴道炎、霉菌性阴道炎、滴虫性阴道炎、老年性阴道炎、外阴炎等疾病。

第五节 脏 躁

"脏躁"一词始见于《金匮要略》,"脏"言病位,"躁"言症状,以精神情志异常为主证,指妇女精神忧郁,烦躁不宁,无故悲伤,哭笑无常,喜怒无定,时时欠伸,不能自控者。可发生于妇女各个时期,如发生于妊娠期,称"孕悲",如发生在产后,则称"产后脏躁"。本病的发生与患者体质因素密切相关,常见于阴液不足者,因五脏失于濡养,五志之火灼津炼液,可扰动心神发为脏躁。病机以肝气郁结、心肾亏虚、阴虚火旺、痰火扰神为主,本节重点论述肝气郁结和心肾亏虚两个证型。肝气郁结者,如《金匮要略·妇人杂病脉证并治》:"妇人脏躁,悲伤欲哭,象如神灵所作,数欠伸,甘麦大枣汤主之"。

脏躁者,脏阴不足也,临床以虚证多见,常与神经精神疾病穿插交汇,如围绝经期综合征、癔症、神经衰弱、焦虑症等,常与百合地黄汤、酸枣仁汤、六味地黄汤、温胆汤联用。此外,本病虽多见于妇女,亦可见于男子。治疗期间应忌服辛苦酸辣之物,以免灼伤阴液,宜服滋阴润燥之品,保持心情舒畅、愉悦,避免情绪紧张和情绪过激,保证充足的睡眠,也可配合精神心理疗法。

甘麦大枣汤

【来源】《金匮要略》。

【组成】甘草三两,小麦一升,大枣十枚。

【用法】水煎服,日1剂。

【功效】养心安神,甘润缓急。

【主治】心神失养,肝气郁结之脏躁。症见精神恍惚,心神不宁,无故悲伤欲哭,情绪易波动,神疲乏力,多疑易惊,可伴心烦失眠,舌质淡,苔薄白,脉弦细。原文指出:"妇人脏躁,悲伤欲哭,象如神灵所作,数欠伸,甘麦大枣汤主之……亦补脾气。"

【方解】本病初起多由情志不舒、思虑过度,日久肝郁化火,心阴不足,肝失血养所致。方中小麦甘凉,归心、肝二经,补心养肝,除烦安神,"肝苦急,食甘以缓之",甘草、大枣味甘性润,生津润肺除烦、养血滋肝安中。全方和中缓急,养心调肝,偏甘润平补,可谓"俾脏阴得充,烦热得清,躁止而病自除也"。

【辨证要点】临床以精神恍惚,无故悲伤欲哭,神疲乏力,神不守舍,舌质淡,苔薄白,脉弦细为辨证要点。

【加减化裁】若夜不能寐,则加酸枣仁、茯神、夜交藤等养心安神;若血虚生风,见手足蠕动,加当归、生地、钩藤等养血息风;若胸闷不舒,时时叹息,加香附、郁金、玫瑰花等疏肝理气。

【使用禁忌】痰热内盛、心火亢盛者不宜使用。

【异病同治】本方也可用于绝经前后诸证,经前期紧张症,月经先期合并癥瘕,妊娠头痛,产后自汗,产后缺乳等。

【临床验案】

李某,女,22岁,未婚。初诊:2014年11月25日。平素月经规律,经量适中,经期4～6日,色鲜红,无痛经,无血块。LMP:2014年11月18日。患者现处于考研前夕,因精神压力大,近半个月情绪不稳定,时急躁易怒,时悲伤哭泣不能自已,白日略轻,夜间尤甚,心悸惊惕,辗转反侧,难以入睡,纳食欠佳,便秘,舌质黯淡,苔薄白,脉弦细。处方:小麦30 g,大枣10枚,炙甘草6 g,白芍15 g,合欢皮12 g,玫瑰花9 g,石菖蒲9 g,郁金9 g,白术30 g。7剂,水煎成600 mL,分3次服用,日1剂。经回访,7剂服完,诸症消失。

按:患者因面临考研,多思多虑,高强度脑力劳作致气血耗伤,心阴不足,心神失养,又因精神压力较大,肝失疏泄,肝失血养,故临床见急躁易怒,悲伤欲哭,情绪不稳定,心悸惊惕,心神不宁,难以入睡等肝郁之症,舌质黯淡,脉弦细为肝气郁结、心阴不足之征。其发生与心、肝、脾三脏关系密切。《绛雪园古方选注》云:"小麦,苦谷也。经言心病宜食麦者,以苦补之也。心系急则悲,甘草、大枣甘以缓其急也。"故以甘麦大枣汤加味养心柔肝以安神,和中缓急以除烦,其中白芍敛肝阴、养肝血;合欢皮、玫瑰花疏肝解郁,悦心安神;石菖蒲"开心孔,补五脏,通九窍",可定志安神、醒脾开胃;郁金清心凉血、行气解郁;白术养胃气,除脾湿,降浊阴,益脾精,补中焦,可增进食欲和便意。诸药配伍共奏养心安神、调肝解郁之效。

脏躁属于情志之病,其发生与心、肝、脾三脏关系最密切。多因思虑劳倦,耗伤心阴,或肝气郁滞,郁而化火,或素体虚弱、亡血伤阴,虚热上扰所致,临床可见精神恍惚,时常悲伤欲哭不能自已,心中烦乱,心悸易惊,甚则言行失常等症。甘麦大枣汤是治疗脏躁的基础方,该方药味简单,性皆平和,能补益心脾、养心安神,对症用方疗效显著。

天王补心丹

【来源】《校注妇人良方》。

【组成】人参(去芦)、茯苓、玄参、丹参、桔梗、远志各五钱,当归(酒浸)、五味子、麦冬(去心)、天冬、柏子仁、酸枣仁(炒)各一两,生地四两。

【用法】上为末,炼蜜为丸,如梧桐子大,以朱砂为衣,每服二三十丸(6～9 g),临卧,竹叶煎汤送服。现代用法:上药共为细末,炼蜜为小丸,用朱砂水飞 9～15 g 为衣,每服 6～9 g,温开水送服,或竹叶煎汤送服;亦可改为汤剂,用量按原方比例酌减。

【功效】滋阴清热,养血安神。

【主治】用于心肾两亏,阴虚血少型脏躁。症见烦躁不安,腰膝酸软,五心烦热,潮热盗汗,虚烦少寐,心悸怔忡,头晕耳鸣,神疲健忘,口舌生疮,大便干结,男子遗精,女子月经不调,舌红,苔少,脉细数。原文指出:"妇人热劳,由心肺壅热,伤于气血,以致心神烦躁,颊赤头痛,眼涩唇干,口舌生疮,神思昏倦,四肢壮热,食饮无味,肢体酸疼,心怔盗汗,肌肤日瘦,或寒热往来。"

【方解】本方证多由心肾阴虚,阴虚血少所致。本证与甘麦大枣汤证病机有所不同,后者多由肝郁气滞,日久化火伤阴,肝失血养所致;本证心阴亏虚,心失所养,可见心悸怔忡,神疲健忘;肾阴亏虚可见腰膝酸软、头晕耳鸣、男子遗精、女子月经不调;虚火内扰,可见手足心热,虚烦不得眠,口舌生疮,潮热盗汗;舌红,少苔,脉细数是阴虚内热之征,治宜滋阴清热,养血安神。方中生地味甘、苦,性寒,主滋阴养血,凉血生津,能壮水以制虚火;天冬滋肾降火、麦冬清心除烦、玄参滋阴降火,三药合用可滋阴清热,用于虚烦失眠;当归、人参补血益气,丹参清心活血,合补血药使补而不滞;酸枣仁、柏子仁、茯苓、远志养心安神;五味子敛汗固涩、生津补气、补肾宁心,亦可收敛耗散之心气;朱砂镇心安神;桔梗载药上行于心经。本方滋养心肾,标本兼治,以补心治本为主,有滋阴养血,补心安神之功。

【辨证要点】临床以烦躁不安,五心烦热,心悸失眠,腰膝酸软,潮热盗汗,舌红,少苔,脉细数为辨证要点。

【加减化裁】若失眠重,可加磁石、龙骨、龙齿、珍珠母、牡蛎等以重镇安神;若心悸怔忡重,可加龙眼肉、夜交藤、远志、合欢皮等以养心安神;若为男子遗精,可加金樱子、覆盆子、山茱萸、桑螵蛸等以涩精止遗;若兼气虚,加黄芪等;若盗汗重,加浮小麦、糯稻根、知母等;若腰酸腿软,加桑寄生、川续断等。

【使用禁忌】脾胃虚弱、大便溏泄者不宜长期服用本方。

【异病同治】本方也可用于围绝经期失眠,心肾不交型月经后期,崩漏,闭经,老年性外阴瘙痒症等。

【临床验案】

王某,女,51岁,离异。初诊:2019年6月20日。主诉:失眠、情绪不稳定1年,加重1周。患者绝经近2年,近1年来烦躁易怒,手足心热,白天心悸、胸闷,感心跳欲出,夜间难以入睡,每夜只能睡3小时,多梦易醒,潮热盗汗,精神差,舌红少苔,脉细数。近1周上述症状加重,伴便秘,纳差,自诉痛苦不已。曾服用舒乐安定、谷维素、维生素 B_1 等药,效果欠佳。G4P3A1。有子宫肌瘤剔除史。妇科检查、白带常规、妇科B超未见明显异常。此属心肾阴虚,虚火内扰所致,治宜滋阴清热,养血安神。拟天王补心丹加减,处方:生地30 g,当归15 g,麦冬10 g,天冬10 g,柏子仁15 g,炒酸枣仁30 g,火麻仁15 g,郁李仁15 g,太子参10 g,玄参10 g,丹参20 g,茯神15 g,茯苓15 g,远志15 g,五味子10 g,夜交藤30 g,共10剂,水煎成600 mL,分3次服用,日1剂。同时每晚服用舒乐安定1片。二诊:2019年6月29日。诉服药后睡眠明显好转,心悸胸闷、烦躁感减轻,大便正常。效不更方,予上方减去火麻仁、柏子仁、郁李仁,共15剂,并将舒乐安定减为半片。2019年8月电话随访,患者诉舒乐安定已停服,诸症已愈。

按:患者以失眠、情绪不稳定为主诉就诊,该患者绝经近2年,肾阴亏虚,心为君火,肾为相火,肾水不能上济于心,心火上炎可扰动心神,又下汲肾水,耗伤肾阴,使得君相火动、心肾不交,临床表现为心悸不安、胸闷、失眠多梦、烦躁易怒,情绪不稳定等症,予天王补心丹加减,本案重用生地意在养肾阴、滋肾水,以丹参、太子参、当归、五味子敛心气、养心血,使得水火既济,炒酸枣仁、茯神、远志、夜交藤等养心安神,郁李仁、火麻仁润肠通便,患者服用10剂症状较前明显改善,又服用15剂巩固疗效。

《素问·上古天真论》云:"七七任脉虚,太冲脉衰少,天癸竭,地道不通,故形坏而无子也。"妇女在七七之年,肾气渐衰,任脉气血虚弱,太冲脉衰少,天癸枯竭,女性开始绝经,失去生育能力,此阶段女性多素体阴虚,精血不足,治则多以滋阴养血,补肾调肝为主。天王补心丹滋阴清热,养血安神,对于心肾两亏、阴虚血少型脏躁立竿见影。

第六节 妇 人 腹 痛

妇人腹痛是妇科常见杂病之一,指不在行经、妊娠及产后期间所发生的小腹或少腹疼痛,临床表现为下腹疼痛、坠胀,甚则痛引腰骶,常见劳累、性交后及月经前后加重,可伴见带下增多、月经不调、不孕或异位妊娠等疾病。现代医学的盆腔炎性疾病属于妇人腹痛范畴。本病的病因病机主要为湿热余邪,客于胞宫。一方面,湿热毒邪内侵,客于冲任、胞宫、脉络,或留滞少腹,气血运行不畅而致瘀,湿热与瘀血交结,发为本病,从而影响脏腑功能,日久而损伤正气,出现脏腑、气血、阴阳虚损;另一方面,脏腑功能失司,阴阳失调,则易感邪,亦易生内邪,诸如寒、湿、瘀、热,导致本病迁延难愈,反复发作。

本病的辨证,需结合全身症状及舌脉辨别寒热、虚实。临床以实证或虚实夹杂证多见,纯虚证少见。治疗上以"急则治其标,缓则治其本"为原则,对急证者,以清热解毒,祛邪泄实为主,必要时手术治疗;对非急证者,以活血化瘀,行气止痛为主,也可配合中药外敷、中药直肠导入等疗法,以提高临床疗效。

清热调血汤

【来源】《古今医鉴》。

【组成】当归,川芎,白芍,生地,黄连,香附,桃仁,红花,延胡索,牡丹皮,蓬莪术。

【用法】水煎服,日1剂。

【功效】清热除湿,化瘀止痛。

【主治】用于湿热瘀结型腹痛。症见经前或经期小腹灼热胀痛,拒按,经色暗红,质稠有块。或伴腰骶部胀痛,或平时小腹时痛,经来疼痛加重,多数患者有低热起伏,小便短黄,平时带下色黄,味臭秽,舌暗红,苔黄腻,脉弦数或濡数。原文云:"治经水将来,腹中阵阵作痛,乍作乍止,气血俱实……有热,加柴胡、黄芩。"

【方解】方中桃仁、红花、当归、川芎、白芍、生地为调经要方桃红四物汤,能够化瘀生新、调畅气机;蓬莪术配伍桃仁和红花行气破血,消积止痛;香附、延胡索助川芎行气活血,化瘀止痛,使湿热之邪无留滞之所黄连清热燥湿;牡丹皮清热凉血,助生地清血分之热。诸药共奏清热除湿、化瘀止痛之功。

【辨证要点】辨证要点为经前或经期小腹灼热胀痛、拒按,经色暗红有血块,小便短黄,舌暗红,苔黄腻,脉弦滑或滑数。

【加减化裁】若有热,加柴胡、黄芩等;若带下色黄质稠有臭味,加红藤、黄柏、茵陈、椿白皮等;若带下量多色白,加薏苡仁、茯苓、芡实等;若腰骶部酸痛,加桑寄生、续断等;若经前或经期小腹疼痛,坠胀不适重,加乳香、没药、三七等;若气虚、易疲劳,加生黄芪、党参等;若畏寒、月经后期,加小茴香、沉香等;若月经过多或经期延长,加槐花、地榆炭、马齿苋等;若有包块,加皂角刺、三棱、土鳖虫等。

【使用禁忌】气血虚弱型腹痛不可用。

【异病同治】本方也可用于湿热瘀结型痛经等。

【临床验案】

李某,女,39岁,已婚。初诊:2015年8月13日。主诉:小腹隐痛伴白带增多3月余。患者近3个月感小腹灼热隐痛,痛连腰骶,会阴坠胀,白带增多,色黄稠,有臭味,精神差,乏力,小便短黄,舌红,苔黄腻,脉弦滑而数。LMP:2015年8月7日。G1P1A0。既往史:盆腔炎病史4年。西医诊断:慢性盆腔炎。中医诊断:妇人腹痛,辨证属湿热瘀结型,治当清热除湿,化瘀止痛。拟方清热调血汤加减:牡丹皮10 g,黄连9 g,生地10 g,当归9 g,白芍9 g,川芎9 g,红花12 g,桃仁12 g,莪术10 g,败酱草20 g,红藤20 g,连翘10 g,香附9 g,延胡索12 g,7剂,日1剂,水煎服,每日分3次服用。二诊:2015年8月20日。小腹已无疼痛,腰部有轻微酸痛,白带正常,月经量偏多,酌加槐花10 g,地榆10 g,7剂。三诊,诉诸症基本消失,后随访,病情未复发。

按:女性每个月经周期,经前、经期血海充盈、旺盛,经后血海空虚,若此时感受湿热毒邪,外邪与气血相搏结,阻碍气机血运,不通而痛,加之患者素有慢性盆腔炎病史,久病必瘀,此案例诊断为慢性盆腔炎,"湿热停蓄,郁而化黄,其气臭秽,致成黄带"。拟方清热调血汤加减,方中黄连清热燥湿,桃仁、红花、当归、川芎、白芍、生地化瘀生新、调畅气机,延胡索、香附等理气之品能以气行血、以气导湿,使湿热之邪无留滞之所,莪术行气破血、消积止痛,牡丹皮助生地清血分之热,患者白带黄稠味臭,以败酱草、红藤、连翘清热解毒散结,共服清热调血汤加减方 14 剂,使正虚得复,病之本去除,腹痛、腰酸、白带黄稠得解。

女子非月经期,血海类似缓潮期,气血以和顺为主,经期气血急注冲任,易发拥堵之象,故血以下行为顺。清热调血汤含桃红四物汤,使血行和顺而不乏源,大量理气理血药,如莪术、延胡索、香附等理气之品行滞以引血行,全方既能清热解毒,又能利湿活血散结,使热凝血滞之瘀块散而通行,"通则不痛",诸症自消。

(祝媛玥)

黄连解毒汤

【来源】《外台秘要》。

【组成】黄连三两,黄芩二两,黄柏二两,栀子(擘)十四枚。

【用法】水煎分服,日 1 剂。

【功效】泻火解毒。

【主治】用于火毒热盛型盆腔炎性疾病。症见下腹胀痛或灼痛剧烈,高热,带下量多,色黄或赤白脓稠,味臭秽;口苦咽燥,烦躁不眠;或月经量多,色深红或紫;小便短赤,舌红苔黄,脉洪数。

【方解】方中以黄连为君药,清泻心火兼泻中焦之火;臣以黄芩清上焦之火;佐以黄柏泻下焦之火;以栀子为使药,通泻三焦。诸药合用,苦寒直折,共奏清热泻火解毒之功。《医方集解》谓:"此手足阳明、手少阳药也。三焦积热,邪火妄行,故用黄芩泻肺火于上焦,黄连泻脾火于中焦,黄柏泻肾火于下焦,栀子通泻三焦之火从膀胱出。盖阳盛则阴衰,火盛则水衰,故用大苦大寒之药,抑阳而扶阴,泻其亢甚之火,而救其欲绝之水也,然非实热不可轻投。"

【辨证要点】本方亦称火剂汤或三黄解毒汤,为清热解毒之基础方。临床以下腹胀痛或灼痛,大热烦躁,舌红苔黄,脉洪数为辨证要点。

【加减化裁】带下臭秽者,加椿白皮、茵陈清利湿热止带;带下黄赤者,加地榆、马齿苋解毒止血;便秘者,加大黄通腑泻热;高热兼恶寒者,加大青叶、柴胡解毒退热;盆腔成脓者,加红藤、败酱草、皂角刺解毒利湿排脓。

【使用禁忌】非火盛者不宜用。

【异病同治】本方也可用于血热型月经过多,崩漏,经期延长,经间期出血,月经过多,产后恶露不绝等病。

【临床验案】

王某,女,35 岁。初诊:2018 年 8 月 9 日。患者平素月经规律,28 日一行,无痛经。2 个月前于经期游泳后出现间断下腹痛,伴白带色黄稠,伴异味,无瘙痒。自行使用洗剂数次(具体药名不详),用药后症状未见明显好转,近 3 日下腹痛较前加重,痛连腰骶,时不可直身。G2A1P1。LMP:2018 年 7 月 16 日。月经干净后否认同房,体温 36.8 ℃,心情烦躁,口干,小便黄而涩痛,舌红苔黄脉数。妇科检查:外阴,已婚式;阴道,畅;宫颈,充血,无举痛;子宫,后位,稍大,压痛(+);双侧附件轻压痛(±)。西医诊断:急性盆腔炎。中医诊断:腹痛病,辨证属火毒热盛证。此为摄生不慎,邪毒内侵,直中胞宫,而致腹痛。治宜清热解毒止痛,拟方《外台秘要》黄连解毒汤加减:黄连 15 g,黄柏 10 g,黄芩 10 g,炒栀子 10 g,生地 10 g,蒲公英 15 g。7 剂,水煎服,日 1 剂。二诊:2018 年 8 月 22 日。LMP:2018 年 8 月 14 日,5 日净。腹痛较前好转,白带色稍黄,口干、情绪较前均好转。纳眠可,二便调。仍依前法调治,7 剂。三诊:2018 年 9 月 1 日,患者腹痛明显好转,遂去黄连、蒲公英,加茯苓、薏苡仁健脾胃,续服

1周收功。

按：本案较为典型，患者有明显经期不洁行为史，经期血室正开，易感外毒，正中胞宫，热毒蕴结，邪正交争而发病。本病初诊时以黄连解毒汤清三焦之火，加生地凉血养阴，蒲公英加强清热之功。7剂后患者腹痛好转，续以黄连解毒汤加味治疗1周，患者腹痛明显大愈，故苦寒药用减半，加用茯苓、薏苡仁兼顾脾胃，加服1周，巩固疗效。

《医方集解》有云："此手足阳明、手少阳药也。三焦积热，邪火妄行，故用黄芩泻肺火于上，黄连泻脾火于中焦，黄柏泻肾火于下焦，栀子通泻三焦之火从膀胱出。"本方为清热解毒方的经典方剂，用苦寒之药，抑阳扶阴，泻火解毒，临床被广泛用于各科疾病的治疗中，并有显著效果。

清　营　汤

【来源】《温病条辨》。

【组成】犀角（现用水牛角）三钱，生地五钱，玄参三钱，竹叶心一钱，麦冬三钱，丹参二钱，黄连一钱五分，银花三钱，连翘（连心用）二钱。

【用法】犀角（水牛角）镑片先煎，后卜余药，水煎分服，日1剂。

【功效】清营解毒，祛瘀清热。

【主治】用于热入营分型盆腔炎性疾病。症见小腹疼痛或灼痛，拒按，高热汗出，神烦少寐，时有谵语，斑疹隐隐，舌红绛，苔少或花剥，脉弦细而数。

【方解】方中犀角（水牛角）为君药，味咸苦性寒，清营凉血，散瘀解毒；生地甘寒凉血滋阴，玄参降火解毒，滋阴凉营，麦冬养阴益胃生津，三药既可养阴保津，又助犀角（水牛角）清营解毒凉血，为臣药；银花甘润寒清，连翘味苦泻火，竹叶心甘淡而寒，三药轻清透泄，辛凉清宣，有"透热转气"之用；黄连苦寒泻火解毒，丹参清热凉血，养血活络，可防血热互结，共为佐药。诸药相伍，透热解毒，通络养阴，达活血而不伤正之效。

【辨证要点】本方是治疗热在营分证的经典方。临床以小腹疼痛或灼痛，拒按，神烦少寐，斑疹隐隐，舌红绛，苔少或花剥，脉弦细而数为辨证要点。

【加减化裁】发热甚者，可加秦艽、白薇清热凉血；肢体肿胀者，加延胡索活血止痛；神昏谵语，甚则昏迷，脉微欲绝者，需清心开窍，送服安宫牛黄丸或紫雪丹，属危急重症，应采用中西医结合方法治疗。

【使用禁忌】舌白滑者禁用。

【异病同治】本方也可用于热入营分型月经后期，崩漏，产后发热，产后恶露不绝等病。

【临床验案】

姜某，女，25岁。初诊：2016年3月25日。2周前行人工流产术，术后阴道少许出血，4日净。阴道出血干净后同房（避孕套避孕），于2016年3月22日发热，体温最高达39.3℃，伴有下腹疼痛拒按，带下量多色黄，于社区医院就诊，诊断为急性盆腔炎，予抗菌药输液治疗3日，体温波动在37.8～38.6℃，腹痛未见明显好转。今日体温再次升高至39.0℃，下腹痛，白带多，色黄，伴恶臭，口干，便秘，小便短赤，舌红，苔黄，脉细数。G3A3，否认其他特殊疾病史。血常规示：白细胞$18.2×10^9$/L，中性粒细胞87%。妇科检查：外阴，已婚式；阴道，畅；宫颈，充血，举痛（＋）；子宫，前位，稍大，压痛明显（＋）；双侧附件压痛（＋）。西医诊断：急性盆腔炎。中医诊断：腹痛病，辨证属气营两燔证。治宜清营凉血解毒，拟方《温病条辨》

清营汤加减:水牛角30 g,生地15 g,玄参15 g,银花15 g,连翘15 g,竹叶心10 g,丹参15 g,牡丹皮10 g,虎杖20 g,酒大黄3 g,白花蛇舌草20 g。2剂,水煎服,日1剂。二诊:2016年3月28日,体温37.8 ℃,小腹痛减轻,黄带减少,二便调。遵前方,去酒大黄,续服3剂。三诊:2016年4月1日。患者体温正常(36.8 ℃),无腹痛,白带微黄,舌脉正常。血常规示:白细胞8.5×10⁹/L,中性粒细胞72%。守上方,去水牛角,加沙参15 g,麦冬15 g,7剂。四诊:2016年4月10日,月经已至,今为月经第1日,量色同常,无腹痛,无血块。嘱其注意经期卫生,观察随诊。

按:本病患者流产后,不节房事,血室正开,热毒入侵,客于少腹,热毒炽盛,且热入营血,出现"高热、下腹拒按、口干、舌红苔黄",符合卫气营血辨证"气营两燔证",本病关键在于抓住病变本质,四诊合参,患者几次就诊均予清营汤加减,以达清营解毒,透热养阴之效。因患者有便秘,加大黄以泻热通便。三诊考虑患者大病初愈,加沙参、麦冬养阴生津而益脾气。可见中药治疗急性盆腔炎疗效显著。

清营汤为温病学治疗热在营分证的经典方,其组方原则来源于《素问·至真要大论》"热淫于内,治以咸寒,佐以甘苦",临床被广泛用于治疗热入营血证的外感热病及内伤杂病,"有是证,用是药",以达透热解毒、清营养阴之效。

白头翁加甘草阿胶汤

【来源】《金匮要略》。

【组成】白头翁二两,甘草二两,阿胶二两,秦皮三两,黄连三两,柏皮三两。

【用法】水煎剂,加阿胶烊化服,日1剂。

【功效】清热解毒,凉血养阴。

【主治】用于湿热阴伤型盆腔炎性疾病,症见腹痛,或月经淋漓不净,或白带量多,色黄;口干喜饮,舌红苔黄脉细数。原文指出:"产后下利虚极,白头翁加甘草阿胶汤主之。"

【方解】方中白头翁为君药,清热凉血解毒。臣以黄连清心火,秦皮清肝热,柏皮清肾热。佐以阿胶补益阴血,甘草益气和中,缓解白头翁苦寒之性。全方合用,可达清热解毒,滋阴养血之功。

【辨证要点】本方可用于产后下利、久痢伤阴,或阴虚之体的下利。临床以腹痛,或月经淋漓不净,或白带量多,色黄;口干喜饮,舌红、苔黄、脉细数为辨证要点。

【加减化裁】虚热灼津而见口渴、尿少者,加沙参、石斛以养阴生津;有发热、头痛等表证,加银花、连翘疏风清热;面色苍白,汗出肢冷,脉微欲绝者,急用参附汤,配合西医急救。

【使用禁忌】非阴虚者不宜用。

【异病同治】本方也可用于湿热阴伤型的崩漏,月经过多,月经间期出血,经期延长,宫颈切除术后引起的大出血,红斑性狼疮等病。

【临床验案】

李某,女,25岁。初诊:2017年5月20日。患者平素月经规律,30日一行,量偏多,7日净。2017年3月孕8周行人工流产后,阴道不规则出血2周,经查诊断为人工流产不全,行清宫术。术后感下腹疼痛,行抗感染治疗后好转。3日前,于月经刚净时同房(避孕套避孕),同房后突发下腹痛,伴发热,体温38.5 ℃,于社区医院抗感染治疗(具体用药不详)。输液后体温波动在37.3~37.9 ℃,仍有下腹痛。G1A1P0。LMP:2017年5月11日。口干口苦,食欲减退,白带量多,色黄质稠,二便调,舌红苔黄腻,脉细数。妇科检查:外阴,已婚式;阴道,畅;宫颈,光滑,无举痛;子宫,前位,常大,压痛(十);双侧附件增厚,压痛(十十)。西医诊断:急性盆腔炎。中医诊断:腹痛病,辨证属湿热阴伤证。治以清热解毒,凉血滋阴。拟方《金匮要略》白头翁加甘草阿胶汤加减:白头翁30 g,甘草9 g,阿胶(烊化)15 g,秦皮10 g,黄连6 g,柏皮10 g,当归10 g。3剂,水煎服,日1剂。二诊:2017年5月23日。患者体温5月21日即降至正常,腹痛缓解,白带量中。守上方续用5日。后随诊,病已痊愈。

按:本病患者既往月经量偏多,加之人工流产不全,阴道出血10余日,气血亏虚,兼有外邪入侵,盆腔感染,故可见发热及腹痛,可辨为湿热阴伤证。故临证用白头翁加甘草阿胶汤加减育阴清热,安中补虚;加当归以养血补血。辨证用药,故收效迅速。

《金匮要略》曰:"产后下利,虚极,白头翁加甘草阿胶主之。"此病目前较少见,然妇科血证属于湿热损伤胞络者多,其机理与"产后下利"不尽相同,故可用白头翁加甘草阿胶汤加减治疗。中医所谓异病同治,假如方证相符,多收捷效;而病机相侔,亦可推用通借。

甘露消毒丹

【来源】《温热经纬》。

【组成】飞滑石十五两,淡黄芩十两,绵茵陈十一两,石菖蒲六两,川贝母五两,木通五两,藿香四两,连翘四两,白豆蔻四两,薄荷四两,射干四两。

【用法】散剂,每服6~9 g;或为丸剂,每服9~12 g;或水煎分服,日1剂。

【功效】清热解毒,利湿化浊。

【主治】用于湿热并重型盆腔炎性疾病。症见腹痛拒按,腰骶酸痛,口渴肢倦,带下色黄,腥臭难闻,小便黄赤,大便不爽,舌苔白腻或黄腻或干黄,脉濡数或滑数。

【方解】方中重用飞滑石、绵茵陈、淡黄芩为君药,飞滑石有利水渗湿清热之功;绵茵陈可清热利湿退黄;淡黄芩泻火解毒燥湿,三药合用,正中本病之病机。白豆蔻、石菖蒲、藿香具行气醒脾化湿之功;连翘、薄荷、射干、川贝母具散结消肿、清热解毒之功;木通具清热通淋之功,共为臣药,助君药利湿解毒之效,亦为佐药。诸药合用共奏清热解毒、利湿化浊、散结消肿之功。

【辨证要点】王士雄称本方为"治湿温时疫之主方"。临床以腹痛拒按,腰骶酸痛,口渴肢倦,带下色黄,腥臭难闻,苔白腻或黄腻为辨证要点。

【加减化裁】如热毒内盛,心烦懊恼,可加黄连、龙胆草,加强清热解毒作用;若恶心呕吐明显,加厚朴、竹茹、陈皮和胃降逆;若胁腹疼痛作胀,酌加柴胡、香附疏肝理气。

【使用禁忌】适用于湿热并重之证。

【异病同治】本方也可用于湿热型崩漏,痛经,带下病,经行皮肤瘙痒等病。

【临床验案】

张某,女,40岁,初诊:2018年6月18日。患者平素月经规律,26日一行,无痛经。近2年无明显诱因出现小腹坠痛,伴有白带增多,色黄,伴异味。间断自服消炎药(具体不详),腹痛未见明显好转。G1A0P1,LMP:2018年6月1日。月经干净后否认同房,面色萎黄,倦怠乏力,纳一般,眠差,小便黄,大便溏,舌红苔黄腻脉濡数。妇科检查:外阴,已婚式;阴道,畅;宫颈,Ⅰ°糜烂,无举痛;子宫,后位,常大,压痛(十);双侧附件增厚,压痛(十)。西医诊断:盆腔炎性疾病后遗症(慢性盆腔痛)。中医诊断:腹痛病,辨证属湿热并重证。此为邪毒内侵,湿热内蕴,阻滞冲任、胞宫、胞脉,而致腹痛。治宜清利湿热,固冲止痛。拟方《温热经纬》甘露消毒丹加减:黄芩10 g,连翘10 g,白豆蔻10 g,藿香10 g,茵陈10 g,滑石10 g,木通10 g,石菖蒲10 g,薏苡仁20 g,水煎服,日1剂,7剂。二诊:2018年6月26日。患者腹痛较前明显减轻,白带较前减少,色稍黄,无异味,续服上方7剂。1周后随访痊愈。

按:本案例为湿热蕴蒸,淫于下焦,客于胞脉所致。本案患者既往有腹痛史2年,缠绵难愈,其小便黄,大便溏,苔黄腻脉濡,辨证当为湿热并重证,初诊遂以甘露消毒丹为基本方,取其悦脾化浊之功,因患者无咽痛等呼吸道症状,则去原方中射干、薄荷、川贝母,加上薏苡仁健脾止带,则湿邪得利,毒热得清,诸症得消。二诊患者腹痛等症状较前明显改善,续服7剂,巩固疗效。

甘露消毒丹又称普济解毒丹,为清代叶天士所创,后被王孟英收录在《温热经纬》,为治疗湿温时疫之主方。临床运用本方于妇科疾病时,应注意妇女的生理、病理特点,辨其湿热之轻重,灵活加减变化,方可达清上、畅中、渗下同用,清热、利湿、解毒并行之效。

仙方活命饮

【来源】《校注妇人良方》。

【组成】白芷一钱,贝母一钱,防风一钱,赤芍一钱,当归尾一钱,甘草一钱,皂角刺一钱,天花粉一钱,乳香一钱,没药一钱,金银花三钱,陈皮三钱(原方中含穿山甲,现已不用)。

【用法】水煎分服,或水酒各半煎服,日1剂。

【功效】清热解毒,活血止痛。

【主治】用于湿热蕴结型盆腔炎性疾病。症见下腹胀痛,或伴腰骶部胀痛,发热,热势起伏或寒热往来,带下量多,色黄味臭;或经期延长或淋漓不止,口腻纳呆,小便黄,大便溏或燥结,舌红苔黄厚,脉滑数。

【方解】方中重用金银花清热解毒,为君药。当归尾、赤芍活血通滞,乳香、没药散瘀消肿,陈皮行气通络,共为臣药。白芷、防风相配,起疏风透邪、透达营卫之功;贝母、天花粉相配,起清热化痰、散结排脓之功;皂角刺通经活络、透脓散坚,皆为佐药。甘草清热解毒,并调和诸药;煎药加酒,可助药力直达病所,共为使药。诸药合用,共奏清热解毒、活血止痛之功。

【辨证要点】本方为"疮疡之圣药,外科之首方"。临床以下腹胀痛,小便黄,大便溏或燥结,舌红苔黄厚,脉滑数为辨证要点。

【加减化裁】月经量多或淋漓不止者,加马齿苋、贯众利湿凉血止血;低热起伏者,加茵陈、柴胡以清热除湿;若成癥瘕者,加夏枯草、三棱、莪术等散结消肿;便秘者,加大黄攻下燥屎。

【使用禁忌】本方性偏寒凉,阴证忌用;痈肿已溃者不宜用。

【异病同治】本方也可用于湿热蕴结型崩漏,月经过多,带下病,前庭大腺炎症,乳腺炎,妇科术后感染等病。

【临床验案】

黄某,女,25岁。初诊:2016年6月15日。患者平素月经规律,30日一行,无痛经。2016年6月5日于我院因计划外妊娠行人工流产手术,术后未同房。3日前出现下腹疼痛,伴有发热,体温最高达38.5 ℃,自用退热栓后,体温波动在37～38.2 ℃。G2A2P0。LMP:2016年5月1日,体温38.0 ℃。血常规:白细胞13.6×10⁹/L,中性粒细胞85.7%。白带量多,色黄,伴腥臭味,口干纳少,小便黄少,大便干结,舌红苔黄厚腻,脉数。妇科检查:外阴,已婚式;阴道,畅,内见脓性分泌物,味臭;宫颈,充血,无举痛;子宫,前位,常大,压痛(＋＋);双侧附件增厚,压痛(＋＋)。西医诊断:急性盆腔炎。中医诊断:腹痛病,辨证属热毒蕴结证。此为湿热客于冲任、胞宫,气血相搏,而致腹痛。治宜清热解毒止痛。拟方《校注妇人良方》仙方活命饮加减:银花 30 g,皂角刺 15 g,天花粉 15 g,黄柏 10 g,白芷 10 g,赤芍 15 g,陈皮 10 g,炙乳香 6 g,炙没药 6 g,甘草 6 g。7 剂,水煎服,日 1 剂。二诊:2016 年 6 月 23 日。患者体温 6 月 17 日已降至正常,现无腹痛,白带量中,无异味,无其他不适,病已痊愈。随访 2 个月,未见复发。

按:本案例起病急,病程短,伴有体温升高,且白带量多色黄,病机总属热毒壅滞,气血运行不畅,因瘀致肿,不通则痛;邪正交争,湿遏热伏,则见发热。治疗本病需以清热解毒、活血通瘀为法,予仙方活命饮适当化裁,药证相符,用药后,患者体温得降,腹痛尽消,白带恢复正常。

唐宗海《血证论》云:"此方纯用行血之药……为疮证散肿之第一方。诚能窥及疮由血结之所以然,其真方也。第其方乃平剂,再视疮之阴阳,加寒热之品,无不应手取效。"全方辛凉偏苦,通治阳证肿毒,将清热解毒、行气活血、消肿散结诸法用于一方,为"开手第一方,疡科之首剂"。故临床对于符合"热毒壅盛,气血瘀滞"的妇科疮疡肿毒及术后感染等疾病亦有良效。

补阳还五汤

【来源】《医林改错》。

【组成】生黄芪四两,当归尾二钱,赤芍一钱半,地龙一钱,川芎一钱,红花一钱,桃仁一钱。

【用法】水煎分服,日 1 剂。

【功效】补气活血通络。

【主治】用于气虚血瘀型盆腔炎性疾病。症见小腹隐痛或坠痛,缠绵日久,或痛连腰骶,或有下腹癥块,带下量多,色白质稀;精神萎靡,食少纳呆,舌质暗,或有瘀点,苔白,脉沉涩或弦细。

【方解】方中以生黄芪为君药,甘温大补元气,气旺血行,瘀去络通。当归尾活血通络而不伤血,为臣药。赤芍、川芎、红花、桃仁为佐药,助当归尾活血祛瘀之功。地龙通经活络,可引药力直达络中,为佐使药。诸药合用,共奏补气活血、通络化瘀之功。

【辨证要点】本方为益气活血法之代表方。临床以小腹隐痛或坠痛,缠绵日久,舌质暗,或有瘀点,苔白,脉沉涩或弦细为辨证要点。

【加减化裁】腹痛较甚者,加延胡索、苏木行气活血止痛;腰腿酸软者,加续断、桑寄生补肝肾,强筋骨;偏寒者,加肉桂、巴戟天、熟附子温阳益气;脾虚者,加山药、白术健脾利湿。

【使用禁忌】本方取效后多需继服,以巩固疗效,防止复发。

【异病同治】本方也可用于气虚血瘀型闭经,痛经,不孕症,宫外孕等病。

【临床验案】

言某,女,30 岁。初诊:2014 年 4 月 7 日。患者平素月经规律,32 日一行,无痛经。2 年前因急性盆腔炎入院治疗,好转后出院,近 1 年反复有下腹隐隐作痛,经期或同房后加重,休息后可缓解。G1A1P0。LMP:2014年3月28日。面色淡白,精神萎靡,白带量多,色黄,无异味,纳眠可,二便调,舌红苔白脉沉。妇科检查:外阴,已婚式;阴道,畅,内见较多白色分泌物;宫颈,Ⅰ°糜烂,无举痛;子宫,前位,常大,压痛(+);双侧附件增厚,压痛(+)。西医诊断:盆腔炎性疾病后遗症(慢性盆腔痛)。中医诊断:腹痛病,辨证属气虚血瘀证。此为湿热毒邪乘虚而入胞宫,瘀阻经脉而致腹痛。治宜补气活血化瘀,拟方《医林改错》补阳还五汤加减:黄芪30 g,当归10 g,川芎10 g,桃仁10 g,红花10 g,赤芍10 g,延胡索15 g,白花蛇舌草20 g。7剂,水煎服,日1剂。二诊:2014年4月15日。患者自觉腹痛缓解,带下量较前减少,精神较前好转。守上方去桃仁、红花,加山药15 g,党参15 g。14剂,水煎服,日1剂。服药3个月后,患者诸症皆消,随访1年无复发。

按:本案为既往急性盆腔炎未完全治愈,迁延日久,正气不足,湿热邪毒互结胞宫、胞脉、冲任,影响脏腑功能,气血运行不畅,瘀血停滞而发病。该患者初诊时予黄芪、当归补气养血;桃仁、红花、赤芍、川芎活血化瘀;延胡索行气活血止痛;白花蛇舌草清热解毒、消肿散脓。1周后可见疗效,故二诊去桃仁、红花,加山药、党参健脾补肾,本方续用3个月,可达到治愈的目的。

《医林改错》记载:"元气既虚,必不能达于血管,血管无力,必停留而瘀。"补阳还五汤为王清任所创益气活血法之代表方,本方重用黄芪,补气行血,祛瘀而不伤正,另用活血化瘀之品,诸药合用,其病自愈。现代研究表明,本方具有抗炎与修复、改善微循环等作用,为治疗妇科疾病常用方。

小 建 中 汤

【来源】《伤寒论》。

【组成】桂枝三两,甘草二两,大枣十二枚,白芍六两,生姜三两,饴糖一升。

【用法】水煎剂,兑入饴糖,加热融化,日1剂。

【功效】温中补虚,缓急止痛。

【主治】用于中焦虚寒型盆腔炎性疾病。症见小腹隐痛,喜温喜按,或腰骶酸痛,或面色无华,或心悸虚烦,舌质淡苔白,脉细弦。

【方解】方中重用饴糖为君药,温中补虚、缓急止痛。桂枝温经通脉,配合饴糖辛甘化阳,温脾散寒;白芍养血和营,配合饴糖酸甘化阴,养阴缓急止痛;亦与桂枝相配,调和营卫,共为臣药。生姜温胃散寒;大枣、甘草补益脾气、缓急止痛,共为佐药。甘草兼调和诸药为使药。全方奏温中补虚、益阴和阳、缓急止痛之效。

【辨证要点】本方为治疗中焦虚寒腹痛常用方。临床以小腹隐痛,喜温喜按,或腰骶酸痛,或面色无华,或心悸虚烦,舌质淡苔白,脉细弦为辨证要点。

【加减化裁】下腹冷痛者,加乌药、艾叶温经止痛;夹湿者,加薏苡仁、白术健脾利湿;夹瘀者,加五灵脂、延胡索活血行气止痛。

【使用禁忌】呕吐及脘腹胀满者不宜用。

【异病同治】本方也可用于中焦虚寒型痛经,崩漏,产后恶露不绝,产后发热,围绝经期综合征,白塞氏综合征等病证。

【临床验案】

杨某,女,32 岁。初诊:2016 年 7 月 20 日。患者平素月经规律,28 日一行,有痛经。近2 年反复有下腹隐隐作痛,月经期加重。曾行艾灸等物理治疗,腹痛未见明显好转。G3A2P1。LMP:2016 年 7 月 4 日。面色淡白,腰骶酸痛,平素畏寒,纳一般,眠安,二便调,舌淡苔白脉沉细。妇科检查:外阴,已婚式;阴道,畅;宫颈,光滑,无举痛;子宫,前位,常大,压痛(+);双侧附件增厚,压痛(+)。西医诊断:盆腔炎性疾病后遗症(慢性盆腔痛)。中医诊断:腹痛病,辨证属中焦虚寒证。此为中焦虚寒,肝急而邪脾而致腹痛。治宜补益脾气,缓急止痛。拟方《伤寒论》小建中汤加减:桂枝 15 g,白芍 15 g,当归 10 g,黄芪 15 g,生姜 6 g,饴糖 30 g,甘草 10 g,杜仲 15 g。14 剂,水煎服,兑入饴糖,日 1 剂。二诊:2016 年 8 月 14日。LMP:2016 年 8 月 3 日,5 日净,色红,无血块,痛经较前好转,经前乳房胀痛。纳眠可,二便调。守上方,加郁金 10 g,荔枝核 15 g。14 剂,水煎服,兑入饴糖,日 1 剂。三诊:2016年 8 月 30 日。患者无腹痛,此后门诊腹痛未复发。

按:患者腹部隐痛 2 年,日久不愈,且有面色淡白,平素畏寒,舌淡苔白,脉沉细,为中焦虚寒之象。初诊时予小建中汤加减,以饴糖为君,辅以桂枝、生姜,温补中焦;白芍养肝缓急止痛;黄芪补气升阳;当归和血养血;加杜仲以达补肾温阳之效。二诊患者腹痛好转,考虑有经前乳胀,加郁金、荔枝核疏肝行气。谨遵"有是证,用是药"辨证思路,临床方达佳效。

《金匮方歌括》云:"妇人腹中痛,主以建中汤者,其意在于补中生血,非养血定痛也。盖血无气不生,无气不行,得建中之力,则中气健运,为之生生不息,即有痛者,亦可平之。"小建中汤为桂枝汤倍白芍加饴糖而成,本方重在甘温,兼用阴柔,辛甘化阳,酸甘化阴,具有缓急温中、和营止痛之功。临床上用来治疗中阳不振的妇科疾病,可取得较好疗效。

四 逆 散

【来源】《伤寒论》。

【组成】甘草十分,枳实十分,柴胡十分,白芍十分。

【用法】水煎分服,日 1 剂。

【功效】疏肝理脾。

【主治】用于肝脾不和型盆腔炎性疾病。症见胁肋胀痛,小腹疼痛,时作时止,嗳气或矢气痛减,遇忧思恼怒则剧,或带下量多,色黄,伴异味,或手足不温,舌红苔薄白,或黄腻,脉弦细,或弦滑。

【方解】方中柴胡疏肝解郁,条达肝气,为君药;白芍养血柔肝为臣药,与柴胡相配,疏肝气以调肝之用,养阴血以补肝之体,体用并治;枳实理气解郁,为佐药;甘草为佐使药,既调和诸药,又与白芍相配,酸甘化阴,缓急止痛。诸药合用,共奏疏肝理脾、调畅气血之功。

【辨证要点】本方原为治疗阳郁厥逆之证,后作疏肝理脾之基础方。临床以胁肋胀痛,小腹疼痛,时作时止,嗳气或矢气痛减,遇忧思恼怒则剧,舌红苔薄白,或黄腻,脉弦细,或弦滑为辨证要点。

【加减化裁】气滞重者,加延胡索、川楝子理气止痛;日久化热者,加山栀子、牡丹皮清泻肝热;血瘀者,加桃仁、川芎活血化瘀;带下量多,黄稠者,加黄柏、土茯苓利湿止带。

【使用禁忌】肝血虚者或阳虚寒厥者不宜用。

【异病同治】本方也可用于肝脾不和型闭经,痛经,崩漏,经间期出血,赤带,癥瘕,卵巢囊肿等病。

【临床验案】

刘某,女,28 岁。初诊:2015 年 4 月 20 日。患者平素月经规律,35 日一行,无痛经。自3 年前行人工流产后出现间断腹痛。患者 2015 年 3 月 5 日孕 7 周行人工流产,术后阴道少许出血,1 周净。术后时感下腹痛,行抗感染治疗后可缓解。工作压力大或心情不畅时腹痛易反复。G2A2P0。患者平素性情急躁,手足发凉,胸胁胀满,白带量多,色黄;纳一般,易腹胀;眠安,大便溏,小便调;舌红苔黄腻,脉弦滑。妇科检查:外阴,已婚式;阴道,畅;宫颈,光滑,无举痛;子宫,后位,常大,压痛(+);双侧附件增厚,压痛(+)。西医诊断:盆腔炎性疾病后遗症(慢性盆腔痛)。中医诊断:腹痛病,辨证属脾胃不和证。此为肝脾不和,上下气机不利而致腹痛。治宜疏肝理脾,调畅气机,拟方《伤寒论》四逆散加味:柴胡 15 g,白芍 15 g,枳壳 10 g,甘草 6 g,山栀子 15 g,薏苡仁 20 g。14 剂,水煎服,日 1 剂。二诊:2015 年 5 月 14日。用药后,患者腹痛、四肢发凉情况好转,白带量中,色白,纳眠可,二便调。守上方,去薏苡仁,加白术 10 g,山药 10 g。14 剂,水煎服,日 1 剂。随诊 1 年,患者腹痛未复发。

按:患者腹痛迁延不愈,近期因宫腔手术,致外邪入侵,盆腔感染,加之平素性情急躁,发为肝脾不和之证,最终导致气血运行不畅,气机阻滞,不通则痛。初诊以四逆散加清热之山栀子,利湿健脾之薏苡仁,疏畅气机,调和气血,辨证准确,患者症状好转,终获药效。

《伤寒论》载:"少阴病,四逆,其人或咳,或悸,或小便不利,或腹中痛,或泄利下重者,四逆散主之。"四逆散全方平和,可宣通气血以消内在郁滞,为调和肝脾的基础方。临床不单可用于治疗少阴病,也可用于治疗肝脾气郁所致胁肋脘腹疼痛诸症。

(王亚东)

主要参考文献

[1] 罗元恺.中医妇科学[M].北京:人民卫生出版社,1988.

[2] 万全.万氏妇人科[M].武汉:湖北人民出版社,1983.

[3] 傅山.傅青主女科[M].上海:上海人民出版社,1978.

[4] 李莉.李莉妇科医论医话选[M].北京:中国中医药出版社,2017.

[5] 姚乃礼,王思成,徐春波.当代名老中医典型医案集(第二辑)——妇科分册[M].北京:
人民卫生出版社,2014.

[6] 张玉珍.中医妇科学[M].北京:中国中医药出版社,2007.

[7] 赖昕,蔡筱英.对中医治疗月经病的文献研究[J].医学与社会,2012,25(2):20-22.

[8] 赵倩,付正英.浅析月经病的中医治疗方法[J].现代中西医结合杂志,2015,24(17):
1932-1935.

[9] 李苹,张树琼,王成荣.王成荣经验方滋清汤的临床应用[J].中国计划生育和妇产科,
2020,12(9):81-83.

[10] 刘春生.《傅青主女科》医方集解系列(18)温经摄血汤[J].中国中医药现代远程教育,
2017,15(23):73-75.

[11] 黄健,朱敏,陈颐.大、小温经汤治疗寒凝血瘀型痛经的临床运用[J].广州中医药大学
学报,2020,37(7):1395-1398.

[12] 谈勇.中医妇科学[M].北京:中国中医药出版社,2019.

[13] 吴谦.医宗金鉴[M].北京:中国医药科技出版社,2011.

[14] 叶桂.叶氏女科证治[M].北京:中国中医药出版社,2015.

[15] 汪昂.医方集解[M].北京:中国中医药出版社,2018.

[16] 严用和.重辑严氏济生方[M].北京:中国中医药出版社,2020.

[17] 钱乙.小儿药证直诀[M].北京:中国医药科技出版社,2018.

[18] 陈承,裴宗元.太平惠民和剂局方[M].北京:中国中医药出版社,2019.

[19] 王清任.医林改错[M].北京:中国医药科技出版社,2018.

[20] 张景岳.景岳全书[M].北京:中国医药科技出版社,2011.

[21] 陈士铎.石室秘录[M].北京:人民卫生出版社,2006.

[22] 李东垣.内外伤辨惑论[M].北京:人民卫生出版社,2007.

[23] 林慧光.杨士瀛医学全书[M].北京:中国中医药出版社,2020.

[24] 张仲景.金匮要略[M].北京:人民卫生出版社,2005.

[25] 朱橚.普济方集要[M].沈阳:辽宁科学技术出版社,2007.

[26] 颜家兴,王茜,廖子龙,等.针刺联合药线点灸治疗月经性偏头痛气滞血瘀证患者的随
机对照观察[J].中国中西医结合杂志,2021,41(12):1511-1513.

[27] 陈永慧,曹俊岩.何成瑶教授治疗经行乳房胀痛验案[J].实用妇科内分泌电子杂志,
2019,6(28):195,198.

[28] 李晓燕.从痰论治经行乳房胀痛胃虚痰滞证 38 例[J].浙江中医杂志,2019,54(4):273.

[29] 赵天琳,徐晓宇.中医药治疗经行乳房胀痛研究进展[J].中医药临床杂志,2018,30(11):2141-2145.

[30] 陈素庵.陈素庵妇科补解[M].上海:上海科学技术出版社,1983.

[31] 梅乾茵.黄绳武妇科经验集[M].北京:人民卫生出版社,2004.

[32] 吴谦,等.御纂医宗金鉴[M].北京:人民卫生出版社,1998.

[33] 陈承,裴宗元.太平惠民和剂局方[M].北京:中国中医药出版社,2019.

[34] 朱震亨.丹溪心法[M].北京:人民卫生出版社,2005.

[35] 石晓霞,郭华丽,郝会莲,等.曾倩运用归芍左归饮治疗妇科疾病经验[J].吉林中医药,2011,31(12):1164-1165.

[36] 陈卫庆.柴胡加龙骨牡蛎汤治疗血管神经性头痛二则[J].浙江中医杂志,2021,56(3):173.

[37] 杜跃健,肖慧霞.当归饮子治疗气血亏虚型慢性荨麻疹的临床疗效[J].内蒙古中医药,2020,39(8):18-19.

[38] 于晓原,苏联珍,牛进宝,等.扶正透邪调经汤治疗周期性经期感冒 33 例临床体会[J].西北药学杂志,2008,23(5):317-318.

[39] 刘晓慧,刘永红,张晓光.甘草泻心汤治疗寒热错杂型复发性口腔溃疡临床研究[J].陕西中医,2021,42(7):922-925.

[40] 王淑静,谷松,孙明祎,等.基于"心肾不交"论黄连阿胶汤的临床应用[J].陕西中医,2021,42(1):96-98.

[41] 裴英,杨冬玲.清肝引经汤治疗经行吐衄 40 例[J].四川中医,2007,25(10):83.

[42] 关闯,李娜.加味当归饮子联合刺络拔罐治疗血虚风燥型慢性湿疹的临床研究[J].内蒙古中医药,2021,40(3):22-23.

[43] 韩维哲,陈洁玲,卞维帏,等.滋水清肝饮运用举隅[J].中国民间疗法,2021,29(10):110-111,125.

[44] 谢鸣.方剂学[M].北京:人民卫生出版社,2002.

[45] 曹雯,张会峰,范尧夫,等.交泰丸的现代研究进展[J].长春中医药大学学报,2019,35(3):610-612.

[46] 王群.交泰丸治疗失眠(基础与临床)系统评价与网络 Meta 分析[D].济南:山东中医药大学,2017.

[47] 吴桂梅,陆素琴.陆素琴教授应用交泰丸验案举隅[J].名医,2018(9):125,127.

[48] 付磊强,兰世萍,胡晓丹.4 首常用带下方临床应用验案 4 则[J].江苏中医药,2019,51(11):49-51.

[49] 安嘉玮,马宏博.傅山带下病的治疗与临床应用举隅[J].光明中医,2017,32(21):3085-3086.

[50] 林芷雯.《傅青主女科》治疗带下病的特色及导师临床诊治经验[D].南京:南京中医药大学,2018.

[51] 宋仁浩,陈莹.傅山"白-青-黄-黑-赤"五色辨治带下病[J].实用中医内科杂志,2015,

29(1):74-75.

[52] 王颂,刘小辉,丛慧芳.《傅青主女科》带下篇浅析[J].现代中医药,2014,34(3):66-67.

[53] 尹香花,尤昭玲,王瑛.傅山完带汤临床应用进展[J].中华中医药学刊,2007,25(8):1713-1715.

[54] 邱雅琳,金晶,周惠芳.易黄汤与四妙丸异同辨析[J].中国中医基础医学杂志,2020,26(9):1359-1361.

[55] 陈玲.浅谈《傅青主女科》治疗带下病特色[J].河南中医,2013,33(3):349-350.

[56] 刘翠萍.利火汤治疗黑带病验案两则[J].广西中医药大学学报,2019,22(2):24-25.

[57] 姜华清,孙玉信.孙玉信运用干姜人参半夏丸治疗寒性呃逆经验[J].中国民间疗法,2020,28(1):17-19.

[58] 周宇.干姜人参半夏丸加味治疗妊娠呕吐21例[J].实用中医药杂志,2016,32(9):877.

[59] 陈晨,郑梅,蔡红琳.干姜人参半夏汤的研究概况[J].云南中医中药杂志,2013,34(1):76-77.

[60] 佟玉涛,李庆芬.干姜人参半夏汤治疗重症妊娠剧吐的疗效观察[J].现代中西医结合杂志,2011,20(29):3702-3703.

[61] 高霖雨,徐贻珏.经方在妇科病中的临床应用[J].国医论坛,2020,35(5):10-12.

[62] 张波,姜良铎,张冬梅,冯桂玲.《金匮要略》橘皮竹茹汤方证探微[J].天津中医药,2010,27(1):34-36.

[63] 刘培培,李晖.褚玉霞教授采用经方治疗妊娠病验案2则[J].中医研究,2018,31(9):28-30.

[64] 姬李岩,张建伟.浅析苏叶黄连汤在妊娠恶阻中的应用[J].江西中医药,2017,48(10):78-80.

[65] 刘岩,吕美.加味苏叶黄连汤治疗妊娠恶阻26例[J].湖南中医杂志,2012,28(3):56.

[66] 孙阳珍.固胎饮治疗先兆流产82例[J].光明中医,2008,23(5):637.

[67] 罗海康.补肾固冲丸治滑胎[J].四川中医,1980(5):43.

[68] 肖承悰.中医妇科临床研究[M].北京:人民卫生出版社,2009.

[69] 张玉珍,刘菊芬,罗颂平.罗元恺教授经验方"滋肾育胎丸"临床总结(附150例疗效分析)[J].新中医,1983(3):11-14.

[70] 姚春玲.关于滋肾育胎丸的临床应用与研究[J].名医,2020(7):150-151.

[71] 卢艳.自拟养胎汤治疗胎萎不长25例[J].广西中医药,1990,22(1):28.

[72] 宋琴.验案2则[J].新疆中医药,2000,18(3):64-65.

[73] 高月红.救母丹加减联合西药对胎死不下病的临床疗效[J].世界复合医学,2020,6(11):154-156.

[74] 诸小丽.脱花煎合平胃散加味治疗胎死腹中验案1则[J].浙江中医药大学学报,2016,40(5):386-388.

[75] 张邱岩,杨家乐.中医治疗妊娠心烦的研究进展[J].甘肃医药,2015,34(1):30-41.

[76] 谢珍.人参麦冬散临证运用举隅[J].四川中医,2004,22(3):39-40.

[77] 杜勉之."退肿汤"的临床应用[J].中医杂志,1981(12):42-43.

[78] 董洪飞,沙明荣.沙明荣运用天仙藤散治疗经行浮肿经验介绍[J].山西中医,2014,30(4):10.

[79] 苏昭,王哲.自拟平肝滋肾方治疗肝肾阴虚型子晕验案举隅[J].内蒙古中医药,2017,36(5):44-45.

[80] 侯帆,贺桂莲,张韵,等.刘春华防治围绝经期高血压经验[J].中医药临床杂志,2020,32(6):1043-1046.

[81] 师康,赵丽华,邵迎春.天麻钩藤饮联合拉贝洛尔治疗重度子痫45例[J].西部中医药,2019,32(10):91-93.

[82] 徐闪,何俊明.羚角钩藤汤结合硫酸镁对子痫前期的防治效果[J].中国中医急症,2015,24(6):1118-1119.

[83] 周丽亚.局方牛黄清心丸治验3则[J].河北中西医结合杂志,1998,7(7):1061-1062.

[84] 程文囿.程杏轩医案[M].北京:中国医药科技出版社,2018.

[85] 杨清,项心怡,张一琳,等.钩藤汤治疗脾虚肝旺型小儿抽动障碍42例临床观察[J].四川中医,2018,36(9):172-173.

[86] 胡康洁.牡蛎龙齿汤防治子痫[J].浙江中西医结合杂志,2007,17(6):385.

[87] 袁怀珍.子痫治验[J].云南中医杂志,1984(4):10.

[88] 胡雯.紫苏饮在妊娠病中的应用[J].江苏中医,1993,14(7):34-35.

[89] 卢晨光,郭选贤.从温病探析桑杏汤的临床应用[J].世界最新医学信息文摘,2017,17(75):109.

[90] 赵勤,汪海飚,高振,等.桑杏汤(散)及其加减方治疗呼吸系统疾病疗效的系统评价[J].中国实验方剂学杂志,2011,17(17):254-258.

[91] 樊毓运,金鑫,孙百荣,等.从紫菀汤浅析陈无择的辨运论治思想特色[J].上海中医药杂志,2017,51(9):80-82.

[92] 曾庆明,景光光,江龙凤,等.清燥救肺汤的临床应用概况[J].江西中医学院学报,2013,25(2):89-92.

[93] 孙源.沙参麦冬汤临床功效研究进展[J].现代医学与健康研究电子杂志,2019,3(11):7-8,11.

[94] 曹伟云.清金降火汤治疗慢性支气管炎咳嗽36例临床观察[J].中医药导报,2012,18(3):44-46.

[95] 王莉,王小红,伊胜华,等.鲤鱼汤治疗羊水过多症36例[J].中国民间疗法,2003,11(3):39.

[96] 郑彩英,蔡淑霞.加减茯苓导水汤治疗妊娠期羊水过多25例[J].实用中医药杂志,2000,16(2):32.

[97] 刘胜利.子淋治验[J].江西中医药,1992,23(8):62.

[98] 王忠全.五苓散在妇科临床的运用[J].云南中医学院学报,1992,15(1):8-9.

[99] 王建欣.肾气丸化裁治疗转胞验案1则[J].江苏中医药,2005,26(9):24.

[100] 李爱华,杜纪鸣.妊娠小便不通辨治四则[J].光明中医,1994(1):6-7.

[101] 周俊,邢玲玲,刘震.运用古方治疗胎死不下的体会[J].上海中医药杂志,1997(3):

23-24.

[102] 龚廷贤.万病回春[M].北京:人民卫生出版社,2007.

[103] 洪丽美,周景花.自拟催生饮治疗过/延期妊娠[J].福建中医药,1998,29(2):34-35.

[104] 童美和.傅青主保产无忧散的临床应用进展[J].中国当代医药,2015,22(20):16-18,22.

[105] 朱震亨.丹溪医集[M].2版.北京:人民卫生出版社,2014.

[106] 朱锐,沈霖,张喆.经方下瘀血汤的临床应用[J].中西医结合研究,2011,3(4):211-213.

[107] 李微微.《傅青主女科》组方用药特点研究[D].哈尔滨:黑龙江中医药大学,2010.

[108] 徐丹,范颖.参附汤方源考证及其配伍内涵探析[J].中华中医药学刊,2010,28(5):1062-1063.

[109] 赵光树,周丽娜.参附汤源流发展与临床应用[J].中成药,2000(6):52-54.

[110] 陈自明.妇人大全良方[M].北京:人民卫生出版社,1985.

[111] 严用和.重辑严氏济生方[M].北京:中国中医药出版社,2007.

[112] 孙思邈.备急千金要方[M].北京:中国医药科技出版社,2011.

[113] 王新芝.三甲复脉汤加减治疗产后津伤血虚痉病19例[J].河南中医,2014,34(10):2004-2005.

[114] 宁明县人民医院.中西医结合治疗破伤风20例疗效观察[J].广西卫生,1973(6):44-45.

[115] 李应寿,华红.滋荣活络汤治疗产后关节痛、身痛30例临床观察[J].甘肃中医,1994,7(24):12-13.

[116] 曾荣繁.《伤寒论》桂枝汤类方临床应用案例分析[J].内蒙古中医药,2014,33(10):54.

[117] 曾文长.柴胡四物汤加减治疗产后发热153例观察和体会[J].江苏中医,1990(6):11-12.

[118] 冯伟华.荆防四物汤加减治疗产后发热[J].现代中西医结合杂志,2006,15(16):2231-2232.

[119] 陈锐.竹叶汤临床新用[J].中国社区医师,2011,27(48):14.

[120] 关桂霞,张平.四物汤加味治疗产后血虚发热15例[J].吉林中医药,2003,23(9):27.

[121] 吴礼兰.肠宁汤治疗血虚型产后腹痛36例[J].河南中医,2011,31(8):934.

[122] 王小龙.经方治疗妇人产后诸症验案3则[J].江苏中医药,2008,40(12):69-70.

[123] 尹光侯.枳实芍药散治疗产后腹痛[J].四川中医,1986(11):38.

[124] 史爱国,苏华荣.史怀春治疗产后腹痛验案举隅[J].山西中医,1996,12(6):1-2.

[125] 许振宜.大承气汤在产后腹痛的应用[J].福建中医药,1984(3):22.

[126] 崔淑梅,马玉珍.大黄牡丹皮汤在妇科临床的应用[J].陕西中医,1995,16(6):276.

[127] 金栋.产后病验案四则[J].河北中医,1991,13(5):36-37.

[128] 符成杰.江映青治疗产后病验案二则[J].北京中医,2003,22(1):10-11.

[129] 周云.浅谈清法在产后盗汗证中的应用[J].内蒙古中医药,2007(7):26.

[130] 张谷才.从《金匮》方来谈痹症的治疗[J].辽宁中医杂志,1980(9):17-21.

[131] 董伦燕.产后身痛风寒湿夹热证的治疗体会[J].心血管外科杂志(电子版),2017,6(4):379-381.

[132] 马宝璋.中医妇科学[M].上海:上海科学技术出版社,2006.

[133] 范丽丽.独活寄生汤治疗产后身痛的临床观察[J].光明中医,2011,26(11):2246.

[134] 于丽萍.桂枝新加汤加减治疗产后身痛临床运用举隅[J].中医临床研究,2017,9(30):95-96.

[135] 王博博,罗美玉.趁痛散治疗产后身痛[J].河南中医,2012,32(12):1706-1707.

[136] 江艳潇,王东梅.身痛逐瘀汤加减治疗产后身痛验案一则[J].亚太传统医药,2017,13(19):99-100.

[137] 赵爱华,吕秋兰,田可歌,等.中西医结合治疗产后大便难临床观察[J].云南中医学院学报,2006,29(3):37-39.

[138] 吴普法.浅谈产后大便难证治[J].新中医,1997,29(8):53-54.

[139] 田志明.麻子仁丸加减治疗产后便秘50例[J].内蒙古中医药,2010,29(1):72.

[140] 吴普法.济川煎加减治疗产后大便难[J].四川中医,1988(5):46.

[141] 吴如雷.加味济川煎治疗产后便秘50例[J].吉林中医药,2005,25(11):40.

[142] 王世钦,张红燕,刘玲.五仁当归补血汤治疗产后大便难60例[J].中华实用中西医杂志,2001,14(5):1070.

[143] 张娅如.通乳丹治疗产后缺乳60例疗效观察[J].四川中医,2007,25(12):83-84.

[144] 张莉.通乳丹加减治疗产后缺乳46例[J].山西中医,1996(3):18.

[145] 应慧群.通乳丹治疗产后缺乳40例[J].中国民间疗法,2003,11(7):55-56.

[146] 黄伏顺.通肝生乳汤治疗产后缺乳61例[J].陕西中医,1993,14(6):14.

[147] 安莲英,石国令.下乳涌泉散治疗产后缺乳60例[J].中医研究,2011,24(10):52-53.

[148] 黄梅春.丹栀逍遥散治疗妇科杂症举隅[J].江西中医药,2000,31(1):27.

[149] 张荣.邓伟民教授临证应用毓麟珠经验举隅[J].环球中医药,2013,6(1):47-48.

[150] 寇子祥.温冲汤治妇人虚寒不育[N].中国中医药报,2016-12-22(004).

[151] 余伦文.原发性不孕症两案[J].中医药研究杂志,1986(3):12.

[152] 郑桂英.女子不孕症治验[J].江西中医学院学报,1992,4(2):16.

[153] 刘兴武.温胞饮与宫寒不孕证治初探[J].山西中医,1993,9(3):30-31.

[154] 徐嵘.温土毓麟汤加减治疗妊娠合并消化性溃疡疗效观察[J].湖北中医杂志,2008,30(11):33-34.

[155] 张景江.宽带汤临证举隅[J].天津中医学院学报,2000,19(4):54.

[156] 王大生.身热不孕治验1例[J].国医论坛,1992(3):21.

[157] 肖承悰,吴熙.中医妇科名家经验心悟[M].北京:人民卫生出版社,2009.

[158] 周冠伦,李菲,张宁.启宫丸临床验案举隅[J].中医药通报,2017,16(3):63-64.

[159] 张贵忠.调经种玉汤治疗继发性不孕症验案举例[J].浙江中医杂志,2011,46(7):475.

[160] 卢双运.香棱丸加味治疗子宫肌瘤60例[J].陕西中医,2010,31(11):1510-1511.

[161] 宋伟.李可应用桂枝茯苓丸治疗子宫肌瘤重症经验撷要[J].山西中医学院学报,

2017,18(4):59-60.

[162] 张季林.周士源教授理冲汤妇科医案举隅[J].光明中医,2017,32(18):2627-2629.

[163] 付萍.少腹逐瘀汤合鳖甲煎丸加减治疗子宫肌瘤[J].浙江中医学院学报,1995,19(4):42.

[164] 白焕新.牡丹皮散临床运用举隅[J].内蒙古中医药,1997(s1):78-79.

[165] 李欣,崔晨,耿琪,等.蒋健教授运用升陷汤治疗阴挺的经验[J].中医药导报,2015,21(24):80-83.

[166] 胡卫,刘胜荣.龙胆泻肝汤治疗妇科带下病临床体会[J].亚太传统医药,2013,9(1):156-157.

[167] 高红霞,郑文兰.中西医结合治疗外阴阴道假丝酵母菌病的疗效观察[J].贵阳中医学院学报,2010,32(2):26-28.

[168] 保艳.蛇床子散加减坐浴治疗阴痒60例[J].实用中医药杂志,2020,36(3):386-387.

[169] 崔社通,王欣.刘持年应用甘麦大枣汤临床经验[J].山东中医杂志,2018,37(2):138-141.

[170] 何江艳,秦芸,徐芳青.清热调血汤加减治疗慢性盆腔炎60例[J].中医临床研究,2012,4(22):102.

[171] 李小萍.妇人腹痛中医文献的回顾性研究[D].北京:北京中医药大学,2012.

[172] 李亚英.黄连解毒汤药理学机制及火证理论研究[D].大连:大连理工大学,2015.

[173] 刘飞霞.董幼祺应用黄连解毒汤治疗皮肤病经验[J].浙江中医杂志,2010,45(7):484-485.

[174] 杨勤军,周超.从性味配伍探讨清营汤的组方特点[J].浙江中医药大学学报,2016,40(3):221-222.

[175] 李冀.方剂学[M].北京:中国中医药出版社,2012.

[176] 张岩,孟庆安.加味白头翁汤应用汇总[J].天津中医学院学报,2000,19(4):47-48.

[177] 魏述程,岳冬辉,于连贺,等.甘露消毒丹治疗湿热类疾病临床研究概述[J].中医药临床杂志,2017,29(5):735-738.

[178] 蒋健.仙方活命饮临床运用经验[J].中华中医药杂志,2013,28(12):3592-3594.

[179] 耿嘉玮,彭玲玲.补阳还五汤加减治疗瘀血阻滞型慢性盆腔炎30例[J].中医杂志,2011,52(13):1148-1149.

[180] 李兰,高潇,左冬冬.王维昌主任医师应用经方治疗妇科疾病经验举隅[J].中医药学报,2015,43(4):89-90.

[181] 李荣秀,李玥昊,孙跃农.四逆散治疗妇科病临床经验举隅[J].中国民族民间医药,2015,24(6):145-146.